"十四五"职业教育国家规划教材

国家卫生健康委员会"十三五"规划教材

全国高等职业教育教材

供护理、助产专业用

# 成人护理学（上册）

## 第 3 版

U0284921

主　编　张振香　蔡小红

副主编　李　晶　邹继华　吕　亮　曹英娟　朱宁宁　丁艳萍

编　者（以姓氏笔画为序）

| | | | |
|---|---|---|---|
| 丁艳萍 | 中国医科大学护理学院 | 周英华 | 上海健康医学院 |
| 申华平 | 山西医科大学汾阳学院 | 郑　蔚 | 郑州大学第二附属医院 |
| 吕　亮 | 承德护理职业学院 | 赵　琼 | 河南护理职业学院 |
| 朱宁宁 | 蚌埠医学院护理学院 | 贾　松 | 苏州卫生职业技术学院附属眼视光医院 |
| 李　晶 | 天津医学高等专科学校 | 郭　磊 | 聊城职业技术学院 |
| 李曾艳 | 辽宁何氏医学院 | 唐　珊 | 山西医科大学第一医院 |
| 杨丽艳 | 哈尔滨医科大学大庆校区 | 曹英娟 | 山东大学齐鲁医院 |
| 杨京儒 | 四川护理职业学院 | 曹姣玲 | 洛阳职业技术学院 |
| 来和平 | 甘肃中医药大学定西校区 | 葛　虹 | 安徽医学高等专科学校 |
| 邱碧秀 | 哈尔滨医科大学附属第五医院 | 焦建芬 | 山东大学齐鲁医院 |
| 邹继华 | 丽水学院医学与健康学院 | 鲁　慧 | 苏州卫生职业技术学院（兼秘书） |
| 张振香 | 郑州大学护理与健康学院 | 雷　宁 | 重庆医药高等专科学校 |
| 林蓓蕾 | 郑州大学护理与健康学院（兼秘书） | 蔡小红 | 苏州卫生职业技术学院 |

人民卫生出版社

图书在版编目（CIP）数据

成人护理学.上册/张振香,蔡小红主编.—3版
.—北京:人民卫生出版社,2020
ISBN 978-7-117-28726-5

Ⅰ.①成… Ⅱ.①张…②蔡… Ⅲ.①护理学-高等
职业教育-教材 Ⅳ.①R47

中国版本图书馆 CIP 数据核字（2019）第 212986 号

| 人卫智网 www.ipmph.com | 医学教育、学术、考试、健康，购书智慧智能综合服务平台 |
| --- | --- |
| 人卫官网 www.pmph.com | 人卫官方资讯发布平台 |

成人护理学（上册）

第 3 版

主　　编：张振香　　蔡小红
出版发行：人民卫生出版社（中继线 010-59780011）
地　　址：北京市朝阳区潘家园南里 19 号
邮　　编：100021
E - mail：pmph @ pmph.com
购书热线：010-59787592　010-59787584　010-65264830
印　　刷：中农印务有限公司
经　　销：新华书店
开　　本：850×1168　1/16　　印张：24　　插页：9
字　　数：760 千字
版　　次：2005 年 9 月第 1 版　　2020 年 8 月第 3 版
　　　　　2024 年 4 月第 3 版第 8 次印刷（总第 14 次印刷）
标准书号：ISBN 978-7-117-28726-5
定　　价：66.00 元
打击盗版举报电话：010-59787491　E-mail：WQ @ pmph.com
质量问题联系电话：010-59787234　E-mail：zhiliang @ pmph.com

　　高等职业教育三年制护理、助产专业全国规划教材源于原国家教育委员会"面向 21 世纪高等教育教学内容和课程体系改革"项目子课题研究,是由原卫生部教材办公室依据课题研究成果规划并组织全国高等医药院校专家编写的"面向 21 世纪课程教材"。本套教材是我国高等职业教育护理类专业第一套规划教材,第一轮于 1999 年出版,2005 年和 2012 年分别启动第二轮和第三轮修订工作。其中《妇产科护理学》等核心课程教材列选"普通高等教育'十五''十一五'国家级规划教材"和"'十二五''十三五''十四五'职业教育国家规划教材",为我国护理、助产专业人才培养做出卓越的贡献!

　　根据教育部和国家卫生健康委员会关于新时代职业教育和护理服务业人才培养相关文件精神要求,在全国卫生职业教育教学指导委员会指导下,组建了新一届教材建设评审委员会启动第四轮修订工作。新一轮修订以习近平新时代中国特色社会主义思想为指引,全面落实党的二十大精神进教材相关要求,坚持立德树人,对接新时代健康中国建设对护理、助产专业人才培养需求。

　　**本轮修订的重点:**

　　1. **秉承三基五性**　对医学生而言,院校学习阶段的学习是一个打基础的过程。本轮教材修订工作秉承人民卫生出版社国家规划教材建设"三基五性"优良传统,在基本知识、基本理论、基本技能三个方面进一步强化夯实医学生基础。整套教材从顶层设计到选材用材均强调思想性、科学性、先进性、启发性、适用性。在思想性方面尤其突出新时代育人导向,各教材全面融入社会主义核心价值观,体现"敬佑生命、救死扶伤、甘于奉献、大爱无疆"的卫生与健康工作者精神,将政治素养和医德医技培养贯穿修订、编写及教材使用全过程。

　　2. **强化医教协同**　本套教材评审委员会和编写团队进一步增加了临床一线护理专家,更加注重吸收护理业发展的新知识、新技术、新方法以及产教融合新成果。评委会在全国卫生职业教育教学指导委员会指导下,在加强顶层设计的同时注重指导各修订教材对接最新专业教学标准、职业标准和岗位规范要求,更新包括疾病临床治疗、慢病管理、社区护理、中医护理、母婴护理、老年护理、长期照护、康复促进、安宁疗护以及助产等在内的护士执业资格考试所要求的全部内容,力求使院校教育、毕业后教育和继续教育在内容上相互衔接,凸显本套教材的协同性、权威性和实用性。

　　3. **注重人文实践**　护理工作的服务对象是人,护理学本质上是一门人学,而且是一门实践性很强的科学。第四轮修订坚持以学生为本,以人的健康为中心,注重人文实践。各教材围绕护理、助产专业人才培养目标,将知识、技能与情感、态度、价值观的培养有机结合,引导学生将教材中学到的理论、方法去观察病情、发现问题、解决问题,在加深学生对理论的认知、理解和增强解决未来临床实际问题的能力的同时,更加注重启发学生从心灵深处自悟、陶冶灵魂,从根本上领悟做人之道。

　　4. **体现融合创新**　当前以信息技术、人工智能和新材料等为代表的新一轮科技革命迅猛发展,包括护理学在内的多个学科呈深度交叉融合。本套教材的修订与时俱进,主动适应大数据、云计算和移动通讯等新技术新手段新方法在卫生健康和职业教育领域的广泛应用,体现卫生健康及职业教育与新技术的融合成果,创新教材呈献形式。除传统的纸质教材外,本套教材融合了数字资源,所选素材主题鲜明、内容实用、形式活泼,拉近学生与理论课和临床实践的距离。通过扫描教材随文二维码,线上与线下的联动,激发学生学习兴趣和求知欲,增强教材的育人育才效果。

全套教材包括主教材、配套教材及数字融合资源,分职业基础模块、职业技能模块、人文社科模块、能力拓展模块、临床实践模块 5 个模块,共 47 种教材,其中修订 39 种,新编 8 种,供护理、助产 2 个专业选用。

| 序号 | 教材名称 | 版次 | 所供专业 | 配套教材 |
|---|---|---|---|---|
| 1 | 人体形态与结构 | 第2版 | 护理、助产 | √ |
| 2 | 生物化学 | 第2版 | 护理、助产 | √ |
| 3 | 生理学 | 第2版 | 护理、助产 | √ |
| 4 | 病原生物与免疫学 | 第4版 | 护理、助产 | √ |
| 5 | 病理学与病理生理学 | 第4版 | 护理、助产 | √ |
| 6 | 正常人体结构 | 第4版 | 护理、助产 | √ |
| 7 | 正常人体功能 | 第4版 | 护理、助产 | |
| 8 | 疾病学基础 | 第2版 | 护理、助产 | |
| 9 | 护用药理学 | 第4版 | 护理、助产 | √ |
| 10 | 护理学导论 | 第4版 | 护理、助产 | |
| 11 | 健康评估 | 第4版 | 护理、助产 | √ |
| 12 | 基础护理学 | 第4版 | 护理、助产 | √ |
| 13 | 内科护理学 | 第4版 | 护理、助产 | √ |
| 14 | 外科护理学 | 第4版 | 护理、助产 | √ |
| 15 | 儿科护理学 | 第4版 | 护理、助产 | √ |
| 16 | 妇产科护理学 | 第4版 | 护理 | |
| 17 | 眼耳鼻咽喉口腔科护理学 | 第4版 | 护理、助产 | √ |
| 18 | 母婴护理学 | 第3版 | 护理 | |
| 19 | 儿童护理学 | 第3版 | 护理 | |
| 20 | 成人护理学（上册） | 第3版 | 护理、助产 | |
| 21 | 成人护理学（下册） | 第3版 | 护理、助产 | |
| 22 | 老年护理学 | 第4版 | 护理、助产 | |
| 23 | 中医护理学 | 第4版 | 护理、助产 | √ |
| 24 | 营养与膳食 | 第4版 | 护理、助产 | |
| 25 | 社区护理学 | 第4版 | 护理、助产 | |
| 26 | 康复护理学基础 | 第2版 | 护理、助产 | |
| 27 | 精神科护理学 | 第4版 | 护理、助产 | |
| 28 | 急危重症护理学 | 第4版 | 护理、助产 | |

续表

| 序号 | 教材名称 | 版次 | 所供专业 | 配套教材 |
|---|---|---|---|---|
| 29 | 妇科护理学 | 第 2 版 | 助产 | √ |
| 30 | 助产学 | 第 2 版 | 助产 | |
| 31 | 优生优育与母婴保健 | 第 2 版 | 助产 | |
| 32 | 护理心理学基础 | 第 3 版 | 护理、助产 | |
| 33 | 护理伦理与法律法规 | 第 2 版 | 护理、助产 | |
| 34 | 护理礼仪与人际沟通 | 第 2 版 | 护理、助产 | |
| 35 | 护理管理学基础 | 第 2 版 | 护理、助产 | |
| 36 | 护理研究基础 | 第 2 版 | 护理、助产 | |
| 37 | 传染病护理 | 第 2 版 | 护理、助产 | √ |
| 38 | 护理综合实训 | 第 2 版 | 护理、助产 | |
| 39 | 助产综合实训 | 第 2 版 | 助产 | |
| 40 | 急救护理学 | 第 1 版 | 护理、助产 | |
| 41 | 预防医学概论 | 第 1 版 | 护理、助产 | |
| 42 | 护理美学基础 | 第 1 版 | 护理 | |
| 43 | 数理基础 | 第 1 版 | 助产、护理 | |
| 44 | 化学基础 | 第 1 版 | 助产、护理 | |
| 45 | 信息技术与文献检索 | 第 1 版 | 助产、护理 | |
| 46 | 职业规划与就业指导 | 第 1 版 | 助产、护理 | |
| 47 | 老年健康照护与促进 | 第 1 版 | 护理、助产 | |

# 数字内容编者名单

**主　编**　张振香　蔡小红

**副主编**　李　晶　邹继华　吕　亮　曹英娟　朱宁宁　丁艳萍

**编　者**（以姓氏笔画为序）

丁艳萍　中国医科大学护理学院　　　　　　　周英华　上海健康医学院

申华平　山西医科大学汾阳学院　　　　　　　郑　蔚　郑州大学第二附属医院

吕　亮　承德护理职业学院　　　　　　　　　赵　琼　河南护理职业学院

朱宁宁　蚌埠医学院护理学院　　　　　　　　贾　松　苏州卫生职业技术学院附属眼视光医院

李　晶　天津医学高等专科学校　　　　　　　郭　磊　聊城职业技术学院

李曾艳　辽宁何氏医学院　　　　　　　　　　唐　珊　山西医科大学第一医院

杨丽艳　哈尔滨医科大学大庆校区　　　　　　曹英娟　山东大学齐鲁医院

杨京儒　四川护理职业学院　　　　　　　　　曹姣玲　洛阳职业技术学院

来和平　甘肃中医药大学定西校区　　　　　　葛　虹　安徽医学高等专科学校

邱碧秀　哈尔滨医科大学附属第五医院　　　　焦建芬　山东大学齐鲁医院

邹继华　丽水学院医学与健康学院　　　　　　鲁　慧　苏州卫生职业技术学院（兼秘书）

张振香　郑州大学护理与健康学院　　　　　　雷　宁　重庆医药高等专科学校

林蓓蕾　郑州大学护理与健康学院（兼秘书）　蔡小红　苏州卫生职业技术学院

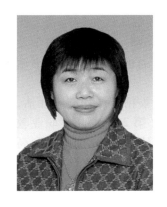

　　**张振香**，教授，博士生/硕士生导师，博士后合作导师。国务院特殊津贴专家、河南省优秀专家、河南省十大科技领军人物、河南省科技创新杰出人才及河南省教育厅学术技术带头人。兼任中华护理学会理事，中华护理学会内科专业委员会委员，中华护理学会院校教育工作委员会委员，中华护理学会科研委员会女科技工作者专家库成员，全国高等医学教育学会护理教育分会常务理事，全国远程康复技术及健康管理副主任委员，河南省护理学会副理事长、科研专业委员会主任委员、管理专业委员会副主任委员等。任《中华护理杂志》编委及审稿专家、《国际护理学杂志》副总编辑等。

　　主要研究方向为社区护理、护理教育、护理信息化管理。承担省部级及以上科研课题10余项；发表论文200余篇，其中SCI/SCIE收录13篇，核心期刊100余篇；主编专著4部（人民卫生出版社出版2部）、主编/副主编教材8部（人民卫生出版社出版4部）；以第一完成人获得中华护理学会科技二等奖1项，省教育厅高等教育教学成果一等奖2项、省科技厅科技进步二等奖3项，厅局级一等奖5项、二等奖5项；申请实用新型专利5项。目前已培养统招和在职研究生24人，在读硕士生9人，在读博士生2人，博士后2人，指导河南省优秀硕士3名，郑州大学"十佳研究生"2名，先后荣获"全国五一劳动奖章""河南省优秀教师""河南省优秀护理工作者""河南省卫生厅教育工作'先进个人'"等荣誉称号。

*寄语*：

　　同学们，健康中国战略提出把"以治病为中心"转变为"以健康为中心"，要求提供全方位全周期健康服务，对新时代的护理工作提出了新的挑战。成人护理学以人的生命周期为主线，充分体现了"整体护理"和"全周期护理"的理念。希望通过这门课程的学习，你们能对"健康""护理"有更全面、更深入的认识和理解，提升个人专业素养，为病人提供高品质的照护及关怀，助力健康中国建设。

# 主编简介与寄语

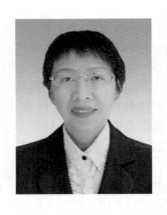

**蔡小红**，苏州卫生职业技术学院教授、副主任医师、临床医学院院长。江苏省高等学校"青蓝工程"中青年学术带头人，学院教学名师。长期从事医学及护理教育。兼任《中华现代护理杂志》第一至三届编委会通讯编委，中国图书馆学会阅读推广委员会阅读与心理健康委员会委员。

主建江苏省高校精品课程及教育部相关医学类教指委精品课程健康评估，主编国家卫生计生委"十二五"规划教材《成人护理学》（第 2 版）、高等职业教育创新教材《成人护理》、全国高职高专护理专业教材《健康评估》、全国高职高专医药卫生类专业教材《内科学》《老年病学》、全国医学相关类专业教材《临床医学概要》等 13 本，副主编/参编图书 14 本。获江苏省教育成果奖二等奖 1 项，江苏省高等学校优秀多媒体教学课件一类课件 1 项。主持江苏省教育厅教改课题 2 项、江苏省卫生健康委员会课题 5 项，主持其他课题 4 项，参与主持部省级课题 8 项，主持国家级及省级继续教育项目 2 项，发表论文 35 篇，获国家专利 4 项。

**寄语：**

同学们，成人护理学涵盖了内科、外科、妇科、传染病等知识。在学习中要以整体护理理念为指导，对知识进行归纳总结，注意横向对比，反复训练技能，结合每章 PPT 进行重点难点学习，结合图片、视频进行体征识别和操作训练，结合案例训练临床思维，将成人护理学知识、技能融会贯通，提升发现和解决临床护理问题的能力，注重人文关怀和有效沟通，成为理论扎实、技能娴熟、会动脑思考、会观察病情变化、会健康宣教、会护理操作、会总结评价的优秀护士！

　　《成人护理学》是以人的生命周期为主线的护理学专业教材之一,充分体现了整体护理和全周期护理的理念。为了认真落实党的二十大精神,我们根据高等职业教育护理、助产专业的人才培养目标编写了第3版教材,继续坚持"三基""五性"原则,紧紧围绕知识、能力、素质综合发展的培养目标,注重知识结构的整体优化,尽量做到删繁就简、逻辑清楚和重点突出,并努力反映各专科护理领域的最新进展。

　　全书分为上、下两册,共14篇108章,内容包含内科护理、外科护理、妇科护理、五官科护理、皮肤性病护理及传染病护理等内容。具有以下特点:以系统和功能为主线编排教材内容,力求包含成人常见疾病及健康问题护理;以护理程序为框架组织各章节编写,体现整体护理思想,突出护理专业特点;在强调理论知识的同时,注重临床思维和实践能力的培养,充分凸显了教材的科学性、专业性、针对性和实用性。

　　本次修订和调整的内容如下:①基于学科发展和实践需求,优化章节内容。如增加"肺血栓栓塞病人的护理""淋巴瘤病人的护理""盆底功能障碍疾病病人的护理"及"人感染高致病性禽流感病人的护理"等满足教学实践需求;基于疾病流行病学特点变化,删除"伤寒、副伤寒病人的护理""细菌性痢疾病人的护理"等;整合知识点并突出逻辑性,如将总论中的"肿瘤病人的护理"分述到各论中,整合原眼耳口鼻咽喉疾病病人的护理为"感官系统疾病病人的护理"等;充分体现了临床新进展和新需要,便于学生理解和应用。②紧跟学科前沿和反映先进性:根据各专业领域相关循证依据及诊疗指南对内容更新;在正文中以BOX形式体现学科前沿、知识拓展等内容;每章节后习题增加思路解析,一方面体现数字资源的多样性和活跃性特点,同时有助于学生对相关内容的理解和掌握,充分凸显了启发式和互动式教学理念。③同步网络增值服务资源更新,内容丰富,包括配套的章首PPT,章节后的"扫一扫、测一测"以及大量的数字资源,突出有关章节疾病护理知识或技能的重点、难点,学习思路,相关疾病的典型案例及临床思维方法,典型的体征图片、临床表现、自我测试与拓展学习内容、操作方法视频等丰富的辅助学习多媒体资源,可在线学习,便于学生自学、复习和拓展知识。

　　本版教材编者来自护理学院校和临床一线,在教材编写过程中,各位编者秉承严谨认真的态度,团结协作,编者单位均给予了大力支持。同时,本教材参考和引用了《成人护理学》前两版教材及国内外相关文献与最新研究成果,谨向各位作者致以诚挚的谢意!

　　尽管我们在编写过程中投入了极大的热情和精力,但由于编者水平所限,编写时间紧迫,书中难免有不妥之处,敬请同仁与读者谅察并指正,以期日臻完善。

张振香　蔡小红

2023 年 10 月

教学大纲(参考)

# 目　录

## 上　册

### 第一篇　总　论

## 第四篇　消化系统疾病病人的护理

# 下　册

## 第五篇　泌尿系统疾病病人的护理

## 第九篇　肌肉骨骼和结缔组织疾病病人的护理

## 第十篇　女性生殖系统疾病病人的护理

## 第十四篇　传染病病人的护理

# 第一篇 总 论

## 第一章 成人护理学概述

**学习目标**

1. 掌握成人不同阶段的主要健康问题。
2. 熟悉成长、发展、健康促进的概念和成人各阶段的生理、心理特点。
3. 了解艾瑞克森的成人发展分期方法。

按照人的生命周期,18 岁以上即为成人期。成人期是人一生中最漫长、最重要的阶段,该阶段个体承担着家庭和社会赋予的各种责任,心理负荷重,应激多;同时,还要经历身心状态从成熟逐渐走向衰老的变化。所以成人期会面临众多的生理、心理问题,而维持成人期的身心健康,将直接影响人的生命质量和社会价值。在展开各系统疾病介绍前,本篇将介绍水、电解质、酸碱失衡,手术前后护理等,并从整体角度对部分疾病,如感染性疾病、休克、器官移植、损伤等进行概括性介绍。

## 第一节 成人护理学的范畴与成人的成长发展

### 一、成人护理学范畴

成人护理学是临床护理学的重要组成部分,是研究成年人各系统疾病发生、发展的规律,在现代医学模式和护理观指导下,以人的健康为中心,根据病人身心特点和社会家庭文化需求提供整体护理,以达到维护和促进成人健康的一门学科。其内容涵盖传统的内科护理、外科护理、传染病护理、妇科护理、皮肤性病护理、眼耳鼻咽喉口腔科护理等内容。同时,随着人们健康需求的不断增加,成人护理的内涵也在不断扩展,护理任务由治病向预防保健扩展,服务人群由病人向社会公众扩展,工作场所由医院向社区、家庭扩展。

### 二、成人成长发展

人的生命周期是年龄、生理、心理、社会几方面动态变化的结果,其变化型态是不可预测的。成长(growth)是指人生理方面的改变,是细胞增生的结果,表现为机体和各器官的长大,即机体在量方面的增长。成长具有可测量和可观察的客观指标,如身高、体重、骨密度、牙结构的变化等。发展(development)是生命过程中有顺序、可预期的功能改变,表现为细胞、组织、器官功能的成熟和机体能力的演进,如行为改变、技能增强等,即表示质方面的变化,是不易测量的。发展是学习的结果和成熟的象征。

**（一）成人发展的特点**

目前没有一个独立的理论能够解释成人的成长发展过程。在该过程中,生理、心理和社会文化因素彼此影响。理论学家解释成人发展的特点基于以下设定:①成人发展是持续发生的,具有可限定性、可预测性和连续性的特点。②生命周期中的重要发展时期表现为生理和心理-社会发展经历重新组织。③在每一个发展阶段都有与之相伴的特定活动和任务。④了解下一阶段的任务是向未来阶段任务过渡的基础。

**（二）成人发展的分期**

艾瑞克森(Erikson)在弗洛伊德性心理发展学说的基础上,提出了心理-社会发展理论(theory of psychosocial development),强调文化及社会环境在人格发展中的重要作用,认为人的发展包括生物、心理、社会三方面的变化过程。他将成人期分为 3 个阶段,每一阶段都有一个发展危机(developmental crisis)或中心任务必须解决,成功地解决每一个阶段的危机,人格才会顺利发展。

1. 成人早期(young adulthood)　18～40 岁,青年期。发展危机是亲密对孤独(intimacy vs. isolation),主要任务是能够和他人建立亲密关系,包括友谊、爱情、婚姻关系,承担对他人应尽的责任和义务,从而建立亲密感。

2. 成人中期(middle adulthood)　40～65 岁,中年期。发展危机是繁殖对停滞(generativity vs. stagnation),主要任务是养育下一代,在工作和生活上取得成就。

3. 成人晚期(older adulthood)　65 岁以上,老年期。发展危机是自我完善对失望(ego integrity vs. despair),主要任务是建立完善感,成人晚期是回顾过去和重新安排生活的时期。此时,老人往往回顾自己的一生以评价人生是否有价值,因此,艾瑞克森认为以往的生活可以带来完善感或者生活美好感,但也可因机会曾经丧失而带来沉重感或失败感。

# 第二节　成人的身心发展特点及健康促进

世界卫生组织提出,"健康(health)"不仅仅是没有躯体疾病,更是完好的生理、心理和社会适应状态。"健康促进(health promotion)"是指为达到或维持最佳的身体和心理状态的过程。其目的在于减少健康中的不平衡因素,创造有利环境(包括工作、家居环境和社会支持体系等),传播与健康相关的知识、信息,促进健康行为和有效应对措施。

**（一）成人早期**

1. 生理心理特点　此阶段机体各项生理功能旺盛稳定,处于健康和最佳功能状态。同时,认知能力也日臻完善,逻辑思维能力和语言能力日益发达。由于此阶段成人情感丰富,伴随着新事物的不断刺激,情绪呈现强烈但不稳定的状态。人格特征也在内因和外因的作用下趋于稳定,对人生、社会逐渐形成稳定、系统的看法。

2. 社会化过程　成人早期第一个社会关系的变化就是从父母的家庭中分离出来,建立新的家庭。这种经济情感的独立、社会支持结构及社会关系的改变会产生较大压力,使成人在家庭、工作中产生多种冲突,甚至导致身心疾病的发生。

3. 主要健康问题　多与生活方式和不良行为有关,如不规律的睡眠和进食习惯,以及激烈竞争造成持续精神紧张而导致消化性溃疡、抑郁症等身心疾病的发生。意外伤害、失眠、肥胖等也是此阶段的常见健康问题。近年来某些慢性疾病,如心血管疾病、糖尿病等可能在此阶段隐匿发病。同时,此阶段还是性及其他心理健康问题的高发期。

4. 健康教育　此阶段的成人需正确认识自身身心特点,培养坚强的意志力,建立良好的人际关系,以乐观、自信、积极向上的心态面对生活和工作中的机遇和挑战。指导其形成良好的生活习惯,学会用积极的应对方式缓解压力。

**（二）成人中期**

1. 生理心理特点　人体的生理功能从完全成熟走向衰退,逐渐出现老化现象,如血管舒缩功能和血压调节能力下降、血液胆固醇浓度增高、动脉管腔变窄,引起高血压、冠心病、脑卒中等心脑血管疾病;肺组织弹性减弱、间质增生,导致肺通气换气功能下降,慢性呼吸系统疾病发病率增加;内分泌系统,特别是性腺功能下降,引起女性月经紊乱、男性性功能减退,会导致抑郁、多疑、易冲动及性格改变。相对于青年期,此期的成人能更好地控制自己的情绪,个性也更加稳定。

2. 社会化过程 中年期成人需要面对自身转变、青春期子女的教养及理解、赡养老年人的问题。①经济负担、职业压力、教养子女等易导致中年人婚姻满意度降低;子女离家后中年人的角色由"父母"转向"伴侣",也会发生婚姻关系的调整。②此阶段中年人需要重新建立与老年父母的关系,特别是在老年父母需要经济、生活照护时。③同时,此时期还可能面临父母离世成为"中年孤儿"、成为家中最老长辈或成为祖父母等问题,这些家庭变化会使中年人产生生理和情感的压力。

3. 主要健康问题 包括饮食不合理、运动少或方式不正确、生活不规律等。一些慢性疾病,如心血管疾病、糖尿病、肝硬化、肥胖、恶性肿瘤等在此阶段发病率增高。同时,成年中期具有多重社会角色,家庭、事业压力大,有些人选择酗酒、吸烟、服食药物等来缓解心理压力;还有部分人群社交应酬频繁,这也严重损害其健康。

4. 健康教育 中年人应坚持适当的体育锻炼,合理饮食、戒烟戒酒,采用正确、积极的压力应对方法。强调定期检查的重要性,早期发现、预防和治疗慢性疾病。

（三）成人晚期

1. 生理心理特点 最突出的变化是衰老。各器官发生退行性变化,如形态上皮肤变松弛、肌肉萎缩,视力、听力下降,心、肺、肾等也会出现功能性或器质性改变。同时由于脑功能下降,会出现记忆力减退、快速思维和运动能力下降,学习新鲜事物减少、固执刻板。此外,老年人情绪趋于不稳定,常表现为易兴奋、激惹、喜欢唠叨,情绪激动后需较长时间恢复。

2. 社会化过程 老年人主要面临的社会关系变化是退休后的角色改变和新的家庭发展任务。身体健康并有经济收入的老人可独立生活;而对丧偶者,则要调整生活安排。

3. 主要健康问题 从中年期延续而来的慢性病和老年期常见的心血管疾病、骨关节疾病、精神心理障碍等都是危害老年人健康的主要问题。此外,老年人康复过程缓慢,因此,意外伤害带来的损伤可能会引起死亡等严重后果,如跌倒致股骨颈骨折等。

4. 健康教育 老年人应定期进行身体检查,积极治疗各种慢性疾病,保持良好的生活习惯、适度运动、注意营养均衡、积极参与社交生活、维持乐观通达的心态。特别强调老年人要正确使用药物、注意用药安全。

（张振香）

**思考题**

王女士,33岁,硕士研究生。1个月前与朋友聚餐,因朋友一句玩笑话"剩女"而变得焦虑不安,随后总觉得自己不够漂亮、年龄太大,肯定无法找到理想对象,影响到睡眠和工作。且家人也总是不断地问及其对象的事情,自觉压力很大。父母均为农民,父亲患有慢阻肺,家中有一弟弟,外出打工,且已结婚并育有1子和1女。

请思考:

(1) 王女士所处的成人发展阶段是什么?此期的特点是什么?

(2) 王女士目前面临的发展性的问题有哪些?如何指导王女士有效应对?

思路解析

扫一扫、测一测

## 第二章　体液失衡病人的护理

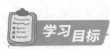 **学习目标**

1. 掌握三种类型缺水、低钾血症、高钾血症、代谢性酸中毒的概念、护理评估、护理措施。
2. 熟悉体液失衡的治疗原则。
3. 了解体液失衡的病因及发病机制。
4. 正确运用所学知识评估病情、提出护理问题、制订并实施护理措施和健康指导。
5. 具有良好的人文关怀精神和协作精神,体现慎独和精益求精的品德。

## 第一节　正常成人的体液平衡与调节

　　体液的主要成分是水和电解质,体液平衡是维持机体正常代谢、内环境稳定和各器官生理功能的基本保证,包括水、电解质、酸碱的平衡。体液可分为细胞内液和细胞外液两部分,其中细胞外液包括血浆和组织间液,是细胞赖以生存的体内环境,故又称之为机体的内环境。一般来说正常成人体液占全身体重的 55%~60%,细胞内液占 35%~40%,细胞外液占 20%。细胞外液中组织间液占 15%、血浆占 5%。不同的人群,体液占体重的百分比因年龄、性别、胖瘦有所不同,如成人体液占体重 60%,儿童、婴幼儿占 70%~80%,新生儿可以达到 90%。

　　1. 水的平衡及调节　水是机体生命活动所必不可少的物质。水平衡,即水的摄入与排出之间的动态平衡(表 1-2-1),保证了细胞正常的新陈代谢,人体每天要通过不同的途径摄入一定量的水分,同时也要通过不同的方式排出一定量的水分,以保证体液的平衡。

表 1-2-1　成人 24 小时水分出入量

| 每天摄入水量/ml | | 每天排出水量/ml | |
| --- | --- | --- | --- |
| 饮水 | 1 000~1 500 | 尿 | 1 000~1 500 |
| 食物含水 | 700 | 粪 | 150 |
| 内生水 | 300 | 呼吸蒸发 | 350 |
| | | 皮肤蒸发 | 500 |
| 总入量 | 2 000~2 500 | 总出量 | 2 000~2 500 |

　　2. 电解质及渗透压的平衡及调节　人体体液中的电解质主要来源于食物。维持体液电解质平衡的阳离子主要是 $Na^+$ 和 $K^+$。

　　(1) $Na^+$ 是细胞外液主要的阳离子:$Na^+$ 决定细胞外液的晶体渗透压,同时 $Na^+$ 浓度还影响细胞外

 笔记

液的容量。正常成人每天需要氯化钠 5~9g,相当于生理盐水 500~1 000ml,肾脏有很强的保钠能力,其特点为"多吃多排、少吃少排、不吃不排",故即使病人禁食,短时间内也不易发生低钠血症。血清中 $Na^+$ 正常浓度为 135~150mmol/L。

（2）$K^+$ 是细胞内液主要的阳离子:$K^+$ 浓度决定了细胞内液的晶体渗透压和细胞内的液体容量。$K^+$ 能增加神经肌肉的兴奋性,维持细胞的正常代谢,但对心肌有一定的抑制作用。成人每天需要钾 3~4g,相当于 10%氯化钾 30~40ml。其特点为"多吃多排、少吃少排、不吃也排",故当病人进食不足、尿量增多时,易引起低钾血症。血清中 $K^+$ 正常浓度为 3.5~5.5mmol/L。

肾脏是水和电解质代谢平衡调节的主要器官。体液及渗透压的稳定是由神经-内分泌系统调节的,正常体液的渗透压是通过下丘脑-神经垂体-抗利尿激素来恢复和维持的,血容量的恢复和维持则通过肾素-醛固酮系统调节。当体内水分丧失时,细胞外液渗透压增高,刺激下丘脑-神经垂体-抗利尿激素系统,产生口渴感而增加饮水,同时刺激抗利尿激素（ADH）分泌增多。ADH 作用于肾远曲小管和集合管上皮细胞,加强对水的再吸收,导致尿量减少,使水分保留于体内而达到降低细胞外液渗透压的作用。反之,体内水分过多或细胞外液渗透压降低时,口渴中枢被抑制,同时 ADH 分泌减少,尿量排出增加以提高细胞外液渗透压。当细胞外液减少,尤其是循环血量减少时,肾素-醛固酮的分泌增加,导致对水的再吸收增多,使细胞外液量增加,保持和恢复血容量。

3. 酸碱平衡及调节　体液适宜的酸碱度是保证人体各组织、器官和细胞进行新陈代谢的重要保证。人体血液的 pH 维持在 7.35~7.45,依靠血液中的缓冲系统、肺脏和肾脏的调节共同维持酸碱平衡。若体内的酸碱物质超过了人体的代偿能力或调节功能发生障碍,将出现酸碱平衡失调。

血液中的缓冲系统对酸碱的调节迅速而短暂,缓冲对主要有 $HCO_3^-/H_2CO_3$ 和 $HPO_4^{2-}/H_2PO_4^-$,前者对血浆 pH 的调节起主要作用,$HCO_3^-/H_2CO_3$ 维持在 20/1 时,血浆 pH 维持在 7.4;肺脏对酸碱的调节,主要通过对 $CO_2$ 排出量的多少,改变动脉血二氧化碳分压来调节血中的 $H_2CO_3$ 浓度,从而实现对酸碱平衡的调节;肾是调节酸碱平衡的主要器官,肾脏通过 $Na^+$-$H^+$ 交换、$HCO_3^-$ 的重吸收、分泌 $NH_4^+$ 以及排出体内酸性物质来调节机体的酸碱平衡。上述三种形式相互配合,共同发挥调节和代偿作用,维持体液 pH 在 7.35~7.45 之间。

# 第二节　水、电解质紊乱病人的护理

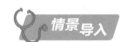

张先生是一名公司职员,5 天前因感冒高热、进食少,今日来院就诊,自述口渴、尿少色黄。查体:口舌干燥,皮肤弹性差,眼窝凹陷,尿比重 1.028,血清钠浓度为 152mmol/L,其他检查未见异常。

请问:

1. 该病人最可能的诊断是什么？诊断的依据是什么？

2. 目前存在哪些主要护理问题？

3. 针对该病人的情况,护士应采取哪些护理措施？

钠是细胞外液主要的阳离子,在细胞外液中水和钠的关系非常密切,失水往往伴有钠的丢失。

## 一、水和钠代谢紊乱

根据水和钠丢失的比例关系不同,缺水可分为高渗性缺水、等渗性缺水和低渗性缺水三种。高渗性缺水（hypertonic dehydration）又称原发性缺水,是指病人水和钠同时丢失,但是水的丢失大于钠的丢失,导致细胞外液呈现高渗状态,血清钠浓度大于 150mmol/L。低渗性缺水（hypotonic dehydration）又称继发性缺水或慢性缺水,病人水钠同时丢失,但失钠比例多于失水,导致细胞外液呈低渗状态,血清钠浓度小于 135mmol/L。等渗性缺水（isotonic dehydration）又称急性缺水或混合性缺水,缺水和缺钠同时存在,水和钠丢失的比例相等,血清钠浓度 135~150mmol/L。

水中毒（water intoxication）又称稀释性低钠血症,指机体的摄水量超过了排出量,使体内水分潴留过多,细胞外液稀释而形成稀释性低钠血症,同时细胞外液向细胞内渗入而引起细胞内水肿。

【病因与发病机制】

1. 病因

（1）高渗性缺水:①水的摄入不足,如长期禁食或食管癌晚期导致吞咽困难不能摄入水分的病人。②水分丢失过多,如高热大量出汗、烧伤暴露疗法、长期高温环境下工作导致的水分大量丢失。

（2）低渗性缺水:①含钠的消化液长期大量丢失,如长期反复呕吐、胃肠减压、腹泻、肠瘘等导致含钠的消化液大量丢失。②长期使用排钠利尿剂,如氯噻酮的长期使用中没有补充钠盐,导致细胞外液钠的丢失过多。③高渗性缺水病人在补液时,过多补充葡萄糖而忽略了钠盐的补充。

（3）等渗性缺水:①急性体液丢失,如急性腹膜炎、大面积烧伤早期体液渗出。②急性消化液大量丢失,如急性肠梗阻、肠瘘、呕吐、腹泻等。

（4）水中毒:①水分摄入过多,急性感染、严重创伤、重度缺钠时,输入过多的低渗性液体。②水分排出障碍,如急性肾衰竭少尿期。

2. 发病机制

（1）高渗性缺水:由于水的丢失大于钠的丢失,故细胞外液呈现高渗状态,刺激下丘脑的口渴中枢,病人感到口渴。同时,细胞外液的高渗状态还可以引起抗利尿激素 ADH 的分泌增多,使得肾脏对水的重吸收增加,病人出现尿量减少。由于细胞内外两侧的渗透压不等,细胞内液的水分通过细胞膜向渗透压高的细胞外液进行分流,导致了细胞内液的水分也减少,缺水严重时会导致脑细胞严重缺水而影响脑功能。

（2）低渗性缺水:机体处于低渗性缺水状态时,一方面由于细胞外液的渗透压低导致了抗利尿激素的分泌减少,尿量增加;另一方面细胞内液的相对高渗状态会使得细胞外液的水分向细胞内分流。细胞外液量将明显减少,影响到机体的血液循环量。此时,肾素-血管紧张素-醛固酮系统兴奋,使肾脏对钠和水的重吸收增加,抗利尿激素分泌增加,尿量减少。

（3）等渗性缺水:由于丢失的液体为等渗液,细胞内外液体的渗透压没有明显的改变,故在缺水的早期,细胞内液量保持不变。随着细胞外液丢失越来越多,循环血量越来越受到影响,此时,机体将以牺牲渗透压为代价,细胞内液的水分将向细胞外液分流,细胞内液减少。

（4）水中毒:水中毒时,水摄入过多或排出减少,细胞外液量增加,细胞外液中的钠离子被稀释,血清钠浓度下降,导致细胞外液的渗透压降低,细胞内液的渗透压相对升高。细胞外液的水向细胞内转移,使得细胞内的液体增多,细胞水肿。细胞外液量的增加,抑制了醛固酮的分泌,使肾远曲小管对水和钠离子的重吸收减少,尿中钠离子排出增多,血清钠浓度随之降低,细胞外液渗透压进一步降低。

【护理评估】

（一）健康史

1. 评估病人的年龄、性别、身高、体重及体形,了解病人的体液量。

2. 评估引起缺水的原因,病人有无发热、大面积烧伤、呕吐、腹泻、长期胃肠减压及饮食情况。

（二）身体状况

1. 缺水的身体状况　见表 1-2-2。

表 1-2-2　缺水的身体状况

| 程度 | 高渗性缺水 | 低渗性缺水 | 等渗性缺水 |
| --- | --- | --- | --- |
| 轻度 | 失水占体重的 2%~4%。仅有口渴、尿少 | 血清钠在 135mmol/L 以下,失 NaCl 约 0.5g/(kg·体重)。轻度血容量不足,疲乏,头晕,尿量正常或略增、比重低 | 恶心、厌食、乏力、少尿,口渴不明显,失液量估计同高渗性脱水 |
| 中度 | 失水占体重的 4%~6%。明显口渴、口干,尿少、尿比重高,皮肤弹性差,眼窝凹陷,精神萎靡 | 血清钠在 130mmol/L 以下,失 NaCl 约 0.5~0.75g/(kg·体重),除上述表现外,皮肤弹性减低,眼球凹陷,恶心、呕吐,尿量减少、比重低,表情淡漠,血压下降 | 口渴、尿少等缺水征,脉搏细速、肢端湿冷、血压不稳定或下降。失液量估计同高渗性脱水休克 |
| 重度 | 失水占体重的 6%以上。除以上症状外,出现中枢神经功能障碍(躁动、惊厥,昏迷,严重者血压下降,甚至休克) | 血清钠在 120mmol/L 以下,失 NaCl 为 0.75~1.25g/(kg·体重),以上表现加重,少尿,并有休克,或出现抽搐、昏迷等 | 失液量估计同高渗性脱水 |

2. 水中毒　水中毒的病人由于水过多导致脑细胞水肿、颅内压增高,病人出现头痛、烦躁、谵妄、昏迷,重者出现脑疝。另外水过多可导致肺水肿,出现呼吸困难、循环负荷加重等表现。

（三）心理-社会支持状况

评估病人及家属对疾病的认知程度、心理承受能力、经济状况、社会支持以及因口渴、休克带来的焦虑和恐惧。

（四）辅助检查

主要检查尿和血（表1-2-3）。

表 1-2-3　三种缺水的辅助检查

| 检查项目 | 高渗性缺水 | 低渗性缺水 | 等渗性缺水 |
| --- | --- | --- | --- |
| 尿液 | 尿比重增高 | 尿比重常在 1.010 以下,尿 $Na^+$ 和 $Cl^-$ 常明显减少 | 尿比重增高 |
| 血液 | 血清钠浓度大于 150mmol/L,红细胞计数、血红蛋白量、血细胞比容升高,血液浓缩 | 血清钠浓度小于 135mmol/L（缺钠性低血钠）,红细胞计数、血红蛋白量、血细胞比容均升高,血液浓缩 | 血清钠基本正常,红细胞计数、血红蛋白量、血细胞比容均升高,血液浓缩 |

（五）治疗原则与主要措施

治疗原发疾病,去除病因;根据缺水的性质、程度实施补液。

1. 高渗性缺水　积极治疗原发病。轻度缺水的病人,鼓励其饮水,无法口服者,静脉输入 5% 葡萄糖溶液或 0.45% 氯化钠溶液,补液量可根据表 1-2-3 缺水的程度估计;中、重度病人除了补充水分外,要适当地补充一些钠盐。

2. 低渗性缺水　轻度缺钠的病人补充适量的等渗盐水即可;中、重度缺钠的病人应静脉输入 3%～5% 高渗盐水。

3. 等渗性缺水　首先祛除病因。轻、中度缺水的病人静脉补充等渗盐水,补液量依据缺水的程度而定;当重度缺水时,如果一次输入大量的生理盐水,会提高血浆中氯离子的浓度,导致高氯性酸中毒,故重度等渗性缺水的病人应补充平衡盐溶液。

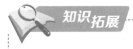知识拓展

**高氯性酸中毒**

生理盐水的渗透压虽然等同于血浆,但 $Cl^-$ 含量远高于血浆,大量生理盐水输入静脉后可能致细胞外液呈现高氯状态,使细胞外液另一阴离子 $HCO_3^-$ 浓度降低,发生高氯性酸中毒。平衡盐溶液（碳酸氢钠等渗盐水或乳酸钠林格溶液）的成分接近血浆,更符合生理指标,是可供大量使用的等渗性盐水,其中所含碱性物质又有利于纠正轻度酸中毒。乳酸钠林格溶液因易致体内乳酸蓄积,对休克或肝功能不良者不宜使用。

4. 水中毒　严格限制水分的摄入,使用渗透性利尿剂如 20% 甘露醇静脉滴注,可配合使用呋塞米静脉注射,排出体内多余的水分。

【常见护理诊断/问题】

1. 体液不足　与体液丢失过多或水、钠摄入不足有关。

2. 有皮肤完整性受损的危险　与缺水、皮肤干燥有关。

3. 知识缺乏:缺乏有关预防缺水的知识。

4. 潜在并发症:休克、酸碱平衡失调、低钾血症等。

【护理目标】

1. 体液能维持平衡。

2. 维持皮肤、黏膜的完整性。

3. 掌握预防脱水的相关知识。

4. 未发生并发症,或并发症得到及时发现和处理。

【护理措施】

1. 维持体液平衡

(1) 去除病因:积极控制原发病,以减少体液的继续丢失。

(2) 缺水病人实施液体疗法:这是维持病人体液平衡的主要措施。对缺水的病人,根据脱水的程度和性质,必须及时、正确地补充液体。补液要做到以下四个方面:制订补液总量、确定液体种类、掌握输液方法、观察补液的效果。

1) 补液总量:一般包括生理需要量、累计损失量和继续损失量。①生理需要量,即成人 24 小时需要的液体量,一般成人生理需要量 2 000～2 500ml/d。小儿生理需要量可按 100～150ml/kg 计算。②累计损失量,即病人从发病初到医院就诊时已经损失的体液量。高渗性缺水和等渗性缺水时,补液量可按缺水程度估算累积失水量;低渗性缺水时,补液量可根据缺钠的程度来估算。对于该部分的液体量,第 1 个 24 小时只补给估算量的 1/2,其余量在第 2 个 24 小时根据病人恢复情况酌情补给。③继续损失量,又称额外损失量,是病人在治疗过程中又继续丢失的体液量,如在治疗期间病人发生高热、出汗、呕吐、胃肠减压等体液丢失情况。这部分损失量的补充原则是"丢多少,补多少",故对于这部分液体的丢失量应尽可能地准确估算,前一天的继续损失量在第二天补液时给予补充。此外,对于重度缺水与缺钠已发生休克的病人,要首先扩充血容量。其扩容液体量应该在累计损失量中予以减掉,以免补液过多。

2) 液体种类:原则上是"缺什么,补什么"。但要"宁少勿多",充分发挥机体的调节代偿作用。①生理需要量的液体按机体对盐、糖的日需量配制。一般成人日需氯化钠 5～9g,氯化钾 3～4g,葡萄糖 100～150g 以上,故可补给生理盐水 500～1 000ml,5% 葡萄糖溶液 1 500～2 000ml,酌情补给 10% 氯化钾溶液 20～30ml。②已经丧失量是指从发病到入院丢失的液体量,其根据缺水性质配制。高渗性缺水以 5% 葡萄糖溶液为主,待缺水情况基本改善后,再补适量等渗盐水,糖水量与等渗盐水量比例可粗略按 2:1 估计。低渗性缺水轻、中度缺钠的病人以等渗盐水溶液为主,重度缺钠病人可给适量高渗盐水,如 3%～5% 氯化钠溶液 200～300ml。等渗性缺水病人一般补给等渗盐水,重度等渗性缺水病人应以平衡盐溶液为主。③继续损失量液体按实际丢失成分配制。如发热、气管切开病人主要补充 5% 葡萄糖溶液。消化液丢失一般可补林格溶液或平衡盐液。

3) 输液方法:补液时要遵从以下原则:①先盐后糖,一般应先输入无机盐等渗溶液,然后再给葡萄糖溶液。但是,高渗性缺水病人要先输入 5% 葡萄糖溶液,以求迅速降低细胞外液高渗状态。②先晶后胶,缺水病人补液时先输入电解质溶液,再输入胶体液。③先快后慢,补液时,第一个 8 小时内应输入液体总量的一半,剩下的液体在 16 小时内输完,以免加重心肺负担。④液种交替,液体量多时,酸、碱、盐等各种液体要交替输入,有利于机体发挥代偿调节作用。⑤见尿补钾,缺水缺钠也常伴缺钾,导致血清钾下降,故应及时补钾。补钾时尿量必须达到 40ml/h 以上才可补钾,否则有高钾血症危险。

4) 疗效观察:补液过程中,必须严密观察治疗效果,注意不良反应。准确记录 24 小时的液体出入量,保持输液通畅。观察补液的疗效主要指标有:①精神状态,如乏力、萎靡、烦躁、嗜睡等症状的好转说明血容量基本正常。②脱水征象,如口渴、皮肤弹性、眼窝内陷等症状减轻或消失说明补液疗效好。③生命体征,脉搏慢而有力、呼吸和血压平稳,血容量基本恢复。如病人心率增快、颈静脉怒张、呼吸短促、咳血性泡沫痰、两肺有湿啰音等,很可能有心脏衰竭与肺水肿,应立即减慢或停止输液。④尿量,是判断液体量恢复的简单而有效的指标。血容量恢复正常,尿量大于 40ml/h。

(3) 水中毒的病人纠正体液量过多。

1) 严密观察病情:每天测体重,严格记录液体出入量,注意观察脑水肿、肺水肿的发生。

2) 严格控制液体的入量:每天的液体入量不超过 700～1 000ml。

3) 水中毒严重的病人,可给予 5% 氯化钠高渗溶液,也可实施透析疗法排出体内多余水分。

2. 健康指导

(1) 向病人强调体液平衡的重要性,告知病人正常成人每天需水量和尿量。

（2）告诉病人补充液体合理方法，防止人为造成体液失衡。

（3）注意口腔卫生，能口服者多饮水，避免口腔黏膜的损伤。

（4）给予心理支持，鼓励病人和家属多沟通，避免社交隔离。

【护理评价】

经过治疗和护理后，评价病人是否达到：①体液维持平衡，缺水或水中毒的症状消失。②皮肤、黏膜完整。③掌握预防脱水的相关知识。④并发症得以预防，或得到及时发现和处理。

## 二、钾代谢紊乱

$K^+$是细胞内液主要的阳离子，人体98%钾存在于细胞内，细胞外液的$K^+$虽然少，但对于参与和维持细胞代谢、酸碱平衡，神经-肌肉兴奋性以及心肌电生理活动有着重要生理功能。人体血清钾正常值为$3.5\sim5.5mmol/L$。血清钾浓度低于$3.5mmol/L$称为低钾血症（hypokalemia）。血清钾浓度高于$5.5mmol/L$称为高钾血症（hyperkalemia）。钾来源于日常饮食，主要经肾排出体外。

【病因】

1. 低钾血症

（1）钾的摄入不足：长期进食不足或手术前后需要禁食者，或因疾病本身导致不能进食者，如食管癌晚期的病人。

（2）钾的丢失过多：消化液中含有大量的$K^+$，长期呕吐、腹泻、持续胃肠减压等，会丢失大量的$K^+$；长期应用肾上腺皮质激素、排钾利尿剂，如呋塞米等。

（3）钾分布异常：如大量输入葡萄糖和胰岛素，或进行高营养支持时，细胞内糖原和蛋白质合成加速，会促进钾向细胞内转移，发生低钾血症。

（4）碱中毒：代谢性碱中毒时，由于细胞内$H^+$移出，细胞外$K^+$移入与之交换（每移出3个$K^+$，就有2个$Na^+$和1个$H^+$移入细胞内），同时因碱中毒，肾小管泌$H^+$减少而使$K^+$-$Na^+$交换活跃，尿排钾较多，出现低钾血症。

2. 高钾血症

（1）钾摄入过多：如静脉补钾浓度过高、过快、过量或输入大量的库存血。

（2）钾排出障碍：钾主要经肾脏随尿液排出体外，当急性肾衰竭时，导致钾在体内不能排出。

（3）钾的分布异常：严重组织损伤、溶血等使大量组织细胞破坏，细胞内的钾释放于细胞外液。

（4）酸中毒：酸中毒时，由于细胞外液$H^+$浓度升高，$H^+$部分会进入到细胞内以实现机体的代偿，同时部分$K^+$会移出细胞引起高钾血症。

【护理评估】

（一）健康史

询问有无长期进食不足、禁食、禁饮，长期呕吐、腹泻、持续胃肠减压，应用排钾利尿剂，如呋塞米等。询问病人有无补钾、组织损伤、肾功能情况及酸碱紊乱情况。

（二）身体状况

1. 低钾血症

（1）神经-肌肉兴奋性降低：主要表现为肌无力，为最早的临床表现，如四肢肌肉软弱无力，严重者软瘫、抬头及翻身困难或呼吸困难、吞咽困难，腱反射减弱或消失。

（2）消化系统症状：因胃肠平滑肌兴奋性降低，出现厌食、恶心、呕吐，甚至腹胀、便秘、肠麻痹等表现。

（3）中枢神经系统症状：因脑细胞代谢功能障碍，早期可有烦躁，严重时神志淡漠、嗜睡或意识不清。

（4）循环系统症状：心悸、心动过速、心律不齐、血压下降，严重时出现心室纤颤。

（5）反常性酸性尿：血清钾降低时，细胞内的$K^+$移出，代偿细胞外的低钾，同时细胞外的$H^+$和$Na^+$移入细胞内，导致细胞外液呈碱性状态；同时，肾脏的远曲肾小管$Na^+$-$K^+$交换减少，$Na^+$-$H^+$交换增多，导致反常性酸性尿。

2. 高钾血症

（1）疲乏、无力，四肢软瘫及感觉异常，多有神志模糊。

（2）严重的高钾血症会使微循环障碍，出现皮肤苍白、湿冷、青紫、低血压等。也可出现心动过缓、心律不齐，严重者导致心脏骤停，多发生在舒张期。

（三）心理-社会支持状况

由于病人疲乏无力，生活不能自理，产生孤独无助感；心悸、心律不齐或室颤而有焦虑、恐惧等。

（四）辅助检查

1. 血清钾测定　低钾血症，血清 $K^+$<3.5mmol/L；高钾血症，血清 $K^+$>5.5mmol/L。

2. 心电图检查　低钾血症，T 波低平或倒置，ST 段下降，Q-T 间期延长或出现 U 波等（图 1-2-1）；高钾血症，T 波高而尖，Q-T 间期延长，随之 QRS 波群增宽，P-R 间期延长（图 1-2-2）。

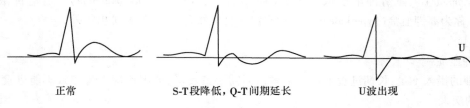

正常　　　　　　S-T 段降低，Q-T 间期延长　　　　　　U 波出现

图 1-2-1　低钾血症心电图改变

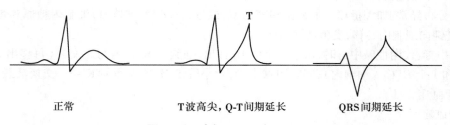

正常　　　　　　T 波高尖，Q-T 间期延长　　　　　　QRS 间期延长

图 1-2-2　高钾血症心电图改变

（五）治疗原则与主要措施

1. 低钾血症　要积极治疗原发病，减少钾的丢失，根据缺钾程度制订补钾计划，轻者可口服 10%氯化钾，严重者可通过静脉补钾。

2. 高钾血症　去除各种引起高钾的病因，停用一切含钾药物及含钾丰富的食物，通过转钾和排钾迅速降低血钾浓度。

【常见护理诊断/问题】

1. 活动无耐力　与钾离子紊乱导致的肌无力有关。

2. 有受伤的危险　与软弱无力、意识障碍有关。

3. 潜在并发症：心律不齐、心脏骤停。

【护理目标】

1. 血清钾恢复正常。

2. 无外伤的发生。

3. 心律失常能够及时发现并得到正确处理。

【护理措施】

钾代谢紊乱的病人，要注意观察病情，监测病人的心率、心律、心电图及意识状态，重点在于恢复血清钾至正常水平。

1. 低钾血症

（1）减少钾的丢失：遵医嘱给予止吐、止泻药物治疗，以防钾离子继续丢失。

（2）遵医嘱补钾

1）口服补钾：为最安全的补钾方法。鼓励病人进食富含钾的食物，如香蕉、番茄等；也可口服含钾的药物,常选用 10%氯化钾溶液,每次口服 10ml,每天 3 次。

2）静脉补钾:不能口服者或严重缺钾的病人可经静脉补钾,为防止静脉补钾导致高钾血症的危险,静脉补钾必须遵循如下原则:①总量控制,每天补氯化钾总量不宜超过 6~8g。②浓度不高,静脉滴注的液体中,含钾盐的液体浓度不可超过 0.3%,即 5%葡萄糖溶液 1 000ml 中最多只能加入 10%氯化钾溶液 30ml,以此类推。③滴速勿快,成人静脉滴注钾盐液体速度一般不超过 60 滴/min。④见尿补钾,当尿量达到 40ml/h 以上时,方可补钾,以免因尿少导致静脉补钾时出现高钾血症。⑤严禁静脉直接推注,直接静脉推注含钾的液体易引起血钾突然升高,导致心脏骤停。

（3）防止并发症的发生:严密观察病情,监测病人的呼吸、脉搏、血压、尿量,及时做血清钾测定和心电图检查,防止心律失常等的发生。

（4）健康教育:长时间禁食或有呕吐、腹泻、胃肠减压的病人,应及时给予补钾,以防低钾血症的发生。

2. 高钾血症

（1）降低血清钾的水平:①指导病人停用含钾的药物,避免进食含钾丰富的食物。②遵医嘱使用药物降低血清钾水平和对抗心律失常。③需要透析的病人,做好透析的护理。

1）促进 $K^+$ 移入细胞内:①碱化细胞外液,先静脉注射 5%碳酸氢钠溶液 60~100ml,再静脉滴注 5%碳酸氢钠溶液 100~200ml。②静脉输注葡萄糖和胰岛素,以 25%葡萄糖溶液 200ml+胰岛素 10U(5g 糖加 1U 胰岛素)静脉滴注,每 3~4 小时可重复使用。③促使蛋白质合成,给予复方氨基酸静脉滴注,肌内注射苯丙酸诺龙 10mg。

2）促进 $K^+$ 排出体外:①应用阳离子交换树脂聚磺苯乙烯口服,每次 15g,每天 4 次,可从消化道带走大量钾离子。②静脉注射呋塞米 40mg,经肾脏随尿液排出 $K^+$。③腹膜透析或血液透析。

（2）抗心律失常:因 $Ca^{2+}$ 可以对抗高 $K^+$ 对心肌的抑制作用,可用 10%葡萄糖酸钙 20ml 加等量 25%葡萄糖溶液缓慢静脉注射,必要时重复使用。

（3）预防高钾血症:①控制原发疾病,改善肾功能。②严重创伤、感染的外科病人应彻底清创,控制感染;提供足够热量,避免体内蛋白质、糖原的大量分解而释放钾离子。③大量输血时,少用或不用过久的库存血。

（4）健康教育:肾功能减退或长期服用保钾利尿剂的病人,应限制含钾丰富的食物和含钾药物,定期监测血钾浓度,预防高钾血症的发生。

【护理评价】

经过治疗和护理,评价病人是否达到:①血清钾恢复正常水平。②无意外受伤发生。③病情变化能够及时发现并得到正确处理,无发生严重并发症或发生的并发症得到及时的处理。

## 三、钙代谢紊乱

机体的钙 99%以磷酸钙和碳酸钙的形式储存于骨骼当中,细胞外液中的钙只占人体钙总量的 0.1%,血清钙正常浓度为 2.25~2.75mmol/L,血清中的钙离子具有维持神经肌肉稳定性的作用,外科的感染、肿瘤、甲状旁腺功能障碍时会导致钙代谢紊乱,多为低钙血症。

1. 低钙血症(hypocalemia)　指血清中钙离子浓度小于 2.25mmol/L。低钙血症可发生在急性重症胰腺炎、坏死性筋膜炎、消化道瘘、甲状旁腺功能低下的病人,如甲状腺大部分切除时损伤了甲状旁腺。由于血清钙浓度降低,导致神经肌肉兴奋性增强,病人表现为口周、指(趾)尖麻木及针刺感,手足抽搐,腱反射亢进等。血清钙浓度低于 2.0mmol/L 有诊断意义。低钙血症的病人应纠正原发疾病,出现明显症状的可用 10%葡萄糖酸钙 10~20ml 或 5%氯化钙 5ml 静脉注射,可重复注射。轻者也可长期服用钙剂并补充维生素 D。

2. 高钙血症(hypercalemia)　指血清中钙离子浓度大于 2.75mmol/L。高钙血症主要见于甲状旁腺功能亢进、骨转移性癌的病人。主要表现为疲乏无力、恶心、呕吐、食欲缺乏,严重者可出现头痛、背部和四肢疼痛,口渴和多尿。甲状旁腺功能亢进的病人因骨质脱钙,常可出现病理性骨折。积极治疗原发病,通过低钙饮食、多饮水促进钙的排泄、降低血钙浓度。甲状旁腺疾病的病人可通过手术切除病变的组织予以治疗。

# 第三节　酸碱平衡失调病人的护理

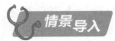

**情景导入**

王先生,体重 60kg。因频繁呕吐、腹泻而出现口渴、尿少、头晕、乏力而入院。查体:BP 90/60mmHg,P 105 次/min,神志淡漠,口唇干燥、樱红色,眼窝凹陷,皮肤弹性差,呼吸深快。

请问:

1. 该病人最可能的诊断是什么? 诊断的依据是什么?

2. 目前存在哪些主要护理问题?

3. 针对该病人的情况,护士应采取哪些护理措施?

人体体液酸碱度正常值为 7.35～7.45,机体依赖于缓冲系统、肺脏和肾脏三方面的共同作用,维持体液 pH 的动态平衡。如果酸碱物质超量负荷,或超过了机体的代偿作用,上述的平衡状态将被破坏,引起酸碱失衡。pH 小于 7.35 时为酸中毒,pH 大于 7.45 时为碱中毒。$HCO_3^-$ 反映代谢性因素,$HCO_3^-$ 原发性降低或增高,称为代谢性酸中毒或代谢性碱中毒;$H_2CO_3$ 反映呼吸性因素,$H_2CO_3$ 原发性增高或降低,称为呼吸性酸中毒或呼吸性碱中毒。

代谢性酸中毒(metabolic acidosis)是临床最常见的酸碱平衡失调的类型,体内酸性物质生成或积聚过多,或 $HCO_3^-$ 丢失过多即为代谢性酸中毒。代谢性碱中毒(metabolic alkalosis)指体内 $H^+$ 减少或 $HCO_3^-$ 增多。呼吸性酸中毒(respiratory acidosis)是指肺泡通气和换气功能减弱,致使体内 $CO_2$ 不能排出,$PaCO_2$ 增高,出现高碳酸血症。呼吸性碱中毒(respiratory alkalosis)是因肺泡过度换气,使体内 $CO_2$ 排出过多,$PaCO_2$ 降低,pH 升高而引起的低碳酸血症。

【病因】

（一）代谢性酸中毒

1. 酸性物质生成过多　如高热、脱水、休克等机体缺血缺氧下产生大量乳酸;糖尿病、长期不能进食,体内脂肪分解过多,生成大量酮体。

2. 碱性物质丢失过多　如腹泻、肠梗阻、消化道瘘使消化液中大量 $HCO_3^-$ 丢失体外。

3. 酸性物质排除障碍　如急慢性肾功能不全时,体内生成的酸性物质不能经肾脏排出,同时肾脏对 $HCO_3^-$ 的重吸收减少。

（二）代谢性碱中毒

1. 酸性物质丢失过多　是外科病人发生代谢性碱中毒时常见的原因,如持续胃肠减压、幽门梗阻等,使得大量的胃酸丢失。胃酸大量丢失的同时除 $H^+$ 减少外,$Cl^-$ 也丢失,使细胞外液另一阴离子 $HCO_3^-$ 相对增高,形成低氯性碱中毒。

2. 碱性物质摄入过多　长期服用大量碱性药物或因纠酸时补碱过量,导致代谢性碱中毒。

3. 低钾血症　低钾血症时细胞内外 $K^+$ 与 $H^+$ 的互换转移以及肾的 $H^+$-$Na^+$ 交换加强,可导致碱中毒。

4. 利尿剂的使用　呋塞米和依他尼酸等可抑制近曲肾小管对 $Na^+$ 和 $Cl^-$ 的重吸收,以致低氯性碱中毒的发生。

（三）呼吸性酸中毒

1. 通气不足　如麻醉过深、镇静剂过量、中枢神经受损及气胸,均可导致肺泡通气不足。

2. 气体交换障碍　如肺组织广泛纤维化、肺炎、肺不张、肺气肿等导致肺的换气障碍或通气血流比例失调。

3. 呼吸机使用不当。

（四）呼吸性碱中毒

各种原因引起的通气过度,如高热、癔症、中枢神经系统疾病、疼痛、严重的创伤、感染、呼吸机辅助通气过度等。

【护理评估】

（一）健康史

询问病人有无高热、脱水、腹泻、长期的胃肠减压，询问有无长期服用碱性药物、利尿剂、镇静剂，询问病人有无使用呼吸机、肺部感染、低钾血症等。

（二）身体状况

1. 代谢性酸中毒

（1）呼吸系统：最突出的是呼吸加深加快。这是肺脏在酸中毒时代偿的结果，加速排出 $CO_2$，以降低动脉血 $PaCO_2$ 浓度。呼吸频率可达 40~50 次/min，有时呼吸有烂苹果气味。

（2）心血管系统：酸中毒时 $H^+$ 增高，且酸中毒常伴血 $K^+$ 增高，$H^+$ 增高，还可刺激毛细血管扩张。病人常表现出心率加快、心音低弱、血压下降、面部潮红、口唇樱红色。

（3）中枢神经系统：酸中毒严重时可影响脑细胞代谢，病人可有疲乏、头痛、眩晕、嗜睡等表现。

2. 代谢性碱中毒　轻者可无明显症状，病人可有呼吸变浅变慢，意识障碍可表现为嗜睡、精神错乱、谵妄，严重的病人可出现昏迷。代谢性碱中毒时常伴有血 $K^+$、血 $Ca^{2+}$ 的降低，病人可出现肌无力、心律失常和抽搐等。

3. 呼吸性酸中毒　病人可出现胸闷、烦躁不安、呼吸困难，继而血压下降、谵妄、昏迷。换气不足缺氧时可表现为头痛、头晕，严重者可导致脑水肿、脑疝，甚至呼吸、心脏骤停。

4. 呼吸性碱中毒　病人常表现呼吸急促，随之出现眩晕、手足和口周针刺感、麻木感，肌肉震颤或手足麻木抽搐，可发生头昏、晕厥、表情淡漠或意识障碍。

（三）心理-社会支持状况

酸碱失衡病人由于起病急，影响呼吸和循环功能，再加上所患的基础疾病，使病人产生焦虑和恐惧。护士应对病人和家属对疾病及其伴随症状的认知程度、心理反应和承受能力能正确地评估，促进病人适应上述病情的影响。

（四）辅助检查

代谢性酸中毒：血浆 pH<7.35，SB↓，$CO_2CP$↓；代谢性碱中毒：血浆 pH>7.45，SB↑，$CO_2CP$↑；呼吸性酸中毒：血浆 pH<7.35，$PaCO_2$↑；呼吸性碱中毒：血浆 pH>7.35，$PaCO_2$↓。

（五）治疗原则与主要措施

1. 代谢性酸中毒　积极治疗原发病，轻度代谢性酸中毒（$CO_2CP$ 在 16mmol/L 以上）可适当输液，经补液纠正缺水后，酸中毒多可好转。症状明显或 $CO_2CP$ 低于 13mmol/L，及时补给 5% 碳酸氢钠溶液。用药量按公式估算：5% 碳酸氢钠(ml) = [27-实测 $CO_2CP$ 值(mmol/L)]×体重(kg)×0.3。

2. 代谢性碱中毒　碱中毒的纠正不宜过快，关键在于积极治疗原发病。轻者可通过输入等渗盐水予以纠正，严重者用稀释的盐酸溶液或盐酸精氨酸溶液纠正碱中毒。

3. 呼吸性酸中毒　积极治疗原发疾病和改善通气功能。给予吸氧，必要时行气管插管或气管切开。

4. 呼吸性碱中毒　治疗原发病，用纸袋罩住口鼻，增加呼吸道无效腔，以减少 $CO_2$ 的呼出。

【常见护理诊断/问题】

1. 低效性呼吸型态　与呼吸过深过快、呼吸道梗阻有关。

2. 急性意识障碍　与酸碱中毒抑制脑代谢活动有关。

【护理目标】

1. 能够自主平稳呼吸。

2. 意识状态好转。

【护理措施】

1. 观察病情　通过血气分析实时监测水、电解质、酸碱失衡的动态变化。

2. 改善病人的通气状况　遵医嘱积极控制原发病，解除呼吸道梗阻，指导病人深呼吸，减慢呼吸频率，必要时给予低流量吸氧。

3. 正确补液　5%碳酸氢钠溶液纠正酸中毒时应注意以下几个问题。

（1）5%碳酸氢钠溶液用量在 200ml 左右，可一次输入；若用量较大，首次先输入 1/2 量，以免纠正酸中毒过度。

（2）在用5%碳酸氢钠纠正酸中毒后应注意补充钙离子和钾离子,以免出现低血钙和低血钾。

【护理评价】

经过治疗和护理,评价病人是否达到:①维持正常的气体交换型态。②意识状态得到好转。

（吕　亮）

## 思考题

1. 张先生,体重60kg。因频繁呕吐、腹泻而出现口渴、尿少、头晕、乏力而入院。测BP 90/60mmHg,P 105次/min,神志淡漠,口唇干燥、樱红色,眼窝凹陷,皮肤弹性差,呼吸深快。血清钠140mmol/L。心电图示T波低平,可见U波。

请思考:

（1）该病人可能的临床诊断是什么? 如需进一步诊断,需进行哪些检查?

（2）该病人存在哪些护理诊断/问题,应如何进行护理?

（3）简述对该病人健康指导的主要内容。

2. 王先生,34岁,体重60kg。因"急性肠梗阻"入院,诉口渴、软弱无力,尿少,昨日呕吐8次,总量约2 000ml。体格检查:P 98次/min,BP 96/60mmHg,皮肤弹性差,眼窝凹陷,尿液检查呈酸性,血钾3.5mmol/L,二氧化碳结合力(CO₂CP)13.3mmol/L。

请思考:

（1）该病人可能的临床诊断是什么? 如需进一步诊断,需进行哪些检查?

（2）该病人存在哪些护理诊断/问题,应如何进行护理?

（3）简述对该病人健康指导的主要内容。

思路解析

扫一扫、测一测

学习目标

1. 掌握非特异性感染、特异性感染病人的护理评估和护理措施。
2. 熟悉非特异性感染、特异性感染的病因和治疗原则。
3. 了解感染的分类、病因及发病机制。
4. 正确运用所学知识评估病人、提出护理问题、制订并实施护理措施和健康指导。
5. 具有良好的人文关怀精神和协作精神,体现慎独和精益求精的品德。

情景导入

李先生,58 岁。左下肢锐器伤后局部出现红、肿、热、痛伴发热 3 天入院。T 38.8℃。伤口周围出现明显红肿,伴有脓性渗出液。在局麻下行清创及脓液引流术。术后 2 天,体温降至 37.8℃。术后第 4 天出现发热、乏力、口干、食欲缺乏、烦躁不安等症状。T 39.8℃,伤口引流管少量脓性渗出液。

请问:

1. 该病人最可能的诊断是什么? 诊断的依据是什么?

2. 目前存在哪些主要护理问题?

3. 针对该病人发作时,护士应采取哪些护理措施?

感染(infection)是指致病微生物侵入人体后在体内生长繁殖,引起局部或全身炎症反应的病理过程。

【分类】

1. 按致病菌种类和病变性质分类

(1) 非特异性感染(nonspecific infection):又称化脓性感染,由金黄色葡萄球菌、溶血性链球菌、大肠埃希氏菌和铜绿假单胞菌等化脓菌入侵人体所引起的感染。同一种致病菌可引起不同的化脓性感染,而不同的致病菌又可引起同一种疾病。

(2) 特异性感染(specific infection):由一些特殊的致病菌如结核杆菌、破伤风梭菌、产气荚膜梭菌、炭疽杆菌等引起的感染,在发病机制、病程演变及治疗、护理等方面均有所不同。

2. 按病变进展过程分类

(1) 急性感染(acute infection):病变以急性炎症为主,发展迅速,病程一般在 3 周以内,非特异性感染多属此类。

（2）慢性感染（chronic infection）：部分感染迁延不愈可转为慢性感染，病程超过 2 个月。

（3）亚急性感染（subacute infection）：由急性感染迁延而来，亦可因致病菌耐药性强或机体抵抗力低所致。病程介于急性感染和慢性感染之间。

3. 按致病菌入侵的时间分类

（1）原发性感染（primary infection）：由致病菌直接感染或伤口直接污染而引起感染。

（2）继发性感染（secondary infection）：在疾病过程中或伤口愈合过程中发生的感染。

4. 按致病菌来源分类

（1）外源性感染（exogenous infection）：病原菌由体表或外环境侵入体内引起的感染。

（2）内源性感染（endogenous infection）：由原来存在于体内空腔脏器如肠道、胆道、阑尾和肺内的病原菌所致的感染。

5. 按感染发生的条件分类

（1）条件性感染（conditional infection）：是指在机体局部和全身抵抗力降低的情况下，由原本栖居于体内的非致病菌群转变为致病菌所引起的感染。

（2）二重感染（superinfection）：是指长期大量使用广谱抗生素，使敏感菌群受到抑制，而一些不敏感菌（如真菌等）趁机生长繁殖而引起的感染。

（3）医院内感染（nosocomial infection）：一般指在医院内因致病菌侵入人体所引起的感染。

**外科常见感染临床护理进展**

外科常见感染主要为医院感染，如泌尿系统感染、获得性肺炎、血管内导管相关感染和手术切口部位感染等。其中手术切口部位感染与病室空气物品的污染、病人机体抵抗力、病人自身固有菌群及围手术期的不当处理有关。

1. 重视空气消毒　文献建议，采用紫外线加二氧化氯和换气的联合消毒方法，对空气中自然菌的杀灭率达到 100%。

2. 良好的围手术期护理　国内对剃毛和不剃毛备皮的研究表明，不剃毛备皮组术后感染率低于对照组。如必须剃毛的部位，尽量采用化学脱毛剂。

3. 严格遵守无菌原则　降低手术切口感染的有效措施是避免外源性感染。通过有效的无菌消毒措施，以及严格的无菌操作原则和规程，可以大大降低外源性感染的发生。

4. 增强机体的防御能力以及改善局部和全身状况　结合病人实际情况，制订科学有效的饮食与营养计划、健康锻炼计划等。

# 第一节　非特异性感染病人的护理

非特异性感染（nonspecific infection）又称化脓性感染，外科感染多属于此类。常见的有疖、痈、急性蜂窝织炎、淋巴管炎等。主要特点为：①可由一种或多种细菌引起。②多数病人有明显的局部症状和体征，严重时有全身症状。③有急性炎症反应，继而导致局部化脓性病变。本节主要介绍软组织、手部化脓性感染和全身性感染。

【病因与发病机制】

在人体局部或全身抗感染能力有缺陷的情况下，体内寄生的微生物或者外界的致病菌可以入侵人体并繁殖，引起感染。

1. 致病菌的致病因素

（1）黏附因子、荚膜或微荚膜：致病菌产生的黏附因子有利于致病菌入侵人体；致病菌的荚膜或微荚膜能抗拒吞噬细胞的吞噬及杀菌作用，导致病原菌在体内生长繁殖，并引起组织细胞损伤，从而引发感染。

（2）致病菌毒素：致病菌释放的胞外酶，如蛋白酶类、磷脂酶等可侵蚀组织细胞，分解组织，使感染容易扩散；内、外毒素具有较强的毒性作用，损伤组织和细胞，引起机体溶血、发热、休克等。

（3）致病菌的数量及增殖速度：入侵人体组织的细菌在短时间内迅速生长繁殖，引起感染。

2. 机体的易感因素　当局部防御屏障破坏或全身抵抗力下降后，致病菌侵入组织，易导致感染发生。

（1）局部因素：①皮肤、黏膜组织屏障功能受损。②体内留置的导管处理不当。③脏器管腔阻塞，导致内容物淤积。④局部组织缺血。⑤异物及坏死组织残留等。

（2）全身因素：①严重创伤或休克。②长期使用肾上腺皮质激素、抗肿瘤药物、广谱抗生素。③既往有糖尿病、尿毒症、白血病、肝功能障碍等影响免疫功能的疾病。④严重营养不良、低蛋白血症、恶病质等。⑤自身免疫缺陷性疾病，如 AIDS 等。

3. 发病机制

（1）急性炎症反应：致病菌侵入组织并生长繁殖，产生和释放多种酶、毒素、组织胺、5-羟色胺等炎性介质，引起血管扩张和通透性增加，同时，白细胞吞噬细菌和异物，产生局部炎症反应。

（2）病变的演变与结局：主要取决于致病菌的毒性、机体抵抗力、感染部位及治疗等因素。

1）炎症好转或消退：机体抵抗力强和及时有效地治疗，吞噬细胞和免疫抗体能较快地抑制或消灭病原体，清除细胞坏死产物，使炎症好转或消退。

2）炎症局限或化脓：机体抵抗力占优势时，也可使炎症局限或局部化脓。小脓肿可自行吸收，较大脓肿可破溃或经手术切开引流后好转。

3）炎症扩散：致病菌毒性强、数量多和机体抵抗力降低时，感染向病灶周围或经血液、淋巴循环迅速扩散，引起菌血症或全身炎症反应综合征（SIRS），病情严重，甚至危及生命。

4）转为慢性炎症：机体抵抗力与致病菌的毒性处于相持状态，炎症持续存在而形成慢性炎症。当机体抵抗力降低时，致病菌再次生长繁殖，感染可急性发作。

【护理评估】

（一）健康史

评估病人有无创伤、手术、烧伤、有创性检查或治疗等病史；有无糖尿病、尿毒症、贫血、营养不良等全身疾病史；有无长期应用肾上腺皮质激素、抗肿瘤药物或免疫抑制剂等。

（二）身体状况

1. 软组织化脓性感染　包括疖、痈、急性蜂窝织炎、淋巴管和淋巴结炎。感染如位置表浅，局部症状明显，红、肿、热、痛和功能障碍是其典型症状，病情加重可引起全身症状。慢性感染时，局部肿胀、硬结或形成溃疡、瘘管，局部疼痛，但全身症状不明显。

（1）疖（furuncle）和痈（carbuncle）：疖是单个毛囊及其所属皮脂腺的急性化脓性感染。身体不同部位同时发生，或同一部位反复发生多个疖称为疖病。痈是多个相邻的毛囊及其所属皮脂腺或汗腺的急性化脓性感染，或由多个疖融合而成。疖常发生于毛囊和皮脂腺丰富的部位，如头、颈、面部和腹股沟区等。痈好发于颈部、背部等皮肤厚韧的部位，也可见于唇部，称为唇痈。致病菌大多为金黄色葡萄球菌。常见于营养不良、免疫力低下的老年人或糖尿病病人。

1）疖：早期局部皮肤出现红、肿、热、痛的小结节，逐渐肿大呈锥形隆起，结节中央组织坏死而变软，出现黄白色小脓栓，红、肿、痛范围扩大。数日后，脓栓脱落，炎症逐渐消失而痊愈（图 1-3-1）。两侧口角至鼻根连线所形成的三角形区域形成的疖为危险三角区疖。如挤压，病原菌可沿内眦静脉或眼静脉到达颅内，引起化脓性海绵状静脉窦炎，表现为寒战、高热、颜面部进行性肿胀、昏迷等，重者可危及生命。

2）痈：早期病变呈小片硬肿，色暗红，有多个脓点，疼痛较轻。逐渐发展，硬肿范围扩大，界限不清，病灶表面有多个脓栓，破溃后呈蜂窝状（图 1-3-2）。中央部皮肤坏死后塌陷形成"火山口"状溃疡，内含脓液及大量坏死组织。皮肤组织呈紫褐色，周围呈浸润性水肿，邻近淋巴结常肿大。病人多伴有寒战、高热、乏力等全身症状，严重者可导致全身性化脓性感染或脓毒症，可危及生命。

（2）急性蜂窝织炎（acute cellulitis）：是指皮下、筋膜下、肌间隙或深部疏松结缔组织的急性弥漫性化脓性感染。致病菌主要为溶血性链球菌，其次为金黄色葡萄球菌，亦可为厌氧菌。由于致病菌释

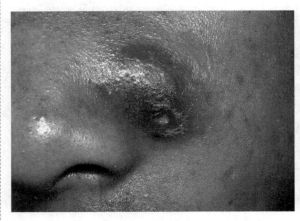

图 1-3-1 面疖

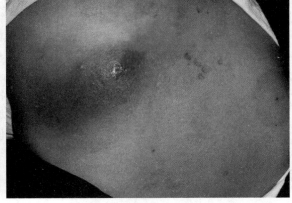

图 1-3-2 痈

放毒性强的溶血素、链激酶和透明质酸酶等,加之结缔组织较为疏松,使病变扩展迅速,不易局限,易引起全身感染(图 1-3-3)。

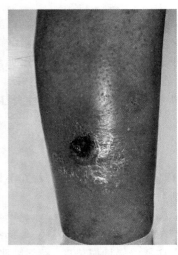

图 1-3-3 急性蜂窝织炎

1)一般皮下蜂窝织炎:局部明显红肿、剧痛、迅速向四周扩散且边缘不清,中央部位常出现缺血、坏死,病变加重时可起水疱。深部蜂窝织炎,局部皮肤红肿多不明显,常有局部水肿和深压痛,且全身症状明显等。

2)产气性皮下蜂窝织炎:致病菌以厌氧菌为主,多发生在下腹部和会阴部,常发生在皮肤受损且污染较重的情况下。局部皮下有捻发音,组织坏死破溃后有恶臭味,全身状况恶化较快。

3)颌下急性蜂窝织炎:多见于小儿,炎症来源于口腔或面部,引起口底、颌下、颈部的蜂窝织炎,可致喉头水肿并压迫气管,引起呼吸困难甚至窒息。

(3)急性淋巴管炎(acute lymphangitis)和急性淋巴结炎(acute lymphadenitis):急性淋巴管炎是指致病菌从皮肤、黏膜的破损处或其他感染灶侵入淋巴管,引起淋巴管及其周围组织的急性炎症。当炎症扩散到局部淋巴结,则引起急性淋巴结炎。常见致病菌为金黄色葡萄球菌和溶血性链球菌,好发部位为颈部、颌下、腋窝和腹股沟等。

1)急性淋巴管炎:分为管状淋巴管炎和网状淋巴管炎。管状淋巴管炎可分为深浅两种,多发生于四肢。浅层淋巴管炎常在感染灶近侧出现一条或多条"红线",质硬且有压痛。深层淋巴管炎表面无"红线",可有患肢肿胀、压痛。网状淋巴管炎也称丹毒(erysipelas),好发于下肢和面部。起病急,早期即可出现畏寒、发热、头痛、全身不适等症状。病变局部为鲜红色片状红疹,微隆起,色鲜红,中央稍淡,界限清楚。病变向外扩展时,中央部位红肿可随之消退变为棕黄色,可有水疱,很少有组织坏死和化脓,局部有烧灼样痛。足癣等感染可引起下肢丹毒反复发作,引起淋巴管阻塞、淋巴水肿,发生象皮肿。

2)急性淋巴结炎:轻者局部淋巴结肿大、略有压痛,较重者局部有红、肿、热、痛,严重者淋巴结中心坏死,形成脓肿,伴有寒战、发热、乏力等全身症状。

2. 手部化脓性感染 指手部外伤后引起的急性化脓性感染,致病菌常为金黄色葡萄球菌。包括甲沟炎、化脓性指头炎、化脓性腱鞘炎和滑囊炎、掌深间隙感染。

(1)甲沟炎(paronychia):指甲沟及其周围组织的化脓性感染。常发生在刺伤、倒刺等损伤后。常在一侧甲沟出现红、肿、热、痛等炎症表现,病变进展形成脓肿后局部有波动感,不易破溃。感染加重可蔓延至甲沟对侧,形成半环形脓肿,若处理不及时,可发展成指甲下脓肿和化脓性指头炎。

(2)化脓性指头炎(purulent felon):是指手指末节掌面皮下组织的化脓性感染,常发生在指尖受损后,也可由甲沟炎发展而成。局部红、肿、疼痛,手指下垂时疼痛加剧。若感染加重,组织缺血坏死,神经末梢因受压和营养障碍而麻痹,疼痛反而减轻。若不及时治疗,可发展成慢性骨髓炎。

（3）化脓性腱鞘炎(purulent tenosynovitis)和滑囊炎(bursitis)

1）化脓性腱鞘炎:是手指屈肌腱鞘的急性化脓性感染。患指疼痛,肿胀明显,以中、近指节为甚,关节轻微屈曲,任何伸指运动均引起疼痛加重。鞘内脓液积聚,压力增高,疼痛加剧,可引起肌腱坏死,功能丧失。病情严重者可引起畏寒、发热等全身症状。

2）滑囊炎:继发于拇指和小指化脓性腱鞘炎。桡侧滑囊炎表现为拇指微屈,不能外展和伸直,肿胀明显,拇指和大鱼际处疼痛及压痛明显。尺侧滑囊炎表现为小指及无名指不能伸直,微屈,小指肿胀,小指和小鱼际处有疼痛及压痛。炎症继续发展,肿胀可向腕部蔓延,可引起畏寒、发热等全身症状。

（4）掌深间隙感染(palm deep space infection):包括掌中间隙和鱼际间隙感染。

1）掌中间隙感染:因中指和无名指腱鞘炎、损伤或手掌受伤所致。掌中凹陷消失,手背和指蹼肿胀明显,皮肤紧张,颜色发白,疼痛剧烈,中指、无名指和小指呈微屈状,不能伸直,强迫伸直则疼痛难忍。

2）鱼际间隙感染:因示指腱鞘炎或损伤所致。掌中凹陷存在,大鱼际和虎口肿胀明显,疼痛,示指和拇指微弯曲,强迫伸直时疼痛加剧,拇指不能对掌。

（三）心理-社会支持状况

评估病人有无因疾病或疾病加重所产生的紧张、焦虑、恐惧等负性情绪。评估病人对疾病的认知程度、社会支持情况。

（四）辅助检查

1. 血常规检查　白细胞总数$>12\times10^9/L$或$<4\times10^9/L$或发现未成熟的白细胞;中性粒细胞增多并有核左移,出现中毒颗粒,常提示感染严重。

2. 细菌培养和涂片检查　取血液、尿液、痰液、病灶处分泌物或脓液做细菌培养及药物敏感试验,以明确致病菌。

3. 影像学检查　B超、X线、CT、MRI等检查明确器官及组织病变。

（五）治疗原则与主要措施

去除感染因素,清除脓液及坏死组织,加强全身支持治疗,提高机体抗感染和组织修复能力。

1. 局部治疗

1）局部制动:炎症局部制动,避免局部受压。

2）局部用药:浅表炎症早期或未形成脓肿之前可采用鱼石脂软膏等外敷;组织明显肿胀者,采用50%硫酸镁溶液湿敷,促进局部血液循环,使炎症局限。

3）物理疗法:可采用热敷、红外线或超短波照射等物理治疗,促进局部血液循环,以利于炎症吸收、消退或局限。

4）手术切开引流或切除病灶:脓肿一旦形成,应行脓肿穿刺引流或切开引流,以充分减压和排出脓液。脓肿范围较大者应尽早行手术切开排脓,痈可采用"+"或"++"形切口,深达筋膜,局部及时换药,直到伤口愈合。急性蜂窝织炎有时虽无脓肿形成,但为了减轻组织张力或压迫,也应做切开减压。颌下、颈部蜂窝织炎应早期切开减压。严重感染可手术切除病变组织或器官(图1-3-4)。

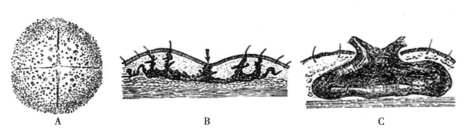

A　　　　　　　　　B　　　　　　　　　C

图1-3-4　痈的切开引流
A.十字切口;B.切口长度要超过炎症范围少许,深达筋膜;C.伤口内填塞纱布条

2. 全身治疗

（1）支持疗法：提供高蛋白、高维生素饮食，保证足够能量需要；对不能经口进食或高分解代谢者可采用胃肠外营养支持；保持水、电解质及酸碱平衡；对贫血、低蛋白血症者可适当输新鲜血或补充血液成分。

（2）抗生素应用：正确合理使用抗生素；也可采用清热解毒类中药治疗。

（3）肾上腺皮质激素的应用：对于全身炎症反应综合征的病人，可考虑短期使用肾上腺皮质激素，如地塞米松等治疗。

3. 对症治疗　高热病人可采用药物降温或物理降温；疼痛剧烈者可适当应用止痛剂。

【常见护理诊断/问题】

1. 急性疼痛　与炎症介质释放、组织肿胀压迫有关。

2. 体温过高　与感染或组织坏死所致的炎症反应有关。

3. 潜在并发症：脓毒血症、感染性休克、多器官功能障碍综合征。

【护理目标】

1. 局部疼痛减轻或缓解。

2. 体温恢复正常。

3. 未发生并发症或并发症被及时发现和处理。

【护理措施】

1. 一般护理

（1）休息活动：卧床休息，炎症局部制动；肢体有感染病灶者给予抬高患肢，保持功能位，促进静脉和淋巴回流，减轻肿胀；定时被动活动患肢，以免造成失用性萎缩。

（2）饮食护理：给予高热量、高蛋白、高维生素的饮食，鼓励病人多饮水。

（3）降温：体温过高时，给予物理降温，并监测体温变化，防止水、电解质平衡失调。

2. 病情观察　观察局部疼痛、肿胀程度，有无波动感；局部热敷、外敷药物或理疗者，观察局部情况变化，并注意观察局部功能改善情况。

3. 合理使用抗生素　遵医嘱合理使用抗生素，防止炎症加重或扩散，密切观察药物疗效及副作用。

4. 伤口护理　脓肿形成者协助医生及时切开引流脓液，并定时更换敷料，保持局部清洁。

5. 心理护理　护士应关心病人，提供疾病的相关知识，给予安慰和心理支持，减轻或缓解病人紧张、焦虑情绪。

6. 健康指导　注意个人卫生，保持皮肤清洁；防止损伤，受伤后及时清创治疗；加强营养和锻炼身体，提高机体抵抗力。

【护理评价】

经过治疗和护理，评价病人是否达到：①疼痛减轻或缓解。②体温恢复正常。③未发生脓毒血症、感染性休克、多器官功能障碍综合征等并发症或并发症能够被及时发现和处理。

# 第二节　特异性感染病人的护理

## 一、破伤风

破伤风（tetanus）是破伤风梭状芽胞杆菌由皮肤或黏膜破损处侵入人体，在无氧的环境下生长繁殖，产生毒素而引起的一种特异性感染。常见于各种创伤后，也见于在不洁条件下分娩的产妇和新生儿。

【病因与发病机制】

破伤风梭菌为革兰氏染色阳性的厌氧芽胞梭菌，其芽胞抵抗力极强，广泛存在于灰尘、土壤和粪便中。破伤风梭菌及其毒素不能侵入正常的皮肤与黏膜，致病的主要因素是皮肤与黏膜完整性受损而且局部创面存在缺氧环境。细菌一旦侵入开放性伤口，尤其当伤口深而窄、坏死组织多、局部缺血、异物存留、引流不畅、填塞过紧或混有其他需氧菌感染时,易形成伤口内的缺氧环境,有利于破伤风梭菌的生长繁殖,产生外毒素,从而出现临床症状和体征。

破伤风梭菌的致病因素主要是外毒素,包括痉挛毒素和溶血毒素。痉挛毒素对神经组织有特殊亲和力,作用于脊髓前角细胞和脑干运动神经核,抑制突触释放抑制性递质,导致运动神经系统失去正常抑制功能,而使兴奋性增强,引起横纹肌紧张性收缩或阵发性痉挛。痉挛毒素也阻断脊髓对交感神经的抑制,使交感神经兴奋性增强,引起血压升高、心率加快、体温升高、大汗等;溶血毒素可引起局部组织坏死、心肌损害,并引起溶血。

【护理评估】

（一）健康史

评估病人有无开放性伤口,了解伤口的大小、深度、污染程度,是否及时彻底清创,伤口引流是否通畅等。对于产妇和新生儿询问有无不洁分娩史。

（二）身体状况

临床分期分为潜伏期、前驱期和发作期。

1. 潜伏期 一般最短 24 小时,最长达数月,平均为 7~8 天。潜伏期越短,症状越严重,死亡率越高。

2. 前驱期 常有乏力、头晕、头痛、烦躁不安、打呵欠、局部肌肉酸痛、反射亢进、咬肌紧张、咀嚼无力、张口不便等症状,一般持续 1 天左右。

3. 发作期 最先受累的肌群是咀嚼肌,随后为面部表情肌群、颈部肌群、背部肌群、腹部肌群、四肢肌群,最后累及膈肌。病人首先感到咀嚼不便,张口困难,牙关紧闭;随之出现蹙眉、口角牵拉下外方,呈“苦笑面容”;颈部肌群持续收缩,使颈项强直,头后仰,背、腹肌同时收缩,但因背肌力量较强,故腰部前凸,头足后屈,形成“角弓反张”或“侧弓反张”;四肢痉挛表现为屈膝、屈肘、半握拳状;膈肌等呼吸肌痉挛表现为呼吸困难甚至呼吸暂停。任何轻微的刺激,如声、光、疼痛、饮水等均可诱发强烈的阵发性痉挛。痉挛发作时病人神志清楚,并有大汗淋漓、口唇发绀、呼吸急促、口吐白沫、流涎等。发作持续数秒或数分钟,间歇期长短不一,间歇期越短,病情越重。强烈的肌痉挛可导致肌肉断裂,甚至骨折,膀胱括约肌痉挛可导致尿潴留等并发症,还可引起肺部感染、酸中毒、循环衰竭等并发症。

破伤风病程一般为 3~4 周,如积极治疗,自第 2 周起症状逐渐缓解,但肌紧张和反射亢进仍持续一段时间,部分病人可出现精神症状,如幻觉、语言和行为错乱等,多能自行恢复。

（三）心理-社会支持状况

评估病人有无因反复痉挛发作而产生紧张、焦虑、恐惧感;了解有无因隔离治疗使病人产生孤独感;评估病人对疾病的认知程度、社会支持情况。

（四）辅助检查

破伤风病人实验室检查一般无特异性发现,当伴有肺部继发感染时,白细胞计数可明显增高。伤口渗出物常常分离出需氧化脓性细菌。由于破伤风症状典型,故临床诊断时不要求做常规厌氧培养和涂片检查。

（五）治疗原则与主要措施

1. 预防措施

（1）正确清理伤口:伤口应及时彻底清创,清除伤口内异物和坏死组织,用3%过氧化氢溶液冲洗和湿敷伤口。

（2）主动免疫:破伤风类毒素预防注射,使机体产生抗体以达到免疫的目的,但临床很难推广。

（3）被动免疫:对未进行主动免疫者尽早注射 TAT 1 500~3 000U,过敏试验阳性者进行脱敏法注射。也可应用人体破伤风免疫球蛋白,该药不需做过敏试验。

2. 中和游离毒素 早期使用破伤风抗毒素(TAT)2 万~5 万 U 加入 5% 葡萄糖溶液 500~1 000ml 缓慢静脉滴注。破伤风人体免疫球蛋白(TIG)3 000~6 000U 深部肌内注射,一般只用一次。

3. 控制和解除肌痉挛 根据病情交替使用镇静解痉药物,如地西泮、苯巴比妥钠,也可用 10% 水合氯醛保留灌肠,病情严重者可用冬眠 I 号合剂。痉挛发作频繁不易控制者,可静脉注射硫喷妥钠,但要防止喉痉挛和呼吸抑制,必要时作气管切开。

4. 防治感染 应用青霉素类抗生素和甲硝唑抑制破伤风梭菌,预防其他化脓菌感染。

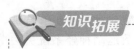

**非医护人员该怎样应对皮肤创伤**

参考美国梅奥诊所(Mayo Clinic)及美国最大的医疗健康服务网站 WebMD 的建议,家庭可以处理的一般性的刮擦伤、切割伤的方法如下:

止血:用干净的布或绷带按压伤口 20~30 分钟至停止出血;如果仍然无法止血,可延长按压时间并把伤处抬高。在止血的过程中不要打开看,这样反而会使凝血更慢。

清洗:表浅伤口首选生理盐水或清水冲洗。没有必要使用过氧化氢溶液、碘伏、酒精清洁伤口,效果未必更优,还可能导致伤口延迟愈合;实在不方便找到清水用 0.5%~1%碘伏。

应用抗菌药膏:清洁伤口后,涂抹抗菌药膏(一类含有抗生素成分的外用药膏)并用无菌纱布覆盖,用胶布或绷带等辅助固定。

更换敷料:至少每天一次更换敷料,敷料打湿或污染时也要更换。若对绷带胶粘剂过敏,应改用弹力(黏性)绷带。

【常见护理诊断/问题】
1. 有窒息的危险 与持续性呼吸肌、膈肌痉挛及痰液堵塞有关。
2. 有受伤的危险 与强烈的肌痉挛有关。
3. 有体液不足的危险 与病人出汗、流涎等症状有关。
4. 潜在并发症:肺不张、肺内感染、尿潴留、骨折等。

【护理目标】
1. 呼吸道通畅,呼吸平稳。
2. 未发生坠床、舌咬伤等损伤。
3. 未出现体液不足。
4. 未发生并发症或并发症得到及时发现和处理。

【护理措施】
1. 一般护理
(1)病房环境:病人安置于单人隔离病室,遮光,保持病室安静,温湿度适宜,病房内备齐急救物品。
(2)减少刺激:护理操作尽量集中进行,仪器的报警音量至最低,医务人员要放轻脚步,压低声音,避免做一些刺激性操作如留置胃管、尿管等,以免诱发痉挛抽搐发作。
(3)饮食护理:给予高热量、高蛋白、高维生素饮食。严重时病人进行管饲或肠外营养。
2. 病情观察 观察、记录痉挛抽搐发作的次数、时间、症状,观察生命体征变化,及有无并发症的发生。
3. 保持呼吸道通畅 病情较重进行气管切开者,及时清除呼吸道分泌物,维持良好的通气功能。
4. 防止意外损伤 加床挡,必要时使用约束带,以防病人坠床。关节部位加以保护,防止肌腱断裂和发生骨折;抽搐时应用牙垫保护,防止舌咬伤;进食时,避免误咽、呛咳、误吸等。
5. 消毒隔离 对病人的用品和排泄物进行消毒,伤口敷料焚烧,防止交叉感染。病人居隔离病室,医护人员应穿隔离衣。
6. 心理护理 安慰病人,提供心理支持,以减轻焦虑、恐惧感,增强战胜疾病的信心。
7. 健康指导 不可忽视小伤口,指导正确处理伤口方法;介绍 TAT 预防注射的重要性,按要求接受破伤风类毒素预防注射;避免不洁分娩,以减少新生儿破伤风或产妇产后破伤风。

【护理评价】
经过治疗和护理,评价病人是否达到:①呼吸道通畅,呼吸平稳。②未发生坠床、舌咬伤等损伤。③病情逐渐好转,未出现肺部感染、骨折、窒息等并发症或并发症被及时发现和处理。

## 二、气性坏疽

气性坏疽(gas gangrene)是由梭状芽胞杆菌所引起的一种以肌肉组织坏死或肌炎为特征的急性特异性感染。此类感染起病急,进展快,预后差。常见于各种严重创伤后、肌组织广泛损伤的病人。少数发生在腹部或会阴部手术后的伤口处。

【病因与发病机制】

1. 病因 致病菌为革兰氏阳性厌氧梭状芽胞杆菌,常为多种致病菌混合感染。其中以产气荚膜梭菌最为多见,其次有水肿杆菌和腐败杆菌等。致病菌侵入机体后是否致病主要决定于机体抵抗力和伤口的缺氧环境。损伤严重、缺血、伴有深层肌肉损伤,特别是肢体损伤,开放性骨折并发血管损伤或长时间使用止血带的伤口容易发生。

2. 发病机制 梭状芽胞杆菌主要在肌肉组织内产生多种外毒素和酶,引起组织中的糖和蛋白质分解,产生大量的二氧化碳和硫化氢气体积聚于组织间,致病变组织充气并有恶臭。酶溶解组织蛋白,液化组织,造成水肿,使病变恶化。肌肉组织内因积气、水肿而膨胀,局部张力增大,压迫血管引起循环障碍,加重组织缺血缺氧,更有利于细菌生长繁殖,形成恶性循环。严重者引起脓毒症等全身反应,甚至发生感染性休克。

【护理评估】

(一)健康史

评估病人有无严重损伤病史,有无引起伤口局部缺氧环境的因素;评估伤口大小、深度、污染程度等。

(二)身体状况

临床分期可分为潜伏期、前驱期和发作期。

1. 潜伏期 一般为 1~4 天,短者在伤后 6~10 小时,长者可达 5~6 天。

2. 前驱期 病人自觉患肢沉重,包扎过紧感或压迫感。

3. 发作期 随着病变的加重,患肢出现"胀裂样"剧痛,局部组织肿胀、皮肤苍白、发亮,很快变为紫红色和紫黑色,按压有捻发感,伤口内肌肉呈砖红色或土灰色,犹如熟肉状,刀割时不收缩、不出血,按压有气泡从伤口逸出并有稀薄的血性液体流出,有恶臭味。

病情严重时出现高热、大汗、脉搏细速、呼吸急促、头痛、呕吐、进行性贫血、黄疸、谵妄、昏迷等症状,甚至迅速发展为感染性休克而死亡。

(三)心理-社会支持状况

评估病人有无因病情急、发展快、疼痛剧烈,而产生焦虑、恐惧感;评估病人面对截肢的现实是否产生悲观、恐惧心理。

(四)辅助检查

1. 实验室检查 血常规检查可见红细胞和血红蛋白下降,白细胞计数增加;病情严重时白细胞可减少;伤口渗出物涂片检查可见革兰氏阳性杆菌。

2. 影像学检查 伤口 X 线检查见肌间隙充气征。

(五)治疗原则与主要措施

1. 手术治疗 在抗休克治疗和防治并发症的同时,实施清创术,伤口不予缝合,用3%过氧化氢溶液冲洗和湿敷。若病变严重应行近端高位截肢手术以挽救生命。

2. 抗生素应用 应用大剂量青霉素控制化脓性感染,减少伤口因其他细菌繁殖消耗氧气所造成的缺氧环境。

3. 高压氧疗法 提高组织含氧量,抑制梭状芽胞杆菌的生长繁殖。

4. 全身支持疗法 输血、输液,保持水、电解质平衡,给高热量、高蛋白饮食或静脉营养,并给予止痛、镇静、退热等药物对症处理。

【常见护理诊断/问题】

1. 急性疼痛 与创伤和感染、局部组织肿胀有关。

2. 组织完整性受损 与组织感染和坏死有关。

3. 体象紊乱　与截肢有关。

4. 潜在并发症:感染性休克。

【护理目标】

1. 疼痛减轻或缓解。

2. 感染得到控制,伤口愈合。

3. 能正确看待截肢,接受肢体残疾。

4. 未发生感染性休克或休克得到及时发现和处理。

【护理措施】

1. 一般护理

(1) 隔离消毒:执行接触隔离制度,病人住隔离病房,一切用品应严格隔离消毒,伤口敷料焚烧。

(2) 疼痛护理:遵医嘱应用止痛剂,疼痛剧烈时应用自控止痛泵。

(3) 营养支持:鼓励病人进食,给予高热量、高蛋白、高维生素饮食,对不能进食者给予静脉营养。同时,纠正水、电解质及酸碱平衡紊乱,改善病人全身状况,增强抵抗力。

2. 病情观察　观察伤口和局部组织的颜色、肿胀程度、伤口分泌物的性质和气味;观察生命体征及全身变化,及时发现和处理休克等并发症。

3. 伤口护理　开放性伤口用3%过氧化氢溶液冲洗和湿敷,及时更换伤口敷料;注意观察伤口有无渗血、渗液以及肉芽生长情况;行高压氧治疗的病人,观察氧疗后的伤口变化。

4. 心理护理　对疼痛致焦虑者,采用转移注意力等方法缓解或减轻紧张、焦虑情绪;对截肢者解释手术的必要性和重要性,消除恐惧感,接受手术。截肢后出现幻肢痛者应耐心解释,让病人触摸肢体残端,消除幻觉。帮助病人正确看待截肢,接受肢体残疾。

5. 健康指导　加强预防知识普及和宣教,防止损伤发生;指导截肢者正确使用和安装假肢,协助其进行功能锻炼,恢复自理能力。

【护理评价】

经过治疗和护理,评价病人是否达到:①疼痛减轻或缓解。②感染得到控制,伤口愈合。③能正确看待肢体残障,接受肢体残疾。④未发生感染性休克或休克得到及时发现和处理。

## 第三节　全身性感染病人的护理

全身性感染(systematic infection)指致病菌经局部病灶侵入血液循环,并在体内生长繁殖产生毒素引起严重的全身性感染症状或中毒症状。通常指脓毒血症和菌血症。脓毒血症(sepsis)是指因致病菌感染引起的全身性炎症反应,体温、循环、呼吸、神志有明显改变者。菌血症(bacteremia)是指在脓毒血症的基础上,血培养检出致病菌者。

【病因与发病机制】

1. 病因　全身性感染的发生与致病菌数量多、毒力强和机体抵抗力低有关。主要致病菌有革兰氏阴性杆菌、革兰氏阳性球菌、无芽胞厌氧菌等。常发生于严重创伤后的感染,化脓性病灶处理不当,体内长期置管,长期应用广谱抗生素、肾上腺皮质激素、抗癌药或其他免疫抑制剂的病人。

2. 发病机制　革兰氏阴性杆菌感染的主要机制为致病菌释放的内毒素及其介导的多种炎性介质对机体的损害。当感染未得到及时控制,可引起全身炎症反应综合征,导致器官功能障碍,严重者致感染性休克和多器官功能障碍综合征(MODS)。革兰氏阳性球菌产生的外毒素,可使周围血管扩张,炎症经血液循环扩散,引起转移性脓肿,感染性休克发生较晚。

【护理评估】

(一) 健康史

评估病人有无局部感染病灶或感染性疾病,有无营养不良、免疫功能缺陷等全身性疾病;有无长期应用广谱抗生素、抗癌药等;有无静脉置管等情况。

(二) 身体状况

在原发感染的基础上,突然出现寒战、高热,体温达40~41℃或低体温,脉搏细速,呼吸急促或呼吸困难,肝、脾可大,头痛、头晕、大汗、神志淡漠、谵妄甚至昏迷。感染严重、病程较长者可出现全身多处转移性脓肿,导致感染性休克;当感染侵袭某一器官或系统时,可引起器官或系统的功能障碍。严重者可出现黄疸、皮下瘀点、瘀斑,甚至出现感染性休克及多脏器功能衰竭。

（三）心理-社会支持状况

评估病人有无因起病急、病情重、发展迅速,而产生焦虑及恐惧感;评估病人的家庭支持情况。

（四）辅助检查

1. 血常规　可见白细胞计数明显增高,一般可达(20～30)×10⁹/L以上或降低,中性粒细胞核左移,出现中毒颗粒。

2. 血培养　寒战高热时抽血行细菌或真菌培养,较易发现病菌。

3. 血生化检查　可有酸中毒、代谢失衡和肝肾功能受损征象。

（五）治疗原则与主要措施

1. 处理原发感染病灶　及早清除坏死组织和异物,切开脓肿充分引流。

2. 应用抗生素　早期、足量、联合应用抗生素。对真菌感染者应用抗真菌药物治疗。

3. 营养支持　纠正水、电解质紊乱,维持酸碱平衡;感染严重者输新鲜血,纠正低蛋白血症,增加机体抗感染能力。

【常见护理诊断/问题】

1. 体温过高　与感染有关。

2. 潜在并发症:感染性休克、多器官功能障碍综合征。

【护理目标】

1. 体温恢复正常。

2. 未发生感染性休克等并发症或并发症得到及时处理。

【护理措施】

1. 病情观察　监测病人生命体征变化,若持续高热者体温突然下降,全身中毒症状加重,提示感染扩散,应及时报告医生,并配合抢救。观察用药效果。

2. 高热护理　物理降温,必要时用药物降温。注意保暖,及时更换衣物。

3. 饮食护理　给予高热量、高蛋白、富含维生素、易消化的饮食;鼓励病人多饮水,维持水、电解质和酸碱平衡。

4. 心理护理　安慰病人,提供心理支持,以减轻焦虑、恐惧感,增强战胜疾病的信心。

5. 健康指导　有感染病灶应及时就诊,防止感染进一步发展;加强营养,加强锻炼,增加机体抵抗力。

【护理评价】

经过治疗和护理,评价病人是否达到:①体温恢复正常。②病情逐渐好转,未出现感染性休克等并发症或并发症被及时发现和处理。

（雷　宁）

## 思考题

1. 张先生,57岁。有足癣病史30余年。1天前左足及小腿外侧大片皮肤鲜红,界限清楚,出现烧灼样疼痛感,全身寒战、高热。

请思考:

（1）该病人可能的临床诊断是什么? 如需进一步诊断,需进行哪些检查?

（2）该病人存在哪些护理诊断/问题,应如何进行护理?

（3）简述对该病人健康指导的主要内容。

2. 王女士,28岁。患破伤风,出现频繁抽搐,引起肘关节脱位。呼吸道分泌物增多,伴有大汗淋漓、口唇发绀、呼吸急促等表现。

请思考：

（1）目前针对该病人需立即采取的措施是哪些？

（2）该病人存在哪些护理诊断/问题,应如何进行护理？

思路解析

扫一扫、测一测

# 第四章　休克病人的护理

 **学习目标**

1. 掌握休克的概念及护理评估要点。
2. 熟悉休克的辅助检查及治疗原则。
3. 了解休克的病因分类及发病机制。
4. 正确运用所学知识评估病情、提出护理问题、制订并实施护理措施和健康指导。
5. 具有良好的人文关怀精神和协作精神,体现慎独和精益求精的品德。

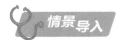 **情景导入**

小明是一名初中学生,在上学的途中,被一辆出租车撞伤腹部倒地,后被紧急送往医院救治。查体:BP 75/60mmHg,P 110 次/min,烦躁不安,面色苍白,四肢湿冷。胸部 X 线片显示右侧肋弓有骨折。病人诉说腹部疼痛,腹腔穿刺抽出不凝血。

请问:

1. 该病人最可能的诊断是什么? 诊断的依据是什么?
2. 目前存在哪些主要护理问题?
3. 针对该病人发作时,护士应采取哪些护理措施?

休克(shock)是机体在多种强烈致病因素侵袭下,引起的有效循环血量锐减,导致组织血液灌注不足,进而引起微循环障碍、代谢障碍和组织细胞受损为主要特征的病理性综合征。休克发病急,进展快,若未能及时发现及治疗,可导致多器官功能障碍综合征(multiple organ dysfunction syndrome,MODS)或多系统器官衰竭(multiple system organ failure,MSOF),发展为不可逆阶段而引起死亡。

【病因与分类】

目前休克尚无统一分类,但临床一般根据病因学将其分为:低血容量性休克、感染性休克、心源性休克、神经源性休克和过敏性休克。其中低血容量性休克和感染性休克在外科临床上最常见。

【病理生理】

各类休克的共同病理生理基础是有效循环血量锐减和组织灌注不足,及由此导致的代谢紊乱、炎症介质释放及继发性损害。根据微循环的变化分为三个阶段。

1. 微循环收缩期　休克早期,有效循环血量锐减导致血压下降,刺激主动脉弓和颈动脉窦压力感受器引起血管舒缩中枢加压反射,交感-肾上腺轴兴奋引起儿茶酚胺大量释放,同时肾素-血管紧张素-醛固

27

酶系统兴奋,使心跳加快、心排血量增加,并选择性地使外周(如骨骼肌、皮肤)和内脏(如肝、脾、胃肠)的小血管、微血管平滑肌收缩,尤其是毛细血管前阻力血管收缩更为明显,大量毛细血管网关闭,同时直捷通路和动-静脉短路开放,回心血量增加,血液在体内重新分布,以保证心、脑等重要脏器的血液供应。由于此时毛细血管后括约肌处于相对开放的状态,使得此期微循环呈现"少灌少流,灌少于流"的特点,真毛细血管网内血量减少,毛细血管静水压降低,组织间液回吸收入毛细血管网,可在一定程度上补充循环血量。此期又称为休克早期或休克代偿期,如能去除病因并采取积极措施,休克较容易纠正。

2. 微循环扩张期　若休克未能及时纠正,病情持续发展,流经毛细血管的血流量继续减少,组织因严重缺血、缺氧而处于无氧代谢状态,产生大量的酸性代谢产物,同时释放舒张血管的组胺、缓激肽等介质。受这些扩血管物质的影响,微血管前括约肌松弛,而后括约肌因敏感性较低,则仍处于相对收缩状态,使得此期微循环呈现"灌而少流,灌大于流"的特点,大量血液淤滞于毛细血管网内,致毛细血管静水压升高、通透性增加,大量血浆外渗至第三间隙,血液浓缩,且循环血量进一步下降,心、脑等重要脏器灌注不足,进入休克抑制期。

3. 微循环衰竭期　若休克病程进一步发展,血液浓缩、黏稠度增加和酸性环境中血液的高凝状态,使红细胞与血小板发生凝集,在血管内形成微血栓,甚至发生弥散性血管内凝血(disseminated intravascular coagulation,DIC)。随着各种凝血因子消耗,激活纤维蛋白溶解系统,则出现严重出血倾向。由于组织缺少血液灌注,细胞处于严重缺氧状态,加之酸性代谢产物和内毒素的作用,引起细胞自溶并损害周围其他细胞,最终引起广泛的组织损害甚至多器官功能受损。此期又称休克失代偿期。

【护理评估】

(一)健康史

评估引起休克的各种原因,如有无腹痛和发热,有无大量失血、失液、严重损伤等,有无严重的心脏疾病、变态反应等。

(二)身体状况

根据休克的发病过程,将休克分为休克代偿期和休克抑制期或称休克早期或休克期。

1. 休克代偿期　即休克早期。由于机体的代偿作用,中枢神经系统兴奋性增高,交感-肾上腺髓质系统兴奋,病人表现为神志清醒,精神紧张,烦躁不安;面色苍白,四肢湿冷;脉搏加快,血压变化不大,但因舒张压升高,使脉压减小;呼吸增快;尿量正常或减少。此时若处理得当,休克较容易得到纠正,否则可进入休克抑制期。

2. 休克抑制期　病人表现为表情淡漠,反应迟钝,甚至出现意识模糊或昏迷;皮肤和黏膜发绀,四肢厥冷;脉搏细速或不能扪及;血压进行性下降或测不出;尿量减少或无尿。若皮肤、黏膜出现瘀点、瘀斑或鼻腔、牙龈、消化道出血等,提示并发 DIC。若出现进行性呼吸困难、烦躁、发绀、给予吸氧仍不能改善者,应警惕并发 ARDS。此期病人常继发多器官功能衰竭而死亡(表 1-4-1)。

表 1-4-1　休克不同时期的临床表现

| 分期<br>程度 | 休克代偿期 | 休克失代偿期 | |
|---|---|---|---|
| | 轻度 | 中度 | 重度 |
| 神志 | 清楚、烦躁不安 | 表情淡漠、迟钝 | 意识模糊,甚至昏迷 |
| 口渴 | 明显 | 很明显 | 非常明显 |
| 皮肤、黏膜 | 苍白、发凉 | 发绀、发冷 | 瘀斑、厥冷 |
| 脉搏 | <100 次/min,有力 | 100~120 次/min | 速而细弱、摸不清 |
| 血压 | 血压正常、脉压缩小 | 血压下降、脉压小 | 收缩压<70mmHg 或测不到 |
| 周围循环 | 正常 | 表浅静脉塌陷,毛细血管充盈迟缓 | 表浅静脉塌陷,毛细血管充盈非常迟缓 |
| 尿量 | 正常或减少 | 尿少 | 尿少或无尿 |
| 失血量 | <800ml(<20%) | 800~1 600ml | >1 600ml(>40%) |

(三)心理-社会支持状况

了解病人及家属有无因病情或病情加重引起紧张、焦虑或恐惧等不良情绪反应;评估病人心理承受能力和对疾病的治疗、预后的认知程度。

（四）辅助检查

1. 实验室检查

（1）血、尿、粪常规检查：红细胞、血红蛋白值降低提示失血；血细胞比容增高，反映血浆丢失；白细胞计数和中性粒细胞比例增加，常提示感染；尿比重增高提示血液浓缩或血容量不足；粪便隐血试验阳性或黑便提示有消化系统出血。

（2）血生化检查：包括肝、肾功能检查，动脉血乳酸盐，血糖，血电解质等，了解病人是否合并MODS及细胞缺氧。

（3）动脉血气分析：有助了解有无酸碱平衡失调。休克时，因过度换气，二氧化碳分压（$PaCO_2$）一般低于正常或正常。若超过$45 \sim 50mmHg$，提示严重肺通气功能障碍。$PaCO_2$高于$60mmHg$，吸入纯氧后仍无改善，应考虑发生 ARDS。

（4）凝血功能：测血小板计数、出凝血时间、纤维蛋白原、凝血酶原时间及其他凝血因子。血小板计数$<80×10^9/L$、纤维蛋白原$<1.5g/L$，凝血酶原时间较正常延长 3 秒以上时，应考虑 DIC。

（5）动脉血乳酸盐：正常值为 $1 \sim 1.5mmol/L$，反映细胞缺氧程度，可用于休克的早期诊断（$>2mmol/L$），也可用于判断预后。休克时间越长，细胞缺氧程度越严重，其数值也越高，提示预后越差。

2. 一般监测

（1）意识状态：反映脑组织灌流量的一项敏感指标，一旦脑组织灌流不足就会出现意识改变。休克治疗中若病人神志清楚，则提示循环血量基本充足，相反，若病人表情淡漠、烦躁不安、谵妄或昏迷，提示脑组织循环血量不足，存在不同程度休克。

（2）皮肤色泽和温度：反映体表血管灌注的指标。若皮肤色泽苍白、湿冷，甚至发绀、瘀斑，常提示存在不同程度休克；补充血容量后皮肤变得温暖、红润，常提示血容量恢复，休克好转。

（3）脉搏和血压：脉搏增快多出现在血压下降之前，是休克早期诊断的重要指标。血压变化也是休克的重要指标之一。判断休克程度常可用休克指数来估计，休克指数＝脉搏（次/min）/收缩压（mmHg），正常值为 0.5 左右，如为 $1.0 \sim 1.5$ 表示存在休克，$>2.0$ 为重度休克。

（4）尿量：尿量是反映肾血流灌注情况的重要指标。尿量$< 30ml/h$，常提示肾血管痉挛，如尿比重高，则提示血容量不足。补液后，尿量$>40ml/h$，常提示血容量充足，休克好转。

（5）胃肠黏膜 pH（pHi）：胃肠道对缺血、缺氧较为敏感，测定胃肠道黏膜内 pH，可反映组织缺血、缺氧的情况，有助于隐匿型代偿性休克的诊断。pHi 的正常值为 $7.35 \sim 7.45$。

3. 血流动力学监测

（1）中心静脉压（central venous pressure, CVP）：代表右心房或胸腔段静脉内的压力，其变化可反映血容量和右心功能。正常值为 $5 \sim 12cmH_2O$。$CVP<5cmH_2O$ 表示血容量不足；$CVP>15cmH_2O$ 表示心功能不全、静脉血管床过度收缩；$CVP>20cmH_2O$ 则提示充血性心力衰竭。

（2）肺毛细血管楔压（pulmonary capillary wedge pressure, PCWP）：反映肺静脉、左心房和左心室压力，正常值为 $6 \sim 15mmHg$。低于正常值反映血容量不足；增高提示肺循环阻力增加，大于 $30mmHg$ 提示有肺水肿。

（3）心排血量（CO）和心脏指数（CI）：CO 是每搏心排血量与心率的乘积，成人 CO 正常值为 $4 \sim 6L/min$。CI 是单位体表面积的心排血量，正常值为 $2.5 \sim 3.5L/(min \cdot m^2)$。休克时多降低，但感染性休克时可增高。

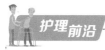 护理前沿

**低血容量性休克复苏终点与预后评估指标**

传统的临床指标（如神志改善、心率减慢、血压升高、尿量增加等）对指导休克的治疗有积极的临床意义，但在机体应激反应和药物的作用下，这些指标往往并不能真实地反映休克时组织灌注的改善情况，因此并不能作为复苏的终点指标。与低血容量性休克病人预后密切相关的指标有：①动脉血乳酸恢复正常的时间。②血乳酸清除率。③碱缺失的水平。④反映内脏或局部组织灌流状态的 pHi，在复苏过程中应加强监测。经皮或皮下氧张力测定、近红外线光谱分析及应用光导纤维测定氧张力等新技术，已将复苏终点推进到细胞和亚细胞水平，但是尚缺乏上述技术快速准确的评价结果及大规模的临床验证。

（五）治疗原则与主要措施

尽早去除病因,迅速恢复有效循环血量,纠正微循环障碍,增强心肌功能,恢复机体正常代谢。

1. 急救措施

（1）积极处理原发病:对大出血的病人,立即采取措施控制出血,如加压包扎、止血带结扎止血等,必要时可使用抗休克裤。有时则需在抗休克的同时施行手术,才能有效治疗休克。

（2）保持呼吸道通畅,吸氧,必要时进行气管插管或气管切开。

（3）采取休克体位,以增加回心血量,减轻呼吸困难。

（4）尽量减少搬动,骨折处临时固定,必要时应用止痛剂。

2. 补充血容量　是纠正组织低灌注和缺氧的关键。原则是及时、快速、足量地补充血容量。可在连续监测动脉血压、尿量和 CVP 的基础上,结合病人皮肤温度、末梢循环、脉率及毛细血管充盈时间等,补充所需的液体量。一般先快速输入晶体液,后输胶体液,必要时进行成分输血或输全血。近年来发现用 3%～7.5% 盐溶液在休克复苏治疗中能有效减轻组织细胞肿胀并扩容,增加回心血量和心搏出量以减少晶体液渗入第三间隙。

3. 纠正酸碱平衡失调　轻度酸中毒经迅速补充血容量,组织灌流改善,即可得到缓解;酸性环境有利于氧与血红蛋白解离,增加组织供氧,有助于休克改善;在扩容治疗时输入平衡盐溶液,使一定量的碱性物质进入体内,故休克早期轻度酸中毒者无须特别处理。但休克严重、酸中毒明显、扩容治疗效果不佳时,仍需应用碱性药物纠正,常用 5% 碳酸氢钠溶液。

4. 应用血管活性药物　主要包括血管收缩剂、血管扩张剂及强心剂。

（1）血管收缩剂:使小动脉处于收缩状态,可暂时升高血压,但可使组织缺氧更加严重,应慎重选用。临床常用的血管收缩剂有去甲肾上腺素、间羟胺和多巴胺等。

（2）血管扩张剂:可以解除小动脉痉挛,关闭动静脉短路,改善微循环,但可使血压有不同程度的下降,从而影响重要脏器的血液供应,故只有当血容量已基本补足而病人发绀、四肢厥冷、毛细血管充盈不良等循环状态未好转时,才可考虑使用。常用的血管扩张剂有酚妥拉明、酚苄明、阿托品、山莨菪碱等。

（3）强心剂:休克发展到一定程度都伴有不同程度的心肌损害,应用强心剂可增强心肌收缩力、减慢心率,常用毛花苷 C 等。

5. 治疗 DIC　改善微循环休克发展至 DIC 阶段,需应用肝素抗凝治疗。DIC 晚期,纤维蛋白溶解系统亢进,可使用抗纤维蛋白溶解药,如氨甲苯酸、氨基己酸等,抗血小板黏附和聚集的阿司匹林、双嘧达莫（潘生丁）等。

6. 糖皮质激素应用　对于严重休克及感染性休克病人可使用糖皮质激素,扩张血管,改善微循环,防止细胞内溶酶体破坏,增强心肌收缩力,增加心排血量。

【常见护理诊断/问题】

1. 体液不足　与大量失血、失液有关。

2. 组织灌流量改变　与有效循环血量减少、微循环障碍有关。

3. 气体交换受损　与心排血量减少、组织缺氧、呼吸改变有关。

4. 有感染的危险　与免疫力降低有关。

5. 体温异常　与感染、组织灌注不良有关。

6. 有受伤的危险　与微循环障碍、烦躁不安、神志不清等有关。

【护理目标】

1. 能维持体液平衡,生命体征平稳。

2. 有效循环血量恢复,组织灌流不足得到改善。

3. 呼吸道通畅,呼吸平稳,血氧及二氧化碳分压维持在正常范围。

4. 未发生感染或发生后被及时发现并处理。

5. 体温维持正常。

6. 未发生意外损伤。

【护理措施】

1. 一般护理

（1）卧床与体位:病人绝对卧床,减少搬动,保持安静。取平卧位或中凹位,将病人头和躯干抬高

笔记

20°~30°,下肢抬高15°~20°,促进下肢静脉回流,有利于呼吸和循环。

（2）保持气道通畅,促进气体交换:①昏迷病人,头偏向一侧,或置入通气管,以防舌后坠或呕吐物误吸。②听诊发现肺部有湿啰音或喉头痰鸣音时,应及时清除呼吸道分泌物。③病情允许时,鼓励病人做深呼吸及有效咳嗽,并协助拍背;遵医嘱给予雾化吸入,必要时吸痰;协助病人做双上肢运动,促进肺扩张,以改善缺氧状况。④鼻导管给氧,氧浓度一般为40%~50%,氧流量为6~8L/min,以提高血氧浓度。严重呼吸困难者,可行气管插管或气管切开,并尽早使用呼吸机辅助呼吸。

（3）保暖:低体温者可采用盖棉被等措施予以保暖,也可将病室温度调至20℃左右,但切忌应用热水袋、电热毯等进行体表加温,以防皮肤血管扩张,使心、肺、脑、肾等重要脏器的血流灌注进一步减少,不利于休克的纠正。若需输血,应将库存血复温后再输入。

（4）防止损伤:①保持床单清洁、平整、干燥;病情允许时每2小时翻身、拍背1次;按摩受压部位皮肤,防止压疮发生。②对烦躁或神志不清的病人,应加床栏保护以防意外损伤,必要时四肢以约束带固定。

（5）减轻疼痛:创伤后剧烈疼痛是病人的主要症状之一,可加重休克,应及时予以止痛。由于休克病人外周循环较差,因此,多考虑静脉给药。若病人存在呼吸障碍则禁用吗啡类止痛剂。

2. 病情观察　定时监测生命体征、CVP及血气分析的变化。观察病人意识、面唇色泽、肢端皮肤温度及颜色,记录尿量及出入量。若病人从烦躁转为平静,淡漠迟钝转为对答如常;唇色转红,肢体转暖;尿量>30ml/h,提示休克好转。

3. 补充血容量,恢复有效循环血量

（1）建立静脉通路:迅速建立两条以上静脉输液通道。如周围血管萎陷或肥胖病人静脉穿刺困难时,应立即行中心静脉插管,可同时监测CVP。

（2）合理补液:根据血压及血流动力学监测情况调整输液速度(表1-4-2)。

表1-4-2　中心静脉压与补液的关系

| CVP | BP | 原　　因 | 处理原则 |
|---|---|---|---|
| 低 | 低 | 血容量严重不足 | 充分补液 |
| 低 | 正常 | 血容量不足 | 适当补液 |
| 高 | 低 | 心功能不全或血容量相对过多 | 给强心药,纠正酸中毒,舒张血管 |
| 高 | 正常 | 容量血管过度收缩 | 舒张血管 |
| 正常 | 低 | 心功能不全或血容量不足 | 补液试验* |

注:* 补液试验:取等渗盐水250ml,于5~10min内静脉滴入,如血压升高,而CVP不变,提示血容量不足;若血压不变而CVP升高3~5cmH$_2$O,则提示心功能不全

4. 用药护理

（1）药物种类:临床常将血管收缩剂和扩张剂联合应用,以兼顾各重要脏器的血液灌注水平。大剂量多巴胺可使血管收缩、外周阻力升高,抗休克时不宜采用大剂量多巴胺,可将多巴胺与其他血管收缩剂合用。血管扩张剂可使血管容量扩大,造成血容量相对不足而导致血压下降,故应在血容量已基本补足而微循环未见好转时使用。①应用过程中,应监测血压变化,及时调整输液速度,预防血压骤降引起不良后果。使用时从低浓度、慢速度开始,每5~10分钟测一次血压。血压平稳后每15~30分钟测一次,并按药物浓度严格控制滴数。②严防药物外渗,若注射部位出现红肿、疼痛,应立即更换注射部位,患处用0.25%普鲁卡因封闭,以免发生皮下组织坏死。③血压平稳后,逐渐降低药物浓度,减慢速度后逐渐停药,以防突然停药引起不良反应。

（2）增强心肌功能药物:对于有心功能不全的病人,应遵医嘱给予增强心肌功能的药物,用药过程中,注意观察心律变化及药物副作用。

5. 观察和防治感染　休克时病人处于应激状态,抵抗力下降,容易发生感染。因此,严格无菌操作,加强留置尿管护理,有创面或伤口者及时更换敷料、保持创面清洁、干燥,遵医嘱合理应用抗生素。

6. 心理护理　休克病人大多处于恐慌、焦虑不安的状态。因此,在救护过程中,保持沉着冷静,安

慰病人,消除其紧张、焦虑情绪,鼓励病人树立战胜疾病的信心。

7. 健康指导 向病人和家属讲解休克的原因,加强自我保护,避免损伤或意外伤害,介绍意外损伤后的初步处理和自救知识。

【护理评价】

经过治疗和护理,评价病人是否达到:①能维持体液平衡,生命体征平稳,尿量正常。②有效循环血量恢复,组织灌流不足得到改善。③呼吸道通畅,呼吸平稳,血氧及二氧化碳分压维持在正常范围。④未发生感染,或感染后被及时发现和控制。⑤体温维持正常。⑥未发生意外损伤。

(吕 亮)

## 思考题

张先生,50 岁。因呕血 3 小时入院。3 小时前进食苹果后突发大量呕血 3 次,呕吐血液量较大,1 000ml 左右,为新鲜血。否认既往有消化道出血病史。体检:T 37.2℃,P 118 次/min,BP 80/60mmHg。面色苍白,烦躁不安,乏力。巩膜稍黄染,双手肝掌样变。心肺检查未见异常,腹部稍膨隆,全腹软,剑突下轻压痛,肝脏未触及,脾脏肋下 1cm,无腹肌紧张及反跳痛,移动性浊音阳性,肠鸣音活跃,尿量减少。

请思考:

(1) 该病人可能的临床诊断是什么?如需进一步诊断,需进行哪些检查?

(2) 该病人存在哪些护理诊断/问题,应如何进行护理?

(3) 简述对该病人健康指导的主要内容。

思路解析

扫一扫、测一测

| 第五章 | 损伤病人的护理 |
| --- | --- |

## 学习目标

1. 掌握创伤、烧伤、冻伤病人的分类、护理评估和护理措施。
2. 熟悉创伤、烧伤、冻伤病人的常见护理诊断及治疗原则。
3. 了解损伤的病理生理,损伤修复的过程及影响因素。
4. 正确运用所学知识评估病情、提出护理问题、制订并实施护理措施和健康指导。
5. 具有良好的人文关怀精神和协作精神,体现慎独和精益求精的品德。

损伤(injury)是致伤因素作用于机体,导致组织结构完整性破坏或功能障碍及其所引起的局部和全身反应,是外科常见的疾病。常见的致伤因素有:①机械性因素。如锐器切割、钝器击打、重物挤压、火器等。②物理性因素。如高温、寒冷、电流、放射线、激光、声波等。③化学性因素。强酸、强碱、毒气等。④生物性因素。如毒蛇、犬、猫、各种昆虫等咬、抓、螫伤。损伤的病人,轻者可完全康复,重者留下身体残疾,乃至丧失生命。临床上不仅要注意损伤的治疗和护理,更需要重视损伤的康复与预防,鼓励病人与家属共同参与,以便最大限度减少并发症,降低致残率,提高生活质量。

## 第一节 创伤病人的护理

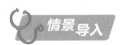

王先生,公司职员,23 岁。在一次公司聚会中,酒后驾车回家途中因驾车速度过快与前面货车发生追尾事故。事发后王先生车辆严重变形,呼叫无反应,货车司机报警后 20 分钟,王先生被从车中抢救出,赶来的救护车紧急送其入医院。病人入院后呼之不应,腹部有开放性损伤,右侧大腿有明显的肿胀畸形,查体见:BP 80/50mmHg,P 112 次/min。

请问:

1. 该病人最可能的诊断是什么?诊断的依据是什么?
2. 目前存在哪些主要护理问题?
3. 针对该病人发作时,护士应采取哪些护理措施?

创伤(wound)是指机械性致伤因子引起的损伤,为动力作用造成的人体组织结构连续性破坏和功能障碍。多见于工伤、交通事故、自然灾害和战伤等,手术也是一种特殊性创伤。

**【病因及分类】**

根据受伤部位皮肤或黏膜的完整性分为闭合性创伤和开放性创伤。

1. 闭合性创伤（closed wounds） 受伤部位的皮肤或黏膜仍保持完整。常见的闭合伤有4种。

（1）挫伤：钝器打击造成的皮下软组织损伤，常伴有疼痛、皮下瘀斑、肿胀，头、胸和腹部挫伤可合并内脏损伤。

（2）扭伤：暴力使关节异常扭转超出正常活动范围，造成关节囊、韧带、肌腱等组织的撕裂。

（3）挤压伤：是人体肌肉丰富部位受暴力大范围挫压或长时间挤压所造成的损伤，严重而广泛的挤压伤，常可导致休克及急性肾衰竭，临床称为挤压综合征，常危及生命。

（4）冲击伤：由爆炸产生的冲击波形成的高压及高速气流所致，体表常无损害，多伴有内脏损伤，如肺挫伤、腹腔内脏破裂、耳膜穿孔等。

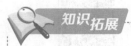

**挤压伤综合征**

凡四肢或躯干肌肉丰富的部位受到重物长时间挤压导致肌肉组织缺血性坏死，继而引起肌红蛋白血症、肌红蛋白尿、高钾血症和急性肾衰竭为特点的全身性反应，称为挤压伤综合征（crush syndrome），又称为 Bywaters 综合征。

2. 开放性创伤（open wounds） 受伤部位皮肤、黏膜完整性破坏，有伤口和出血，易受污染致伤口感染。常见的开放伤如下：

（1）擦伤：皮肤受摩擦造成的表皮损伤，表现为表皮脱落、出血点和渗血，是最轻的开放性创伤。

（2）刺伤：由尖细的物品刺入组织所造成的创伤，伤口常深而窄，可有异物存留，易并发厌氧菌感染。

（3）切割伤：由锐利器具造成的损伤，创缘整齐，周围组织损伤较小，易造成血管、神经、肌腱损伤。

（4）裂伤：由钝器打击造成软组织裂开，创缘形态不规则，周围组织损伤较重，易发生组织坏死和感染。

（5）撕脱伤：由暴力牵拉所致，造成大面积皮肤及深部组织撕脱，常有大出血，创面易感染。

（6）火器伤：由弹片或枪弹所致，伤情多复杂，易损伤深部器官，组织破坏严重，常伴有厌氧菌感染。

**【病理生理】**

**（一）创伤后机体的反应**

创伤后机体可发生局部及全身反应，两者常同时存在，又互相影响，均属防御性反应或称应激反应，这些反应持续1~4天，此后逐渐复原，5~8天后恢复至正常状态。

1. 局部反应 主要表现为创伤性炎症反应，与一般急性炎症反应基本相同。创伤后组织破坏释放各种炎性介质，引起毛细血管壁通透性增高，血浆成分外渗；白细胞等趋化因子迅速聚集于伤处吞噬和清除病原微生物或异物，并出现疼痛、发热等炎症表现。一般3~5天后趋于消退。局部反应的轻重与致伤因素的种类、作用时间、组织损害程度/性质、污染程度以及是否有异物存留等有关。

2. 全身反应 即全身性应激反应，是致伤因素作用于机体后引起的一系列神经内分泌活动增强并引发各种功能和代谢改变的过程，是一种非特异性应激反应。

（1）神经-内分泌系统反应：在疼痛、精神紧张、有效血容量不足等因素综合作用下，下丘脑-垂体-肾上腺皮质轴和交感神经-肾上腺髓质轴分泌大量儿茶酚胺、肾上腺皮质激素、抗利尿激素、生长激素和胰高血糖素；同时，肾素-血管紧张素-醛固酮系统也被激活。上述3个系统相互协调，共同调节全身各器官功能和代谢，动员机体的代偿能力，对抗致伤因素的损害作用，保证重要脏器的灌注。

（2）体温变化：创伤后大量释放的炎症介质如肿瘤坏死因子、白细胞介素等作用于下丘脑体温调节中枢引起机体发热。

（3）代谢变化：创伤后，由于神经内分泌系统的作用，机体分解代谢增强，主要表现为基础代谢率增高，能量消耗增加，糖、蛋白质、脂肪分解加速，糖异生增加，水电解质代谢紊乱。

（4）免疫反应：严重创伤后，中性粒细胞、单核-巨噬细胞吞噬和杀菌能力减弱；淋巴细胞数量减少、功能下降;免疫球蛋白含量降低;补体系统过度耗竭等因素综合作用导致机体免疫防御能力下降,对感染的易感性增加。

（二）组织的修复和愈合

1. 创伤的修复　各种组织损伤后的修复不尽相同,皮肤、黏膜及多数的腺细胞的增生能力强,在一定程度可以获得完全的再生;而神经细胞、肌细胞等因增生能力弱,多只能通过瘢痕愈合。

2. 损伤愈合的类型　依据损伤程度、有无感染及治疗情况,可将伤口愈合分为两种类型。

（1）一期愈合:组织修复以本来细胞为主,1~2周创口完全愈合,仅留一条线形瘢痕,此属一期愈合。

（2）二期愈合:组织修复以纤维组织为主,二期愈合时间显著延长,瘢痕明显,并可造成功能障碍。

（三）影响创伤愈合的因素

创伤的愈合主要取决于损伤的程度和组织本身的再生能力,从具体情况而言,则分为全身及局部两方面。全身因素包括年龄、营养状况、内分泌影响和药物作用等。局部因素如感染、伤口内存留异物、局部血供、制动及局部处理情况等。

【护理评估】

（一）健康史

详细询问受伤史,包括受伤原因、时间、地点、暴力的强弱和作用方向、受伤姿势,了解伤后出现的症状及演变过程等;了解治疗与处理经过,伤后经过何种处理和处理的时间。

（二）身体状况

1. 全身表现　轻者多无全身症状,严重者可发生创伤性休克。由于出血及损伤组织分解产物的吸收,体温可增高,一般不超过38℃,称为吸收热。创伤后释放的炎性介质、疼痛、精神紧张和血容量减少等因素引起体温、心血管、呼吸和血细胞等方面的异常。主要表现为体温增高或过低,意识障碍,呼吸急促或困难,脉搏微弱,脉率过快或心律不齐,收缩压或脉压过低,面色苍白等,称为全身炎症反应综合征。

2. 局部表现　常有疼痛、肿胀、瘀斑、压痛和功能障碍。开放性创伤则有伤口伴有出血,如并发感染,局部疼痛、肿胀、压痛等征象更为显著。

3. 并发症　严重损伤可合并有内脏的破裂、重要神经和大血管的损伤,可导致失血性休克,开放性损伤还常合并感染。

（三）心理-社会支持状况

严重创伤病人,常因突发伤害而受到惊吓,外伤常可导致病人肢体的残缺和容貌的改变,甚至危及生命。故病人及家属常有悲观、失望、焦虑、恐惧的情绪。

（四）辅助检查

1. 实验室检查　血液常规检查有助于感染、贫血或血液浓缩的判断;尿液常规检查有助于泌尿系统损伤的诊断;肝肾功能检查有利于了解内脏功能;血电解质、血气分析有助于判断体液失衡和血氧状况等。

2. 影像学检查　X线透视或平片有利于了解有无骨折、胸腹部损伤;B超有利于观察伤后体腔有无积血、积液,观察肝、脾等脏器损伤;CT检查有利于了解脑、肝、脾等器官损伤。

3. 诊断性穿刺和导管检查　胸腔穿刺、腹腔穿刺、腹腔置管灌洗、导尿管插入或灌注试验等,有利于了解体腔内情况,判断有无内脏损伤。

（五）治疗原则与主要措施

1. 治疗原则　①坚持以抢救生命为第一的原则。②尽可能保存或修复损伤的组织与器官,并恢复其功能。③积极防治全身与局部各种并发症。

2. 全身治疗　着重维持伤员的循环及呼吸功能,补充血容量,保持呼吸道通畅,维持体液、电解质及酸碱平衡。对创伤较重的病人要加强支持疗法,注意防治休克和多器官衰竭;对开放性创伤根据情况合理使用抗生素预防感染,并预防破伤风。

3. 局部治疗　对于一般软组织闭合性创伤不需特殊处理,可自行修复;对于开放性创伤应争取在伤后 6~8 小时内行清创术,以使污染伤口变为清洁伤口,污染较轻或提前使用抗生素的头面部伤口可放宽到伤后 24 小时内。

【常见护理诊断/问题】

1. 急性疼痛 与局部创伤及反应性炎症有关。

2. 组织完整性受损 与组织器官受损伤、结构破坏有关。

3. 体液不足 与出血、体液丢失或补充不足有关。

4. 潜在并发症:休克、感染、挤压综合征等。

【护理目标】

1. 疼痛减轻。

2. 伤口得以妥善处理,组织完整性得到恢复。

3. 有效循环血量恢复,生命体征平稳。

4. 无并发症发生,或并发症得到及时发现和处理。

【护理措施】

1. 急救护理

(1) 抢救生命:现场对病人进行简单的评估后,优先救治危及生命的呼吸、心脏骤停,窒息、大出血、开放性或张力性气胸、休克、内脏脱出等。其护理措施主要包括:①心肺复苏。一经确诊为心跳、呼吸骤停,应立即采取胸外心脏按压及人工呼吸。②保持呼吸道通畅。立即解开病人衣领,清理口鼻腔,置通气导管、给氧等。③止血。采用手指压迫、加压包扎、扎止血带等迅速控制伤口大出血。④纠正呼吸紊乱。如封闭胸部开放性伤口、胸腔穿刺排气等。⑤恢复循环血量。有条件时,现场开放静脉通路,快速补液。⑥监测生命体征。现场救护中,应时刻注意生命体征、意识的变化。

(2) 伤口包扎:目的是保护伤口、减少污染、压迫止血、固定骨折和减轻疼痛。一般用无菌敷料或清洁布料包扎,如有腹腔内脏脱出,应先用干净器皿保护后再包扎,勿轻易还纳,以防污染。

(3) 骨折固定:对有骨折或关节损伤的肢体用夹板或就地取材做临时固定,疑有脊柱骨折的病人,以平托法或滚动法将病人平卧在硬板床或硬地上。

(4) 转运:正确的搬运可减少伤员痛苦,避免继发损伤。经过现场初步处理后迅速、安全平稳地转送伤员。多用担架或徒手搬运。搬运脊柱损伤者应保持伤处稳定,勿弯曲或扭动,以免加重损伤;搬运昏迷病人应将头偏向一侧,或采取半卧位/侧卧位,以保持呼吸道通畅。

2. 维持有效的循环血量 密切观察病情,监测病人意识、呼吸、血压、脉搏以及中心静脉压,有效止血后快速建立 2~3 条静脉输液通路,给予输液、输血以及血管活性药物的使用,尽快恢复有效循环血量并维持循环稳定。

3. 疼痛护理 伤肢进行有效地固定后,制动,抬高患肢,早期用冷敷以减轻肿胀,1~2 天后用热敷、理疗等,以促进消肿和损伤愈合。严重者遵医嘱使用镇静或止痛药物。

4. 创面护理

(1) 开放性损伤:根据伤口情况选择不同的处理方法。

1) 清洁伤口:消毒后可以直接缝合。

2) 污染伤口:指有细菌污染而尚未构成感染的伤口。开放性创伤早期为污染伤口,采用清创术(debridement),对伤口进行清洗、扩创、缝合等处理,目的是将污染伤口变为清洁伤口,为组织愈合创造良好条件。清创时间越早越好,伤后 6~8 小时是最佳时间,此时清创一般可达到一期缝合。若伤口污染较重或超过 8~12 小时后方处理,清创后伤口放置引流条并行延期缝合清创术后伤肢抬高制动,注意观察伤口有无出血、感染征象、引流是否通畅,肢端循环情况;定时更换伤口敷料。遵医嘱应用破伤风抗毒素及抗生素。

3) 感染伤口:开放性伤口污染严重或较长时间未得到处理,已发生感染,此时要先引流,再行更换敷料(dressing exchange),又称换药,是处理感染伤口的基本措施。其目的是清除伤口分泌物、坏死组织和脓液,保持引流通畅,控制感染;改善肉芽组织状态,减少瘢痕形成。

(2) 闭合性损伤:软组织损伤,抬高或平放受伤肢体;12 小时内予以局部冷敷和加压包扎,以减少局部组织的出血和肿胀。伤后 12 小时起改用热敷、理疗、药物外敷等,以促进血肿和炎症吸收。注意观察皮下出血及血肿变化情况。伤情稳定后鼓励病人早期活动,指导病人进行功能锻炼。

5. 并发症的观察和护理　观察受伤部位的出血、疼痛、伤口修复等情况,肢体损伤严重者应定期测量肢体周径,注意肢端皮肤色泽、温度及循环。损伤严重及大出血的病人,要警惕休克发生。

6. 健康指导　向病人讲解创伤的病理、伤口修复的影响因素及各项治疗措施的必要性,帮助其树立战胜疾病的信心,以积极的心态配合治疗,同时嘱病人加强营养,促进病人康复。

【护理评价】

经过治疗和护理,评价病人是否达到:①疼痛减轻。②组织完整性最大限度得到恢复。③体液得以维持平衡。④并发症得以预防,或得到及时发现和处理。

# 第二节　烧伤病人的护理

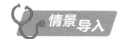

张女士,35 岁,小学教师。在厨房做饭时由于油锅着火引发厨房火灾,其双上肢因严重烧伤被紧急送入医院救治。查体:双上肢布满大小不等的水疱,有的疱皮已破损,创面红白相间。病人诉说上肢疼痛,口渴。查体:意识清醒,烦躁不安。

请问:

1. 该病人的烧伤面积、深度及烧伤程度如何?

2. 目前存在哪些主要护理问题?

3. 针对该病人发作时,护士应采取哪些护理措施?

烧伤(burn)是由热力(火焰、蒸汽及高温金属等)、电流、放射线以及化学物质等理化因素引起的损伤,主要伤及皮肤、肌肉和骨骼,严重者还可引起一系列全身反应。其中热力烧伤占 80% 左右。

【病理生理】

热力等理化因素作用于皮肤、黏膜后,造成局部组织充血、渗出,形成水疱;严重者引起蛋白质凝固、变性坏死,或炭化形成焦痂。伤后 5~7 天易发生创面感染。根据烧伤引起的全身病理生理变化,将病程分为 4 期,各期之间往往互相重叠和互相影响,分期的目的是为了突出各阶段临床处理的重点。

1. 体液渗出期　是烧伤后 48 小时内死亡的主要原因。烧伤后迅速发生体液渗出,以伤后 6~8 小时为最快,24~36 小时达高峰,渗出持续 36~72 小时。以后渐趋稳定并开始回吸收。此期由于体液的大量渗出和血管活性物质的释放,容易发生低血容量休克,临床上又称为休克期。

2. 感染期　从烧伤渗出液回吸收开始,感染的危险即已存在并将持续至创面完全愈合。烧伤后早期因为皮肤生理屏障被破坏,致病菌在创面中的坏死组织和渗出液中大量繁殖;严重烧伤后的应激反应及休克的打击,全身免疫功能低下,对病原菌的易感性增加,通常在休克同时即可并发局部和全身性感染。深度烧伤形成的凝固性坏死及焦痂,在伤后 2~3 周可进入广泛组织溶解阶段,此期细菌极易通过创面侵入机体引起感染,此阶段为烧伤并发全身性感染的又一高峰期。烧伤感染可来自创面、肠道、呼吸道或静脉导管等,在严重烧伤时,内源性感染是早期全身性感染的重要来源,细菌可通过呼吸道、肠道等进入血液循环,播散至各脏器,严重者可引起多器官功能障碍综合征。

3. 修复期　烧伤后组织修复在炎症反应的同时即已开始。创面的修复与烧伤的深度面积及感染的程度密切相关。浅度烧伤多能自行修复,无瘢痕形成;深Ⅱ度烧伤靠残存的上皮岛融合修复,如无感染,3~4 周逐渐修复,留有瘢痕;Ⅲ度烧伤形成瘢痕或挛缩,可导致肢体畸形和功能障碍,需要皮肤移植修复。

4. 康复期　深度创面愈合后,可形成瘢痕,严重者影响外观和功能,需要锻炼、工疗、体疗和整形以期恢复;某些器官功能损害及心理异常也需要一个恢复过程;深Ⅱ度和Ⅲ度创面愈合后,常有瘙痒或疼痛、反复出现水疱,甚至破溃,并发感染,形成残余创面,这种现象的终止往往需要较长时间;严重大面积深度烧伤愈合后,由于大部分汗腺被毁,机体热调节体温能力下降,在夏季,这类伤员多感全身不适,常需 2~3 年的调整适应过程。

【护理评估】

（一）健康史

主要了解烧伤的原因及受伤时的情况,进一步了解热源种类、温度、受热时间长短、烧伤现场情况及伤后急救措施等。

（二）身体状况

烧伤病人身体状况的严重程度与烧伤面积、深度及并发症有关。

1. 烧伤面积　估计面积以烧伤区占体表面积的百分比表示。

（1）中国新九分法:是将人体体表面积划分为 11 个 9% 和 1 个 1%,是我国根据大量实测获得的估计方法（表 1-5-1,图 1-5-1）。

表 1-5-1　新九分法各部位体表面积估计

| 部位 | 占成人体表面积/% | 占儿童体表面积/% |
|---|---|---|
| 头颈 | | 9+（12-年龄） |
| 双上肢 | | 9×2 |
| 躯干 | | 9×3 |
| 双下肢 | | 46-（12-年龄） |

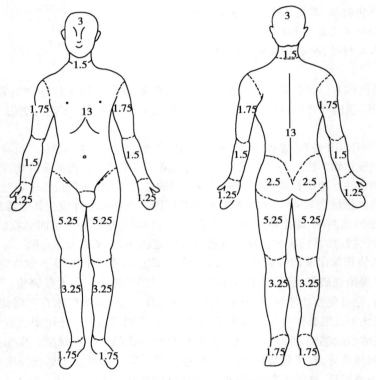

图 1-5-1　成人各部位所占体表面积的百分比

烧伤面积记忆口诀

"三三三,五六七"

"躯干前后二十七"

"两个臀部一个五"

"七加十三二十一"

（2）手掌法:五指并拢,手掌面积即占全身体表面积的1%,此法不论年龄大小与性别,均以伤员自己手掌面积的大小来估计(图1-5-2)。对散在的及小面积的烧伤直接以手掌法来计算,使用更为方便。临床上上述两种方法常结合使用,以便于更准确地估算出烧伤面积。

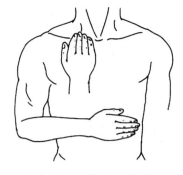

2. 烧伤深度判断　采用三度四分法,即分为Ⅰ°、Ⅱ°(又分为浅Ⅱ°和深Ⅱ°)、Ⅲ°烧伤(表1-5-2)。

3. 烧伤严重程度分类

轻度烧伤:Ⅱ°烧伤总面积在10%以下

中度烧伤:Ⅱ°烧伤总面积11%~30%,或Ⅲ°烧伤面积在10%以下。

图1-5-2　手掌法(手指并拢单掌面积为体表面积的1%)

重度烧伤:烧伤总面积31%~50%,或Ⅲ°面积11%~20%;或总面积不足31%,但全身情况较重或已有休克、复合伤、中重度吸入性损伤者。

特重烧伤:烧伤总面积在50%以上,或Ⅲ°烧伤面积在20%以上,或已有严重并发症。

表1-5-2　烧伤深度评估要点

| 深度 | 局部体征 | 局部感觉 |
|---|---|---|
| Ⅰ°(红斑型) | 轻度红、肿,干燥,无水疱 | 灼痛感 |
| 浅Ⅱ°(大水疱型) | 水疱较大,去疱皮后创面潮湿、鲜红、水肿明显 | 剧痛、感觉过敏 |
| 深Ⅱ°(小水疱型) | 水疱小,创面苍白、水肿,干燥后可见网状栓塞血管 | 迟钝 |
| Ⅲ°(焦痂型) | 无水疱,蜡白、焦黄或炭化,质韧如皮革,痂面可显露树枝状栓塞血管 | 消失 |

注:Ⅰ°(红斑型)烧伤不计入烧伤总面积

**（三）心理-社会支持状况**

烧伤是意外事故,病人缺乏心理准备,多造成心理打击和压力。病人情绪反应与其年龄、家庭角色、社会角色、信仰及价值观念、医疗费负担等因素有关,早期常出现惊恐、烦躁等情绪。后期由于创面的愈合导致瘢痕增生,可能引起容貌的改变、肢体功能的障碍,常可出现悲观厌世、自杀的念头,应加强病人的心理护理。

**（四）辅助检查**

（1）尿常规及每小时尿量测定:休克期常出现血红蛋白尿以及尿量减少,表明肾功能受影响。

（2）血常规:休克期血细胞比容及浓度升高,感染期白细胞计数增高。

（3）血气分析、血生化检查:常出现高钾血症。

**（五）治疗原则与主要措施**

1. 治疗原则　及时脱离致伤因素,避免进一步损伤。大面积烧伤病人早期积极抗休克,病情稳定后,及时进行创面清创,防止感染;感染期重点处理创面,使用抗生素控制感染;大面积深度烧伤病人后期常需植皮治疗。

2. 补液量计算　大面积烧伤病人,必须及时、足量、快速通过静脉补充液体,保证病人平稳度过休克期。我国目前常用补液方案是:补液量(ml)=烧伤面积×体重(kg)×1.5ml(儿童1.8,婴儿2.0)+2 000ml。烧伤后第1个24小时输液量,成人为每1%烧伤面积、每千克体重给予胶体和晶体液1.5ml(儿童1.8ml,婴儿2.0ml),另加生理量2 000ml。晶体和胶体液的比例,中、重度烧伤为2:1,特重度烧伤为1:1。

【常见护理诊断/问题】

1. 皮肤完整性受损　与创面烧伤失去皮肤屏障有关。

2. 急性疼痛　与创面烧伤、痛觉过敏及局部炎症反应有关。

3. 体液不足　与大量体液渗出、血容量不足有关。

4. 营养失调:低于机体需要量　与组织损伤、破坏分解、代谢率增加、创面渗出,消化功能紊乱有关。

5. 体像紊乱　与毁容、肢体残障及功能障碍有关。

【护理目标】

1. 皮肤完整性得到恢复。

2. 疼痛能缓解或减轻。

3. 体液能维持平衡状态。

4. 营养状况得到改善。

5. 能接受容貌改变,恢复社交和工作能力。

【护理措施】

1. 现场急救护理

(1) 迅速脱离致热源:尽快使病人脱离致热源,立即用冷水冲淋或湿敷创面。切忌慌乱奔跑,或用手拍打身上火焰。

(2) 保持呼吸道通畅:观察病人呼吸状况,必要时给予吸氧,如有呼吸道烧伤的病人,应做好气管插管或气管切开准备。

(3) 保护创面:避免贴身衣服脱下时撕脱掉创面皮肤,必要时用剪刀剪开,创面用无菌敷料或相对清洁的布单覆盖。

(4) 稳定情绪、镇静止痛:安慰病人,烧伤后疼痛剧烈,需及时给予止痛剂,如口服止痛片或注射哌替啶。

(5) 补充液体:口服淡盐水、烧伤饮料。如病情严重,有条件时应及早静脉输液。不能口服大量白水或单纯输入大量葡萄糖溶液,以免加重组织水肿。

2. 烧伤病人补液护理

(1) 输液速度:计算输液量的 1/2 在伤后 6~8 小时内输入,另 1/2 在后 16 小时均匀输入。

(2) 补液方法:补液时遵循“先盐后糖、先晶后胶、先快后慢、见尿补钾”的原则,晶体液首选平衡盐溶液、林格液等,胶体液首选血浆、代血浆等。

(3) 病情观察

以下指标提示补液量足够:①成人尿量保持 50~60ml/h,小儿每千克体重每小时尿量不低于 1ml。②脉搏 120 次/min 以下,心跳有力。③收缩压在 90mmHg 以上,脉压在 20mmHg 以上。④病人安静,无明显口渴,呼吸平稳,外周静脉充盈良好,毛细血管充盈反应良好,四肢温暖。

3. 创面护理 烧伤创面处理是贯穿于整个治疗过程中的重要环节。

(1) 早期清创:在休克得到基本控制、全身情况允许时,护士配合医生及早进行创面清理,清创要在充分的镇痛、镇静和无菌条件下进行。清创后,遵医嘱在创面涂抹磺胺嘧啶银药膏,创面污染重或有深度烧伤者均应注射破伤风抗毒血清(TAT),必要时及早使用抗生素。

(2) 包扎疗法护理:包扎疗法用于四肢或躯干部的烧伤。护理使用包扎疗法的病人,要注意观察指(趾)端,嘱病人抬高患肢,保持外层敷料清洁、干燥;注意体温变化、创面有无疼痛加剧、臭味或脓性分泌物等。发现有感染征象时,及时检查创面更换敷料。

(3) 暴露疗法护理:暴露疗法适用于头面部、会阴部及肢体一侧烧伤,严重大面积烧伤,污染严重或已感染的烧伤创面,炎夏季节尤为适用。创面暴露在温暖而干燥的空气中,要求室温 28~32℃,湿度 60%~70%,有利于防治感染。大面积烧伤伤员应睡翻身床,每天翻身 4 次,彻底暴露创面并防止受压。实施暴露疗法时,应注意室内卫生,定时流通空气。做好床边接触隔离。接触创面时,必须注意无菌操作。创面有渗出物,随时用无菌棉球吸干,保持创面干燥。床单或纱布垫如浸湿应随时更换。

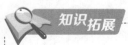

### 生物敷料在烧伤中的应用

烧伤创面早期的覆盖物,最理想的是同种异体的皮肤。寻找最理想的并具有活力等功能的皮肤替代物,是烧伤医学不断追求的目标,而理想的烧伤创面敷料必须具备以下特点:具有良好的组织相容性;是属于半闭合性或闭合性质;可以在创面上形成良好的透水、透气功能;能为创面提供一个微湿、微酸、低氧环境。近年来用于临床的新型生物敷料有胶原生物敷料、水凝胶敷料、纳米烧烫伤敷料、羊膜敷料、羊皮生物敷料等。

4. 烧伤脓毒血症护理　烧伤脓毒症多集中发生在伤后 3 周内,伤后 3~7 天水肿回吸收期为第一个高峰;伤后 10~20 天焦痂溶解脱落为第二个高峰。

（1）烧伤脓毒血症表现:①体温骤升或反常地下降。②心率加快达 140 次/min 以上。③出现精神症状如谵妄、烦躁、幻觉。④食欲缺乏,腹胀或腹泻。⑤创面恶化,焦痂变潮湿或深Ⅱ°痂皮见针尖大小的溢液点或出血点,数目在不断增加或渐趋扩大,或肉芽创面灰暗,高低不平,有暗红色的点状坏死;或已成活的皮片不见扩大反而缩小,呈蚕蚀状被侵袭。⑥白细胞计数增高或不断下降,中毒颗粒增多。

（2）护理:①坚持严格的消毒隔离制度,做好床边隔离。②在静脉输液时,严格无菌操作,及时防治静脉炎。③加强营养与支持疗法,大面积烧伤病人每天需补充足够的蛋白质,营养补充以口服为主,口服不足加静脉补充。

5. 营养支持　烧伤后,尤其是大面积烧伤的病人蛋白质丢失过多,消耗增加,故应积极改善病人营养状况。给予高热量、高蛋白、富含维生素的食物,尽量口服,不能口服的给予鼻饲,必要时给予静脉输入血浆、全血或人体清蛋白,以增加抵抗力,促进创面愈合及预防感染发生。

6. 心理护理　在烧伤病人的康复治疗过程中,应根据不同病人的心理状态,采取相应措施,使病人情绪稳定,积极配合医护人员进行康复治疗,增强病人康复信心;鼓励病人认识自己的人生价值,正确对待伤残,鼓起生活勇气。

7. 健康指导

（1）创面愈合后嘱病人避免使用刺激性强的肥皂和过热的水清洗皮肤,不能抓挠初愈的皮肤。

（2）愈合后的创面皮肤避免太阳暴晒。

（3）及时指导病人进行正确的功能锻炼,以主动运动为主,被动运动为辅,改善因瘢痕挛缩、肌肉萎缩造成的躯体功能障碍。

（4）告知社区人群防火、灭火、自救的常识,预防烧伤事件发生。

【护理评价】

经过治疗和护理,评价病人是否达到:①体液平衡维持正常。②疼痛缓解或减轻。③皮肤完整性恢复。④营养状况得到改善。⑤未发生严重的并发症或并发症得到及时发现并正确处理。

# 第三节　冻伤病人的护理

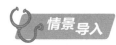

李先生,公司职员,46 岁。前天和几位驴友前往附近无名山游玩,因风雪天气在夜间迷路 12 小时,夜间山上气温突降,随身携带衣物较少,报警后被消防队员解救送至医院。病人意识清醒,查体:病人双手、面部、耳朵部位皮肤红肿、发痒、灼痛,BP 110/82mmHg,P 94 次/min。

请问:

1. 该病人最可能的诊断是什么? 诊断的依据是什么?

2. 目前存在哪些主要护理问题?

3. 针对该病人发作时,护士应采取哪些护理措施?

冻伤是机体受到低温、寒冷刺激所引起的损伤。常发生在我国北方及高寒地区。冻伤常发生在人体肢端末梢及经常暴露在外的部位,如手、足、耳、鼻、面颊等。

【病因与发病机制】

1. 病因　根据冻伤发生的原因,可分为两类。

（1）非冻结性冻伤:由 10℃以下到 0℃以上的低温引起,如冻疮。

（2）冻结性冻伤:由 0℃以下的低温引起,包括局部冻伤和全身性冻伤。

当人体局部皮肤暴露在 0℃以上的低温时,因寒冷刺激引起血管长时间的收缩或痉挛,血流缓慢,影响细胞代谢。当温度恢复常温时,血管扩张、充血,常伴有渗出,严重时可形成水疱,甚至皮肤坏死。

2. 发病机制 当人体局部皮肤接触 0℃ 以下的低温时,血管强烈收缩,严重时细胞内外液均可形成冰晶。组织内的冰晶不仅可以使细胞外液渗透压升高,导致细胞脱水,蛋白变性,酶活性降低,还可机械性破坏组织的结构。组织内冰晶熔化时,常引起组织坏死及炎症反应的发生。当全身受到长时间低温侵袭时,常导致体温由表及里的降低,内脏器官受累,危及生命。

【护理评估】

（一）健康史

了解病人所处环境的温度、湿度、风力等,所穿衣物以及是否长时间静止不动。病人是否有饥饿、失血,营养状况如何。

（二）身体状况

多发生于末梢循环较差的部位和暴露部位,如手足、鼻、耳郭、面颊等处。患部皮肤苍白、冰冷、疼痛和麻木,复温后局部表现和烧伤相似,但局部肿胀一般并不明显。按其损伤深度和严重程度可分为四度。

Ⅰ°冻伤:又称红斑性冻伤,伤及表皮层。局部皮肤初为苍白色,渐转为蓝紫色,继之出现红肿、发痒、刺痛和感觉异常,无水疱形成。约 1 周后,症状消失,表皮逐渐脱落,愈后不遗留瘢痕。

Ⅱ°冻伤:又称水疱性冻伤,伤及真皮层。局部皮肤红肿、发痒、灼痛,可于 24~48 小时内出现水疱,如无继发感染,经 2~3 周,水疱干涸,形成黑色干痂,脱落后创面有角化不全的新生上皮覆盖,局部可能有持久的僵硬和痛感,但不遗留瘢痕和发生痉挛。

Ⅲ°冻伤:为坏死性冻伤,皮肤全层及皮下组织被冻伤。皮肤由苍白逐渐变为蓝色,再转为黑色。皮肤感觉消失,冻伤周围组织出现水肿和水疱,并伴较剧烈的疼痛和灼痒。坏死组织脱落后留有创面,易继发感染。愈合缓慢,愈后遗留瘢痕,并可影响功能。

Ⅳ°冻伤:皮肤、皮下组织、肌肉甚至骨骼都被冻伤。伤部感觉和运动功能完全消失。患处呈暗灰色,与健康组织交界处可出现水肿和水疱。2~3 周内有明显的坏死分界线出现,一般为干性坏疽,但有时由于静脉血栓形成,周围组织水肿以及继发感染,形成湿性坏疽。往往留下伤残和功能障碍。

全身性冻伤主要表现为冷应激反应,心跳与呼吸加快、血压升高、外周血管收缩、寒战等,随着核心温度的下降,逐渐出现意识模糊、意识丧失、脉搏及呼吸减弱、心律失常,最终因多器官功能衰竭而死亡。

（三）心理-社会支持状况

冻伤多发生在防寒不当、低温下的劳动者或是高寒地区的值勤人员,冻伤常发生肢体的不适感和皮肤的损害,创面经久不愈。冻伤多发生在意外事故,严重的可导致病人的患肢受损致残甚至危及生命。病人常出现忧虑、悲伤、恐惧等情绪。

（四）治疗原则与主要措施

1. 尽快让病人脱离低温环境,进行局部和全身复温;对有呼吸、心脏骤停的予以心肺复苏。

2. Ⅰ°、Ⅱ°的冻伤创面保持清洁、干燥,预防创面感染;Ⅲ°、Ⅳ°冻伤的创面多采用暴露疗法,待坏死组织与健康组织界限清楚后予以手术切除,必要时植皮治疗。

3. 对于全身性冻伤的病人,复温后重点防治休克、防止多器官功能衰竭。

【常见护理诊断/问题】

1. 体温过低 与低温侵袭有关。

2. 皮肤完整性受损 与低温所致的组织坏死有关。

3. 潜在并发症:休克、急性肾衰竭、呼吸衰竭等多器官功能衰竭。

【护理目标】

1. 体温能逐渐恢复正常,避免进一步损伤。

2. 冻伤创面能逐渐愈合。

3. 未发生并发症或并发症能及时发现并正确处理。

【护理措施】

1. 急救护理 尽快使病人脱离低温环境和冷冻物体,将伤肢或全身浸泡在 38~42℃ 温水中,要求局部在 20 分钟内复温,全身在 30 分钟内复温。浸泡水温不能太高,时间不能太长,以免增加局部代谢,进一步加重损伤。禁忌火烤、热敷、雪搓和拍打。

2. 创面护理　Ⅰ°冻伤创面保持清洁、干燥;Ⅱ°冻伤未感染创面,复温后出现水疱的,要注意保护水疱疱皮。其上的小水疱消毒后用无菌软干纱布包扎,待其自然吸收。水疱较大的,可在无菌技术下穿刺抽出液体,用软干纱布包扎,或在其上面涂上冻伤软膏后创面予以暴露。已经感染的创面先用抗菌药湿纱布外敷,再涂冻伤软膏予以暴露。Ⅲ°、Ⅳ°冻伤创面采用暴露疗法,保持创面清洁、干燥。

3. 保温、营养支持　复温后,Ⅲ°、Ⅳ°冻伤病人置于 30~40℃暖室中,Ⅰ°、Ⅱ°冻伤病人复温后置于一般的室温下,棉被保暖即可。能进食的病人,应给予高热量、高蛋白、富含维生素饮食,必要时静脉营养。

4. 并发症预防

(1) 保持呼吸道通畅、吸氧,必要时气管插管予以机械通气。

(2) 静脉补液,保持水、电解质、酸碱平衡。

(3) 遵医嘱给予抗生素,预防感染,严重的冻伤病人注射 TAT 或气性坏疽抗毒血清。

5. 疼痛护理　冻伤病人在复温过程或复温后,冻伤部位会出现疼痛,可适当地给予口服或肌内注射镇痛剂止痛。

6. 健康指导

(1) 宣传防冻的基本知识,在寒冷环境下要做好"三防"工作。即防寒、防湿、防静。

(2) 如需长时间在低温环境下工作的人员,平时要经常锻炼身体,加强防寒能力,提高抵抗力。

(3) 进入低温环境前,要注意进食高热量饮食,补充机体能量。

(4) 一旦发生了冻伤,尽快脱离危险环境,积极采取正确的复温措施,避免进一步损伤。

【护理评价】

经过治疗和护理,评价病人是否达到:①体温恢复正常。②皮肤完整性得到恢复。③无并发症出现或出现的并发症得到及时治疗。

(吕　亮)

## 思考题

王先生,34 岁,体重 60kg。当天上午 10 时不慎被开水烫伤,1 小时后被送往医院。病人诉说创面疼痛,感觉口渴、胸闷、紧张害怕。病人烦躁不安、呻吟,表情痛苦。P 110 次/min,BP 106/94mmHg,面部、胸部、腹部、双前臂、双手、双小腿、双足广泛烫伤,背部散在烧伤面积约有三个手掌大小,均有水疱。

请思考:

(1) 该病人可能的临床诊断是什么? 如需进一步诊断,需进行哪些检查?

(2) 该病人存在哪些护理诊断/问题,应如何进行护理?

(3) 简述对该病人健康指导的主要内容。

思路解析

扫一扫、测一测

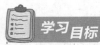

1. 掌握围手术期的概念、手术中的无菌原则、麻醉的分类。
2. 熟悉术前常规护理措施、术后一般护理措施及术后常见并发症的护理。
3. 了解手术室环境和手术人员准备、手术室护士的职责。
4. 能全面准确地评估病人、做出正确的护理诊断、制订合理的护理计划、实施恰当的护理措施并对病人及其家属进行健康指导。

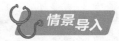

李先生,65 岁。因刺激性干咳 1 个月、加重伴咯血 1 周入院。既往身体健康,无药物过敏史,吸烟 30 余年,20 支/d。体格检查:T 36.6℃,P 74 次/min,R 20 次/min,BP 138/85mmHg,营养中等,神清合作,浅表淋巴结无肿大。胸部 X 线示右肺有一 3cm×4cm 大小的阴影,提示肺癌。医生拟为其进行手术治疗,责任护士小王对其进行术前准备。

请问:

1. 该病人术前应该进行哪些必要的准备? 为什么?

2. 术后如何预防肺部并发症?

围手术期(perioperative period)是指从病人决定接受手术治疗开始,到病人术后痊愈出院的整个时期,包括手术前期、手术中期和手术后期三个阶段。通过围手术期护理可保证手术的顺利实施,减少术后并发症的发生,促进术后病人尽快恢复健康。

（一）手术分类

1. 根据手术目的分类

（1）诊断性手术:目的是明确诊断,如各部位的活检术、剖腹探查术等。

（2）治疗性手术:对病变、损伤或先天畸形部位进行切除或修复,达到治疗疾病的目的,如乳癌根治术、腭裂修补术等。

（3）姑息性手术:目的是减轻症状,用于条件限制不能行根治性手术的疾病,如晚期食管癌行胃造瘘术、恶性肿瘤晚期局部包块切除术等。

（4）整形手术:目的是改善外形,如重睑术、隆乳术等。

2. 根据手术时限分类

（1）择期手术：手术时间没有期限的限制，可在充分的术前准备后进行手术，如良性肿瘤切除术、腹股沟疝修补术等。

（2）限期手术：手术时间可以选择，但必须有时间限制，不宜过久以免延误手术时机，应在限定的时间内做好术前准备，如各种恶性肿瘤的根治术。

（3）急症手术：病情危急，需在最短的时间进行必要的术前准备后立即实施手术，以抢救病人生命，如外伤性肝、脾破裂手术等。

### （二）手术分级

根据风险性和难易程度不同，手术分为四级。

1. 一级手术　指风险较低、过程简单、技术难度低的手术。
2. 二级手术　指有一定风险、过程复杂程度一般、有一定技术难度的手术。
3. 三级手术　指风险较高、过程较复杂、难度较大的手术。
4. 四级手术　指风险高、过程复杂、难度大的手术。

# 第一节　手术前期病人的护理

手术前期（preoperative phase）是指病人决定接受手术到将其送至手术室的这段时期。通过手术前期护理提高病人对手术和麻醉的耐受力，降低手术的风险性。

【护理评估】

### （一）健康史

1. 一般资料　了解病人的年龄、职业、生活习惯，有无烟酒嗜好等。
2. 现病史　本次发病的诱因、诊治经过、症状和体征等。
3. 既往史　各系统伴随症状、手术史、过敏史、用药史等。
4. 婚育史　了解女性病人的月经史、生育史等。
5. 家族史　家族成员有无同类疾病、遗传病史等。

通过以上情况了解病人的手术耐受力及预后情况。

### （二）身体状况

1. 营养状况

（1）根据病人的身高、体重、实验室检查结果，判断病人是否存在营养不良的情况。

（2）评估病人有无消化系统疾病、恶性肿瘤等因素引起的营养障碍。

2. 各系统状况和高危因素

（1）循环系统：评估心率、心律、脉搏、血压、四肢循环状况、有无肢体水肿等。了解病人有无增加手术风险的高危因素，如高血压、心肌梗死、心力衰竭等。

（2）呼吸系统：评估呼吸运动是否对称，是否出现呼吸困难、咳嗽、咳痰、发绀表现。有无吸烟、慢性阻塞性肺疾病等高危因素。

（3）泌尿系统：观察尿量及尿液性状；评估有无排尿困难、尿频、尿急、尿痛或尿失禁等症状。有无肾功能不全、急性肾炎或前列腺增生等高危因素。

（4）神经系统：有无头晕、头痛、眩晕、耳鸣、步态不稳和抽搐等情况。有无颅内压增高、癫痫、帕金森疾病等高危因素。

（5）血液系统：有无皮下紫癜、外伤后出血不止等以及是否使用抗凝药物等高危因素。

（6）其他：内分泌系统疾病，如甲亢、糖尿病或肾上腺皮质功能不全等；肝脏疾病，如肝硬化、腹水等；营养失调或电解质紊乱等。

### （三）心理-社会支持状况

评估术前病人的心理问题及产生原因；了解其家庭经济状况，家庭成员对疾病的认识、对手术的态度、对病人的支持程度等，评估病人的社会支持状况。

### （四）辅助检查

1. 血、尿、大便常规　血常规检查可了解病人有无感染、贫血、血小板减少；尿常规检查可了解病人肾功能有无异常;大便常规检查可了解有无寄生虫感染。

2. 凝血功能检查 术前了解血小板计数、凝血酶原时间等。评估病人有无出血倾向,是否正在接受抗凝治疗或服用阿司匹林、非甾体类抗炎药物等。对凝血功能障碍者应暂缓手术并及时纠正,术前7天停用阿司匹林,术前 2~3 天停用非甾体类抗炎药。

3. 血型及交叉配血试验 择期手术病人在术前 24 小时内备血,急诊手术病人根据病情及时备血。

4. 血液生化检验 肝功能、肾功能、电解质等生化检查,可以判断肝、肾功能状态。

5. 心电图检查 术前常规行心电图检查,以了解病人是否存在心律失常、心功能不全等情况;对老年或伴随心、肺、肾功能障碍以及大手术病人,必要时行动态心电图检查,以便评价心功能状况。

6. 肺功能检测 对老年或存在肺部疾病者,术前行肺功能检查以评价病人的肺通气和换气功能。

7. 影像学检查 胸部 X 线检查、B 超、CT 等可以了解病变部位、大小、范围及性质,有助于临床诊断和选择合适的手术方式。

（五）术前访视

术前 1 天,参加手术的护士通过查阅病历、与病人和家属交谈等方式了解病人一般情况;到病房评估病人目前身体状况、介绍手术室环境、参加手术人员、手术前禁饮禁食时间等相关情况并交代注意事项,使病人对手术和麻醉有一定的了解,减轻病人及家属的焦虑、恐惧心理。

【常见护理诊断/问题】

1. 焦虑/恐惧 与罹患疾病、对手术和麻醉缺乏正确认识、担心术后疼痛及预后、经济困难、医院环境陌生等有关。

2. 营养失调:低于机体需要量 与营养摄入不足、疾病消耗或消化吸收功能障碍有关。

3. 知识缺乏:缺乏术前配合的相关知识。

【护理目标】

1. 情绪平稳,能配合各项术前检查和治疗。

2. 营养状况明显改善。

3. 能说出治疗和护理的相关知识及手术和麻醉的配合要点。

【护理措施】

1. 心理护理 向病人介绍疾病治疗的原则、手术和麻醉的方法、术前配合要点,使病人正确认识病情。与病人及家属交流,取得其配合,建立良好的护患关系,缓解病人紧张、恐惧心理。

2. 术前常规准备

（1）完善术前检查:向病人说明术前各项检查的意义、配合要点,了解各项检查结果。

（2）改善病人全身状况:①维持体液平衡:及时输液、输血,补充血容量,纠正电解质紊乱和酸碱平衡失调。②加强营养:根据病情补充热量、蛋白质、维生素以提高手术耐受力。

（3）皮肤准备:包括洗浴、更衣和手术区备皮。

1）洗浴:术前 1 天下午或晚上,清洗皮肤。腹部及腹腔镜手术的病人应注意脐部清洁。

2）备皮:手术区域若毛发细小,可不必剃毛;若毛发影响手术操作,手术前应予剃除或用脱毛剂进行脱毛。不同部位的手术备皮范围不同,原则上应包括手术切口周围至少 15cm 皮肤,备皮区域如有炎症应治愈后再手术。常见手术部位的备皮范围见表 1-6-1 和图 1-6-1。

表 1-6-1 常见手术部位备皮范围

| 手术部位 | 备皮范围 |
| --- | --- |
| 颅脑手术 | 剃除全部头发及颈部毛发,保留眉毛 |
| 颈部手术 | 上至唇下,下至两乳头连线,两侧至斜方肌前缘 |
| 胸部手术 | 上至锁骨上及肩上,下至脐水平,前至对侧锁骨中线,后过正中线,包括患侧上臂和腋下 |
| 腹部手术 | 上至乳头连线,下至大腿上 1/3 前内侧及会阴部,两侧至腋后线,剃除阴毛 |
| 会阴及肛门部手术 | 上自髂前上棘,下至大腿上 1/3,包括会阴及臀部,剃除阴毛 |
| 四肢手术 | 以切口为中心,上下方各超过 20cm 以上,一般超过远、近端关节或整段肢体,注意修剪指（趾）甲 |

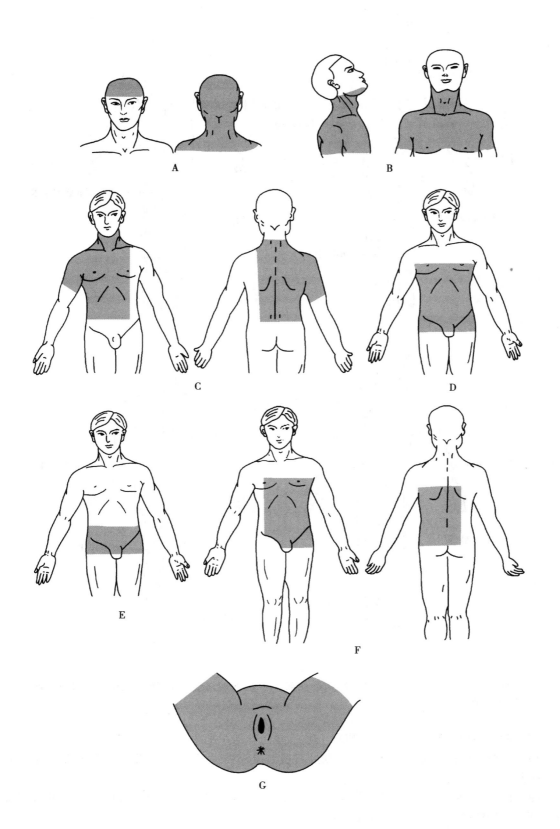

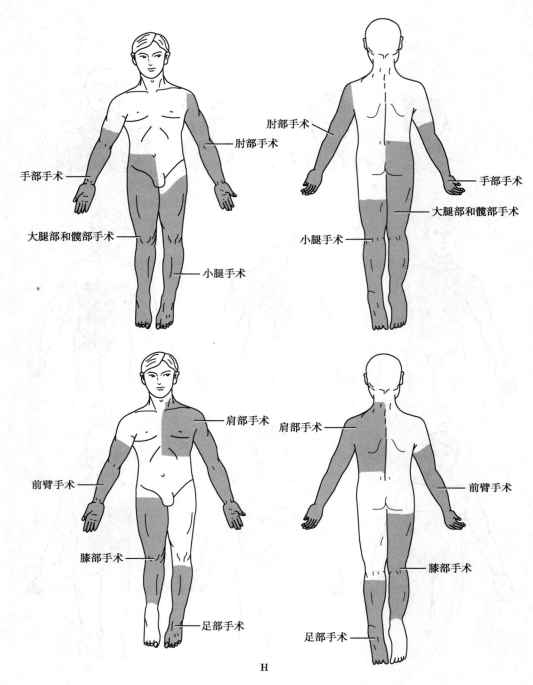

H

图 1-6-1 常见手术部位备皮范围

A.颅脑手术;B.颈部手术;C.胸部手术;D.腹部手术;E.腹股沟手术;F.肾手术;G.会阴及肛门部
手术;H.四肢手术

（4）呼吸系统准备:目的是改善肺通气功能,预防肺部并发症。

1）戒烟:吸烟者术前2周停止吸烟,防止呼吸道分泌物过多,影响呼吸道通畅、增加发生术后呼吸系统并发症的危险。

2）练习深呼吸运动:指导腹部手术者练习胸式呼吸,胸部手术者练习腹式呼吸,学会用鼻缓慢深吸气,然后用嘴缓慢呼气,以增加肺通气量。

3）练习有效咳嗽、咳痰:咳嗽时采取半卧位,两手十指交叉,将手掌横压在切口上方或两侧,以支托切口,减轻咳嗽时因切口震动引起的疼痛。咳痰前先轻咳几次,使痰松动,再深吸一口气后,然后用力做爆破式咳痰,以利于排出肺部深处的痰液。

4）改善肺功能：呼吸功能障碍者术后肺部并发症明显增高，术前必须做肺功能检查和血气分析，以评价呼吸功能状态。对已有肺部感染的病人，术前给予有效的治疗；对慢性阻塞性肺功能不全的病人，应使用支气管扩张剂改善症状。

（5）胃肠道准备

1）禁食、禁饮：①择期手术前8～12小时禁食，4～6小时禁饮，保证胃排空，以防在麻醉或手术过程中因呕吐物误吸引起窒息或吸入性肺炎。②术前一般不限制饮食种类，无需放置胃管，但是行消化系统手术者，术前1～2天开始进流质饮食，术前留置胃管。

2）洗胃：瘢痕性幽门梗阻病人术前3天每晚用温生理盐水洗胃，以减轻胃黏膜充血、水肿。

3）肠道准备：非肠道手术病人，督促其术前晚排便，必要时使用泻剂或灌肠促使残留粪便排出，使术中肠腔处于空虚状态以减少并发感染的机会；肠道手术病人术前3天开始做肠道准备。

（6）药物准备：术前1天，遵医嘱行药物过敏试验。

（7）知情同意：向病人及家属说明手术存在的风险、术后常见不适及并发症的预防和处理，签署手术知情同意书。

（8）其他准备：①拟行二、三、四级手术前或估计术中出血较多者，术前须行血型鉴定和交叉配血试验，备血。②创造安静舒适的环境，必要时术前晚可遵医嘱给予镇静、安眠药物，保证充足睡眠。

（9）进入手术室前的准备

1）认真检查、确定各项准备工作的落实情况。

2）监测生命体征，如发热或女性病人月经来潮，应及时告诉医生，决定是否延迟手术。

3）进入手术室前，指导病人排空膀胱；预计手术时间持续4小时以上及接受下腹部或盆腔内手术者，留置导尿管。

4）遵医嘱术前30分钟注射术前用药，如需预防性使用抗菌药物者于术前30分钟至2小时给予。

5）取下活动义齿、发卡、眼镜、手表、首饰及其他贵重物品，交于家属妥善保管。洗去指（趾）甲油、口红等化妆品，以免影响术中病情观察。

6）备好病历、影像学资料、药物及其他物品，随同病人带入手术室。

7）与手术室人员仔细核对病人信息、手术名称、方式、部位、标识等，做好安全交接。

8）根据手术类型及麻醉方式准备麻醉床，备好床旁用物，如负压吸引装置、心电监护仪、吸氧装置、输液架等。

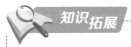

### 知识拓展

**合理使用抗菌药物**

如需预防用抗菌药物时，手术病人皮肤切开前30分钟至2小时内或麻醉诱导期给予合理种类和合理剂量的抗菌药物。需要做肠道准备的病人，还需术前一天分次、足剂量给予非吸收性口服抗菌药物。若手术时间超过3小时，或者手术时间长于所用抗菌药物半衰期的，或者失血量大于1 500ml的，手术中应当对病人追加合理剂量的抗菌药物。

3. 特殊病人准备

（1）急症手术病人：在做好急救处理的同时，争取在最短时间内完成必要的术前准备，以便尽快接受手术治疗。切忌术前进行一些不必要的检查而耽误手术时机。

1）立即进行配血、药物过敏试验、备皮等准备。嘱病人禁食、禁饮。

2）休克、外伤性大出血等危重病人，应迅速建立静脉通道，快速输液、输血，补充血容量，纠正水、电解质紊乱及酸碱平衡失调。

3）心理护理：急症病人常因意外创伤、突然的病情变化而焦虑、恐惧，家属面对意外状况可能会情绪慌乱，因此要稳定病人和家属情绪，及时安慰病人，使其能积极配合治疗护理。

（2）高血压病人：血压在160/100mmHg以下时可不做特殊准备。血压过高者术前控制血压，但不要求血压降至正常后才做手术。重症、急进型或恶性高血压病人，除非紧急手术，原则上应待血压控制后再手术。

（3）心脏病病人：急性心肌梗死、心绞痛发病后6个月内不宜施行择期手术,6个月以上无心绞痛发作者,可在良好的监护下施行手术;心力衰竭病人须在心力衰竭控制3~4周后再施行手术;严重心律失常、心房颤动病人,应通过治疗使心率控制在正常范围方可手术。须急症手术的心脏病病人,对麻醉和手术的耐受力差,手术风险性高,须在严密监护下实施手术。

（4）糖尿病病人：伤口愈合能力差,易并发感染,术前应积极控制血糖及相关并发症。行非消化道手术且血糖控制较好的病人,可口服降血糖药;大型手术或血糖不稳定者用正规胰岛素治疗,将血糖控制在正常或轻度升高的状态（5.6~11.2mmol/L）,术后需密切监护。禁食期间定时监测血糖。

（5）凝血功能障碍病人：监测凝血功能;对长期服用阿司匹林或非甾体类药物（如布洛芬）的病人,术前7天停药;术前使用华法林抗凝的病人,只要国际标准化比值维持在接近正常的水平,小手术可安全施行;大手术前4~7天停用华法林,但是对血栓栓塞的高危病人在此期间应继续使用肝素;择期手术病人术前12小时不使用大剂量低分子肝素,4小时内不使用大剂量普通肝素;在抗凝治疗期间需急诊手术的病人,需停用抗凝药。

（6）妊娠期病人：妊娠期间需手术治疗时,必须将母体和胎儿的安全放在首位。如手术时机可以选择,妊娠中期相对安全。确有必要时,行放射线检查,必须加强保护性措施,尽量选择对孕妇及胎儿安全性较高的药物。

4. 健康指导

（1）告知病人疾病相关知识、手术治疗的意义、手术和麻醉方法,使其掌握术前准备的具体内容。

（2）指导病人术前戒烟,早晚刷牙,保持口腔卫生;术前加强营养、注意休息与活动,保持稳定的情绪迎接手术。

（3）指导病人术前进行相关适应性训练;指导病人掌握术后活动的基本原则和方法,包括呼吸功能锻炼、床上活动、床上使用便器等。

【护理评价】

经过全面的术前准备,病人是否达到：①情绪稳定,能配合各项检查、治疗和护理。②营养状态改善,手术耐受力提高。③对疾病及治疗等认识提高,能说出手术和麻醉的配合要点。

# 第二节　手术中期病人的护理

手术中期（intraoperative phase）是指病人进入手术部（室）进行麻醉、手术直至手术完毕病人回到麻醉恢复室、病房或重症医学科之前的时期。此期的护理工作主要由手术室护士完成,护理重点是手术环境、物品及人员准备、手术中病人护理、麻醉病人护理。

## 一、手术室护理工作

（一）洁净手术部（室）的设置及适用范围

1. 定义　洁净手术部（室）（clean operating department）是采取一定空气洁净技术,使空气菌落数和尘埃粒子数等指标达到相应洁净度等级标准的手术室。由洁净手术间、洁净辅助用房和非洁净辅助用房组成的自成体系的功能区域。

2. 分区　手术室设计强调平面布局和人流、物流合理、顺畅,以充分发挥手术室的功能,尽可能减低交叉感染风险,全过程控制污染因素。

洁净手术部（室）常规分三个区域、四个通道,即洁净区（限制区）、准洁净区（半限制区）和非洁净区（非限制区）,病人通道、医务人员通道、无菌物品通道和污物通道。

（1）洁净区（限制区）：包括洁净走廊、手术间、刷手间、无菌物品存放间、麻醉准备室等。

（2）准洁净区（半限制区）：包括清洁走廊、器械室、敷料室、恢复（麻醉苏醒）室等。

（3）非洁净区（非限制区）：包括手术病人家属等候室、办公室、标本室、资料室、值班室、更衣室等。

3. 内部设施

（1）手术室的设施与配置应符合安全、使用方便及环境卫生学要求。

（2）每一个手术室只限一张手术台,放置在洁净手术区内。

（3）手术室内基本配备包括无影灯、手术床、观片灯、药品柜、输液导轨/架、防逆吸引流装置、治疗桌、器械台、麻醉机、多功能控制面板、墙壁式和塔吊式中心供应系统(包括中心吸引、中心供氧、压缩空气、二氧化碳等),有条件的手术室可配备医用数据通信系统、电脑联网插口、对讲系统、电视教学系统等。防辐射手术室要设置射线屏蔽材料并配备防辐射装备。

4. 适用手术范围(表 1-6-2)

表 1-6-2 洁净手术室适用的手术范围

| 等级 | 手术室名称 | 手术切口类别 | 适用手术提示 |
|---|---|---|---|
| I | 特别洁净手术室 | I | 关节置换手术、器官移植手术及脑外科、心脏外科和眼科等手术中的无菌手术 |
| II | 标准洁净手术室 | I | 胸外科、整形外科、泌尿外科、肝胆胰外科、骨外科和普通外科中的一类切口无菌手术 |
| III | 一般洁净手术室 | II | 普通外科(除去一类切口手术)、妇产科等手术 |
| IV | 准洁净手术室 | III | 肛肠外科及污染类等手术 |

（二）参与手术护士的职责

手术是由手术医生、麻醉医生和手术部护士多方协作、密切配合,手术中的护理配合主要由器械护士和巡回护士共同完成。

1. 器械护士(scrub nurse) 又称洗手护士,主要职责如下:

（1）了解手术方式、手术部位,根据手术方式和主刀医生的操作习惯准备相应的手术器械和敷料。

（2）建立无菌器械台,进行外科手消毒、穿手术衣、戴手套后,整理无菌器械台,协助手术医生进行手术区皮肤消毒、铺无菌手术巾(单)、穿手术衣、戴手套。

（3）在手术开始前、关闭体腔前、关闭体腔后和术毕与巡回护士共同清点各种手术用物,避免异物存留于体内。

（4）手术过程中,按手术步骤向医师传递器械、敷料、缝针等手术用物,做到主动、迅速、准确无误。

（5）保持手术野、器械托盘、器械台、器械及用物等干燥、整洁、无菌。

（6）监督手术人员遵守无菌技术操作。

（7）妥善保管术中切下的组织或病理标本。

（8）术毕协助手术医师包扎切口,妥善固定引流物。

（9）按要求分类处理手术器械及各种用物、敷料等。

2. 巡回护士(circulating nurse)

（1）了解手术方式、手术部位,根据手术方式和主刀医生的操作习惯准备相应的手术用物。

（2）核对腕带、确认病人信息,检查手术部位标识、全身皮肤完整性、手术区皮肤的准备情况、病人需携带的物品、药品等。

（3）协助麻醉医师,安置手术体位并注意保护;协助手术医生、器械护士穿无菌手术衣。

（4）在麻醉实施前、手术开始前、病人离开手术间前,与手术医生、麻醉医生共同执行《手术安全核查制度》并记录。

（5）在手术开始前、关闭体腔前、关闭体腔后和术毕与器械护士共同清点手术用物,术中添加的手术用物及时记录。

（6）随时观察手术进展情况,及时供给手术物品;密切观察病人病情变化,保证病人术中安全,发现异常及时报告手术医生。

（7）认真填写手术护理记录单，严格执行术中用药制度。

（8）监督手术人员的无菌技术操作并及时纠正。

（9）术后协助手术医师清洁病人皮肤、包扎伤口，注意保暖。

（10）护送病人回病房，将术中情况及物品与病房护士进行交接。

（11）整理手术间物品，补充手术间内各种备用物品，进行日常的清扫和空气消毒。

（三）手术物品的准备

手术中常用的无菌物品包括手术器械类、手术敷料类、布单类，一次性无菌物品包括缝针、缝线、刀片、引流物等。

1. 手术器械类　包括基本手术器械和专科手术器械。基本手术器械包括切割类器械、夹持类器械、抓取类器械、牵引类器械、探查和扩张器械、取拿异物器械、吸引类器械等。专科手术器械包括内镜类、超声止血切割刀及其他精密器械等。

2. 手术敷料类　手术敷料包括吸水性强的脱脂纱布和脱脂棉花，前者包括不同尺寸的纱布垫、纱布块、纱布球及纱布条;后者包括棉垫、带线棉片、棉球及棉签，用于术中止血、拭血、压迫及包扎等。

3. 布单类　手术布单包括手术衣和覆盖手术野或建立无菌区的各种手术巾、单、包布，经高压蒸汽灭菌后使用。用无纺布制作并经灭菌处理的一次性手术衣帽、手术单等可以直接使用，免去了清洗、折叠所需的人力、物力和时间。目前已广泛使用，但不能完全替代布类物品。

4. 一次性无菌物品类　一次性无菌物品包括缝针、缝线、刀片、引流物等多种。缝针包括三角针和圆针，用于缝合血管、神经、脏器、肌肉、韧带或皮肤等组织。缝线包括可吸收缝线和非吸收缝线，用于术中缝合脏器、血管等组织。刀片分 11 号、15 号、23 号等多种型号，用于切割、分离组织。引流物包括引流条、引流管，根据手术部位、切口深浅、引流液性质及量等选择合适的引流物。

（四）参加手术人员的准备

1. 规范着装　凡参加手术人员进入手术部前，须更换手术部专用鞋、洗手衣裤，规范戴帽子、口罩，修剪指甲、摘掉首饰。患上呼吸道感染和手臂皮肤有破损感染者不得参加手术。

2. 外科手消毒（surgical hand antisepsis）　是外科手术前医务人员用洗手液和流动水洗手，再用手消毒剂清除或者杀灭手部暂居菌和减少常居菌的过程。外科手消毒常用方法包括免刷手消毒方法和刷手消毒方法。

（1）免刷手消毒方法

1）冲洗手消毒方法:取适量手消毒剂揉搓双手每个部位、前臂和上臂下 1/3，并认真揉搓 2~6 分钟，用流动水冲净双手、前臂和上臂下 1/3，无菌巾彻底擦干。流动水应达到国家规定标准。特殊情况水质达不到要求时，手术医师应该用醇类消毒剂消毒双手后再戴手套。手消毒剂取液量、揉搓时间及使用方法应遵循产品的使用说明。

2）免冲洗手消毒方法:取适量手消毒剂涂抹至双手每个部位、前臂和上臂下 1/3，并认真揉搓直至消毒剂干燥。手消毒剂取液量、揉搓时间及使用方法应遵循产品的使用说明。

（2）刷手消毒方法（不建议常规使用）

1）在流动水下湿润双手至肘部，取洗手液揉搓双手、前臂、肘部至肘关节上 10cm，流动水冲洗。

2）取无菌手刷接取适量洗手液，自指尖开始向上刷至肘关节上 10cm，顺序是从指尖至手腕、从手腕至肘部、从肘部至肘上部依次刷洗，双手交替进行，时间约 3 分钟（根据洗手液说明）。刷手时要注意甲缘、甲沟、指蹼等处的刷洗。

3）流动水下揉搓双手并冲洗前臂、肘部至肘上 10cm（冲洗过程中保持指端向上，手部高于肘部）。

4）用无菌巾从指尖至肘上 10cm 将水擦干，擦过肘部以上的毛巾不可再擦手部。

5）取适量手消毒液依次均匀涂抹双手，环形涂抹手腕、前臂至肘上 10cm。

6）再取适量手消毒液均匀涂抹双手。

7）保持双手拱手姿势，自然干燥。

3. 外科手消毒的注意事项

（1）手部皮肤应无破损。

（2）在整个过程中双手应保持位于胸前并高于肘部,保持指尖朝上,使水由指尖流向肘部,避免倒流。

（3）冲洗双手时避免溅湿衣裤。

（4）戴无菌手套前,避免污染双手。

（5）摘除外科手套后应清洁双手。

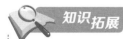

**世界卫生组织五大洗手指征**

1. 接触病人前。

2. 进行无菌操作前。

3. 体液暴露后。

4. 接触病人后。

5. 接触病人周围环境后。

3. 穿无菌手术衣

（1）传统对开式无菌手术衣穿法（图1-6-2）

1）抓取无菌手术衣,选择范围较宽敞的区域穿衣。

2）正面向前,内面朝向操作者,双手提起衣领,在较宽敞的区域抖开手术衣,勿使手术衣触碰到其他物品或地面。

3）向上轻掷顺势将双手及前臂伸入衣袖内（手不出袖口）,双臂前伸,不可高举过肩。

4）巡回护士在穿衣者背后抓住衣领内面,协助穿衣袖,系住衣领后带。

5）穿衣者双手交叉,身体略向前倾,用手指夹住腰带递向后方,由巡回护士接住并系好,拉展手术衣下摆。

6）穿好无菌手术衣后,双手应保持在肩以下、腰以上、腋中线之前的范围。

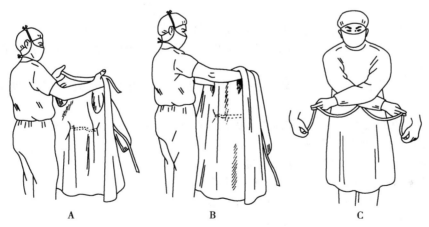

图1-6-2　对开式无菌手术衣穿法
A. 手提衣领抖开全衣；B. 双手伸进衣袖内；C. 提起腰带,由他人系带

（2）全遮盖式无菌手术衣穿法（图1-6-3）

1）抓取无菌手术衣,选择范围较宽敞的区域穿衣。

2）正面向前,内面朝向操作者,双手提起衣领,在较宽敞的区域抖开手术衣,勿使手术衣触碰到其他物品或地面。

3）向上轻掷顺势将双手及前臂伸入衣袖内（手不出袖口）,双臂前伸,不可高举过肩。

4）巡回护士在穿衣者背后抓住衣领内面,协助穿衣袖,系住衣领后带和腰间衣带,拉展手术衣

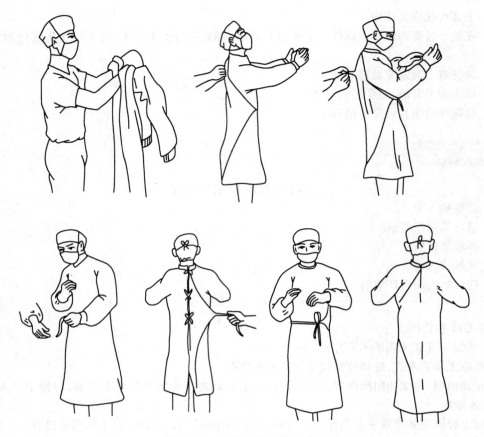

图 1-6-3 全遮盖式无菌手术衣

下摆。

5）戴好无菌手套后再解开腰间衣带活结，将腰带递给已戴好手套的手术人员或由巡回护士用无菌镊子夹住腰带绕穿衣者 1 周后交穿衣者自行系于腰间。

（3）协助穿无菌手术衣

1）洗手护士持无菌手术衣，选择无菌区域较宽敞的地方协助医生穿衣。

2）双手持号码适中的手术衣衣领，内面朝向医生打开，护士的双手套入手术衣肩部的外面并举至与肩同齐水平。

3）医生面对洗手护士跨前一步，将双手同时伸入袖管至上臂中部，巡回护士协助系衣领及后面腰带。

4）洗手护士协助医生戴手套并将腰带协助打开拽住，医生自转后自行系带。

（4）穿无菌手术衣的注意事项

1）穿无菌手术衣必须在相应的手术间进行。

2）无菌手术衣不可触及非无菌区域，如有质疑立即更换。

3）有破损的无菌手术衣或可疑污染时立即更换。

4）巡回护士向后拉衣领时，不可触及手术衣外面。

5）穿无菌手术衣人员必须戴好手套，方可解开腰间活结或接取腰带，未戴手套的手不可拉衣袖或触及其他部位。

4. 戴无菌手套

（1）开放式戴无菌手套法同护理学基础所讲。

（2）无接触式戴无菌手套法（图 1-6-4）

1）双手伸入手术衣袖管后不要伸出袖口，在袖筒内将无菌手套包装打开展平于无菌台面上。

2）左手隔着衣袖取出右手的无菌手套，扣于右手袖口上，与手掌心相对，指端朝向近心侧，注意各手指相对。

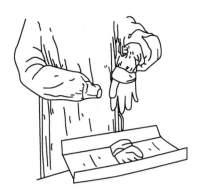
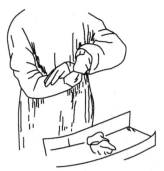
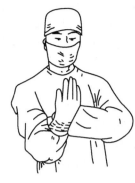

图 1-6-4　无接触式戴无菌手套法

3）右手隔着衣袖抓住一侧翻折边,左手隔着衣袖将手套另一侧翻折边反翻向右手背,右手五指张开伸进手套。

4）同法戴左手套。双手调整舒适。

5. 脱无菌手术衣及手套

（1）脱手术衣

1）他人帮助脱手术衣法:手术人员双手抱肘,由巡回护士将手术衣肩部向肘部翻转,再向手的方向拉扯脱下手术衣,手套的腕部亦随之翻转于手上。

2）自行脱手术衣法:左手抓住手术衣右肩并拉下,使衣袖翻向外,同法拉下手术衣左肩,脱下手术衣,使衣里外翻,保护手臂及洗手衣裤不被手术衣外面污染。

（2）脱手套:用戴手套的手抓取另一手的手套外面,翻转脱下;用已脱手套的拇指伸入另一手套的内面,翻转脱下。注意保护清洁的手不被手套外面污染。

（五）手术中的无菌原则

1. 明确无菌范围　手术人员外科手消毒后,手臂不得接触未经消毒的物品。穿好无菌手术衣和戴好无菌手套后,无菌范围为肩以下、腰以上、腋中线以前、双手及双臂的区域。手术人员应保持肘部内收,靠近身体,不可高举过肩、下垂过腰或交叉于腋下。不可触及手术床边缘和无菌台边缘以下,凡下坠超过手术床边缘和无菌台边缘以下的手术用物不可取回再用。手术人员应面对无菌区,在规定的区域内活动,同侧手术人员若需交换位置,一人应先退后一步,背对背转至另一位置,以防接触对方背部不洁区。

2. 保持物品无菌　无菌区内所有物品均应严格灭菌。手套、手术衣及手术用物（如无菌巾、布单）如疑有污染、破损、潮湿,应立即更换。一份无菌物品只能用于一个病人,打开到手术台上后即使未用,也不能留给其他病人使用,需重新包装、灭菌后才能使用。

3. 执行无菌技术操作　取用无菌物品时必须使用无菌持物钳,无菌物品一经取出,即使未用,也不可放回无菌容器内,需重新包装、灭菌后方能使用。术中手套破损或触及有菌物品,应立即更换;前臂或肘部若受污染应立即加套无菌袖套或更换手术衣;无菌布单若被浸湿,应加盖无菌单。

4. 保护手术切口　切开皮肤前,先用无菌手术薄膜覆盖手术区域;切开皮肤后,用大纱垫或手术巾覆盖切口周围,用缝线或巾钳固定,仅显露手术野,保护切口不受污染。凡与皮肤接触的手术刀及其他器械不得再用。若需延长切口或缝合切口前,需再次消毒皮肤。

5. 正确传递器械及手术用物　手术中传递器械及手术用物应从手术人员的胸前传递,不可从手术人员背后或头顶方向传递,必要时可从术者上臂下传递,但不得低于手术台边缘,锐利器械实行无接触传递。

6. 执行隔离技术操作　切开空腔脏器前,应先用纱垫保护周围组织,并随时吸除外流的内容物,防止管腔内容物污染伤口或其他部位;被污染的器械和其他物品应放于污染器械盘或污染区域内,避免与其他器械接触,不可再使用。

7. 减少空气污染　术中手术间门应随时保持关闭状态,控制人员数量、减少人员流动,保持安静,不高声说话嬉笑、避免面对无菌区谈笑、咳嗽、打喷嚏,不得已时须将头转离无菌区。请他人擦汗时,头应转向一侧。口罩若潮湿,应更换。每个手术间参观人数不超过 2 人,参观手术人员不可过于靠近手术人员或站得太高,也不可在手术间内频繁走动。

（六）手术体位安置

1. 安置原则

（1）在易受压部位和骨隆突处垫软垫减小剪切力,避免皮肤压疮;肢体与关节必须支托稳定,不能悬空,保证病人安全、舒适。

（2）保持病人肢体处于功能位,避免血管、神经受压,肌肉骨骼扭伤、脱位或骨折;保护眼睛,防止眼球受压、角膜擦伤或干燥。

（3）保持手术体位固定,充分暴露手术野,便于手术医生操作,但应避免不必要的裸露。

（4）保证病人呼吸和循环通畅,不影响麻醉医生观察和监测。

（5）安置体位时动作轻缓,用力协调一致,防止直立性低血压、颈椎脱位等意外发生。

2. 常见手术体位（图 1-6-5）

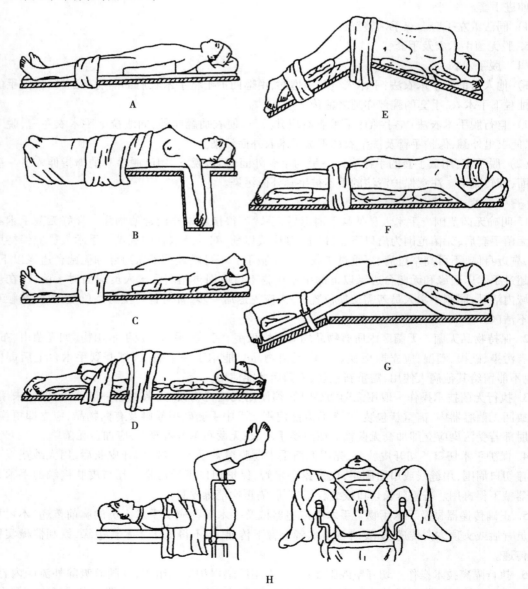

图 1-6-5　常见手术体位
A. 水平仰卧位;B. 乳房手术平卧位;C. 颈仰卧位;D. 胸部手术侧卧位;E. 肾手术侧卧位;F. 俯卧位;G. 腰椎手术俯卧位;H. 膀胱截石位

（1）仰卧位：①垂头仰卧位。适用于颌面部、头颈部手术。②水平仰卧位。适用于前胸部、腹部、下肢手术。③上肢外展仰卧位：适用于上肢、乳房手术。

（2）侧卧位：①肺、食管、侧胸壁等胸部手术：将胸垫置于胸部下方，上腿屈曲，下腿伸直，双手呈抱球状。②肾、输尿管等侧腰部手术：肾区与手术床上的腰桥架平齐，上腿伸直，下腿屈膝，双手呈抱球状。③颞部、颅后窝、枕骨大孔区等头部手术：上腿屈曲、下腿伸直，双上肢于托手架上。

（3）俯卧位：适用于颅后窝、颈椎后路、脊柱后路、背部、臀部、骶尾部、腘窝等手术。

（4）截石位：适用于会阴部、尿道、肛门、阴道等手术。

（七）手术区皮肤消毒

目的是杀灭切口及其周围皮肤上的病原微生物。

1. 消毒方法　用 0.5% 碘伏纱块涂擦病人手术区 2 遍。婴幼儿皮肤、面部皮肤、口腔黏膜、会阴部用 0.1% 碘伏消毒；植皮时，供皮区用 75% 酒精消毒 3 遍。

2. 消毒原则　以切口为中心向四周涂擦；若为肛门、会阴部手术或感染切口，则自外周向感染切口、会阴或肛门处涂擦。已接触污染部位的药液纱块不可再返擦清洁处。

3. 消毒范围　包括手术切口周围 15~20cm 区域。

（八）手术区铺巾（单）法

目的是建立无菌区域，显露手术切口所必需的最小皮肤区域，其余部位予以遮盖，以避免和减少术中污染。

以腹部手术为例，一般铺以下三重巾（单）（图 1-6-6）。

1. 无菌巾　即用四块无菌巾遮盖手术切口周围，先下后上、先污后洁。无菌巾的四个交角处分别用布巾钳夹住固定。

2. 中单/骨科单　将两块中单/骨科单分别铺于切口的上、下方。铺单时用中单/骨科单包裹双手避免污染。

3. 剖腹洞单　将剖腹单洞口正对切口，以箭头指示方向为头端，上、下方分别展开，铺单时剖腹单包裹双手避免污染。已铺下的无菌单只能由手术区向外移动，不可向内移动。

## 二、术中病人的护理

1. 心理护理　介绍工作人员、手术室环境等以减轻病人的陌生、恐惧心理，给予人文关怀，保证病人身体安全与舒适。

2. 防止发生意外损伤　使用高频电刀时勿使病人身体部位与金属物接触以免引起电灼伤；受压部位垫保护垫，必要时给予按摩，防止压疮。

3. 体位管理　充分暴露手术野，保持稳定，防止移动，便于操作。尽量保证病人安全与舒适，不影响呼吸及循环功能，避免血管、神经受压。肢体及关节避免悬空，妥善进行固定。

4. 保护角膜　全麻病人麻醉及手术过程中必须使眼睑闭合，防止角膜擦伤、干燥。

5. 严格查对　防止异物存留于体内在手术开始前、关闭体腔前、关闭体腔后和术毕巡回护士和器械护士共同清点手术用物，确保准确无误。术中添加物品，巡回护士需做好记录。器械护士须关注手术进展，熟悉器械及物品去向。

6. 术中标本管理　按要求准备标本袋，标本袋上眉栏填写准确、清晰，与病理申请单一致；做好手术标本登记，妥善放置标本，防止弄错或丢失手术标本，较小的标本放于专用容器内保存。

7. 静脉输液通道护理　检查及选择液体，根据手术情况选择穿刺针类型，建立两条以上通道者必须做好标记，控制输液速度，保持输液通畅，准确记录输入量。

8. 做好麻醉配合　协助麻醉医师实施麻醉，准备抢救物品，密切观察病人生命体征，如麻醉意外，配合麻醉师进行抢救。

9. 预防术中低体温　术中维持室温在 22~25℃；采用盖被、变温毯、充气式保温毯等措施给病人保暖；采用加温设备给病人输入的液体、冲洗液加温。

10. 术中输血管理　准确填写及记录输血情况，输血前后严格执行查对制度，取回血液尽快使用，密切观察有无不良反应。

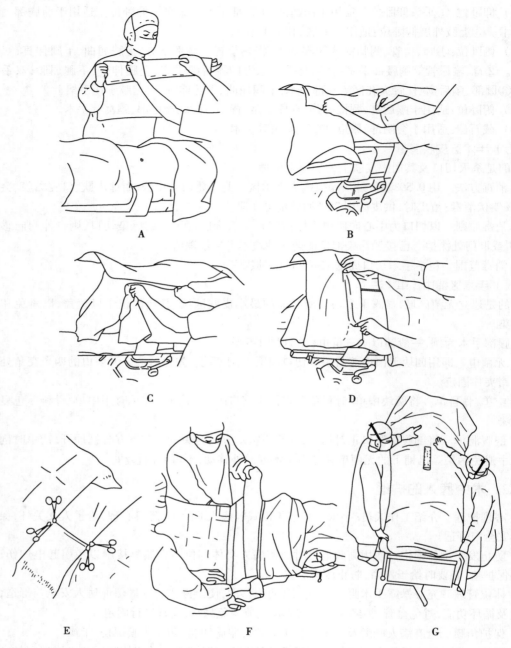

图 1-6-6 腹部手术铺巾（单）法

11. 做好术中护理记录 根据要求及时完成手术护理记录单填写,按要求签名。

## 三、麻醉病人护理

麻醉(anesthesia)是指用药物或其他方法,使病人完全或部分失去感觉,达到手术时无痛的目的。根据麻醉作用部位和所用药物的不同,临床麻醉分类如下(图 1-6-7):

（一）麻醉前准备

1. 病人准备

（1）术前进行麻醉会诊,向病人和家属说明麻醉可能出现的风险,耐心听取并解答其疑问,有针对性地消除其思想顾虑和焦虑情绪,并签署麻醉知情同意书。

（2）麻醉前应尽量改善病人状况,纠正脱水、电解质紊乱和酸碱平衡失调,治疗合并的内科疾病尤其是糖尿病、高血压等,使病人各脏器功能处于较好的状态。常规做好胃肠道准备,以免手术

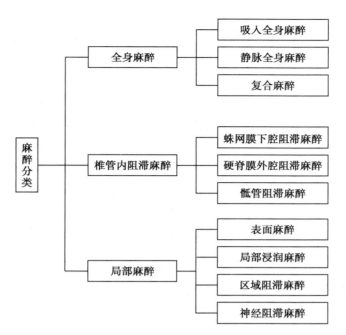

图 1-6-7　临床麻醉分类

期间发生胃内容物反流、呕吐或误吸而致窒息或吸入性肺炎。急诊手术病人也应充分考虑胃排空问题。

2. 麻醉物品准备　为使麻醉和手术能安全顺利地进行,防止意外事件发生,麻醉前须准备好麻醉机、麻醉用具、监测设备及药品,保证各仪器设备的功能正常。

3. 常用麻醉前用药(表 1-6-3)　麻醉前用药目的是:①充分镇静,减低病人对手术和麻醉的紧张情绪和恐惧心理,使麻醉诱导平稳也便于麻醉操作的顺利进行。②降低病人的新陈代谢和反射应激性,提高机体对手术的耐受力,减少麻药用量和氧的消耗,增加麻醉的安全性。③减少口腔、呼吸道腺体分泌,保证呼吸道通畅,防止窒息。便于术中呼吸管理,减少术后肺部并发症。④预防某些麻药或麻醉方法引起的不良反应,减低和对抗麻醉药毒性。⑤辅助某些麻醉效力不强的麻醉药的作用,增强镇痛以便获得满意的麻醉效果。⑥降低麻醉中副交感神经过度兴奋,保持自主神经的平衡及稳定性,避免迷走神经的反射而引发心律失常和心脏骤停。

表 1-6-3　常用麻醉前用药

| 药物类型 | 药名 | 作　　　用 | 用法及用量(成人) |
|---|---|---|---|
| 安定镇静药 | 地西泮<br>咪达唑仑 | 安定、镇静、催眠<br>抗焦虑、抗惊厥 | 口服 2.5~5mg<br>肌注 0.04~0.08mg/kg |
| 催眠药 | 苯巴比妥 | 镇静、催眠、抗惊厥 | 肌注 0.1~0.2g |
| 镇痛药 | 吗啡<br>哌替啶 | 镇痛、镇静 | 肌注 0.1mg/kg<br>肌注 1mg/kg |
| 抗胆碱药 | 阿托品<br>东莨菪碱 | 抑制腺体分泌、解除平滑肌痉挛和迷走神经兴奋 | 肌注 0.01~0.02mg/kg<br>肌注 0.2~0.6mg |

(二) 麻醉病人护理

1. 局部麻醉(local anesthesia)　简称局麻,指将局麻药应用于身体局部,使身体某一部位的感觉神经传导功能暂时阻断,运动神经传导保持完好或有不同程度被阻滞,病人局部无痛而神志清醒。

(1) 常用局部麻醉药分类及作用性质:①酯类局麻药。包括普鲁卡因、氯普鲁卡因、丁卡因、可卡因。②酰胺类局麻药。包括利多卡因、布比卡因、罗哌卡因。作用性质见表 1-6-4。

表 1-6-4 常用局麻药的作用性质

| | 可卡因 | 普鲁卡因 | 丁卡因 | 利多卡因 | 布比卡因 |
|---|---|---|---|---|---|
| 作用强度* | 4 | 1 | 10 | 1.4 | 8 |
| 毒性* | 4 | 1 | 10 | 1.4 | 10 |
| 持续时间/min | 30 | 45 | 120~180 | 60~120 | 300~420 |
| 一次最大剂量/mg | 200 | 1 000 | 80 | 400 | 150 |

注:* 作用强度和毒性以普鲁卡因为 1 计算

（2）局部麻醉分类

1）表面麻醉:将穿透性能强的局麻药直接与黏膜接触,可穿透黏膜阻滞其内的神经末梢而产生局部麻醉作用,称为表面麻醉。主要用于眼、鼻、咽喉、气道、尿道等浅表手术、内镜检查等。

2）局部浸润麻醉:将局麻药沿手术切口分层注入手术区域的组织内,阻滞其内的神经末梢而达到麻醉作用的方法,称为局部浸润麻醉。是应用最广泛的局部麻醉,主要用于各种浅表的手术。

3）区域阻滞麻醉:将局麻药注射于手术部位的周围和基底部,使手术野神经干及神经末梢受到阻滞,以达到完善麻醉作用的方法,称为区域阻滞。常用于浅表包块切除、头皮手术等。

4）神经阻滞麻醉:将局麻药注射于神经干、丛、节周围,阻滞其冲动传导,使受该神经支配区域产生麻醉作用,称为神经阻滞麻醉。常见的有颈丛或臂丛神经阻滞麻醉。

（3）并发症的观察与护理

1）气胸:对颈丛或臂丛麻醉病人,应观察有无气胸发生。

2）局麻药中毒反应:①常见原因。用药过量、误注入血管内或注射部位血液供应丰富而使麻醉药物吸收过快、病人全身情况差对局麻药耐受力降低等。②主要表现。嗜睡、寒战、神志不清,严重者出现抽搐、惊厥、呼吸困难、血压下降、甚至心跳呼吸停止。③预防措施。术前做局麻药过敏试验;一次用药量不超过限量;注药前回抽,无回血者方可注射;如无禁忌,局麻药中加入少量肾上腺素;麻醉前给予巴比妥类,以提高毒性阈值;加强麻醉中的病情观察。④处理措施。一旦发现中毒反应,应立即停止用药、给氧、注射镇静解痉类药物;心跳呼吸骤停者,立即进行心、肺、脑复苏。

3）变态反应:①主要表现。荨麻疹、咽喉水肿、支气管痉挛等,严重时可危及生命。②处理措施。一旦发生,立即停药、保持呼吸道通畅、给氧;遵医嘱注射肾上腺素,同时给予糖皮质激素和抗组胺药。

2. 椎管内麻醉(intravertebral anesthesia) 是将局部麻醉药物注入椎管内的某一腔隙,使部分脊神经传导功能发生可逆性阻滞的麻醉方法。

（1）分类

1）蛛网膜下隙阻滞麻醉:又称腰麻,是将局麻药注入蛛网膜下隙,阻断部分脊神经的传导功能而引起相应支配区域痛觉暂时消失的麻醉方法。适用于下腹部及盆腔、下肢、肛门及会阴手术,但脊柱严重畸形、穿刺部位感染、神经系统疾病、凝血功能障碍等病人禁忌使用。常用的穿刺点是第 3~4 或 4~5 腰椎棘突间隙,常用的麻醉药有普鲁卡因、丁卡因、利多卡因、布比卡因等。

2）硬脊膜外隙阻滞麻醉:又称硬膜外麻醉,是将局麻药注入硬脊膜外间隙,阻滞脊神经根,使其支配区域产生暂时性麻痹。主要用于腹部、盆腔和下肢手术。常用药有利多卡因、丁卡因和布比卡因等。

（2）并发症的观察与护理

1）穿刺时协助麻醉师摆放体位,麻醉中观察有无并发症。

2）若将硬膜外麻醉的药物误注入蛛网膜下隙导致的全脊髓麻醉是硬膜外阻滞麻醉最严重的并发症,病人数分钟内便发生呼吸、心脏骤停。一旦发生全脊髓麻醉应立即面罩加压给氧,紧急气管插管并进行心、肺、脑复苏术。

3）部分腰麻病人因脑脊液从穿刺处外漏,导致颅内压降低和颅内血管扩张而引起血管性头痛,多发生在麻醉作用消失后数小时至 24 小时内。为预防头痛发生,术后需去枕平卧休息 6~8 小时。对轻度头痛者,卧床休息,多饮水即可;严重者可采用每天静脉补液 2 000~3 000ml,持续平卧数日,同时还可进行对症治疗。

3. 全身麻醉(general anesthesia) 简称全麻,指麻醉药经呼吸道吸入或静脉、肌肉内注射进入人体内,产生中枢神经系统的抑制,使病人意识消失、全身的痛觉丧失、出现遗忘、反射抑制和一定程度的肌肉松弛。它能满足全身各部位手术需要,较之局部麻醉和椎管内麻醉更舒适、安全,是目前临床上最常用的麻醉方法。

(1) 分类:按麻醉药进入人体内的途径分为吸入麻醉、静脉麻醉和复合麻醉。①吸入麻醉(inhalation anesthesia)。将气体或挥发性液体的麻醉药经呼吸道吸入肺内,再经肺泡毛细血管吸收进入血液循环,到达中枢神经系统而产生的全身麻醉方法。②静脉麻醉(intravenous anesthesia)。将全身麻醉药物注入静脉,通过血液循环作用于中枢神经系统而产生全身麻醉方法。③复合麻醉(combined anesthesia)。将静脉麻醉剂、镇痛剂和肌肉松弛剂结合使用的方法。

(2) 并发症的观察与护理

1) 反流与误吸:麻醉中应密切监测病人的呼吸、血压、脉搏和血氧饱和度,如出现恶心、呕吐等症状,立即将病人头部放低,头偏向一侧,及时清除口、鼻腔分泌物,避免误吸导致窒息或吸入性肺炎。

2) 呼吸道梗阻:全麻后即使病人清醒,但在药物未完全代谢之前,可能出现循环、呼吸等方面的异常,特别是苏醒前病人容易发生舌后坠、喉痉挛、呼吸道黏液堵塞、呕吐物窒息等,如为气管内麻醉,还有发生喉头水肿的可能,而引起呼吸道梗阻。以声门为界,呼吸道梗阻分为上呼吸道梗阻和下呼吸道梗阻。注意观察病人有无舌后坠、口腔内分泌物积聚、发绀或呼吸困难征象。对舌后坠者应托起下颌、将头后仰,置入口咽或鼻咽通气道;喉头水肿需用地塞米松静脉注射;对于痰液黏稠、量多的病人,应鼓励做有效咳嗽,并使用抗生素、氨茶碱、皮质类固醇以及雾化吸入等,帮助排痰和预防感染。

3) 低血压:主要原因是麻醉过深、血容量不足、迷走神经受刺激等,麻醉中应注意观察麻醉深度,保证输液速度和量,密切监测病情变化。

4) 高血压:全身麻醉中最常见的并发症,除原发性高血压外,多与麻醉浅、镇痛药作用量不足等有关,因此手术中应加强观察、记录,当病人血压>140/90mmHg 时,应加深麻醉,应用降压药和其他心血管药物。

5) 高热、惊厥:立即行物理降温、给氧,必要时遵医嘱注射小剂量解痉剂。

(3) 麻醉苏醒期的护理

1) 根据病人的意识、呼吸、循环、肢体活动和皮肤色泽判断病人的苏醒情况。

2) 观察病情变化,监测生命体征,注意保暖,记录苏醒期的出入量。

3) 保持呼吸道通畅,病人去枕平卧,头偏向一侧,防止呕吐物误吸。

4) 病人苏醒过程中常出现躁动不安或幻觉,容易发生意外伤害,应注意适当防护,必要时加以约束,防止病人发生坠床、碰撞及不自觉拔出输液管或引流管等意外伤害。

5) 当病人神志清醒,有定向力,呼吸平稳,能深呼吸及咳嗽,$SPO_2$>95%,血压和脉搏稳定 30 分钟以上,心电图无严重心律失常和心肌缺血改变,可转回病房。

6) 转运过程中,妥善固定各种管道,防止脱出,保证病人安全。

**护理前沿**

快速康复外科(fast track surgery,FST)也称"促进术后恢复综合方案"(enhanced recovery after surgery,ERAS),是指采用循证医学证据的一系列围手术期优化措施,以阻断或减轻机体的应激反应,促进病人术后尽快康复。主要靠麻醉、微创手术以及围手术期护理 3 个环节实现。快速康复理念在以下护理方面与传统观念不一样:①认为术前 2 小时进水或碳水化合物有利于病人康复,缩短禁饮时间可以增加病人的舒适,减少低血糖等不良反应的发生,减轻术后呕吐。②不主张常规行术前肠道准备,认为肠道准备中口服大量液体或泻药引起的脱水,对病人是一种损伤,可引起生理环境的改变,增强围手术期应激反应。③各类导管的使用不但会增加发生并发症的风险,而且明显地影响病人术后活动,因此应选择性地使用各类导管,而不应作为常规使用。在腹部择期手术时不需常规使用鼻胃管减压引流。④建议术中及术后早期保温,术后早期活动,尽早地恢复正常口服饮食。总之,快速康复外科理念是通过多模式控制围手术期病理生理变化,很好地改善手术病人的预后,围手术期护理在快速康复外科理念中是不可缺少、至关重要的一环。

## 第三节 手术后期病人的护理

手术后期(postoperative phase)是指病人从手术结束被送到复苏室或病房至康复出院的这段时期。手术创伤可导致病人防御能力下降,术后伤口疼痛、禁食及应激反应等均可加重病人生理、心理负担,不仅可能影响创伤愈合和康复过程,而且可能导致多种并发症的发生。此期护理重点是减轻病人的痛苦和不适,防治并发症,促进病人康复。

【护理评估】

（一）术中情况

了解病人手术方式、麻醉类型、术中出入量、用药情况以及留置引流管的情况等,手术过程是否顺利,有无大出血以及呼吸、心脏骤停等意外发生,以判断手术创伤大小及对机体的影响。

（二）身体评估

1. 意识状态 意识是否清楚,有无烦躁不安、谵妄、昏迷等。

2. 生命体征 评估体温、脉搏、呼吸、血压,有无发热、脉搏增快、血压不稳定等现象。

3. 切口情况 了解切口部位、敷料包扎情况,伤口疼痛程度、有无出血、大量渗液或感染征象。

4. 引流情况 了解引流物类型(引流管、引流条、引流片等)、位置及作用,有无脱落或堵塞,引流是否通畅,引流液量、性状、颜色等。

5. 术后不适及并发症 了解病人有无恶心、呕吐、腹胀、尿潴留等术后不适;评估病人有无出血、感染、深静脉血栓形成等并发症。

6. 营养状态 评估病人每天摄入营养素种类、途径和摄入量,了解术后体重变化。

（三）辅助检查

了解血常规、尿常规、血生化、血气分析等检查结果,以便及时发现有无出血、感染、体液平衡失调等并发症。

（四）心理-社会支持状况

评估病人及家属对手术的认识和看法;了解病人是否因术后疼痛、呕吐、饮食活动受限、器官功能或身体形象改变等出现焦虑、抑郁的心理状态。

【常见护理诊断/问题】

1. 急性疼痛 与手术创伤、特殊体位、切口感染等有关。

2. 体液不足 与术后出血、术后禁食、引流液过多有关。

3. 低效性呼吸型态 与术后活动量少、切口疼痛、呼吸运动受限等有关。

4. 营养失调:低于机体需要量 与术后禁食、创伤后机体代谢率增高有关。

5. 潜在并发症:术后出血、切口裂开或感染、肺部感染等。

【护理目标】

1. 疼痛减轻或缓解。

2. 能维持体液平衡。

3. 呼吸功能改善或维持正常。

4. 营养状况明显改善。

5. 术后并发症得以预防或被及时发现和处理。

【护理措施】

1. 一般护理

（1）安置病人

1）与麻醉医师和手术室护士做好床旁交接。

2）搬动病人时动作轻稳,注意保护头部、手术部位及各引流管和静脉通路。

3）正确连接各引流装置,做好标记,进行二次固定。检查静脉输液及各引流管路是否通畅。

4）遵医嘱给予监护及吸氧。

5）注意保暖,但避免贴身放置热水袋取暖,以免烫伤。

（2）体位

1）全麻未清醒者,应去枕平卧,头偏向一侧,便于口、鼻分泌物或呕吐物流出,避免误吸;全麻清醒后根据需要调整体位。

2）蛛网膜下隙麻醉术后应去枕平卧或取头低卧位6~8小时,防止脑脊液外漏而致头痛。

3）硬膜外麻醉者,术后平卧4~6小时,不必去枕。

4）颅脑手术后,如无休克或昏迷,可抬高床头15°~30°,取头高脚低斜坡卧位,减轻脑水肿。

5）颈、胸、腹部手术后,采取半坐卧位,便于呼吸和引流,使腹腔渗血渗液积聚盆腔,避免膈下感染,同时可减少胸、腹部切口张力,减轻切口疼痛。

6）脊柱和臀部手术后采取俯卧位或仰卧位。

7）四肢手术后应抬高患肢,减轻肿胀和疼痛。

（3）病情观察及监测

1）生命体征监测:一级、二级手术的病人,术后当天每小时监测1次血压、脉搏、呼吸;全麻、三级或四级手术及危重病人应每15~30分钟监测1次血压、脉搏、呼吸、神志和血氧饱和度,至生命体征平稳后,改为每小时监测1次或遵医嘱定时测量,并做好记录。

2）其他监测:有条件者可使用床边心电监护仪连续监测。如手术中有大量血液、体液丢失,在术后早期应监测中心静脉压。对于三、四级的较大手术,术后继续详细记录24小时出入量;对于病情复杂的危重病人,留置尿管,观察并记录尿液颜色和每小时尿量;特殊监测项目需根据原发病和手术情况而定。如胰岛素瘤病人需术后定时监测血糖、尿糖;颅脑手术后的病人监测颅内压及苏醒程度;血管疾病病人术后定时监测指（趾）端末梢循环情况等。

（4）饮食护理

1）术后病人应根据手术大小、麻醉方法及病人全身反应决定术后进食时间。

2）体表手术或局部麻醉后病人,若无任何不适,术后即可根据病人的要求进食。

3）全麻非腹部手术者,待麻醉清醒,无恶心、呕吐后方可进食,一般先给予流质饮食,以后逐步过渡到半流质饮食或普食。

4）腹部手术后,尤其是消化道手术病人,待胃肠蠕动恢复,肛门排气后方能进食。一般开始进食少量清淡、易消化的流质,以后逐渐过渡到半流质、软食、普通饮食。

5）术后留置空肠营养管的病人,可在术后第2天自营养管滴入营养液。

（5）休息与活动

1）休息:保持室内安静,减少对病人的干扰,创造舒适环境,保证病人安静休息和充足的睡眠。

2）活动:①向病人解释早期活动的重要性和优点。早期活动有利于增加肺活量、减少肺部并发症、促进肠蠕动恢复、预防肠粘连、改善全身血液循环、促进切口愈合、预防深静脉血栓的形成。②介绍术后活动方法。一般而言,病人麻醉作用消失、意识清醒、生命体征平稳后便可进行活动。术后早期可在床上练习深呼吸、翻身和活动四肢;以后根据病情,试行下床活动,活动时遵循循序渐进的原则,逐渐增加活动范围和活动量。活动时护士应观察病人的面色、脉搏、固定好各种引流管道,防止引流管脱落和直立性低血压引起的跌倒。如有休克、心力衰竭、出血、极度衰弱和制动要求的病人,不宜早期活动。

（6）引流管护理:颅脑、胸腹部或四肢手术后,常安置各种引流管（条）,以引流渗血渗液、预防感染或便于病情观察。

1）区分引流管放置的部位和作用,做好标记,妥善固定。

2）术后应经常检查引流管有无扭曲、压迫或堵塞,保持引流通畅。

3）观察、记录引流液的颜色、性状和引流量,如有异常及时通知医生。

4）定时更换引流装置。

5）熟悉各种引流管的放置时间和拔出指征,并进行宣教。

2. 术后不适的护理

（1）切口疼痛

1）常见原因:麻醉作用消失后,病人开始感觉切口疼痛,一般手术后24小时内疼痛较明显,2~3

天逐渐减轻;另外,在术后咳嗽、翻身等活动时可引起术后活动性疼痛,剧烈疼痛可影响各器官的正常生理功能和病人休息。

2) 护理措施:①评估病人的疼痛程度。②观察疼痛的时间、部位、性质。③指导病人运用正确的非药物止痛方法,满足其对舒适的需要,如分散注意力、协助变换体位等。④一般局麻及一级手术,遵医嘱给予镇静、止痛药。⑤二、三、四级手术1~2天,可持续使用病人自控镇痛泵进行止痛。病人自控镇痛(patient controlled analgesia,PCA)是麻醉医生将预先配制的镇痛药物,用镇痛泵持续小剂量输入,病人感觉疼痛时,可通过自行按压PCA装置键来追加一定剂量的镇痛药物,达到良好的止痛效果。

(2) 发热:是术后病人最常见的症状。由于手术的创伤反应,术后病人体温可略升高,变化在0.1~1℃之间,但不超过38℃,术后1~2天逐渐恢复正常,此现象称为外科吸收热,不需要特殊处理。

1) 常见原因:①术后24小时内体温过高(>39℃),常为代谢性或内分泌异常、输血反应、肺不张等。②术后3~6天发热或体温正常后再度发热,应警惕有无伤口、呼吸道、泌尿道感染等并发症。③发热持续不退,注意是否因体腔内术后残余脓肿等严重并发症引起。

2) 护理措施:①监测体温及伴随症状。②及时检查切口部位有无红、肿、热、痛。③高热病人应行物理降温,遵医嘱使用抗菌药物。④明确病因,对症治疗。

(3) 恶心、呕吐

1) 常见原因:①最常见的原因是麻醉反应,待麻醉作用消失后症状常可消失,无需处理。②开腹手术对胃肠道刺激。③电解质紊乱、酸碱平衡失调。④严重腹胀、颅内压增高、酮症酸中毒等。

2) 护理措施:①呕吐时头应偏向一侧,及时清除呕吐物,协助病人漱口。②遵医嘱给予止吐、镇静及解痉药物。③持续性呕吐者,查明病因并处理。

(4) 腹胀

1) 常见原因:①胃肠功能被抑制,肠腔内积气积液,随着胃肠蠕动恢复可自行缓解。②腹腔感染或机械性肠梗阻。

2) 护理措施:①早期腹胀病人,协助其多翻身、下床活动或遵医嘱使用促进肠蠕动的药物。②严重腹胀病人,应进行胃肠减压,必要时肛管排气处理。③非手术治疗不能改善者,做好再次手术准备。

(5) 尿潴留

1) 常见原因:①合并前列腺增生的老年病人。②排尿反射受抑制。③切口疼痛使膀胱和后尿道括约肌反射性痉挛。④病人不习惯床上排尿。

2) 护理措施:①术后6~8小时,病人未排尿,下腹部胀痛,叩诊耻骨上区为浊音,说明已有尿潴留,可先采用诱导排尿法,如变换体位、听流水声或下腹部热敷等。②如病情许可,应协助其坐起或下床排尿。③遵医嘱用药、针灸治疗。④上述方法无效时行导尿术。

3. 并发症的观察和护理　术后并发症一般分为两类:一类是各种手术后都可能发生的为一般并发症,如出血、感染等,将在本章重点介绍;另一类是与手术方式相关的特殊并发症,如胃大部切除术后的倾倒综合征、胆道手术后的胆瘘等,将在相应章节予以介绍。

(1) 术后出血:可发生在手术切口、空腔脏器、体腔内。

1) 常见原因:术中止血不彻底、创面渗血未完全控制、术后血管缝扎线脱落、病人凝血功能障碍等。

2) 观察与护理:浅表的伤口出血主要表现为敷料有新鲜血迹,伤口局部渗血。体腔内出血可通过引流液的量、颜色和性状进行判别。因此,术后应监测生命体征,观察敷料颜色、血迹范围和扩散速度,如为浅表的伤口出血,应立即更换敷料,局部加压包扎并告知医生;如存在凝血功能障碍,应使用止血药物,输注全血或凝血因子,改善凝血功能。对体腔内大出血者,常需手术止血,在积极输液、输血、应用止血药物和严密监测生命体征的同时,积极术前准备。

(2) 切口裂开:多见于腹部及邻近关节部位。常发生于术后1周左右或拆线后24小时内。多在腹部猛然用力或关节活动幅度过大时,自觉切口突然裂开并感疼痛,随即有淡红色液体流出。切口裂开分为全层裂开和部分裂开,腹壁切口全层裂开可能会有内脏脱出。

1) 常见原因:①营养不良致组织愈合能力差。②腹内压突然增高,如术后剧烈咳嗽、呕吐、打喷嚏、严重腹胀或尿潴留等。③切口缝合不紧密,组织对合不良。④切口感染。

2）预防和护理：①对年老体弱、营养状况差、估计切口愈合不良的病人，术前应加强营养支持；术后待胃肠功能恢复后鼓励病人进食，改善营养状况，提高组织愈合能力，延迟拆线时间。②及时处理和消除腹内压增高因素：预防感冒、咳嗽、打喷嚏，防止便秘；腹部手术后包扎腹带保护伤口。③拆线当天减少活动量。④手术切口位于肢体关节部位者，拆线后避免大幅度动作。如怀疑病人切口部分裂开，嘱病人卧床休息，避免剧烈活动，用腹带或胸带加压包扎伤口，必要时需进行重新缝合。如发生伤口全层裂开，应立即让病人屈膝平卧，用无菌敷料覆盖伤口，送手术室重新缝合，切忌将脱出的脏器还纳入腹腔，以免引起腹腔感染。

（3）切口感染：术后 3~5 天，出现切口疼痛加重，局部有红、肿、热、痛或波动感等，伴有体温、脉率加快和白细胞计数增高，可怀疑为切口感染。

1）常见原因：①术前病人因贫血、糖尿病、营养不良或肥胖导致全身抵抗力低下。②术中无菌技术操作不严格。③止血不彻底、缝合不规范，切口内留有无效腔、血肿或异物。

2）预防和护理：①加强营养支持，提高病人抵抗力。②术中严格遵守无菌技术原则。③严密止血，规范缝合，防止残留无效腔、血肿或异物等。④遵医嘱应用抗菌药物。⑤术后密切观察切口情况，保持切口清洁、敷料干燥。感染早期可局部理疗，做细菌培养后应用有效抗菌药物治疗；化脓切口应拆除部分缝线，清创后，放置凡士林油纱条（布）引流脓性分泌物，定期更换敷料，争取二期愈合。

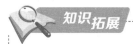

**外科手术部位感染分类**

外科手术部位感染分为切口浅部组织感染、切口深部组织感染、器官/腔隙感染。

1. 切口浅部组织感染　手术后 30 天以内发生的仅累及切口皮肤或者皮下组织的感染。

2. 切口深部组织感染　无植入物者手术后 30 天以内、有植入物者手术后 1 年以内发生的累及深部软组织（如筋膜和肌层）的感染。

3. 器官/腔隙感染　无植入物者手术后 30 天以内、有植入物者手术后 1 年以内发生的累及术中解剖部位（如器官或者腔隙）的感染。

（4）肺部感染：常发生在胸、腹部大手术后，尤其是老年病人、有长期吸烟史或术前合并呼吸道感染者。

1）常见原因：术后呼吸运动受限、呼吸道分泌物积聚或排出不畅。

2）预防和护理：①术前加强呼吸道准备。严格戒烟、加强深呼吸锻炼，积极治疗呼吸道疾病。②协助病人进行翻身、拍背，促进气道内分泌物排出。③指导病人有效地咳嗽、咳痰。④痰液黏稠者给予雾化吸入，以便稀释痰液，易于咳出。⑤在病情许可的情况下，鼓励尽早下床活动。⑥避免胸腹带包扎过紧，以免限制呼吸运动。⑦遵医嘱应用抗菌药物及祛痰药物。

（5）尿路感染

1）常见原因：尿潴留、长期留置导尿或反复多次导尿等。

2）预防和护理：①术前训练病人床上排尿，术后指导自主排尿。②鼓励多饮水，保持尿量在 1 500ml/d 以上。③残余尿量在 500ml 以上者，应留置导尿管，并严格遵守无菌原则。④观察尿液并及时送检，根据尿培养及药敏试验结果合理选用抗菌药物控制感染。

（6）深静脉血栓形成（deep venous thrombosis，DVT）：是指血液在深静脉腔内不正常凝结，阻塞静脉腔，导致静脉回流障碍。多见于下肢。起初病人常感腓肠肌紧束和疼痛或腹股沟出现疼痛和压痛，继而出现下肢肿胀，沿静脉走行有触痛，可扪及条索状变硬的静脉。

1）常见原因：①术后长时间制动、卧床，活动减少，导致血流缓慢。②下肢血管反复穿刺、输注高渗性液体、刺激性药物等导致血管壁和血管内膜损伤。③手术、补液不足导致血液浓缩等因素使病人血液呈高凝状态。

2）预防和护理：①术后鼓励病人早期活动；卧床期间应进行肢体主动和被动运动，按摩下肢比目鱼肌和腓肠肌，加速血液循环；术后穿弹力袜以促进下肢静脉回流。②怀疑已有静脉血栓形成者，则将病人的患肢抬高、制动,局部50%硫酸镁湿热敷,严禁在患肢静脉输液、局部按摩,以免血栓脱落导致肺栓塞。③严格观察病人呼吸情况,及早发现肺栓塞征象。④血栓形成3天内,遵医嘱使用溶栓剂及抗凝剂进行治疗。

4. 心理护理 加强对术后病人巡视,建立相互信任的护患关系,鼓励病人说出自身感受,明确其心理状态,给予适当的解释和安慰;满足病人合理需要,提供有关术后康复、疾病方面的知识,告知其配合治疗与护理的要点,帮助病人缓解术后不适;鼓励病人活动、协助进食和功能锻炼,指导病人正确面对疾病及预后。

5. 健康指导

(1)疾病知识指导:术后进行咳嗽、排痰和功能锻炼等。

(2)生活指导:早期活动,防止发生肠粘连和静脉血栓形成;摄入均衡饮食,保证营养;合理安排生活,注意劳逸结合;进行自我调节,保持乐观的心态。

(3)用药指导:需继续药物治疗者,遵医嘱按时、按量服药,定期复查肝、肾功能。

(4)病情监测指导:告知病人恢复期可能出现的症状,如有异常立即返院检查。一般手术后1~3个月进行随访1次,以了解和评估康复过程和切口愈合情况。

【护理评价】

经过治疗和护理,病人是否达到:①疼痛减轻或缓解。②水、电解质和酸碱平衡得以维持,恢复正常的生理功能。③呼吸频率、节律、幅度正常,血氧饱和度维持在正常范围。④营养状况改善,体重得以维持和增加。⑤未发生并发症或并发症被及早发现和处理,术后康复顺利。

(郑 蔚)

## 思考题

张先生,24岁,身高170cm,体重70kg。无既往史、手术史、过敏史,吸烟5年。转移性右下腹痛4小时入院,拟诊为急性阑尾炎穿孔并发腹膜炎。拟在蛛网膜下隙阻滞麻醉下行急诊手术。术后1天,查体:T 38.1℃,P 80次/min,BP 110/85mmHg。主诉切口疼痛,有尿意,但不能自主排出。

请思考:

(1)急诊手术前护士应给病人做哪些准备?

(2)病人出现术后不适的原因是什么?

(3)针对病人上述情况,如何处理?

思路解析

扫一扫、测一测

# 第七章　器官移植病人的护理

## 学习目标

1. 掌握器官移植病人的护理评估及护理措施。
2. 熟悉器官移植病人的护理诊断、器官移植免疫及抗排斥治疗要点。
3. 了解器官移植病人的护理目标及护理评价、器官移植的分类、适应证及禁忌证。
4. 能全面准确地评估病情、做出正确的护理诊断、实施恰当的护理措施并对病人及其家属进行健康指导。

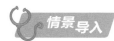

情景导入

　　李女士,45 岁。因反复水肿 5 年余,出现乏力、头晕、食欲缺乏、体力下降半年多,上述症状加重 2 周多入院。体检:T 37.9℃,P 90 次/min,R 22 次/min,BP 150/110mmHg。神志清,颜面水肿、苍白,心肺无异常。腹平软,无压痛,肝脾肋下未触及,移动性浊音(-)。双下肢凹陷性水肿。神经系统检查无异常。辅助检查:血红蛋白 60g/L,白细胞 4×10⁹/L,血小板 60×10⁹/L,尿蛋白(++),尿红细胞 5~6 个/HP,血肌酐 800μmol/L,血尿素氮 50mmol/L,血钾 6mmol/L,血钙 1.8mmol/L。临床初步诊断为:慢性肾小球肾炎、慢性肾衰竭。需进行肾移植手术,且供、受体血型相配,手术顺利。但手术后 1 周病人出现体温升高,尿量减少,每天约 400ml,尿素氮明显升高。病人及家属很紧张。

　　请问:
1. 该病人可能发生了什么并发症?
2. 护士应配合医生如何进行处理?

## 第一节　器官移植概述

　　器官移植(organ transplantation)是指将某一个活的器官通过手术方法植入到自体或另一个个体,替代原已丧失的器官功能的技术。广义的器官移植包括细胞、组织移植,提供移植器官的个体称为供者或供体(donor),接受移植器官的个体称为受者或受体(recipient)。器官移植作为 20 世纪最重大的医学成果之一,回顾其历史,可以说人类在这一领域进行了艰苦的探索,直到 20 世纪 70 年代随着器官移植技术 3 大难关(即血管吻合技术、移植器官的活性保存及抗排斥反应的治疗)的突破,器官移植发展迅速,并取得了巨大的成功。目前常见的肾、肝、心、肺、胰等器官移植我国都能施行,且成活率和成活时间都大大提高,其中肾移植在实体器官移植中数量最多、技术最成熟。

**知识拓展**

1954 年,美国 Joseph Murray 医师成功实施了人类历史上首例同卵双生兄弟间活体肾移植,因此 Murray 获得了 1990 年诺贝尔奖。在我国,1962 年由吴阶平院士率先实行第一例人体肾移植,1971 年在中山医学院开展活体亲属间肾移植。以后随着免疫抑制与基因匹配技术的发展,肾移植得到了广泛开展并存活率获得极大的提高。截至 2005 年,全世界已施行同种异体肾移植约 70 多万例,尸体供肾最长存活时间达 30 多年,活体亲属供肾最长存活时间 40 多年。

【分类】

1. 根据供体和受体是否是同一个体分类

(1) 自体移植:是指供者和受者为同一个体的移植,移植后不发生排斥反应,可永久存活,如烧伤后自体皮肤移植。

(2) 异体移植:是指不同个体之间的移植,移植后会发生排斥反应。

2. 根据遗传基因的关系分类

(1) 同质移植:是指基因相同的不同个体之间的移植,如同卵双生子之间的移植,移植后不发生排斥反应。

(2) 同种异体移植:是指种族相同而基因不同的个体之间的移植,是目前临床上最常见的移植方法,但移植后会发生排斥反应。

(3) 异种移植:是指不同种族之间的个体器官的移植,如猪皮移植到人身上,移植后会发生强烈的排斥反应。

3. 其他分类

(1) 原位移植和异位移植。

(2) 活体供体移植和尸体供体移植。

(3) 细胞移植、组织移植和器官移植等分类。

【适应证】

1. 原发病的选择 适用于器官移植的受体疾病可分为致命性疾病和非致命性疾病两类。

(1) 致命性疾病如慢性肾衰竭尿毒症期、晚期肝硬化、终末期心功能衰竭、先天性胆道闭锁、晚期肺纤维化等,肾移植是慢性肾衰竭终末期的最理想治疗方法。

(2) 非致命性疾病如血友病、睾丸损伤、皮肤烧伤等。

2. 免疫学方面的选择 ABO 血型相同或相容,淋巴细胞毒性试验阴性或<10%,混合淋巴细胞培养(mixed lymphocyte culture,MLC)试验<20%~30%,人类白细胞抗原(human leukocyte antigen,HLA)的血清学测定(HLA 配型)的相配位点 HLA-A、HLA-B、HLA-C 和 HLA-DR、HLA-DP、HLA-DQ 等符合,相配位点越多越好。

3. 其他方面的选择

(1) 除需移植器官外其他器官功能良好,无严重并发疾病。

(2) 对移植手术选用的麻醉和手术能够耐受。

(3) 年龄一般在 15~60 岁之间。

(4) 符合自主、有利、无害及公平的医学伦理学基本原则。

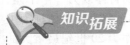 **知识拓展**

### 人体器官的捐献

人体器官捐献应当遵循自愿、无偿的原则。公民享有捐献或者不捐献其人体器官的权利;任何组织或者个人不得强迫、欺骗或者利诱他人捐献人体器官。公民捐献其人体器官应当有书面形式的捐献意愿;公民生前未表示不同意捐献其人体器官的,该公民死亡后,其配偶、成年子女、父母

 笔记

可以以书面形式共同表示同意捐献该公民人体器官的意愿。任何组织或者个人不得摘取未满18周岁公民的活体器官用于移植。活体器官的接受人限于活体器官捐献人的配偶、直系血亲或者三代以内旁系血亲,或者有证据证明与活体器官捐献人存在因帮扶等形成的亲情关系的人员。

【禁忌证】

存在全身性或活动性感染(包括人类免疫缺陷性病毒感染)、糖尿病、凝血功能异常、严重的心血管病变、消化性溃疡、恶性肿瘤、精神病、药物成瘾及被全身疾病所累及的器官等情况。一般都列为器官移植的禁忌。

【器官保存】

器官需保持生物活力才可移植,故离体器官应采用特制的灌注液先低温(0~4℃)快速灌洗,然后在2~4℃保存液保存,防止细胞肿胀及生化性损伤,灌洗或保存液可分为仿细胞内液型、仿细胞外液型和非体液型等渗保存液三类,目前最常用的是仿细胞内液型的 UW 液。UW 液含乳糖酸,能减轻冷藏时细胞的肿胀,还含有棉子糖、羟乙基淀粉和腺苷,对胰、肾、肝、心等脏器有良好的保存效果,国际上广泛应用。

## 第二节　器官移植病人的护理

【护理评估】

(一)健康史

1. 了解受体病人的疾病史及其他急、慢性疾病的发生及发展与诊治情况。

2. 了解病人器官移植的适应证和禁忌证。

3. 了解病人全身其他脏器的功能状况及生理功能。

(二)身体状况

1. 手术前评估

(1) 了解病人的发育、营养、体重、生命体征,有无贫血、水肿、高血压等一般情况和体格检查结果,各器官系统的功能状态及有无严重并发症等。

(2) 了解移植前的用药、输血、手术等治疗状态。

(3) 了解移植的专科情况,如受体与供体的免疫学匹配程度,供体为同卵孪生子、直系亲属的最好,因其人类白细胞抗原相同或相近,排斥反应不发生或很少发生。

2. 手术后评估

(1) 评估手术后病人生命体征、营养状况、消化道功能及全身康复情况,观察排泄及体液代谢变化等情况,评估移植器官的功能、移植效果及预后。

(2) 重点评估器官移植的排斥反应、感染、出血等并发症。排斥反应根据免疫机制的不同可分为体液免疫和细胞免疫反应两类;临床上根据发生时间、病理变化及临床表现不同又可分为超急性排斥反应、急性排斥反应及慢性排斥反应等。

1) 超急性排斥反应:多在术后 24 小时内发生,表现为移植器官严重渗血、水肿,颜色变暗红,质地变软无弹性。加速血管排斥反应亦属超急性排斥反应,表现为移植器官功能减退或丧失,出现高热、畏寒、乏力、食欲缺乏等症状及血白细胞增加,多在移植术后 2~5 天发生。

2) 急性排斥反应:临床上最常见,主要是细胞免疫反应,表现为突发寒战、高热、局部胀痛,移植器官功能骤然减退,全身情况变差。如肾移植时尿量减少或无尿,血肌酐和尿素氮增高;肝移植时胆汁减少或伴有黄疸明显加深,血清转氨酶、血胆红素迅速升高。一般发生于移植手术后 4 天至 2 周,多数在 1 个月之内。

3) 慢性排斥反应:表现为移植器官功能逐渐减退,如肾移植后表现为水肿、蛋白尿、高血压、内生肌酐廓清率下降、血肌酐和尿素氮升高,以后尿量减少甚至无尿,肾功能丧失。常发生在移植手术后数月至数年。

（三）心理-社会支持状况

1. 评估病人对器官移植相关知识的了解程度,是否愿意接受亲属或尸体的供体器官,对移植的期望程度等。

2. 病人是否存在抑郁、悲观、消极、意志力下降等心理反应。

3. 家庭及社会其他成员对器官移植风险及并发症等的认知程度、心理及经济承受能力等。

（四）辅助检查

1. 实验室检查 血液、尿液、粪便三大常规和血生化检查,了解病人水、电解质、酸碱平衡,肝、肾功能,凝血功能等情况。

2. 影像学检查 X线检查、B超、CT、动脉造影等了解手术解剖学情况、手术后监测等。

3. 免疫学检查 血型、HLA配型、淋巴细胞毒性试验及MLC试验等以选择供、受体。ABO血型必须相配;淋巴细胞毒性试验必须为阴性或<10%;HLA配型位点越多移植成功率、存活率越高,临床上主要检查HLA-A、HLA-B和HLA-DR配型相容程度;MLC试验转化率超过20%～30%则不能进行移植。

4. 其他检查 手术前常规进行肺功能检测及检查心电图了解心功能等。

（五）治疗要点

器官移植手术后机体发生排斥反应几乎是不可避免的,但临床上要考虑从供、受体的年龄、解剖生理、病理及免疫学选择等方面加以预防,尤其是供、受体的免疫学匹配程度,是影响排斥反应发生的最重要因素,所以受体必须进行免疫抑制基础治疗及抗排斥治疗,基础治疗一般需终身维持,当排斥反应发生时,应进行逆转排斥反应的挽救治疗。

1. 免疫抑制基础治疗 是防治移植排斥反应的重要措施。常用的免疫抑制剂可有皮质类固醇激素(即糖皮质激素)、钙调神经素抑制剂、增殖抑制剂、抗淋巴细胞制剂等。

（1）皮质类固醇激素:常用的有琥珀酰氢化可的松、甲基泼尼松龙及地塞米松等,该类药有库欣综合征、感染、高血压、糖尿病等较多副作用。

（2）钙调神经素抑制剂:常用的有环孢素A(CsA)和他克莫司(FK506),环孢素A主要有肾、肝及神经(如震颤)毒性的副作用,是目前公认的最有效的免疫抑制剂;他克莫司对肾、肝毒性较小,可有高血糖、高血钾、高血压及震颤等副作用,肝移植时应用较多。

（3）增殖抑制剂:常用的有硫唑嘌呤(Aza)、吗替麦考酚酯(MMF)及环磷酰胺(CTX),硫唑嘌呤有骨髓抑制及肝毒性等副作用;吗替麦考酚酯无明显肝、肾毒性,但有胃肠道毒性反应;环磷酰胺可有骨髓抑制及恶心、呕吐等副作用。

（4）抗淋巴细胞制剂:可有高热、寒战、肌肉疼痛、皮疹等副作用。

对移植病人为了减少排斥反应的发生,应进行免疫抑制治疗。但大多数免疫抑制剂缺乏特异性,因此使用时常同时影响机体的正常免疫功能。理想的免疫抑制治疗是既要使移植器官不被排斥,又要对受体的免疫系统影响和毒副作用达到最小。免疫抑制治疗的基本原则是联合用药,以增加药物的协同作用,提高免疫抑制效果,同时又减少单一药物的剂量,从而减轻其毒副作用,使移植后的存活率大大提高。

2. 抗排斥反应治疗 排斥反应即排异反应,是移植器官携带的异体抗原引起受体免疫系统识别的一种免疫反应,最终会引起移植器官结构破坏和功能丧失而使移植手术失败。

（1）超急性排斥反应:是一种不可逆的体液免疫反应,一旦发生,免疫抑制剂治疗无效,只能切除移植器官;加速血管排斥反应经激素冲击治疗或血浆置换有可能逆转。

（2）急性排斥反应:用大剂量皮质类固醇冲击疗法或调整免疫抑制方案。

（3）慢性排斥反应:是移植器官功能丧失的常见原因,目前尚无有效的治疗方法,只能切除移植器官争取再次进行移植。

【常见护理诊断/问题】

1. 焦虑 与担心器官移植效果与预后、费用昂贵及手术后疼痛等有关。

2. 营养失调:低于机体需要量 与长期低蛋白饮食、胃肠道吸收功能不良和营养物质摄入不足等有关。

3. 知识缺乏:缺乏器官移植的相关知识。

4. 潜在并发症:排斥反应、感染、出血等。

【护理目标】

1. 焦虑缓解,情绪稳定,对移植手术成功有信心。

2. 食欲增加,营养不良的状况改善或营养良好。

3. 初步了解器官移植的相关知识。

4. 不发生并发症或发生并发症时能及时发现和正确处理。

【护理措施】

1. 手术前护理

(1) 手术前准备:做好手术前各项检查的配合及手术前常规性的准备工作。

1) 禁食、备皮、配血、胃肠道准备。

2) 纠正生理功能紊乱,如贫血与凝血功能异常、低蛋白血症、水肿等。

3) 遵医嘱应用免疫抑制剂、抗生素等药物。

4) 保证充足的休息与睡眠,增强病人抗病力。

5) 手术日晨按手术要求安置导尿管、胃管等。

6) 严格做好消毒隔离工作:①病人病室手术前1天用0.5%过氧乙酸擦拭室内一切物品、墙壁、门、窗、地面,病室空气用甲醛或乳酸进行熏蒸消毒,密闭6小时,次日再用0.5%过氧乙酸擦拭,保持病室通风良好。②术前1~2天将病人移至隔离病房,避免交叉感染。③准备好免疫抑制剂、抗生素、清蛋白等药物,各种急救用品。④按消毒隔离原则准备入室者需要穿戴的隔离衣、帽、口罩、鞋等物品。

(2) 营养与饮食

1) 在保证热量供给的前提下,给予高维生素,低盐饮食,补充适量优质蛋白质。

2) 进行血液透析的病人,根据其血尿素氮检查,补充蛋白质和必需氨基酸,以增强抗病力。

2. 手术后护理

(1) 一般护理

1) 卧位与休息:手术后常规卧床休息,麻醉苏醒后根据手术部位及手术的范围可采取平卧位或半坐卧位等合适的体位,如肾移植手术后的病人,患侧下肢轻度屈髋、屈膝,有利于减轻切口和血管吻合处的张力,禁止突然改变体位或过度屈曲移植侧的髋关节,防止出血、疼痛加重、移植肾受压等。肾移植手术后卧床休息1周,肝移植手术后卧床1~2周,不宜过早起床活动,切口拆线后,可循序渐进地逐渐起床活动。

2) 营养与饮食:手术后肠蠕动恢复前禁食,肛门排气后,可逐渐自主进食,应给予高热量、高维生素、低脂肪、低盐、易消化的饮食,并鼓励病人多饮水。对于蛋白质的摄入,如肾移植的病人要根据移植肾功能的恢复加以控制,以免蛋白质的分解增加,而加重肾脏的负担,控制植物蛋白的摄入。肝移植病人选择肝脏负担轻的低脂肪、富含维生素和钾盐的饮食。营养物质能口服者尽量口服,不能口服者可用管饲或静脉给入。

(2) 对症护理

1) 肝移植手术后早期给予病人氧气吸入,改善移植肝脏的供氧。

2) 手术后防止尿潴留及便秘,以免用力排便导致腹内压增高引起出血或影响吻合口的愈合。

3) 不能进食者应做好口腔护理,保持口腔清洁。

4) 卧床病人应做好皮肤护理,保持皮肤的清洁、干燥、完整。

(3) 病情观察

1) 手术后3天内密切监测生命体征,每30分钟~1小时监测1次并记录,平稳后可改为每1~2小时监测1次直至平稳。

2）观察移植器官的功能,如肾移植后的病人,密切观察尿量变化,了解肾功能。一般在血管吻合后 90 分钟即可排尿,最初 12 小时内尿量最多,每小时尿量可在 200～1 000ml 不等,除了观察尿量外,还应监测尿常规,注意有无蛋白尿、血尿等,以便了解肾功能。

3）监测或观察 24 小时出入量、体重、切口、引流管、感染征象及并发症等,以便及时发现问题和及时进行处理。

4）心、肺、肝移植手术后除常规观察指标外,术后早期按 ICU 监护,如动脉血压、呼吸频率、中心体温、中心静脉压、肺毛细血管楔压、血氧饱和度、心电图等,进行 24 小时连续监测,以便及时了解重要器官的功能状态。

（4）用药护理

1）严格遵医嘱准确、及时使用各种药物,如免疫抑制剂、激素、抗生素等。

2）对需终身服用免疫抑制剂的病人,严格掌握服药的方法、剂量,服药必须准时、准量,不可随意更改,以保证免疫抑制剂在血液中的药物浓度在稳定状态。

3）注意各种药物应用过程中的不良反应及副作用,及时发现异常及时处理。

（5）心理护理:向病人及家属介绍说明及讲解器官移植手术的相关知识,病人有疑虑时应耐心倾听、交流沟通及解释,减轻或消除病人的焦虑和恐惧,使病人保持良好的心理状态、情绪稳定,提供舒适的治疗环境,加强鼓励,增强病人战胜疾病的信心。

（6）消毒隔离

1）每天用消毒液擦拭病室门、窗、桌椅、地板及其他用物,每天用紫外线对病室进行照射消毒 3 次,每次 30 分钟。

2）病人的衣物、床单等用品均须经高压灭菌后使用,餐具均须经煮沸消毒后使用,血压计、听诊器、便器等物品不得交叉使用,防止交叉感染。

3）医护人员进入病房前应换好隔离鞋,用消毒液洗手后戴口罩、帽子,穿好隔离衣,接触病人前,用消毒液洗手,有感染灶者不宜参与器官移植的病人的各种治疗和护理工作,禁止非医护人员进入病室。

4）病人不得随意外出,若需外出检查、治疗等,必须戴口罩及帽子。

5）限制家属探访,进入隔离病房需戴口罩及帽子,换鞋或用鞋套。

6）每天口腔护理 2 次,根据病人口腔 pH 选择合适的漱口液,并定期做痰培养。器官移植的病人手术后因大量应用免疫抑制剂和激素进行治疗,使病人免疫力低下,容易感染,故采取严格的消毒隔离措施是预防感染的重要措施。

（7）引流管护理

1）对手术后放置的各种引流管必须固定牢固。

2）保持引流管通畅。

3）注意观察并记录引流液的量、性质、颜色等。

4）严格遵守无菌操作原则,及时更换引流瓶,并定期进行培养,保持引流管周围皮肤的清洁。

5）各种引流管按要求及时拔出。

（8）手术后并发症的护理

1）排斥反应:常见的排斥反应是急性排斥反应和慢性排斥反应。①应向病人讲解该并发症发生的原因、临床表现及防治,以便及时发现早期的征象。②加强对手术后病人的观察,一旦发生急性排斥反应,严格按医嘱应用激素或其他免疫抑制剂,进行正确治疗。③若发生慢性排斥反应,积极做好手术前准备,以便切除丧失功能的移植器官。

2）感染:是器官移植手术后常见的并发症,是肾移植手术后最常见的并发症及造成病人死亡的主要原因之一。①原因。器官移植的病人因长期大量地使用免疫抑制药物治疗,使机体的抵抗力大大降低,极易引起细菌感染。常以伤口、肺部、尿路、腹腔、皮肤、口腔等为感染的好发部位,且肺部感染发生率最高。②护理要点。严格执行消毒隔离制度;严密监测体温,如体温升高、白细胞增高、中性粒细胞增多等是感染征象;做好口腔护理,每周进行痰、咽拭子培养 1～2 次;卧床病人应协助其翻身、叩背,鼓励有效地咳嗽排痰,预防肺部感染;严格执行各项无菌操作;加强营养支持,增强病人抗感染能力,按医嘱正确、及时使用抗生素,防治感染。

3）出血:是器官移植常见的早期并发症之一。①出血部位:出血部位可在切口、皮下及肌层、腹腔、消化道、胆道、颅内及血管吻合口等,多发生在手术后1~2天内。②临床表现:病人面色苍白、血压下降、伤口渗血、呕血或便血及负压引流管持续引流出大量鲜红色液体等,严重者甚至发生休克。③护理要点:手术后应严密观察出血征象,监测血常规和凝血功能,手术后早期病人绝对卧床休息,防止各种原因引起的腹内压升高,及时使用止血药物,一旦发现活动性出血,应立即报告医生并协助处理。

4）其他并发症:不同的器官移植还有各自一些特殊并发症的可能,如肾移植手术后可出现高血压、尿瘘及尿路梗阻等,肝移植手术后的肝性脑病、胆瘘和胆道梗阻等,应加强观察,及时发现并协助医生进行处理。

（9）健康指导

1）用药指导:告诉病人同种异体移植需终身服用免疫抑制剂,宣传用药的必要性和重要性,指导病人对药物正确使用,不能随便增减服用药物的剂量和更换药物。观察药物的不良反应及副作用,一旦出现不良反应及时就诊。

2）生活指导:生活起居要规律,饮食要卫生、适量、营养均衡,控制糖的摄入,保证优质蛋白质的供给,限制胆固醇,注意补钙,注意不吃霉变食物,生吃水果、蔬菜要洗净,少食多餐,饭前、便后洗手,饭后漱口。适当安排生活、工作、活动和锻炼,注意劳逸结合,避免过度疲劳或剧烈运动等,防止受伤。如移植肾在髂窝内,离体表较近,外力作用时极易受伤,故要避免各种腹内压骤然增高的活动与动作,避免弯腰或屈曲手术侧髋关节超过90°,平时注意加强保护。

3）预防感染指导:告诉病人注意防寒保暖,少去公共场所,外出时戴口罩,避免感冒,注意个人卫生及口腔卫生,戒烟限酒;不养宠物,勤换内衣裤,注意外阴部清洁,保持被褥清洁、干爽,预防感染。

4）自我监测:教会病人定时测量体温、脉搏、血压、体重及尿量等,并做好记录。以便判断健康状况、移植器官功能及发现并发症或药物副作用等异常情况。如肾移植病人每天记录尿量以了解移植肾的功能,肝移植病人观察黄疸深浅以判断肝脏功能。体温一般晨起或午睡后测量并记录。体重最好在饭前、大小便后每天测量一次并记录。

5）定期复诊:提供病人咨询、随访及就诊的途径和方式,按医嘱定期来院复查移植器官功能及免疫抑制剂血药浓度等,若病情有变化,应随时就诊。

【护理评价】

经过治疗和护理后,评价病人是否达到:①焦虑情绪是否缓解,移植手术成功的信心增强。②营养状况是否得到改善或维持良好。③移植知识是否增加,对健康教育内容是否掌握。④无并发症出现或能够及时发现并发症并得到及时处理。

（来和平）

## 思考题

1. 王女士,50岁。腰部酸痛、尿少3年余,在当地医院以"慢性肾炎"进行治疗,但疗效不佳。近半年来病人出现高血压、眼睑及双下肢水肿,加重1个月余,来本院就诊,确诊为"尿毒症",决定进行肾脏移植手术而住院治疗。

请思考:

（1）该病人主要存在哪些护理诊断?

（2）肾移植手术后可出现哪些并发症?

（3）如何对该病人进行免疫抑制剂使用的护理和健康指导?

2. 王先生,45岁。有乙型肝炎病史,腹胀、水肿,皮肤、黏膜出血近2年。两周前出现昼夜颠倒。入院检查:T 36.5℃、P 80次/min、R 20次/min、BP 110/80mmHg,嗜睡,定向力差。消瘦、慢性病容,出现扑翼样震颤,腹壁静脉曲张,移动性浊音(+),双下肢出现瘀斑。入院诊断:肝硬化、肝功能衰竭。进行了肝移植手术。手术后6个月发现皮肤、巩膜轻度黄染,以后逐渐加重。

请思考:

(1)该病人手术发生了什么反应?

(2)请指出肝移植手术后的并发症有哪些?

思路解析

扫一扫、测一测

# 第二篇 呼吸系统疾病病人的护理

呼吸系统疾病是指发生于气管、支气管、肺和胸膜等组织,由于各种原因所致病变,是严重危害人民身体健康的常见病、多发病。

引起呼吸系统疾病的病因较为复杂,多与感染、理化因素、变态反应、遗传、免疫缺陷、损伤以及心理因素和生活方式关系密切。近年来,呼吸系统疾病如支气管哮喘、肺癌的发病率增加明显;慢性阻塞性肺疾病在 40 岁以上人群中超过 8%;肺结核在国内仍属于高发传染病。2002 年底在我国及世界范围内暴发的传染性非典型肺炎疫情引起了多国民众恐慌,给各国经济造成巨大损失。可见,呼吸系统疾病对健康危害极大,其防治任务仍很艰巨。

临床上,多数呼吸系统疾病呈慢性过程,起病隐匿,常引起不可逆的肺功能损害,使病人的劳动能力和生活质量逐渐下降,甚至可因严重的并发症而危及生命。

## 第八章 概述

 **学习目标**

1. 掌握呼吸系统常见病病人的护理评估。
2. 熟悉常用护理专科技术,包括胸腔穿刺、纤维支气管镜检查、胸腔闭式引流等的操作配合。
3. 了解呼吸系统结构、功能与疾病的关系。
4. 正确应用所学知识对呼吸系统疾病病人进行评估,实施诊疗操作前准备、操作中监护和操作后护理。
5. 具有良好的人文关怀和协作精神,体现精益求精的品德。

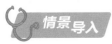 **情景导入**

王先生,68 岁。因胸闷、气促 1 周,神志不清 1 天来院就诊。值班护士通过询问家人得知,该病人患有慢性阻塞性肺疾病 20 余年。1 周前因气温骤降不慎着凉后开始发热、咳嗽、咳黄色脓痰且不易咳

出,伴胸闷、气促。

请问:

1. 应从哪些方面收集病人的健康资料?

2. 对病人进行护理体检时,很可能发现哪些体征?

## 第一节 呼吸系统的结构与功能

呼吸系统由鼻、咽、喉、气管、支气管、肺和胸膜组成,其主要功能是完成气体交换并参与机体的防御、免疫和代谢过程。

### 一、呼吸系统结构

呼吸系统主要包括呼吸道和肺。呼吸道以环状软骨为界,分为上、下呼吸道。

上呼吸道由鼻、咽、喉构成,对吸入气体有加温、湿化和净化作用。咽是呼吸道与消化道的共同通道,吞咽时,会厌软骨将喉关闭以避免食物及口腔分泌物误入呼吸道。喉主要由甲状软骨和环状软骨构成,环甲膜连接甲状软骨和环状软骨。

气管在胸骨角水平分为左、右支气管。右支气管较左支气管粗、短而直,故异物及吸入性病变多发生在右侧。左、右支气管向下逐渐分支为叶支气管、段支气管,直至终末细支气管、呼吸性细支气管。呼吸道由黏膜层、黏膜下层、平滑肌层和外膜构成。

肺是气体交换的场所。肺泡Ⅱ型上皮细胞可分泌表面活性物质以防肺泡萎陷。肺泡巨噬细胞能吞噬进入肺泡的微生物和尘粒,并生成和释放多种细胞因子。肺间质在肺内起着十分重要的支撑作用,某些疾病可因累及肺间质而导致永久性肺纤维化。肺的血液供应包括肺循环和支气管循环。胸膜腔简称胸腔,是由脏层胸膜和壁层胸膜构成的密闭潜在腔隙。在生理状况下维持负压。

### 二、呼吸系统功能

呼吸系统通过肺的通气和换气与外界进行气体交换,摄取机体新陈代谢所需的氧,排出代谢产生的二氧化碳。通气过程受呼吸肌的收缩活动、肺和胸廓的弹性回缩以及气道阻力等多种因素影响,深而慢的呼吸可增加通气量。临床上,通常以用力肺活量(FVC)、第1秒用力呼气容积($FEV_1$)、最大呼气中段流量(MMF)、最大呼气流量(PEF)和肺泡通气量(VA)等指标来评价通气功能。肺换气受气体分压差、呼吸膜的厚度和面积以及通气/血流比值等影响。通气/血流比值失调是造成换气功能障碍的最主要原因。

机体通过呼吸中枢、神经反射和化学调节完成呼吸过程。延髓产生基本呼吸节律。呼吸中枢病变可导致呼吸节律改变,如潮式呼吸、间停呼吸等。呼吸的神经反射调节主要包括肺牵张反射、呼吸肌本体反射及防御性呼吸反射等。呼吸的化学调节主要指动脉血液或脑脊髓中氧、二氧化碳和氢离子($H^+$)对呼吸的调节作用。动脉血氧分压降低、二氧化碳分压或$H^+$浓度升高时,可引起呼吸幅度加深、频率加快,肺通气量增加。其中,$CO_2$是调节呼吸运动最重要的化学因素。在特殊情况下,动脉血氧分压下降可刺激呼吸。如慢性阻塞性肺疾病常导致长期的$CO_2$潴留,使中枢化学感受器对$CO_2$刺激逐渐适应,在这种情况下,低氧对外周化学感受器的兴奋就成为驱动呼吸运动的主要刺激因素。

## 第二节 呼吸系统疾病病人的护理评估

呼吸系统疾病病人的护理评估包括健康史、身体状况、心理-社会支持状况和辅助检查等四个方面评估。

### 一、健康史

1. 一般资料 包括病人姓名、性别、年龄、民族、婚姻状况、文化程度、宗教信仰、职业以及病人对健康的态度和价值观。

2. 主诉及现病史　了解病人咳嗽、咳痰的持续时间及其程度,是否伴有呼吸困难、咯血,有无发热、头痛、食欲缺乏、面色潮红、盗汗、水肿、尿量减少等及其演变过程、治疗护理情况及其效果,是否存在呼吸道感染、环境污染、劳累等诱因。

3. 既往史　了解病人有无慢性呼吸道病变,如慢性支气管炎、慢性阻塞性肺气肿等,有无全身慢性疾病史。了解预防接种情况,是否存在传染病,如肺结核、肝炎等。了解有无食物过敏史、胸腹部手术史、外伤史等。

4. 用药史　了解有无长期服用抗结核药、糖皮质激素、抗生素等并记录其服用方法、剂量、服用时间、效果及不良反应等。了解有无药物过敏史。

5. 个人史　了解病人的职业、接触工业毒物情况以及接触时间及工作条件,居住环境中是否长期存在刺激性气体或其他有毒气体。了解病人饮食起居与卫生习惯,有无烟酒嗜好,吸烟量及持续时间。

6. 家族史　了解近亲中有无慢性肺疾病史、与呼吸道相关的遗传性疾病,如过敏、哮喘、肿瘤等。

## 二、身体状况

呼吸系统疾病的常见症状包括咳嗽、咳痰、呼吸困难、胸痛、咯血等。常见体征依据病变性质、范围常有不同表现。气管、支气管病变以干、大中水泡音为主;肺部炎症可引起呼吸音性质、音调和强度的改变,如肺炎时出现中小水泡音,大片炎症呈实变体征;胸腔积液、气胸或肺不张可出现实变及充气征并有气管的移位。

1. 咳嗽与咳痰　咳嗽是机体反射性保护动作。通过咳嗽反射,可以清除呼吸道分泌物和异物。咳嗽是通过支气管平滑肌的收缩,支气管黏膜上皮细胞的纤毛运动及咳嗽反射,将呼吸道分泌物排出体外的动作。咳嗽与咳痰两者可同时出现,也可仅有咳嗽。

引起咳嗽与咳痰的常见呼吸系统疾病包括如下。

(1) 呼吸道感染:以细菌、病毒感染为最常见,如支气管炎、肺炎、肺结核、胸膜炎等。

(2) 变态反应性疾病:如支气管哮喘、变应性鼻炎等。

(3) 肿瘤:位于鼻咽部、声带、气管、支气管、肺、胸膜、纵隔等处的肿瘤。

(4) 其他:包括异物、灰尘、刺激性气体、过冷或过热的空气、呼吸道受肿瘤的牵拉或压迫等。

咳嗽的性质、持续时间,痰液的颜色、性质、量、气味等常因病因不同而异。急性上呼吸道感染的咳嗽多为干咳伴发热;肺癌咳嗽常为刺激性干咳伴痰中带血,压迫气管或支气管时伴金属音;慢性支气管炎的咳嗽多于晨间或睡前体位改变时加重,且多发生于寒冷季节;支气管扩张或肺脓肿的咳嗽与体位改变有明显关系。支气管炎、肺炎或支气管哮喘等咳白色泡沫痰或黏液痰,感染加重咳黄脓痰;支气管扩张、肺脓肿时,咳大量黄色脓性痰,若伴有厌氧菌感染,则常有恶臭味;急性肺水肿咳粉红色泡沫痰。痰量的增减能反映肺部炎症的变化,增多者,常提示肺部感染加剧;痰量原来较多,现突然减少且一般情况较差,体温升高,则提示支气管引流不畅。

2. 肺源性呼吸困难(pulmonary dyspnea)　是指由于呼吸系统疾病引起病人自觉空气不足、呼吸费力伴呼吸频率、节律和深度的异常。严重时出现鼻翼扇动、张口或端坐呼吸。

依据肺源性呼吸困难发生的急缓,可分为急性呼吸困难和慢性呼吸困难。前者常见于肺炎、支气管哮喘、气胸、胸腔积液、肺梗死等;后者常见病因为慢性阻塞性肺疾病、弥漫性肺间质纤维化等。

肺源性呼吸困难可分为吸气性呼吸困难、呼气性呼吸困难和混合性呼吸困难。

(1) 吸气性呼吸困难:发生于喉头水肿、气管炎症或异物、肿瘤等引起上段呼吸道狭窄、梗阻时。表现为吸气费力、吸气时间延长,严重者可于吸气时出现锁骨上窝、胸骨上窝及肋间隙向内凹陷,称"三凹征"。

(2) 呼气性呼吸困难:常见于下呼吸道梗阻或细小支气管平滑肌痉挛,如支气管哮喘、慢性阻塞性肺疾病等。表现为呼气时间延长,呼气费力伴哮鸣音,以及由于呼气时胸腔内压增加而引起的颈静脉充盈。

（3）混合性呼吸困难：见于广泛肺疾病、大量胸腔积液、气胸等。表现为吸气、呼气均费力，呼吸浅快，常伴呼吸音变化及病理性呼吸音。

依据呼吸困难与活动的关系，可将其分为轻、中、重三度。

1）轻度呼吸困难：能与同龄健康人同样行走，但不能登高或上台阶。

2）中度呼吸困难：在平地不能与同龄健康人同样行走，但能以自己的速度行走或步行中需要经常停下休息。

3）重度呼吸困难：日常活动明显受限，即使说话、脱衣也感呼吸困难，不能外出活动。

3. 咯血（hemoptysis） 是指喉以下呼吸道或肺组织的出血经口咯出，可以从痰中带血到大量咯血。小量咯血指痰中带血或每天咯血量在100ml以内，中等量咯血每天可达100~500ml，大量咯血每天可达500ml以上或一次咯血量大于300ml。

引起咯血的常见病因包括肺结核、肺癌、支气管扩张、肺脓肿等。咯血多为鲜红色，含泡沫或痰液，不易凝固，呈碱性，应注意与呕血的鉴别。

观察咯血时病人呼吸频率、节律和深度的改变，有无呼吸困难及肺部呼吸音变化，评估面色、脉搏、心率、神志和尿量的变化。大量咯血时，一旦发现病人出现极度紧张、面色苍白、胸闷、气促、咯血不畅等窒息先兆表现，应立即采取相应措施。若病情进一步加重，则可有表情恐怖、张口瞪目、双手乱抓、大汗淋漓、唇指发绀、大小便失禁、意识丧失等由于血块阻塞气道而引起窒息的表现，此时应立即疏通气道。

4. 胸痛 当胸腔内脏器或胸壁组织病变累及壁层胸膜时，即可引起胸痛。常见于肺炎、肺结核、肺癌、肺脓肿、气胸、胸膜炎等。胸痛亦可见于心血管疾病、纵隔或食管病变、肋间神经痛以及其他脏器引起的放射性疼痛。

胸痛可呈隐痛、钝痛、刺痛、灼痛、刀割样痛或压榨样疼痛。胸痛伴高热常见于肺炎；自发性气胸常在屏气、剧烈咳嗽或运动时或之后突发剧烈胸痛，伴气急或发绀；肺癌侵及壁层胸膜或肋骨时，可出现隐痛并进行性加剧；胸膜炎病人常可发生患侧疼痛，多于呼吸、咳嗽时加剧，屏气时减轻；肋间神经痛常沿肋间神经呈带状分布，常伴烧灼样痛。

### 三、心理-社会支持状况

评估病人对所患疾病的了解程度，疾病对日常工作和生活的影响，个人及家庭的应对能力和心理适应能力，家属及所在单位、社区对疾病的认知、支持系统及家庭经济状况等。呼吸系统疾病病人易于产生焦虑、悲观、失望情绪，在缺乏家人的关怀和必要的生活照顾时，也可产生厌世心理。

### 四、辅助检查

1. 血常规检查 呼吸系统感染时，白细胞总数、中性粒细胞增加。嗜酸性粒细胞增多常提示存在过敏因素。长期慢性缺氧可使血红蛋白浓度、红细胞总数增加。

2. 痰液检查 是简单而有效的检查方法，可明确病因、指导用药、观察疗效及预后。检查内容包括一般性状检查、显微镜检查、痰菌培养、药物敏感试验等。

3. 肺功能检查 通过测定肺活量（VC）、残气量（RV）、肺总量（TLC）、第1秒用力呼气容积（$FEV_1$）、用力肺活量（FVC）等指标，了解肺疾病对呼吸功能损害的程度，对疾病的诊断、治疗和评价预后均有价值。

4. 影像学检查 主要包括胸部X线检查、CT检查、MRI及介入放射诊断。X线检查可显示病变的性质、部位和范围，为临床诊断提供重要依据。CT检查可进一步明确病变的部位和性质。

5. 血气分析 抽取动脉血检查动脉血氧分压、二氧化碳分压等指标，用以判断是否存在缺氧、二氧化碳潴留并评价其程度，以明确急性或慢性呼吸衰竭的诊断、分型并指导治疗。

6. 纤维支气管镜检查 是明确诊断肺疾病并进行治疗的重要手段。通过纤维支气管镜，可以取出气管、支气管内异物；观察气道黏膜病变；明确咯血部位、原因并予以治疗，夹取活体组织进行病理检查以确诊肿瘤及其病理分型。

7. 胸腔积液检查 用于区别胸腔积液的性质，对疾病的诊断和治疗提供参考。

## 第三节 呼吸系统疾病常用诊疗技术与护理

### 一、胸腔穿刺术

胸腔穿刺术是利用胸腔穿刺针从胸腔内抽取积液或积气,以检查胸腔积液的性质、胸腔排气减压或给予胸腔内局部用药的方法。

【适应证】

1. 发生胸腔积液或气胸且症状明显者。

2. 脓胸或恶性肿瘤所致胸腔积液,需胸腔内注入抗生素或抗肿瘤药物者。

【操作前准备】

1. 病人准备 向病人解释穿刺目的、步骤及术中注意事项。告知病人在操作过程中应保持穿刺体位,切勿深呼吸和咳嗽,以免损伤胸膜或肺。

2. 用物准备 常规消毒治疗盘;无菌胸腔穿刺包(针栓接有橡胶管或三通的胸腔穿刺针、5ml 和 50ml 注射器、7 号针头、血管钳、洞巾、纱布等);局麻药物(1%普鲁卡因、2%利多卡因、0.1%肾上腺素);以及无菌手套、无菌试管、量杯、胶布等。行胸腔闭式引流者,需另备胸腔闭式引流装置。

【操作过程与配合】

1. 体位 病人反坐于靠背椅上,面向椅背,两上肢平放于椅背上缘,将头伏于前臂上;或取坐位,以床旁桌支托。也可根据病情取侧卧位,抬高床头 30°,举起上臂置于枕后,暴露胸部、背部。

2. 穿刺部位 抽取积液时,穿刺点为叩诊浊音或实音最明显处。一般为肩胛下角线第 7~9 肋间或腋中线第 6~7 肋间。抽取积气时,穿刺点选取患侧锁骨中线第 2 肋间或腋前线 4~5 肋间。

3. 穿刺方法 常规消毒皮肤,局部麻醉。穿刺前以血管钳夹闭橡胶管或关闭三通。以左手固定穿刺部位皮肤,右手持胸腔穿刺针,沿肋骨上缘刺入。穿过壁层胸膜后,连接 50ml 注射器,松开血管钳或转动三通活塞,使胸膜腔与注射器相通。抽取积液的速度不宜过快,抽取完毕后,根据需要留取胸腔积液标本,如需要治疗,可注入药物。术毕拔出穿刺针,再次消毒穿刺点,覆盖无菌纱布,按压穿刺点片刻,胶布固定,撤除洞巾。

4. 注意事项

(1) 穿刺部位不宜过低,进针不可过深,以免损伤相应脏器。

(2) 注射器抽满后,以血管钳夹闭橡胶管或关闭三通,取下注射器推出液体,先连接注射器,松开血管钳或打开三通。

(3) 每次抽液或抽气不可过快、过多。第一次抽液不宜超过 600ml,以后每次抽液不超过 1 000ml,以免由于纵隔复位过快,而引起肺水肿或循环障碍。

(4) 穿刺过程中,应密切观察病人的脉搏、呼吸、面色等变化,一旦发生头晕、面色苍白、出冷汗、心悸、胸痛、刺激性咳嗽,应立即停止抽液并协助病人平卧,密切观察血压变化。

【操作后护理】

1. 嘱病人平卧或半卧位休息,观察其呼吸、脉搏、血压等。

2. 观察穿刺部位有无渗血、渗液,保持局部干燥。

3. 记录胸腔积液的量、颜色、性质,及时送检标本。

4. 注入药物后嘱病人适当变换体位,使药物在胸腔内混匀,观察有无发热、胸痛等反应。

### 二、纤维支气管镜检查术

纤维支气管镜检查术是利用光学纤维内镜,经口、鼻、气管插管或气管切开套管插入左、右支气管,叶、段、亚段,甚至更细的支气管,对发生于气管、支气管管腔的病变进行检查、诊断和治疗的方法。

【适应证】

1. 需明确肺部肿瘤和其他胸腔疾病病因者。

2. 呼吸道内存在较多分泌物、出血、异物、息肉等需引流、止血、清除等治疗者。

【禁忌证】

1. 呼吸功能损害严重或哮喘发作,无法耐受此项检查者。

2. 心功能不全、严重高血压或心律失常者。

3. 全身状态或其他器官极度衰竭者。

4. 患有主动脉瘤者。

5. 出凝血机制严重障碍者。

【操作前准备】

1. 病人准备　解释检查的目的、步骤及术中注意事项,取得配合。详细了解病史、查体和各项检查结果。指导病人术前 4 小时禁食、禁水以防误吸。术前半小时遵医嘱给阿托品 1mg 或地西泮 10mg。取出活动性义齿。

2. 用物准备　包括纤维支气管镜及其附件、吸引器、注射器、药物(1% 麻黄碱、2% 利多卡因、阿托品、0.1% 肾上腺素、50% 葡萄糖、生理盐水)、氧气。必要时,准备心电监护仪及复苏设备。

【操作过程与配合】

协助病人取仰卧位,肩部略垫高,头向后仰。不能平卧者,可取坐位或半坐位。以 2% 利多卡因施行咽喉喷雾麻醉,每 2~3 分钟喷药一次,共 3 次。固定病人头部,根据病情选择经口或鼻插管,经纤维支气管镜滴入麻醉剂行表面麻醉。在直视下依次检查各叶、段支气管。操作中观察病人的生命体征。对局部用药者,应观察有无药物不良反应。配合医生做好吸引、活检、治疗等操作。

【操作后护理】

1. 一般护理　协助病人取平卧位或半卧位休息,禁食、禁水 2 小时。待吞咽反射恢复后,可进温凉流质或半流质。检查后数小时内避免说话、吸烟、咳嗽,使声带充分休息,若出现声音嘶哑、咽喉疼痛可给予雾化吸入。及时送检活体组织或痰标本。必要时遵医嘱常规应用抗生素以预防呼吸道感染。

2. 观察病情　观察有无气道出血征象,鼓励病人轻轻咳出痰液和血液。观察有无胸闷、呼吸急促、吞咽困难、发热、咯血等,一旦发现应立即报告医生并协助处理。

### 三、胸腔闭式引流术

胸腔闭式引流术是在胸腔内插入引流管,引流管的下方置于密闭水封瓶中,利用水封瓶中的液体使胸腔与外界空气相隔离,维持单一方向的引流,以重建胸腔负压的引流方法。

临床上,常用于血胸、气胸、脓胸及开胸术后的胸膜腔引流。

【引流种类及装置】

1. 引流插管位置　排除胸腔积气时,插管位置一般在前胸壁患侧锁骨中线第 2 肋间。引流血胸或胸腔积液时,插管位置一般在患侧腋中线或腋后线第 6~8 肋间;脓胸常选择脓液积聚的最低位置插管。

2. 引流装置　胸膜腔闭式引流装置有单瓶装置、双瓶装置、三瓶装置三种。临床上,常使用一次性无菌塑料胸腔引流瓶。

(1) 单瓶装置:由引流管和水封瓶两部分组成。标准水封瓶是一个容积为 2 000~3 000ml 的广口瓶,内装 500ml 无菌生理盐水;瓶塞上有两个孔洞,分别插入长、短两根管。长管下端置于水面下 3~4cm,上端与病人的胸腔引流管相连,接通后即可见长管内水柱上升并随呼吸上、下波动。短管与外界空气相通,由胸腔引出的气体浮出水面后即可经短管逸出。当引流液逐渐增加时,应去除水封瓶内部分液体,以免不利于胸腔内气体的排出。

(2) 双瓶装置:在单瓶装置的基础上增加一个集液瓶以收集引流液。集液瓶介于病人和水封瓶之间,瓶塞上插入两根短管。其中一根与病人的胸腔引流管相连,另一根连接到水封瓶的长管。在引流胸腔积液时,水封瓶中的密闭系统(无菌生理盐水)不会受到引流液体量的影响,故较易观察引流液的量和性质,胸腔内的液体与气体也较易于排出。

（3）三瓶装置:在双瓶装置基础上增加一个负压调节瓶以迅速排出胸腔内积液、积气,促进肺复张。负压调节瓶的瓶塞上有三个孔,插三根管。两根短管分别连接水封瓶上短管和负压吸引器;长管上端与大气相通,下端插入水面下 10~20cm,可根据水柱高度调节抽吸负压。

【操作前准备】

向病人解释胸腔引流的目的。安置病人取半卧位,准备手术器械、物品及引流装置。使用前,检查闭式引流装置有无破损,各衔接处是否密封。长管约 1.5m,以便病人翻身和活动。

【操作过程与配合】

局部消毒后,在选定的胸壁肋间行全层浸润麻醉。切开皮肤,钝性分离肌层。再经肋骨上缘置入带有侧孔的胸腔引流管,引流管侧孔应深入胸膜腔内 2~3cm,其外端连接无菌水封瓶的长管。缝合切口,固定引流管,用油纱布严密覆盖。

【操作后护理】

1. 保持引流系统密闭　保持引流装置密封以维持胸腔内负压,利于肺膨胀和气体交换。引流管周围包盖严密,与长管衔接紧密可靠。水封瓶长管应深入水中 3~4cm 并保持直立。床旁常规备止血钳,在病人活动、更换引流瓶、接口处意外脱开、引流瓶损坏时,应双重钳闭近胸壁端胸腔引流管。若胸腔引流管从胸腔脱出,应立即以手捏闭伤口处皮肤,消毒后用凡士林纱布封闭伤口并通知医生重新置管。

2. 妥善固定防止逆行感染　保持引流装置无菌。定时更换引流瓶,更换时应严格执行无菌操作规程。放置引流瓶应低于胸腔引流口平面 60~100cm,以防瓶内液体反流。保持胸壁引流口处敷料清洁、干燥。引流管可用橡皮筋或胶布条环绕,用别针穿过橡皮筋和胶布条固定于床上,或将引流接管两侧的床单捏紧而形成一凹槽,再以别针固定以防管道扭曲、受压。妥善放置引流瓶以防意外踢倒或移动床位时碰倒。搬运病人时,应先用两把止血钳夹闭引流管,再将引流瓶直立在平车或推车上;到达目的地时,先放下引流瓶,再松开止血钳。

3. 保持引流通畅　病人在引流期间应采用半坐卧位,翻身、活动时要避免引流管受压、扭曲或打折。如果病人向插管侧卧位,可在引流管两旁垫以沙袋或折叠毛巾,以免引流管受压。当引流液量大、黏稠、有脓块或血样液体时,应经常挤压引流管以免阻塞。鼓励病人咳嗽、深呼吸及变换体位以利于胸腔内气体或液体排出。

4. 观察　引流期间应注意观察长管内水柱波动、排气情况以及引流液的量、颜色和性质并记录。

（1）观察水柱波动:正常情况下,长管中的水柱随病人呼吸上、下波动范围 4~6cm。若水柱无波动,则应结合病人具体表现以判断是由于引流管道系统阻塞,还是由于肺已完全复张。若自觉胸闷、气促,体检发现气管移向健侧,应考虑为引流管道系统阻塞,需挤压引流管或负压间断抽吸,使其通畅。若病人一般状态稳定,呼吸平稳,则提示肺复张良好。

（2）检查水封瓶内气泡:正常情况下,呼气或咳嗽时即可看到经长管排出间歇性气泡。若出现持续性气泡,常表示引流系统漏气,应迅速检查引流管的接口部位是否密闭或有无破损。若发现气泡快速冒出,则提示有气体进入胸腔,警惕肺裂伤或支气管胸膜瘘的发生。

（3）观察引流液:一般情况下,开胸术后胸膜腔引流出的血性液体,第 1 个 24 小时内不超过 500ml 且逐渐减少、颜色逐渐变淡。若每小时引流出血性液体超过 100~200ml,持续 2~3 小时以上,应警惕胸腔内活动性出血。

5. 拔管护理　胸腔引流 48~72 小时后,在引流通畅情况下若无气体逸出,水柱波动幅度变小或停止波动,24 小时引流液少于 50ml、脓液少于 10ml,病人无呼吸困难,胸片检查提示肺膨胀良好,即可拔除引流管。拔管时,协助病人取健侧卧位或坐位。嘱其深吸气后屏气,协助医生迅速拔管,然后立即用凡士林厚纱布覆盖局部、包扎与固定,或收紧、结扎已放置在引流管切口的缝线。拔管后继续观察有无胸闷、呼吸困难、皮下气肿、切口处漏气及渗液,发现异常应及时通知医生处理。

（李　晶）

## 思考题

1. 12 岁的小学生。参加学校组织的游园活动时,突发咳嗽、咳少量白色痰、喘息伴胸闷、憋气,被就近送往社区医院后口服氨茶碱无效,遂转入本院。近年来曾有类似发作多次,但程度轻,口服氨茶碱能缓解,故未引起足够重视。此次发作以来,进食较少,4 小时前排尿 300ml。入院后由母亲陪伴。查体:BP 115/75mmHg,R 24 次/min,P 130 次/min,端坐位,张口喘息,大汗淋漓,口唇发绀,两肺呈吸气状,叩诊过清音,呼气明显延长伴广泛哮鸣音。心律规则,心音正常,余未见异常。

请思考:

(1) 此时出现了哪种呼吸困难?

(2) 请分析发生这种呼吸困难的依据。

2. 王先生,18 岁。因左胸壁被刀刺伤 1 小时,极度呼吸困难、发绀、冷汗,经急诊入院。查体:烦躁不安,BP 75/45mmHg,P 140 次/min,左侧胸廓饱满,叩诊鼓音,呼吸音消失,气管移向右侧。面部、颈部和上胸部存在广泛皮下气肿。接诊后,医生迅速给予胸腔穿刺排气,后安置胸腔闭式引流。

请思考:

(1) 为确保胸腔闭式引流通畅,应采取哪些措施?

(2) 安置胸腔闭式引流后第 7 天,护士发现长管内水柱停止波动,检查可见病人呼吸平稳,未见口唇、甲床发绀,此提示有何临床意义?

思路解析

扫一扫、测一测

**学习目标**

1. 掌握急性上呼吸道感染、急性气管-支气管炎、肺炎的概念及护理要点。
2. 熟悉呼吸道感染的治疗原则、肺炎并发感染性休克的护理。
3. 了解呼吸道感染的病因、诱因和发病机制。
4. 学会评估病人,做出护理诊断并制订护理计划,实施恰当的护理措施并对病人及其家属进行健康指导。
5. 具有良好的人文关怀和沟通能力,体现护理职业道德品质。

**情景导入**

王先生,20岁。昨日下午外出游玩时淋雨,晚上回家后开始鼻塞、流涕,打喷嚏、头痛、咽痛、发热,后半夜出现剧烈咳嗽,并咳少量黄脓性痰,今日上午来门诊就诊。

请问:

1. 该病人主要的护理诊断有哪些?
2. 你如何对病人进行健康指导?

## 第一节　急性上呼吸道感染病人的护理

急性上呼吸道感染(acute upper respiratory tract infection)简称上感,为外鼻孔至环状软骨下缘包括鼻、咽或喉部急性炎症的总称。常见病原体为病毒,少数由细菌引起。本病全年均可发病,但以冬、春季节多见,多为散发,可在气候突变时小规模流行。由于病毒表面抗原易发生变异,病毒间无交叉免疫,故可多次发病,发病不分年龄、性别、职业和地区,免疫力低下者易感。

【病因与发病机制】

上感有70%～80%由病毒引起,主要有鼻病毒、腺病毒、流感病毒和副流感病毒、呼吸道合胞病毒、埃可病毒、柯萨奇病毒、麻疹病毒、风疹病毒。由细菌引起者占20%～30%,可直接或继发于病毒感染后发生,以口腔定植菌溶血性链球菌为多见,其次为流感嗜血杆菌、肺炎链球菌和葡萄球菌等,偶见革兰氏阴性杆菌。可通过含有病毒的飞沫经空气传播,或经被污染的手和用具接触传播。当机体或呼吸道局部防御功能降低时,原存于上呼吸道或从外界侵入的病毒或细菌可迅速繁殖,引起发病。

【护理评估】

（一）健康史

询问有无受凉、淋雨、过度疲劳等诱因，有无呼吸道慢性炎症或引起全身免疫力下降的疾病，有无与上感病人密切接触史，平时健康状况。

（二）身体状况

根据病因不同，可有不同的类型。

1. 普通感冒　俗称"伤风"，又称急性鼻炎或上呼吸道卡他，以鼻咽部卡他症状为主要表现，成人多数为鼻病毒引起。起病较急，初期有咽干、咽痒或烧灼感，发病同时或数小时后，可有喷嚏、鼻塞、流清水样鼻涕，2~3天后变稠，可伴咽痛、呼吸不畅、流泪、头痛、声嘶，如咽管炎时出现听力减退等，严重者有发热、轻度畏寒和头痛。体检可见鼻腔黏膜充血、水肿、有分泌物，咽部轻度充血。如无并发症，一般5~7天痊愈。

2. 以咽喉炎为主要表现的上呼吸道感染

（1）急性病毒性咽炎和喉炎：急性咽炎由鼻病毒、腺病毒、副流感病毒和呼吸道合胞病毒等引起，临床特征为咽痒和烧灼感，咽痛不明显，腺病毒感染时常合并眼结膜炎，体检可见咽部明显充血、水肿、颌下淋巴结肿大伴触痛。急性喉炎多由鼻病毒、流感病毒、副流感病毒及腺病毒等引起，临床特征为犬吠样咳嗽、声音嘶哑、吸气性喉鸣、三凹征伴咽喉痛，可有发热。体检见喉部水肿、充血，局部淋巴结轻度肿大伴触痛，有时可闻及喉部喘息声。

（2）急性疱疹性咽峡炎：由柯萨奇病毒A等引起，表现为明显咽痛、发热，病程约1周，体检可见咽充血，软腭、腭垂、咽及扁桃体表面有灰白色疱疹及浅表溃疡，周围有红晕。多发于夏季，儿童多见。

（3）急性咽结膜炎：主要由腺病毒、柯萨奇病毒等引起，表现有发热、咽痛、畏光、流泪，咽及结膜明显充血。病程4~6天，常发生于夏季，由游泳传播，儿童多见。

（4）急性咽-扁桃体炎：多由溶血性链球菌引起，其次为流感嗜血杆菌、肺炎球菌、葡萄球菌等。起病急，明显咽痛、畏寒、发热，体温可达39℃以上。体检可见咽部明显充血，扁桃体肿大、充血，表面有脓性渗出物，颌下淋巴结肿大伴压痛。

3. 并发症　急性上感治疗不及时或不恰当，可并发急性鼻窦炎、中耳炎、气管-支气管炎。部分以咽炎为表现的上感者，可继发溶血性链球菌引起的风湿热、肾小球肾炎，少数病人可并发病毒性心肌炎。

（三）心理-社会支持状况

因为发热、咽痛等不适，病人可有情绪低落，或因出现并发症而焦虑。少数病人缺乏休息、治疗不及时以致延误病情出现并发症，病情加重后又后悔不已。

（四）辅助检查

1. 血常规　病毒性感染者白细胞计数正常或偏低，淋巴细胞比例升高。细菌感染者白细胞计数与中性粒细胞增多并有核左移现象。

2. 病原学检查　主要用咽拭子进行微生物检测。细菌培养及药敏试验可判断细菌类型并指导用药。病毒分离、病毒抗原的血清学检查等有利于判断病毒类型。

（五）治疗原则与主要措施

对于病毒感染尚无特异治疗。一般以对症处理为主，辅以中医治疗，并防治继发细菌感染。

1. 对症治疗　减轻症状可选用解热镇痛及减少鼻咽充血和分泌物的药物，如对乙酰氨基酚（泰诺）等；鼻塞可用伪麻黄碱滴鼻；喷嚏、流涕可用抗过敏药；咽痛时可含清咽滴丸等；干咳明显者用喷托维林等镇咳药。

2. 病因治疗　早期应用抗病毒药物利巴韦林、奥司他韦等，对流感病毒和呼吸道合胞病毒等有较强的抑制作用。普通感冒无须使用抗菌药物，如有白细胞计数增高、咽部脓苔、咳黄痰和流脓鼻涕等细菌感染表现可经验性选用抗菌药物，常使用青霉素、头孢菌素、大环内酯类或喹诺酮类抗菌药物。

3. 中医治疗　可选用清热解毒和抗病毒作用的中药，如正柴胡饮、板蓝根冲剂等。

【常见护理诊断/问题】

1. 舒适度减弱：鼻塞、流涕、咽痛、头痛　与病毒或细菌感染有关。

2. 体温过高　与病毒或细菌感染有关。

【护理目标】

1. 鼻塞、流涕、咽痛、头痛等症状消失。

2. 体温恢复正常。

【护理措施】

1. 休息与环境　轻者适当休息,重者或老者卧床休息;保持室内一定的温度与湿度和空气流通,进行室内空气消毒。不参加剧烈的活动,防止过度疲劳,发热时更应注意休息。

2. 饮食护理　给予清淡、足够热量、丰富维生素、易消化的饮食,发热时多饮水。

3. 口腔护理　进食后漱口或做好口腔护理,防治口腔感染。

4. 用药护理　遵医嘱用药并观察药物的疗效及不良反应。为减轻抗过敏药物的头晕、嗜睡等不良反应,宜指导病人临睡前服用,告知驾驶员和高空作业者避免使用。

5. 病情观察　观察生命体征及主要症状,尤其是体温、咽痛、咳嗽等变化,观察有无并发症的征兆。

6. 防止交叉感染　指导病人打喷嚏或咳嗽时用纸巾遮挡口鼻,避免对着他人,用具及时消毒,减少探视,避免交叉感染。

7. 健康指导

（1）疾病预防指导:室内清洁、空气流通,避免受凉、过度疲劳等感染诱发因素,流行季节少去公共场所。劳逸结合,锻炼身体,提高机体抗寒能力和抵抗力。

（2）疾病知识指导:采取防止交叉感染的措施,多饮水,注意休息,遵医嘱用药。经治疗,症状不缓解或加重,应及时就诊,防止并发症的发生。

【护理评价】

经过治疗和护理,评价病人是否达到:①鼻塞、流涕、咽痛、头痛等症状消失。②体温恢复正常。

# 第二节　急性气管-支气管炎病人的护理

急性气管-支气管炎(acute tracheo-bronchitis)是气管-支气管黏膜的急性炎症性疾病。症状主要为咳嗽和提示下呼吸道感染(咳痰、气急、喘息、胸部不适/疼痛)的其他症状或体征,而不能以鼻窦炎或哮喘来解释。常发生于寒冷季节或气候突变时,多为散发。年老体弱者易感,也可由急性上呼吸道感染迁延不愈所致。

【病因与发病机制】

1. 感染　病毒或细菌感染是本病最常见的病因,可由病毒、细菌直接感染或由上呼吸道感染迁延而来,也可在病毒感染后继发细菌感染。常见病毒为腺病毒、呼吸道合胞病毒、流感病毒等。细菌以肺炎链球菌、流感嗜血杆菌、链球菌和葡萄球菌常见。近年来支原体和衣原体感染有所增加。

2. 理化因素　冷空气、粉尘、刺激性气体或烟雾(如二氧化硫、二氧化氮、氯气、氨气等)的吸入,均可刺激气管-支气管黏膜引起本病。

3. 变态反应　吸入性致敏原包括花粉、有机粉尘、真菌孢子、动物毛皮及排泄物;或对细菌蛋白质过敏,钩虫、蛔虫的幼虫在肺内的移行均可引起气管-支气管急性炎症反应。

【护理评估】

（一）健康史

询问有无受凉、淋雨、过度疲劳、接触变应原或受理化因素刺激等诱因,是否有上感,平时健康状况。

（二）身体状况

1. 症状　常先有急性上呼吸道感染症状,继之出现干咳或咳少量黏液痰,2~3天后痰量增多、转为黏液脓性,偶有痰中带血,咳嗽加剧。起病较急,全身症状轻,可有发热、咳嗽、咳痰可延续2~3周,少数迁延不愈演变成慢性支气管炎。伴支气管痉挛时可有胸闷、气促。

2. 体征　可无明显体征或两肺闻及散在干、湿啰音,部位不固定,咳嗽后可消失。支气管痉挛者可闻及哮鸣音。

（三）心理-社会支持状况

因频繁咳嗽、咳痰、气急影响工作和休息,可致病人烦躁不安,若迁延不愈,可致焦虑。评估病人及家属对疾病的认知程度以及所得到的社会支持情况。

### （四）辅助检查

病毒感染时血常规白细胞计数多正常或偏低。由细菌感染引起者,白细胞总数和中性粒细胞百分比升高,血沉增快。痰培养可发现致病菌。X线胸片仅有肺纹理增粗、紊乱,多无异常。

### （五）治疗原则与主要措施

1. 对症治疗　干咳或少痰者可用右美沙芬、喷托维林（咳必清）镇咳;咳嗽有痰且不易咳出者可用盐酸氨溴索（沐舒坦）、溴己新（必嗽平）,也可使用兼顾止咳与祛痰的复方甘草合剂。发生喘息时可用平喘药如茶碱类和 $\beta_2$ 受体激动剂等。

2. 病因治疗　避免吸入粉尘和刺激性气体,有细菌感染征象时应及时使用抗菌药物,如青霉素类、头孢菌素类、大环内酯类或喹诺酮类等药物。给药以口服为主,必要时肌内注射或静脉滴注。

3. 一般治疗　多休息、多饮水、避免劳累。

【常见护理诊断/问题】

1. 清理呼吸道无效　与呼吸道感染、痰液黏稠有关。

2. 气体交换障碍　与过敏、炎症引起支气管痉挛有关。

【护理目标】

1. 能有效排出痰液,咳嗽明显减轻。

2. 气促减轻或消失。

【护理措施】

参见第八章第二节"呼吸系统疾病病人的护理评估"的咳嗽与咳痰护理。

【护理评价】

经过治疗和护理,评价病人是否达到:①能有效排出痰液,咳嗽减轻。②气促减轻或消失。

## 第三节　肺炎病人的护理

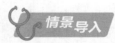

于先生,28岁。因前日天气降温时外出办事,未及时添加衣物受凉,今日突发畏寒、高热伴恶心、呕吐,被家人送医就诊。值班护士体检发现 T 40℃ ,P 120 次/min,R 28 次/min,BP 110/70mmHg,右下肺呼吸音低,可闻及湿啰音。

请问:

1. 该病人最主要的护理诊断是什么?

2. 为配合医生救治,护士应采取哪些护理措施?

肺炎(pneumonia)是指发生在终末气道、肺泡和肺间质的炎症,可由病原微生物、各种理化因素、免疫损伤、过敏和药物等因素所致,是呼吸系统常见病。近年来,因抗生素的不合理应用和病原体的变迁等因素,肺炎的发病率和病死率仍很高。

【病因与发病机制】

肺炎可由多种病原体引起,如细菌、病毒、衣原体、支原体、真菌、寄生虫等。细菌感染中以肺炎球菌、金黄色葡萄球菌、革兰氏阴性杆菌等为多见。其他如毒气、化学物质、药物、放射线、误吸等理化因素以及过敏性、风湿性疾病等免疫和变态反应亦可引起肺部感染的发生。

正常的呼吸道免疫防御机制使下呼吸道保持无菌。一旦病原体数量多、毒力强和（或）宿主呼吸道局部和全身免疫防御系统损害,即可发生肺炎。病原体侵入机体的途径有空气吸入、血行播散、邻近感染部位蔓延及上呼吸道定植菌的误吸等。病原体侵入下呼吸道后不断繁殖,引起肺泡毛细血管充血、水肿,肺泡内纤维蛋白渗出和细胞浸润。多数情况下,本病在治愈后肺的结构和功能均可恢复,多预后良好。

【分类】

1. 病因分类　对肺炎的治疗有重要意义。

（1）细菌性肺炎：最常见，如肺炎链球菌、金黄色葡萄球菌、甲型溶血性链球菌、肺炎克雷伯杆菌、流感嗜血杆菌、铜绿假单胞菌和鲍曼不动杆菌肺炎等。

（2）非典型病原体所致肺炎：由支原体、衣原体和军团菌等引起。

（3）病毒性肺炎：由冠状病毒、腺病毒、呼吸道合胞病毒、流感病毒等引起。

（4）真菌性肺炎：由念珠菌、曲霉菌、隐球菌等引起。

（5）其他病原体所致肺炎：由立克次氏体、弓形体、原虫、寄生虫等引起。

（6）理化因素所致肺炎：如放射性肺炎、胃酸吸入引起化学性肺炎、吸入刺激性气体或液体引起化学性肺炎。

2. 解剖学分类

（1）大叶性（肺泡性）肺炎：病原体在肺泡引起炎症，后经肺泡间孔（Cohn孔）向周围肺泡扩散，逐渐引起整个肺段甚至肺叶的炎性改变。其典型表现是肺实质炎症，多不累及支气管，致病菌多为肺炎链球菌。

（2）小叶性（支气管性）肺炎：病原体经支气管入侵，逐步引起细支气管、终末细支气管及肺泡的炎症。常继发于支气管炎、支气管扩张、上呼吸道病毒感染及长期卧床的危重病人。常见病原体有肺炎链球菌、葡萄球菌、病毒、支原体等。

（3）间质性肺炎：是以肺间质为主的炎症，主要累及支气管壁及支气管周围组织，有肺泡壁增生和间质水肿。可由细菌、支原体、衣原体、病毒或肺孢子菌等引起。

3. 患病环境分类

（1）社区获得性肺炎（community acquired pneumonia，CAP）：指在院外罹患的感染性肺实质炎症，包括有明确潜伏期的病原体感染，入院后在平均潜伏期内发病的肺炎。吸入飞沫传播，常见病原菌包括肺炎链球菌、流感嗜血杆菌、支原体、衣原体和呼吸道病毒等。

（2）医院获得性肺炎（hospital acquired pneumonia，HAP）：也称医院内肺炎，是指病人入院时不存在肺炎，也不处于潜伏期，而在入院48小时后在医院内发生的肺炎，也包括出院后48小时内发生的肺炎。其中以呼吸机相关肺炎最为多见，治疗和预防较困难。不存在感染高危因素的病人，其常见病原体依次为肺炎链球菌、流感嗜血杆菌、金黄色葡萄球菌、大肠杆菌、肺炎克雷伯杆菌等。存在感染高危因素者常见病原体为肺炎克雷伯杆菌、铜绿假单胞菌、金黄色葡萄球菌及肠杆菌属等。

【护理评估】

（一）健康史

评估病人既往健康状况，有无慢性呼吸系统疾病及全身性疾病史，有无相关疾病的接触史，有无呼吸道过敏史。评估病人是否存在导致机体防御能力下降的因素，如着凉、淋雨、酗酒、吸烟、年老体弱、长期卧床、长期使用糖皮质激素和免疫抑制剂、接受机械通气及大手术等。

（二）身体状况

1. 肺炎链球菌肺炎　常与呼吸道病毒感染伴行，冬季和初春多见。

（1）症状：发病前通常有受凉、淋雨、疲劳、酗酒或病毒感染史，多有上呼吸道感染的前驱症状。该病起病急骤，典型临床症状有寒战、高热（体温在数小时内上升至39～40℃，发热高峰在下午或傍晚，或呈稽留热）、全身肌肉酸痛，时有咳嗽、咳痰（呈铁锈色痰或痰中带血）、患侧胸痛，偶有恶心、呕吐、腹痛、腹泻等。

（2）体征：急性病容，口唇及鼻周有单纯疱疹，病变广泛时可有发绀。病变早期肺部无明显异常体征，肺实变时可有呼吸运动减弱、触诊语颤增强、叩诊浊音，并可闻及支气管呼吸音，消散期可闻及湿啰音，炎症累及胸膜时可闻及胸膜摩擦音，经治疗后，随体温恢复正常，其他症状和体征逐渐消失。重症病人可有肠胀气，若上腹部压痛可考虑炎症累及膈胸膜。重症感染时可伴休克、急性呼吸窘迫综合征及神经精神症状。感染性休克多见于老年人，表现为血压降低、四肢厥冷、发绀、出冷汗、心动过速、心律失常等，而高热、咳嗽、胸痛症状不突出。

2. 葡萄球菌肺炎　是由葡萄球菌引起的急性肺化脓性炎症，常发生于有糖尿病、艾滋病、血液病、肝病、营养不良等慢性基础疾病或原有支气管疾病者，若不及时治疗或治疗不当，病死率较高。

（1）症状：起病急，症状重。常出现寒战、高热（体温多高达39～40℃）、胸痛、咳嗽、咳痰（痰呈脓性,量多,带血丝或呈脓血状)等。可伴精神萎靡,全身肌肉、关节酸痛、乏力等,重者可出现周围循环衰竭症状。院内感染者通常起病较为隐匿,体温逐渐上升。老年人症状不典型。血源性葡萄球菌肺炎常与皮肤伤口或中心静脉导管置入有关。

(2) 体征:早期可无体征,常与严重的毒血症状和呼吸道症状不平行,之后可出现两肺散在湿啰音。病变范围较大或融合时可有肺实变体征,发生气胸或脓气胸时则有相应体征。血源性葡萄球菌肺炎应注意肺外病灶。

3. 支原体肺炎 秋、冬季节发病较多,常同时有咽炎、支气管炎和肺炎。该病约占非细菌性肺炎的1/3以上,占各种原因引起肺炎的10%。

(1) 症状:该病起病缓慢,潜伏期2~3周。主要症状为乏力、咽痛、头痛、咳嗽(多为阵发性刺激性干咳,咳少量白色黏痰)、发热(可持续2~3周,体温恢复正常后可仍有咳嗽)等,偶伴有胸骨后疼痛。

(2) 体征:肺部体征常不明显,与肺部病变程度常不相称。病人可见咽部充血,儿童偶见鼓膜炎或中耳炎,颈部淋巴结肿大。

4. 病毒性肺炎 由上呼吸道病毒感染,向下蔓延而引起肺部炎症。本病大多发生在冬春季节,病毒主要通过飞沫吸入,也可通过污染的餐具或玩具及与病人直接接触而感染,传播快而广,呈暴发或散发流行。婴幼儿、老年人、原有慢性心肺疾病等免疫力低者易发病,且病情严重,可导致死亡。

(1) 症状:多为急性起病,一般临床症状较轻,鼻塞、咽痛、发热、头痛、全身酸痛、倦怠等上呼吸道感染症状较为突出,累及肺部出现咳嗽、咳痰(少痰或白色黏痰)等症状。小儿或老年人易发生重症病毒性肺炎,可表现为呼吸困难、发绀、嗜睡、精神萎靡等症状,甚至并发休克、心力衰竭、呼吸衰竭或ARDS等并发症。

(2) 体征:胸部体征不显著,重者可有呼吸浅促、心率增快、发绀及肺部干湿啰音。

5. 革兰氏阴性杆菌肺炎 常见于克雷伯杆菌(又称肺炎杆菌)、铜绿假单胞菌、流感嗜血杆菌等感染,是医院获得性肺炎的常见致病菌。其中克雷伯杆菌是医院获得性肺炎的主要致病菌,其耐药菌株不断增加,病情危重、病死率高;好发于长期酗酒和久病体弱者,起病急,常见高热和寒战、咳嗽、咳痰(黏稠血性、黏液样或胶冻样痰)、胸痛、呼吸困难、可发生咯血。由肺炎克雷伯杆菌感染引起的肺炎病人,胸部X线典型表现为肺叶实变,常伴有脓肿形成。

6. 肺真菌病 主要指肺和支气管的真菌性炎症或相关病变。当机体免疫功能下降时,通过呼吸道吸入或寄生于口腔及体内其他部位的真菌导致肺真菌病的机会增加,其中,侵袭性肺真菌病病情最严重,病死率最高。临床上常表现为持续发热,经抗生素治疗无效,具有肺部感染的症状和体征。

7. 重症肺炎 目前没有普遍认同的诊断标准。中华医学会呼吸病学分会2016年修订的《中国成人社区获得性肺炎诊断和治疗指南(2016版)》中重症肺炎诊断的主要标准是:①主要标准。需要有创机械通气;脓毒血症休克经积极液体复苏后仍需要血管活性药物治疗。②次要标准。呼吸频率≥30次/min;氧合指数≤250mmHg;多肺叶浸润;意识障碍和(或)定向障碍;血尿素氮≥7.14mmol/L;收缩压<90mmHg,需积极的液体复苏。符合1项主要标准或3项以上次要标准的病人,即可诊断为重症肺炎。

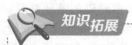

## 社区获得性肺炎(CAP)严重程度评价

1. 如果处于院外或不方便进行生化检查的医疗机构,推荐CRB-65,即意识障碍、呼吸、血压及年龄是否超过65岁,具体评分每项1分:①意识障碍。②呼吸频率≥30次/min。③收缩压<90mmHg或舒张压≤60mmHg。④年龄≥65岁。

评分:①0分。低危,门诊治疗。②1~2分。中危,建议住院或严格随访下院外治疗。③≥3分。高危,应住院治疗。

2. CURB-65以其简洁、敏感性高,易于临床操作而较为常用,与CRB-65相比,多一项尿素氮>7mmol/L,其余相同。评分死亡风险时每项1分:①0~1分低危,原则上门诊治疗。②2分中危,建议住院或严格随访下院外治疗。③3~5分高危,应住院治疗。

3. 此外还有PSI评分、CURXO评分及SMART-COP评分。

**（三）心理-社会支持状况**

病人因起病急、症状重而焦虑不安，甚至恐惧。若病人病情严重或存在慢性基础疾病的病史，病人及家属可能出现消极、悲观、绝望的情绪。护士应了解病人及家属的心理状态、对疾病的认知程度及社会支持情况。

**（四）辅助检查**

1. 血常规检查　细菌性肺炎病人，白细胞计数增高，中性粒细胞比例明显增高，并有核左移现象，细胞内可见中毒颗粒。年老体弱、免疫功能低下者白细胞计数常不增高，但中性粒细胞的比例增高。支原体肺炎病人的血白细胞计数正常或略高，以中性粒细胞为主。病毒性肺炎病人的白细胞计数可正常、略高或偏低。

2. 病原体检查　通过痰涂片、痰培养等方法明确病原体，重症感染者需做血培养，合并胸腔积液者，需积极进行胸腔积液培养。怀疑病毒感染时，需进行呼吸道分泌物或肺活检标本培养。怀疑真菌性肺炎时，可进行痰液和组织真菌培养，其形态学辨认有助于早期诊断。

3. 胸部 X 线检查　肺炎链球菌肺炎实变期可见大片炎症浸润阴影或实变阴影，在实变阴影中可见支气管充气征，病变累及胸膜时，可见肋膈角变钝的胸腔积液征象，在消散期，炎症浸润逐渐吸收，可呈现"假空洞"征。葡萄球菌肺炎时，胸部 X 线显示迅速多变的肺段或肺叶的实变影像，可伴有空洞。肺炎支原体肺炎的胸部 X 线特点是呈节段性分布的多形态浸润阴影，肺下野多见。病毒性肺炎的 X 线检查可见肺纹理增多，可呈小片状或广泛浸润。真菌性肺炎的胸部 X 线检查无特征性，可表现为大叶性肺炎、小叶性肺炎、单发或多发性结节及肿块状阴影和空洞。

4. 血清学检查　临床上常以此作为确诊支原体肺炎最常用的检测手段，如补体结合试验、间接血细胞凝集试验、酶联免疫吸附试验及间接荧光抗体试验等均具有特异性诊断价值。病毒性肺炎病人的血清抗体可呈阳性，若恢复期血清抗体较急性期滴度增高 4 倍以上，即有诊断意义。

5. 血气分析　重症肺炎可出现动脉血氧分压下降和（或）二氧化碳分压增高。休克型肺炎病人常出现呼吸性酸中毒合并代谢性酸中毒。

6. 组织病理学检查　确诊肺真菌病主要依靠肺组织活检的病理学检查。

**（五）治疗原则与主要措施**

抗感染治疗是治疗肺炎的最主要环节。初始采用经验治疗，初始治疗后根据临床反应、细菌培养和药物敏感试验，选择敏感的抗生素是治疗的关键。

1. 肺炎球菌肺炎　首选青霉素 G，用药途径及剂量视病情轻重及有无并发症而定。静脉滴注时，应现用现配，对青霉素过敏或耐药者，可用氟喹诺酮类、头孢噻肟或头孢曲松等。

2. 革兰氏阴性杆菌肺炎院内感染的重症肺炎在未明确致病菌之前，即可给予氨基糖苷类抗生素与半合成青霉素或第二、三代头孢菌素类，宜大剂量并联合应用，疗程长，以静脉滴注为主，辅以雾化吸入。目前，针对克雷伯杆菌肺炎，主要应用第二、三代头孢菌素联合氨基糖苷类抗生素。流感嗜血杆菌肺炎的治疗选择氨苄西林或第二、三代头孢菌素类及 β-内酰胺酶抑制剂的复合制剂。治疗大肠杆菌、变形杆菌等肠杆菌科细菌肺炎时，常以羧苄西林与氨基糖苷类合用。

3. 葡萄球菌肺炎　应早期清除和引流原发病灶，选用敏感的抗生素。近年来，耐青霉素的葡萄球菌对青霉素 G 的耐药率已高达 90% 左右，可选用耐青霉素酶的半合成青霉素或头孢菌素，联合氨基糖苷类，有较好疗效。宜早期、联合、足量、静脉给药。

4. 病毒性肺炎　以对症治疗为主，多饮水，卧床休息，居室空气流通，保持呼吸道通畅，注意消毒隔离，预防交叉感染。选用抗病毒药物，如利巴韦林（病毒唑）、阿昔洛韦、更昔洛韦、奥司他韦、阿糖腺苷、金刚烷胺等。若继发细菌感染，可选用相应的抗生素。

5. 支原体肺炎　首选大环内酯类抗生素，如红霉素。抗感染的同时辅以对症治疗和支持疗法，如止咳化痰、补充营养和水分等。

6. 休克型肺炎　除早期使用足量有效的抗生素外，需补充血容量、纠正酸中毒、应用血管活性药物和肾上腺皮质激素等。

【常见护理诊断/问题】

1. 体温过高 与肺部感染有关。

2. 清理呼吸道无效 与痰液过多、黏稠不易咳出或咳嗽无力有关。

3. 气体交换障碍 与肺部炎症引起的有效呼吸面积减少、气体弥散障碍有关。

4. 潜在并发症:感染性休克、胸腔积液、肺不张、呼吸衰竭等。

【护理目标】

1. 体温恢复正常。

2. 能顺利排出呼吸道内分泌物,保持呼吸道通畅。

3. 能维持正常的呼吸型态,维持有效的气体交换。

4. 未发生感染性休克、呼吸衰竭等并发症或发生后能被及时发现并采取措施。

【护理措施】

1. 一般护理

(1) 休息与环境:提供安静、整洁、舒适、温湿度适宜的休息环境,室内适当通风,注意避免病人受凉,减少探视。高热病人卧床休息并强调其重要性,必要时协助病人取半卧位休息,增加肺通气量,减轻呼吸困难。尽可能集中时间进行检查、治疗与护理,避开病人休息与进餐时间,保证病人能充分休息。胸痛病人取患侧卧位,咳嗽时用手或枕头等物按压患侧胸部,以减小胸廓活动度,减轻疼痛。

(2) 饮食指导:提供足够热量、高蛋白、高维生素、易消化的流质或半流质饮食,以补充机体对能量的消耗。指导病人少食多餐,避免产气多的食物。鼓励病人多饮水,每天饮水量应在 2 000ml 以上,以补充因发热、出汗和呼吸急促而丢失的水分,同时利于痰液的排出,脱水严重者可遵医嘱补液。老年病人或心脏病病人要注意补液速度,避免补液过多过快诱发急性肺水肿。

2. 对症护理

(1) 高热护理:病人卧床休息,密切监测体温变化,寒战时注意保暖,高热时可采取物理降温,如温水擦浴、冰袋、冰帽等措施,以逐渐降温为宜,防止虚脱。如降温效果不好,可遵医嘱给予降温药物,心脏病、小儿和老年人应注意输液速度,避免过快导致急性肺水肿。病人出汗较多时,应及时更换衣物,避免着凉,保持皮肤清洁与干燥。做好口腔护理,鼓励病人经常漱口,口唇疱疹者局部涂抗病毒软膏,防止继发感染。无论是物理降温还是药物降温,实施后半小时要及时复测体温并记录。

(2) 咳嗽、咳痰护理:保持呼吸道通畅,指导病人采取舒适的体位,通过指导病人咳嗽排痰技巧,促进病人排出痰液,痰液黏稠不易咳出时,应鼓励病人多饮水,辅以雾化吸入和叩背,以湿化呼吸道,促进排痰。对于气急发绀者可应用鼻导管或鼻塞法给氧,流量一般为 2~4L/min。

3. 病情观察 监测并记录生命体征,观察体温热型及变化规律,体温变化剧烈时,应随时测量并记录。评估病人呼吸频率、节律、深度和型态的改变,观察有无呼吸困难,以及皮肤、黏膜的色泽和意识状态是否正常。重点观察儿童、老年人和久病体弱者的病情变化。

4. 用药护理 熟悉药品说明书,注意观察药物的疗效和不良反应,发现异常及时报告医生,给予相应处理。在病人使用氨基糖苷类抗生素时,要注意对肾、耳毒性损害,老年人或肾功减退者有无耳鸣、听觉障碍、头晕、唇舌发麻等不良反应;头孢唑林钠可出现发热、皮疹、胃肠道不适等不良反应;喹诺酮类药物偶见皮疹、恶心等不良反应,如左氧氟沙星不宜与其他药物混合静滴或在同一根静脉输液管内进行静滴;红霉素静滴时速度不宜过快,浓度不宜过高,以免引起疼痛及静脉炎。

5. 潜在并发症 感染性休克的护理。

(1) 监测病情:密切观察病人的生命体征与意识变化,必要时予心电监护,一旦发现神志模糊、烦躁不安、表情淡漠、体温不升或高热、四肢湿冷、脉搏细速、血压下降、脉压变小、呼吸困难、面色苍白或发绀、尿量减少等休克征象,应立即报告医生,并协助医生采取救护措施。

(2) 环境和体位:将病人安置在监护室,设专人护理。取仰卧中凹位,抬高头胸部约 20°、下肢约

30°,以利于呼吸和静脉血的回流,增加心排血量。尽量少搬动,注意保暖。

（3）吸氧:当病人发绀或 $PaO_2 < 60mmHg$ 时,给予中、高流量吸氧,如病人存在基础疾病,如COPD,则应予以低流量、低浓度持续吸氧。如病人发绀明显或发生抽搐时,可使用机械通气辅助呼吸,以改善组织器官的缺氧状态。给氧前应注意清除气道内分泌物,保证呼吸道通畅,达到有效吸氧。

（4）扩充血容量:迅速建立两条静脉通道,遵医嘱补液,维持有效血容量。补液速度要考虑病人的年龄、心功能和基础疾病,以防诱发急性心力衰竭,可在监测中心静脉压的情况下调整补液速度。同时注意观察病人的全身情况、血压、尿量、尿比重等变化,以收缩压 $>90mmHg$、尿量 $>30ml/h$、病人口唇红润、肢端温暖等为宜。

（5）纠正酸中毒:可以增强心肌收缩力,改善微循环。常用5%碳酸氢钠溶液静脉滴注。碱性药物因配伍禁忌较多,可集中先行输入,再用其他药物。

（6）应用血管活性药物:在扩容和纠正酸中毒后,病人的末梢循环仍无改善时可用血管活性药物,如多巴胺、间羟胺等。血管活性药物应采用单独一条静脉通路输入,根据血压变化随时调整输液速度。用药时,加强巡视,防止药液外渗,以免引起局部组织坏死和影响疗效。随时了解病人意识、生命体征、皮肤、黏膜、尿量等的变化,若病人神志逐渐清醒、皮温转暖、脉搏有力、呼吸平稳、血压上升、尿量增加,则提示病情好转。

6. 心理护理　护士应耐心向病人讲解疾病的有关知识,说明各项检查、治疗、护理措施的目的和重要性,取得病人的配合。及时与病人沟通,了解其心理变化,告知病人多数肺炎的转归及预后情况良好,以减轻病人的焦虑、紧张等情绪,树立治愈疾病的信心。

7. 健康指导

（1）疾病知识指导:向病人介绍有关肺炎的基本知识,避免受凉、过度劳累或酗酒等诱因。预防呼吸道感染,必要时可进行预防接种。出现高热、咳嗽、咳痰、胸痛等症状及时就诊。

（2）生活指导:向病人讲解均衡饮食的重要性,合理摄取营养物质以增强机体抵抗力。鼓励病人适当运动,加强耐寒锻炼并协助制订和实施锻炼计划。保证充足睡眠,养成良好的生活习惯。老年人及久病卧床的慢性病人应根据天气的变化随时增减衣物。

（3）用药指导:嘱病人遵医嘱用药,向病人讲解所服药物的疗效、用法、作用及不良反应,防止擅自停药或减量。

【护理评价】

经过治疗和护理,评价病人是否达到:①体温恢复正常。②能有效咳嗽和咳痰,咳嗽次数和咳痰量减少。③肺部炎症减轻或消退,呼吸正常。④无并发症的出现或能够被及时发现和处理。

（邱碧秀）

思考题

1. 马先生,2 天前因受凉后出现咽痛、阵发性咳嗽、咳少量白色黏痰,无发热等症状。查体:T 36.7℃、R 22 次/min、P 80 次/min、BP 130/80mmHg,胸廓对称无畸形,语颤正常,叩诊清音,双肺呼吸音粗,未闻及干、湿啰音。

请思考:

（1）病人的医疗诊断可能是什么?

（2）如何对症护理?

2. 王先生,40 岁。因寒战、高热、咳嗽伴胸痛、乏力 1 天入院。病人于昨日在户外活动时淋雨,回家后自觉乏力并有寒战、高热、咳嗽、胸痛,今晨病情加重即来院就诊。查体:T 39.5℃、P 120 次/min、R 30 次/min、BP 100/70mmHg,急性病容,面色潮红,呼吸急促,鼻翼扇动,口唇微绀,右上胸呼吸运动减弱,语颤增强,叩诊浊音,可听到支气管呼吸音。胸片提示右肺上叶可见片状炎症浸润阴影。

请思考：

（1）该病人存在哪些护理诊断/问题？

（2）如何对病人及家属进行健康教育？

思路解析

扫一扫、测一测

**第十章** 慢性阻塞性肺疾病病人的护理

 **学习目标**

1. 掌握慢性阻塞性肺疾病的概念及护理评估要点。
2. 熟悉慢性阻塞性肺疾病的治疗原则。
3. 了解慢性阻塞性肺疾病的病因和发病机制。
4. 能准确地对慢性阻塞性肺疾病病人做出评估、护理诊断、实施恰当的护理措施并对病人及其家属进行健康指导。
5. 具有良好的人文关怀和沟通能力,体现护理职业道德品质。

**情景导入**

李先生,70岁。昨天晨练受凉后出现咳嗽无力、痰多,今日呼吸困难明显,被家人送医院就诊。经询问,病人吸烟40年,近6年出现活动后气短。肺功能测定显示严重的气流受限。

请问:

1. 该病人最主要的护理诊断是什么?
2. 护士应采取哪些护理措施帮助病人改善呼吸功能?

慢性阻塞性肺疾病(chronic obstructive pulmonary disease,COPD)简称慢阻肺,是一种可以预防和治疗的以持续气流受限为特征的肺部疾病,呈进行性发展。COPD与慢性支气管炎和肺气肿密切相关。COPD是呼吸系统的常见病和多发病,患病率和病死率居高不下,严重影响病人的生活质量和劳动力。世界卫生组织的研究报告指出,截至2020年,COPD将位居世界疾病经济负担的第五位。我国调查结果显示,40岁以上人群COPD的患病率为8.2%。

 **知识拓展**

**哮喘-慢阻肺重叠综合征(ACOS)**

全球慢性阻塞性肺疾病创议组织(GOLD)2015更新版专门设附录以全文形式介绍了ACOS定义、临床特征描述、临床上如何分步确定ACOS(五步法)等。ACOS以持续性气流受限为特征,通常既有哮喘的特征,又有慢阻肺的特征。当病人所具有的支持哮喘和慢阻肺特征的条目为3条以上时,即应考虑诊断为ACOS。如果吸入支气管扩张剂后FEV$_1$/FVC<70%,同时伴有可逆性或显著

可逆性气流受限时,则符合 ACOS 诊断,应给予 ICS 联合支气管扩张剂的治疗方案。ACOS 的提出具有非常重要的临床实际意义,此类病人病情重,肺功能下降快,急性加重反复发生,预后差,消耗更多的医疗资源,临床应引起高度重视。

【病因与发病机制】

1. 病因 与慢性支气管炎相似,COPD 的发病可能是多种环境因素与机体自身因素长期相互作用的结果。

(1)吸烟:是最重要的环境发病因素。吸烟者 COPD 的患病率比不吸烟者高 2~8 倍,烟草中的焦油、尼古丁和氢氰酸等化学物质使气道净化能力下降、黏液分泌增多和气道阻力增加。

(2)感染因素:感染是 COPD 发生发展的重要因素之一。气道、肺实质及肺血管的慢性炎症是 COPD 的特征性改变。

(3)职业粉尘和空气污染:如接触烟雾、变应原、工业废气及室内空气污染,大气中的有害气体如二氧化硫、二氧化氮、氯气等,浓度过高或时间过长时均可引起 COPD 的发生。

(4)其他:免疫功能紊乱、气道高反应性、年龄增大等机体因素和气候等环境因素均与慢性支气管炎、肺气肿和 COPD 的发生和发作有关。

2. 发病机制 与炎症机制、蛋白酶-抗蛋白酶失衡机制、氧化应激机制和其他机制(自主神经功能失调、营养不良、气温变化等)有关。

【病理生理】

COPD 病理改变主要表现为慢性支气管炎及肺气肿的病理变化。慢性支气管炎支气管壁的损伤-修复过程反复发生,引起支气管结构重塑,胶原含量增加,瘢痕形成,造成气道狭窄。肺泡扩大、肺泡弹性纤维断裂,进一步发展成阻塞性肺疾病。肺气肿的病理改变可见肺过度膨胀,弹性减退,按累及部位分为小叶中央型、全小叶型和混合型 3 类,以小叶中央型多见,可见呼吸性细支气管的扩张和破坏,严重时可弥漫分布于全肺,并有肺毛细血管床的破坏。

【护理评估】

(一)健康史

评估病人的年龄、职业、文化程度和家族史、既往史、疾病的危险因素如病人的吸烟史和吸烟量、有无职业粉尘和污染气体接触史;发病过程、病情与用药情况及病人的生活方式等。

(二)身体状况

1. 症状 起病缓慢、病程较长,反复急性发作。

(1)慢性咳嗽:常晨间咳嗽明显,夜间有阵咳或伴有咳痰,随病程发展可终身不愈。

(2)咳痰:一般为白色黏液或浆液性泡沫痰,偶可带血丝,清晨咳痰较多。急性发作期痰量增多,可有脓性痰。

(3)气短或呼吸困难:是 COPD 的标志性症状。早期在劳累时出现,以后逐渐加重,严重时在日常活动甚至休息时也感到气短。

(4)喘息和胸闷:急性加重时或重度病人出现喘息。

(5)其他:晚期病人有体重下降、食欲缺乏等。

2. 体征 早期不明显,随着疾病进展出现以下体征:视诊胸部呈桶状胸,部分病人呼吸变浅,频率增快;触诊双侧语颤减弱;叩诊肺部呈过清音,心浊音界缩小,肺下界和肝浊音界下降;听诊两肺呼吸音减弱,呼气时间延长,部分病人可闻及干、湿性啰音。

3. 并发症 慢性呼吸衰竭、自发性气胸和慢性肺源性心脏病等。

4. COPD 的病情严重程度评估

(1)症状评估:采用改良版英国医学研究委员会呼吸困难问卷(mMRC 问卷)评估,见表 2-10-1。

(2)肺功能评估:可使用 GOLD 分级,COPD 病人吸入支气管舒张药后 $FEV_1/FVC<70\%$,再根据 $FEV_1$ 下降程度进行气流受限的严重程度分级,见表 2-10-2。

5. COPD 病程分期

(1)急性加重期:是指在疾病发展过程中,短期内出现咳嗽、咳痰、气短或喘息加重,痰量增多并呈脓性或黏液脓性,可伴发热等症状。

表 2-10-1　mMRC 问卷

| mMRC | 呼吸困难症状 |
| --- | --- |
| 0 级 | 剧烈运动时出现呼吸困难 |
| 1 级 | 平地快步行走或上缓坡时出现呼吸困难 |
| 2 级 | 由于呼吸困难,平地行走比同龄人步行慢或需要停下来休息 |
| 3 级 | 平地行走 100m 左右或数分钟后需要停下来喘气 |
| 4 级 | 因严重呼吸困难而不能离开家或穿脱衣服即出现呼吸困难 |

表 2-10-2　COPD 病人气流受限严重程度的 GOLD 分级

| 肺功能分级 | 分级标准 |
| --- | --- |
| 1 级(轻度) | $FEV_1 \geqslant 80\%$ 预计值 |
| 2 级(中度) | $50\% \leqslant FEV_1 < 80\%$ 预计值 |
| 3 级(重度) | $30\% \leqslant FEV_1 < 50\%$ 预计值 |
| 4 级(极重度) | $FEV_1 < 30\%$ 预计值 |

（2）稳定期:是指病人症状较轻或咳嗽、咳痰、气短等症状稳定。

（三）心理-社会支持状况

评估病人有无因患病时间长、病情逐年加重、病情反复发作、经济状况不佳等因素,使病人产生焦虑、抑郁等不良情绪及生活方式和遵医行为的改变。评估病人及家属对疾病的认知程度以及所得到的社会支持和服务情况。

（四）辅助检查

1. 肺功能检查　是诊断 COPD 的必备条件,是判断气流受限的主要客观指标。第一秒用力呼气容积占用力肺活量百分比($FEV_1/FVC$)是评价气流受限的一项敏感指标。第一秒用力呼气容积占预计值百分比($FEV_1\%$预计值)是评估 COPD 严重程度的重要指标。吸入支气管舒张剂后 $FEV_1/FVC < 70\%$,可确定为持续气流受限。

2. 血气分析检查　动脉血气分析对确定低氧血症、高碳酸血症、酸碱平衡失调以及判断呼吸衰竭的类型有重要价值。

3. 影像学检查　X 线胸片改变对 COPD 诊断特异性不高,COPD 早期胸片可无变化,逐渐可出现肺纹理增粗、紊乱等非特异性改变,胸部 CT 可见小气道病变和肺气肿的改变。

4. 其他　痰培养检测病原菌;COPD 合并细菌感染时,外周血白细胞计数增高,核左移。

（五）治疗原则与主要措施

1. 急性加重期治疗　急性加重期最多见的是细菌或病毒感染。应根据病因及病情严重程度以控制感染为主,辅以氧疗、扩张支气管、解痉平喘、祛痰等对症治疗。

（1）支气管舒张剂:是控制 COPD 症状的核心药物,首选吸入治疗。①$\beta_2$ 肾上腺素受体激动剂:主要有沙丁胺醇气雾剂,每次 $100\sim200\mu g$($1\sim2$ 喷),定量吸入,疗效持续 $4\sim5$ 小时,每 24 小时不超过 $8\sim12$ 喷。沙美特罗、福莫特罗等长效 $\beta_2$ 肾上腺素受体激动剂,每天仅需吸入 2 次。②抗胆碱能药:主要品种为异丙托溴铵气雾剂,起效较沙丁胺醇慢。③茶碱类:茶碱缓释或控释片 0.2g,每 12 小时 1 次;氨茶碱 0.1g,每天 3 次口服。

（2）糖皮质激素:对需住院治疗的急性加重期病人口服泼尼松龙,也可每天静脉给予甲泼尼龙 $40\sim80mg$,连续 $5\sim7$ 天。

（3）控制感染:根据病原菌类型及药物敏感情况选用抗生素治疗。如 β 内酰胺酶抑制剂、头孢菌素类、大环内酯类或喹诺酮类。

（4）其他:对痰不易咳出者可选用盐酸氨溴索、N-乙酰半胱氨酸口服或雾化吸入,对年老体弱及痰多者,不应使用强镇咳剂,如可待因等。低氧血症者用鼻导管或面罩持续低流量低浓度吸氧,也可根据病情需要,选择无创机械通气,同时应监测动脉血气变化。

2. 稳定期治疗 主要是减轻症状,缓解或阻止肺功能下降,提高生存质量;防止疾病进展和急性加重,降低死亡率。

(1) 避免诱发因素:劝导病人戒烟;脱离致敏和污染环境,防止病情加重。

(2) 药物治疗:可应用支气管舒张剂、糖皮质激素、祛痰剂。研究显示对高风险病人,长期规律性吸入糖皮质激素和长效 $\beta_2$ 肾上腺素受体激动药治疗,有助于减少急性发作频率,提高生活质量。常用剂型有沙美特罗/氟替卡松、福莫特罗/布地奈德,可根据病情严重程度选择不同药物剂型吸入。

3. 长期家庭氧疗(long-term home oxygen therapy,LTOT) 采用持续低流量吸氧可提高生活质量和生存率。鼻导管吸氧流量为 1~2L/min,氧浓度为 25%~29%,吸氧时间 10~15h/d。氧疗指征:①$PaO_2$<55mmHg 或 $SaO_2$<88%,有或没有高碳酸血症。②$PaO_2$55~60mmHg,或 $SaO_2$<89%,并有肺动脉高压、心力衰竭、水肿或红细胞增多症。

【常见护理诊断/问题】

1. 气体交换障碍 与气道阻塞、通气不足、呼吸肌疲劳、痰液过多和肺泡呼吸面积减少有关。

2. 清理呼吸道无效 与分泌物增多而黏稠和无效咳嗽有关。

3. 活动无耐力 与疲劳、呼吸困难、氧的供需失衡有关。

4. 焦虑 与疾病反复发作、病情危重、经济负担较重有关。

5. 营养失调:低于机体需要量 与食欲缺乏、摄入减少、腹胀、呼吸困难有关。

【护理目标】

1. 维持有效的气体交换,血氧饱和度达到正常水平。

2. 能掌握有效排痰的技巧,保持呼吸道通畅。

3. 活动耐力增加,生活自理。

4. 焦虑较轻,情绪稳定。

5. 能摄取高热量、高蛋白、维生素丰富的食物,满足机体需要。

【护理措施】

1. 一般护理

(1) 环境:适当通风,室内清洁、安静、舒适、温湿度适宜,每天循环风消毒二次。

(2) 休息与活动:视病情安排活动,以不感到疲劳和加重症状为宜。中度以上的 COPD 急性加重期病人应卧床休息,协助病人采取舒适体位,严重者采取前倾坐位,伏在带有垫枕的小桌上,利于辅助呼吸肌参与呼吸。将生活用品放在病人易取之处,指导病人减少抬高上臂的活动,减少体力消耗。冬季注意保暖,预防感冒。

(3) 饮食护理:创造良好的就餐环境,给予高热量、高蛋白、高维生素的易消化饮食。避免过高碳水化合物的食物摄入,以免产生过多二氧化碳。餐前或进餐时少饮液体,少食多餐,腹胀病人应进软食,避免进食产气食物,如豆类、汽水、马铃薯、啤酒和萝卜等。干食可刺激咳嗽,油煎食物、坚果、干果类食物易引起便秘,应避免食用。对于进食较差或不能进食病人,给予鼻饲或胃肠外营养补充。

(4) 做好口腔、皮肤等基础护理,预防并发症的发生。

2. 保持呼吸道通畅 嘱病人多饮水或通过雾化吸入稀释痰液。痰液黏稠不易咳出者,协助病人有效咳嗽、咳痰。

(1) 有效咳痰:协助病人取坐位,上身微向前倾,缓慢深呼吸数次后,深吸气至膈肌完全下降,屏气数秒,然后进行 2~3 声短促有力的咳嗽,将痰液咳出,循环做 2~3 次,休息或正常呼吸几分钟后再次进行有效咳嗽。卧床无力咳嗽者,必要时进行吸痰。

(2) 胸部叩击或振颤法:在餐前 30 分钟或餐后 2 小时进行,根据病人病变部位采取相应体位,避开乳房、心脏和骨突(脊椎、胸骨、肩胛骨)部位。叩击时五指并拢成空杯状,利用腕力从肺底由下向上、由外向内,快速有节奏地叩击胸背部(图 2-10-1)。振颤时,双手交叉重叠,按在胸壁部位,配合病人呼气时自下而上振颤、振动加压。使用振动排痰机时,根据病人病情、年龄选择适当的振动频率和时间,振动时由慢到快,由下向上、由外向内,促进痰液排出。

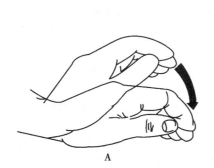
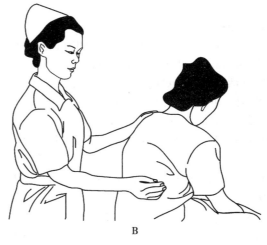

图 2-10-1　背部叩击
A. 叩击手法;B. 背部叩击

3. 氧疗护理　呼吸困难伴低氧血症者,予吸氧。一般采用低流量(1～2L/min)、低浓度(25%～29%)鼻导管吸氧,避免吸入氧浓度过高引起二氧化碳潴留。告知病人吸氧目的及注意事项,注意用氧安全,尤其是使用氧气筒给氧时,注意防火、防油、防热、防震、防倒,观察氧疗效果。氧疗有效指征:病人呼吸频率减慢、呼吸困难减轻、发绀减轻、心率减慢、活动耐力增加。长时间高浓度吸氧,可引起氧中毒及其他并发症。

4. 病情观察　观察咳嗽、咳痰情况及痰液的颜色、量和性状、呼吸困难的程度,监测动脉血气分析和水、电解质、酸碱平衡情况,注意病人意识、生命体征变化及有无并发症的发生。

5. 用药护理　根据医嘱对病人进行药物治疗,注意观察药效及不良反应。指导病人正确使用定量气雾剂,以保证药物疗效。指导病人吸入糖皮质激素后及时用清水含漱口咽部,以免引起咽部刺激、声嘶、咳嗽或口腔念珠菌感染。止咳药和祛痰药可引起胃肠道不良反应,口服用药宜饭后服用。茶碱类用药时监测血药浓度,以防出现中毒症状。静脉注射时间应在 10 分钟以上,如浓度过高、速度过快,可引起恶心、呕吐、心律失常、血压下降和呼吸中枢兴奋不良反应,严重者可致抽搐甚至死亡。茶碱口服用药宜饭后服,茶碱缓(控)释片,不能嚼服,必须整片吞服,以免影响疗效。

6. 呼吸功能训练　护士通过指导病人进行缩唇式呼吸、膈式或腹式呼吸等训练,增强胸、膈呼吸肌的肌力和耐力,改善呼吸功能。呼吸功能训练宜在病人疾病恢复期进行。

(1) 缩唇式呼吸:指导病人闭嘴经鼻吸气,然后通过缩唇(吹口哨样)缓慢呼气,同时收缩腹部,尽量将气体排出,吸呼比为 1:2～1:3,呼吸频率减慢。缩唇的程度以能使距口唇水平 15～20cm 处的蜡烛火焰随气流倾斜又不至于熄灭为宜。目的是增加气道压力,延缓气道塌陷。

(2) 膈式或腹式呼吸:病人可取立位、坐位或半坐卧位、平卧位,两手分别放于前胸部和上腹部。用鼻缓慢吸气时,膈肌最大程度下降,腹部隆起,手感到腹部上抬;呼气时经口呼出,腹肌收缩,膈肌随腹腔内压增加而上抬,腹部内陷,推动肺部气体排出,手感到腹部下降(图 2-10-2)。呼吸训练要掌握要领,循序渐进,每天根据病情进行呼吸训练 3～4 次,每次 8～10 分钟,以不疲劳为宜。

7. 心理护理　护士有针对性地对病人及家属进行心理疏导,消除产生焦虑的原因;指导病人放松技巧:听轻音乐、下棋、看报、娱乐等,分散注意力,以缓解其焦虑情绪;关爱病人,积极协助病人取得家庭和社会的支持,增

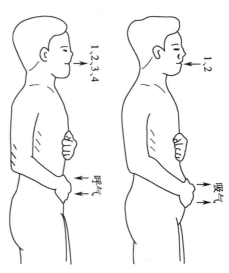

图 2-10-2　膈式或腹式呼吸

强战胜疾病的信心。

8. 健康指导

（1）疾病知识指导：向病人宣教 COPD 的危险因素及影响，指导控制危险因素的接触；劝导戒烟、防治呼吸道感染对 COPD 十分重要；说明坚持呼吸功能训练的重要性。

（2）生活指导：注意休息，劳逸结合，生活规律，避免精神过度紧张，注意防寒保暖，避免受凉感冒。合理膳食，少食多餐，避免摄入产气和高碳水化合物的食物，避免易引起便秘如油煎食物、坚果和干果等，保证营养的供应，戒烟、酒。

（3）用药指导：掌握定量气雾剂的吸入技术；学会观察药效及不良反应；不随意停药或减药，以减少复发。

（4）家庭氧疗指导：定期更换、清洁、消毒氧疗装置；了解氧疗的目的和注意事项；注意用氧安全，合理氧疗。

（5）病情监测：教会病人学会应用呼吸困难问卷，判断呼吸困难的严重程度，指导病人识别病情恶化的因素，定期监测肺功能，按时复诊，如呼吸困难等症状加重立即就医。

（6）心理指导：引导病人以积极的心态对待疾病，培养生活兴趣，以分散注意力，缓解焦虑等不良情绪。

【护理评价】

经过治疗和护理，评价病人是否达到：①维持有效的气体交换，血氧饱和度达到正常水平。②掌握有效排痰的技巧，保持呼吸道通畅。③活动耐力增加，能完成生活自理。④焦虑较轻，情绪稳定。⑤能摄取高热量、高蛋白、维生素丰富的食物，满足机体需要。

（邱碧秀）

## 思考题

李先生，55 岁。因"1 周前感冒出现咳嗽、咳痰，痰多而黏稠，轻微活动后气短加重 2 天"为主诉住院治疗。病人既往吸烟史 30 年，近几年体力活动可出现气短，近 1 年日常活动有时感到呼吸困难。入院身体评估：病人神志清楚，呼吸费力，呼吸 24 次/min，不能平卧，肺功能检查：$FEV_1$/$FVC<50\%$、$FEV_1<70\%$预计值。经积极治疗和护理，现病人病情稳定。

请思考：

（1）病人的医疗诊断最可能是什么？

（2）护士应如何进行饮食和休息的指导？

（3）护士如何指导病人进行呼吸功能锻炼？

思路解析

扫一扫、测一测

**学习目标**

1. 掌握慢性肺源性心脏病的概念和护理评估要点。
2. 熟悉慢性肺源性心脏病的治疗原则。
3. 了解慢性肺源性心脏病的病因和发病机制。
4. 能准确地对慢性肺源性心脏病病人做出护理评估、护理诊断、实施恰当的护理措施并对病人及其家属进行健康指导。
5. 具有良好的人文关怀和沟通能力，体现护理职业道德品质。

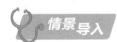 **情景导入**

小王是呼吸科的一名护士，急诊护士推进一位老大爷，病人神志恍惚、烦躁、球结膜充血、水肿、口唇发绀、四肢皮肤潮湿和双下肢轻度水肿，立即入监护室治疗。经询问家人，得知病人老慢支、肺气肿30年，活动后心悸、气短10年，近几天其感冒，咳黄色黏痰，且不易咳出，并出现低热。

请问：

1. 该病人主要的护理诊断是什么？
2. 作为值班护士，如何解决病人的排痰问题？

肺源性心脏病（pulmonary heart disease）简称肺心病，指由于支气管-肺组织、胸廓或肺血管病变引起肺血管阻力增加，产生肺动脉高压，继而右心室结构和（或）功能改变的疾病。按起病缓急和病程长短分为急性和慢性肺心病，急性肺心病常见于急性大面积肺栓塞。

慢性肺心病是我国呼吸系统的常见病，患病率存在地区差异，我国北方地区高于南方地区，农村高于城市，并随年龄增高而增加。冬、春季节和气候骤然变化时，易出现急性发作。

【病因与发病机制】

1. 病因

（1）支气管、肺疾病：COPD最多见，占80%~90%，其次为支气管哮喘、支气管扩张、重症肺结核、间质性肺炎等。

（2）胸廓运动障碍性疾病：较少见，严重胸廓或脊椎畸形以及神经肌肉疾病；可引起胸廓活动受限、肺受压、支气管扭曲或变形，导致肺功能受损。

（3）肺血管疾病：特发性或慢性栓塞性肺动脉高压、肺小动脉炎均可引起肺血管阻力增加、肺动脉高压和右心室负荷加重,发展为慢性肺心病。

（4）其他:原发性肺泡通气不足及睡眠呼吸暂停综合征等均可产生低氧血症,逐渐发展成慢性肺心病。

2. 发病机制　肺血管阻力增加,肺动脉血管的结构重塑,产生肺动脉高压,缺氧是肺动脉高压形成最重要的因素;血液黏稠度和血容量增多,使肺动脉压升高;肺循环阻力增加时,右心发挥其代偿功能,以克服肺动脉压升高的阻力而发生右心室肥厚,严重导致右心衰竭,甚至左心衰竭;此外,缺氧和高碳酸血症可导致重要器官发生病理性改变,引起多器官的功能损害。

【护理评估】

（一）健康史

评估病人本次发病的诱因或病因、既往患病史、发病经过和治疗经过,评估病人自理能力、饮食、排泄、休息、睡眠等情况。

（二）身体状况

除原有肺、胸部疾病各种症状和体征外,逐步出现肺、心功能衰竭以及其他器官损害的表现。按其功能可分为代偿期和失代偿期。

1. 肺、心功能代偿期　主要症状有咳嗽、咳痰、气促,活动后可有心悸、呼吸困难、乏力和活动耐力下降,急性感染可加重上述症状。有不同程度的发绀和肺气肿体征,偶有干、湿性啰音,右心室肥厚,肝下界下移,部分病人可有颈静脉充盈等。

2. 肺、心功能失代偿期　主要表现为呼吸衰竭和右心衰竭。

（1）呼吸衰竭:病人呼吸困难加重,夜间为甚,常有头痛、失眠、食欲缺乏、白天嗜睡,甚至出现表情淡漠、神志恍惚、谵妄等肺性脑病表现。检查可见发绀明显,皮肤潮红、多汗、球结膜充血、水肿,严重时出现颅内压升高的表现、腱反射减弱或消失,出现病理反射等。

（2）心力衰竭:主要为右心衰竭。病人表现为气促明显,心悸、食欲缺乏、恶心、腹胀等。检查可见发绀更明显,颈静脉怒张,心率增快,可出现心律失常,剑突下可闻及收缩期杂音,甚至出现舒张期杂音。肝大且有压痛,肝颈静脉回流征阳性,下肢水肿,重者可有腹水。少数病人可出现肺水肿及全心衰竭的体征。

3. 并发症　肺性脑病(慢性肺心病病人死亡的首要原因)、电解质及酸碱平衡紊乱、心律失常、休克、消化道出血和弥散性血管内凝血等。

（三）心理-社会支持状况

评估病人有无因病程长、症状明显、病情顽固,丧失劳动力等而产生焦虑、忧郁、孤独、悲观等消极心理。了解病人及家属对疾病的认知程度、家庭经济状况以及所得到的社会支持和帮助。

（四）辅助检查

1. 胸部X线检查　除肺、胸廓疾病及急性肺部感染的特征外,尚有肺动脉高压征、右心室增大征,是诊断慢性肺心病的主要依据。

2. 超声心动图检查　通过测定右心室流出道内径、右心室前壁的厚度,左、右心室内径比值等指标,可诊断慢性肺心病。诊断慢性肺心病的阳性率为60.6%～87.0%。

3. 心电图检查　主要表现电轴右偏、重度顺钟向转位和肺性P波等,诊断阳性率为60.1%～88.2%。

4. 血气分析　慢性肺心病失代偿期可出现低氧血症或合并高碳酸血症,当$PaO_2 < 60mmHg$、$PaCO_2 > 50mmHg$时,表示有呼吸衰竭。

5. 血液检查　红细胞及血红蛋白可升高,全血黏度及血浆黏度可增加;合并感染时白细胞总数及中性粒细胞比例增加;部分病人可有肝肾功能及电解质的异常。

（五）治疗原则与主要措施

1. 肺、心功能失代偿期　积极控制感染,改善呼吸功能,纠正缺氧和二氧化碳潴留,控制呼吸衰竭和心力衰竭,防治并发症。

（1）控制感染:参考痰菌培养及药敏试验结果选择有效的抗生素,常用的有青霉素类、氨基糖苷类、喹诺酮类及头孢菌素类抗感染药物。

（2）控制呼吸衰竭：给予持续低流量低浓度吸氧、保持气道通畅，给予扩张支气管、祛痰等治疗，参见第十五章"呼吸衰竭病人的护理"。

（3）控制心力衰竭：一般在积极控制感染、改善呼吸功能、纠正缺氧和二氧化碳潴留后，心力衰竭能够得到改善。但对治疗无效的重症病人，可适当选用利尿药、正性肌力药或扩血管药物治疗。使用洋地黄类药物时应以快速、小剂量为原则。

（4）防治并发症。

2. 肺、心功能代偿期　采用中西医结合等综合治疗措施，以增强病人的免疫功能，预防感染，减少或避免急性加重的发生，加强康复锻炼和营养，可给予长期家庭氧疗或家庭无创呼吸机等治疗。

【常见护理诊断/问题】

1. 清理呼吸道无效　与呼吸道感染、痰多而黏稠、咳嗽无力有关。

2. 气体交换障碍　与肺循环阻力增加引起肺淤血、肺血管收缩导致肺血流量减少有关。

3. 活动无耐力　与缺氧，心、肺功能减退有关。

4. 体液过多　与心排血量减少、肾血流灌注量减少有关。

5. 潜在并发症：肺性脑病。

【护理目标】

1. 能掌握有效的咳嗽方法，痰液稀释，排出痰液。

2. 呼吸困难程度减轻，动脉血氧分压、二氧化碳分压正常。

3. 活动耐力逐渐增加，能够生活自理。

4. 水肿减轻或消退。

5. 未发生肺性脑病或肺性脑病被及时发现和处理。

【护理措施】

1. 一般护理

（1）休息与活动：心肺功能代偿期病人，可适当活动，循序渐进，以不引起疲劳和加重症状为宜。失代偿期病人，应绝对卧床休息，给予病人舒适体位，以减少机体耗氧量，促进心肺功能的恢复。对于卧床病人，可在床上进行缓慢的肌肉活动，协助病人翻身等。指导病人采取有利于呼吸又节省能量的姿势，卧位时抬高床头和略抬高床尾，下肢关节轻度屈曲或膝下垫软枕，避免肢体悬空；坐位时身体前倾，双手放在膝上或伏在带有垫枕的小桌上，双足平放着地。将物品放在病人易取之处，减少体力消耗。缓解期病人鼓励病人呼吸功能锻炼。鼓励病人咳嗽、排出痰液，保持呼吸道通畅。

（2）饮食护理：给予高蛋白、高纤维素、易消化的清淡饮食，少食多餐，避免因便秘、腹胀而加重呼吸困难。避免含糖高的食物引起痰液黏稠。对于水肿、腹水或尿少的病人，要限制钠水摄入。保持口腔清洁。

（3）预防压疮：对老年人、水肿明显、久病卧床者，注意按时翻身叩背、更换姿势，用护理支具或棉垫保护受压处，必要时使用气垫床防止压疮发生。

2. 病情观察　观察病人意识及生命体征的变化；注意咳嗽、咳痰情况及痰的颜色、量、性状；注意有无发绀和呼吸困难及其严重程度；定期监测动脉血气分析，观察有无心力衰竭的表现。

3. 肺性脑病的护理　密切观察病情变化，当出现头痛、表情淡漠、神志恍惚、谵妄、白天嗜睡、夜间失眠、严重可出现抽搐等症状时，提示可能发生肺性脑病，应及时通知医生并协助处理。病人绝对卧床休息，进行安全防护，必要时专人护理；持续低流量、低浓度吸氧；观察应用呼吸兴奋剂的疗效及不良反应，如出现面色潮红、恶心、呕吐、心悸、震颤、惊厥等应及时通知医生，做好抢救准备和各项基础护理工作。

4. 用药护理

（1）应用洋地黄类药物时，应询问用药史，遵医嘱准确用药，并观察药物疗效及有无毒性反应。

（2）应用利尿剂时，注意观察有无低钾、低氯性碱中毒、过度脱水引起痰液黏稠不易排出等不良反应；有无腹胀、四肢无力、抽搐等，应用排钾利尿剂时，注意补钾。

（3）应用血管扩张剂时，注意观察病人心率及血压情况，以免引起血压下降。

（4）慎用镇静药、麻醉药、催眠药，用后注意观察是否有抑制呼吸和咳嗽反射减弱的情况。

（5）静脉输液时应根据心功能状况,控制输液量和速度,准确记录24小时出入量。

5. 心理护理 理解、安慰病人,指导病人采用放松技巧,如转移注意力、听轻音乐等,保持乐观情绪,帮助病人树立战胜疾病的信心;积极协助病人取得家庭和社会的支持,减轻心理压力,积极配合治疗。

6. 健康指导

（1）疾病知识指导:宣教慢性肺心病的相关知识和积极防治原发病的重要性,坚持家庭氧疗,防止病情加重。

（2）生活指导:保持室内温湿度适宜,空气新鲜。合理膳食,加强营养,戒烟、酒。应根据病情进行适当的体育锻炼和呼吸功能锻炼,提高机体免疫力。冬季注意保暖,避免去人多的公共场所,预防上呼吸道感染。

（3）用药指导:遵医嘱服药,不能随意加量或减量,注意观察药物的不良反应。

（4）病情监测指导:指导病人及家属识别病情变化或加重的征象,如体温升高、呼吸困难加重、咳嗽剧烈、咳痰不畅、口唇发绀加重、尿量减少、水肿明显或发现病人神志变化等,需及时就诊。

【护理评价】

经过治疗和护理,评价病人是否达到:①能掌握有效的咳嗽方法,有效排出痰液。②呼吸困难减轻,动脉血氧分压、二氧化碳分压正常。③活动耐力增加,能够生活自理。④水肿减轻或消退。⑤未发生肺性脑病或肺性脑病被及时发现和处理。

（邱碧秀）

## 思考题

林先生,65岁。COPD病史15年,3年前诊断慢性肺源性心脏病。近几年,反复出现咳嗽、痰多、气短,活动后明显。近二周受凉后,咳嗽、咳痰及呼吸困难加重,并出现双下肢轻度水肿,今日家人送其住院治疗。身体评估:T 37.8℃、R 32次/min,神志恍惚、时有烦躁、昼睡夜醒,病人球结膜充血、水肿、口唇及四肢末梢发绀、气短、不能平卧、痰多黏稠、不易咳出,听诊双肺可闻及散在干、湿啰音,剑突下可闻及收缩期杂音。动脉血气分析提示:$PaO_2$ 55mmHg,$PaCO_2$ 75mmHg。

请思考:

（1）该病人可能出现的并发症是什么?

（2）存在主要的护理诊断/问题有哪些?应采取的护理措施是什么?

（3）经积极有效治疗,病人病情很快好转,即将出院,护士应给予哪些健康指导?

思路解析

扫一扫、测一测

**学习目标**

1. 掌握支气管哮喘的概念及护理评估要点和健康指导。
2. 熟悉支气管哮喘的治疗原则。
3. 了解支气管哮喘的病因和发病机制。
4. 能准确地对支气管哮喘病人做出护理评估、护理诊断、实施恰当的护理措施并对病人及其家属进行健康指导。
5. 具有良好的人文关怀和沟通能力,体现护理职业道德品质。

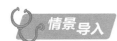 **情景导入**

高三学生林某,女性,为缓解高考压力,五月初的周六在公园散步欣赏花卉时,突感喉部发紧、胸闷,继而呼吸困难伴哮鸣音,2 小时未缓解,即到医院就诊,经休息、沙丁胺醇气雾剂吸入等对症治疗,症状完全缓解,并进行了肺功能检查。病人半月前曾有类似情况发作,因症状轻,半小时后自行缓解而未重视。

请问:

1. 该病人最可能的诊断是什么?
2. 目前病人最主要的护理诊断是什么?
3. 护士应对病人进行哪些方面的健康指导?

支气管哮喘(bronchial asthma)简称哮喘,是由多种细胞(如嗜酸性粒细胞、肥大细胞、T 淋巴细胞、中性粒细胞、气道上皮细胞等)和细胞组分参与的气道慢性炎症性疾病。主要特征包括气道慢性炎症、气道对多种刺激因素呈现的高反应性、广泛多变的可逆性气流受限以及随病程延长而产生的一系列气道结构的改变(即气道重塑)。

哮喘是世界上最常见的慢性疾病之一,我国已成为全球哮喘病死率最高的国家之一,我国哮喘发病率为 0.5%~5%,且呈逐年上升趋势。哮喘死亡率为(1.6~36.7)/10 万。

【病因与发病机制】

1. 病因

(1) 环境因素:①吸入变应原,如花粉、尘螨、草粉、家养动物毛屑等。②职业变应原,如油漆、活性染料、饲料、粉尘等。③动物蛋白,如鱼、虾、蟹、牛奶等。④药物,如阿司匹林、抗生素类等。⑤非变应性因素,如大气污染、吸烟、运动、感染、肥胖、妊娠等。

（2）遗传因素:哮喘与多基因遗传有关,其发病率具有家族集聚现象,亲缘关系越近,患病率越高。

2. 发病机制　目前不完全清楚,概括为气道免疫-炎症反应(气道炎症形成机制、气道高反应性、气道重塑)和神经调节机制。其中气道炎症是哮喘的本质,而气道高反应性(airway hyperresponsiveness,AHR)是哮喘的基本特征。根据变应原吸入后哮喘发生的时间分为:早发型哮喘反应(immediate asthmatic reaction,IAR)、迟发型哮喘反应(late asthmatic reaction,LAR)和双相型哮喘反应。

【护理评估】

（一）健康史

评估病人的一般资料(年龄、职业、既往史、有无哮喘家族史)、本次患病及治疗经过(如病人有无接触变应原或有无感染、运动和精神紧张、吸烟史等,病情严重程度和治疗经过,尤其是否掌握药物吸入技术),询问病人生活方式,如饮食习惯、室内有无花草和宠物等。

（二）身体状况

1. 一般状态　评估病人意识、生命体征有无变化(尤其是呼吸和脉率),皮肤和黏膜有无发绀、多汗、弹性降低、唇舌是否干燥,表情是否痛苦等。

2. 症状　哮喘可在数分钟内发作,可持续数小时至数天,应用平喘药物后或自行缓解。发作性伴有哮鸣音的呼气性呼吸困难是哮喘的典型症状,夜间及凌晨发作和加重是哮喘的重要临床特征。严重者被迫采取坐位或端坐呼吸,干咳或咳大量白色泡沫痰,甚至发绀等。部分病人咳嗽是唯一症状的不典型哮喘称为咳嗽变异性哮喘;以胸闷为唯一症状的不典型哮喘称为胸闷变异性哮喘;有些病人尤其青少年哮喘症状表现为运动时出现胸闷、咳嗽和呼吸困难等症状,称运动性哮喘。

3. 体征　典型体征是发作时双肺可闻及广泛的哮鸣音,呼气时间延长。严重哮喘病人常出现心率增快、奇脉、胸腹反常运动和发绀等。非常严重哮喘发作时,哮鸣音反而减弱,甚至消失,表现为"沉默肺",提示病情危重。非发作期可无异常体征。

4. 并发症　哮喘严重发作时可并发气胸、纵隔气肿、肺不张;长期反复发作或感染可并发慢阻肺、支气管扩张和肺源性心脏病。

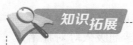

### 不典型哮喘的诊断

1. 咳嗽变异性哮喘　咳嗽作为唯一或主要症状,无喘息、气急等典型哮喘的症状和体征,同时具备可变气流受限客观检查中的任一条,除外其他疾病引起的咳嗽。

2. 胸闷变异性哮喘　胸闷作为唯一或主要症状,无喘息、气急等典型哮喘的症状和体征,同时具备可变气流受限客观检查中的任一条,除外其他疾病引起的胸闷。

3. 隐匿性哮喘　指无反复发作喘息、气急、胸闷或咳嗽的表现,但长期存在气道反应性增高者。随访发现有14%~58%无症状气道反应性增高者可发展为有症状的哮喘。

5. 分期

（1）急性发作期:指喘息、气急、咳嗽或胸闷等症状突然发生或加重,常有呼吸困难,以呼气流量降低为其特征,常因接触变应原等刺激物或治疗不当所致。哮喘急性发作时其程度轻重不一,偶尔可在数分钟内危及生命,应给予及时有效的救治。根据哮喘急性发作时病情的严重程度分为4级,见表2-12-1。

（2）非急性发作期(慢性持续期):指许多哮喘病人即使没有急性发作期,但病人在相当长的时间内仍有不同频度或不同程度地出现喘息、咳嗽、胸闷等症状,肺通气功能下降。

评估哮喘的控制水平对哮喘的治疗有指导意义。哮喘控制水平为非急性发作期哮喘严重性评估的最常用方法,见表2-12-2。

表 2-12-1　哮喘急性发作时病情的严重程度分级

| 病情程度 | 症状和体征 | 血气分析肺功能 | 血氧饱和度 |
|---|---|---|---|
| 轻度 | 步行或上楼时气短。呼吸频率轻度增加,闻及散在哮鸣音,可有焦虑 | 正常 | >95% |
| 中度 | 稍事活动有喘息,讲话常有中断。呼吸频率增加,可有三凹征,哮鸣音响亮而弥漫。心率增快,可出现奇脉,时有焦虑。使用支气管舒张药后 PEF 改变 | $PaO_2$ 60~80mmHg<br>$PaCO_2$ ≤45mmHg<br>PEF 占预计值 60%~80% | 91%~95% |
| 重度 | 休息时感气短,只能单字讲话,端坐呼吸,大汗淋漓。常有三凹征,呼吸频率>30 次/min,哮鸣音响亮而弥漫。心率>120 次/min,奇脉,常有焦虑和烦躁。使用支气管舒张药后 PEF 改变,pH 可降低 | $PaO_2$<60mmHg<br>$PaCO_2$>45mmHg<br>PEF 占预计值<60%或绝对值<100L/min 或作用时间<2h | ≤90% |
| 危重 | 病人不能讲话,出现嗜睡、意识模糊、胸腹矛盾运动,哮鸣音明显减弱或消失。脉率变慢或不规则,pH 降低 | 严重低氧血症和高二氧化碳血症 | 明显降低 |

表 2-12-2　非急性发作期哮喘控制水平的分级

| 临床特征 | 完全控制(满足以下所有条件) | 部分控制(出现以下任何 1 项临床特征) | 未控制 |
|---|---|---|---|
| A. 目前临床控制评估(最好 4 周以上) | | | |
| 白天症状 | 无(或≤2 次/周) | >2 次/周 | 出现≥3 项哮喘部分控制特征 |
| 活动受限 | 无 | 有 | |
| 夜间症状/憋醒 | 无 | 有 | |
| 需要使用缓解药或急救治疗 | 无(或≤2 次/周) | >2 次/周 | |
| 肺功能(PEF 或 $FEV_1$) | 正常 | <正常预计值或本人最佳值的 80% | |
| B. 未来风险评估(急性发作风险,病情不稳定,肺功能迅速下降,药物不良反应)<br>与未来不良事件风险增加的相关因素包括:临床控制不佳,过去一年频繁急性发作,曾因严重哮喘而住院治疗,$FEV_1$ 低,烟草暴露,高剂量药物治疗 | | | |

## （三）心理-社会支持状况

评估病人有无对环境等多种激发因素敏感,反复发作严重影响工作和生活而产生烦躁、抑郁、悲观、焦虑、恐惧等情绪。了解病人及家属对疾病的认知程度和对病人的关爱程度、社会支持情况。

## （四）辅助检查

1. 肺功能检查　可为诊断提供可靠依据。

（1）通气功能检测:发作时呈阻塞性通气功能改变,肺容量指标可见用力肺活量(FVC)正常或下降、1 秒用力呼气容积($FEV_1$)、1 秒率($FEV_1$/FVC%)以及最高呼气流量(PEF)均下降,残气量与肺总量比值增加。其中,$FEV_1$/FVC<70%或 $FEV_1$ 低于正常预计值的 80%是判断气流受限的最重要指标。

（2）支气管激发试验:常吸入激发剂醋甲胆碱和组胺测定气道反应性,适用于通气功能在正常预计值的 70%以上或非发作期的病人。如 $FEV_1$ 下降≥20%,可诊断为激发试验阳性,提示气道高反应性。

（3）支气管舒张试验:常吸入支气管舒张剂如沙丁胺醇等,用以测定气道可逆性。舒张试验阳性诊断标准:$FEV_1$ 较用药前增加≥12%,且其绝对值增加≥200ml,提示可逆性的气道阻塞。

（4）呼气峰流速仪测定:最大呼气流量(peak expiratory flow,PEF)及其变异率测定:PEF 可反映气道通气功能的变化,哮喘发作时 PEF 下降。气道可逆性改变的特点是 24 小时内 PEF 变异率≥20%。

2. 痰液检查　痰涂片在显微镜下可见嗜酸性粒细胞增多。

3. 血气分析 严重发作时可有 $PaO_2$ 降低和（或）酸碱平衡失调。

4. 影像学检查 哮喘发作时胸部 X 线可见双肺透亮度增加，呈过度充气状态。部分病人胸部 CT 可见支气管壁增厚/黏液阻塞。

5. 特异性变应原的检测 哮喘病人大多数对变应原和刺激物敏感，测定外周血变应原特异性 IgE 增高，结合病史有助于对病因诊断和预防发作。

（五）治疗原则与主要措施

目前无特效的治疗方法，但长期规范化治疗可控制哮喘病人的症状。哮喘治疗的目标是长期控制症状，即在使用最小有效剂量药物治疗或不用药物治疗，使病人和正常人一样生活、工作和学习。

1. 确定并减少危险因素接触 找到和脱离并长期避免接触引起哮喘发作的变应原或其他非特异刺激因素，是防治哮喘最有效的方法。

2. 药物治疗 主要分为控制药物和缓解药物。控制气道慢性炎症，使哮喘维持临床控制并长期使用的抗炎药物；按需使用并能迅速解除支气管痉挛，缓解哮喘发作的解痉平喘药物。

（1）糖皮质激素：是目前控制气道炎症最有效的药物，包括吸入、口服和静脉用药。吸入治疗是目前哮喘长期治疗的首选、最常用方法。常用吸入药物有倍氯米松、布地奈德、氟替卡松、莫米松等。口服可用泼尼松或泼尼松龙等，症状缓解后逐渐减量停药，改为吸入剂，严重哮喘可静脉推注甲泼尼龙等。

（2）$\beta_2$ 受体激动药：分为短效 $\beta_2$ 受体激动药（SABA）和长效 $\beta_2$ 受体激动药（LABA）。SABA 是控制哮喘急性发作的首选药物，作用时间 4~6 小时，首选吸入法，包括定量气雾剂（MDI）吸入、干粉吸入、持续雾化吸入等，常用药物有沙丁胺醇和特布他林。LABA 如沙美特罗、福莫特罗与吸入型糖皮质激素联合是目前最常用的哮喘控制药物，作用时间 10~12 小时。

（3）茶碱类：目前治疗哮喘的有效药物，具有舒张支气管和气道抗炎作用。口服给药用于轻、中度哮喘，静脉给药用于危重哮喘并注意注射时间 10 分钟以上，以防中毒症状发生，每天最大剂量不超过 1.0g。

（4）白三烯（LT）调节剂：具有抗炎和舒张支气管平滑肌的作用，常用孟鲁司特或扎鲁司特口服给药。

（5）抗胆碱药：有舒张支气管和减少黏液分泌的作用，分为速效和长效吸入剂。

3. 免疫疗法 分为特异性和非特异性两种。前者又称脱敏疗法或减敏疗法，采用特异性变应原（如螨、花粉、猫毛等）皮下注射、舌下含服等，以产生免疫耐受性，使病人不发作或发作程度减轻。非特异性疗法，如注射卡介苗、转移因子、疫苗等生物制品，有一定的辅助疗效。

4. 哮喘的教育与管理 指导和教会病人了解和避免危险因素、熟悉发作先兆和处理方法、学会监测病情、掌握定量雾化吸入器（MDI）吸入技术和发作紧急处理方法及知道什么情况下去医院就诊等，提高疗效，降低复发，提高生存质量。

【常见护理诊断/问题】

1. 气体交换障碍 与支气管痉挛、气道阻力增加、气道炎症有关。

2. 清理呼吸道无效 与支气管黏膜水肿、分泌物增多、痰液黏稠、无效咳嗽有关。

3. 知识缺乏：缺乏正确使用 MDI 和用药的相关知识。

【护理目标】

1. 能有效呼吸，呼吸困难缓解。

2. 能进行有效的咳嗽，排出痰液，呼吸道通畅。

3. 能正确使用 MDI，掌握相关药物知识。

【护理措施】

1. 一般护理

（1）环境：室内无变应原，空气新鲜，安静、舒适、温湿度适宜，冬季注意保暖，预防感冒。室内不宜摆放花草、养宠物，避免使用地毯、皮毛类织物等。

（2）体位：哮喘发作时，协助病人采取舒适半坐卧位、坐位或在床上设置小桌，便于病人伏桌休息，减少体力消耗，床边加护栏保护。

（3）饮食护理:避免食用与哮喘发作有关的食物,如鱼、虾、蛋类、牛奶等。进食清淡、易消化、营养丰富的饮食,避免进食生冷、硬、油煎食物,戒烟酒。哮喘发作时,鼓励病人每天饮水 2 500~3 000ml,重度哮喘可经静脉补液。

（4）口腔与皮肤护理:协助病人咳嗽后漱口,保持口腔清洁。哮喘发作时,病人因呼吸困难,大量出汗,应每天进行温水擦浴,勤更换衣物,保持皮肤和床单清洁、干燥,注意保暖和病人舒适。

（5）氧疗护理:视病情而定,重度哮喘病人常伴有不同程度的低氧血症,应遵医嘱予鼻导管或面罩给氧,吸氧流量每分钟 1~3L,氧浓度一般不超过 40%。

2. 病情观察　观察哮喘发作的前驱症状,如鼻咽痒、打喷嚏、流涕等。发作时,观察病人的意识、呼吸频率、节律、深度、呼吸音、哮鸣音的变化及咳嗽、咳痰情况、痰液的颜色、性状和量,监测肺功能和动脉血气分析情况。重度哮喘发作时,需做好机械通气、病情监护和抢救准备。

3. 用药护理　观察药物疗效和不良反应。指导病人遵医嘱遵循阶梯治疗方案,不要随意减量或加量,教会病人正确使用 MDI 吸入方法。儿童或重症病人可在 MDI 上加贮雾瓶,雾化释出的药物在瓶中停留数秒,病人可从容吸入,并可减少雾滴在口咽部沉积引起刺激。正确应用定量气雾剂,是保证吸入治疗成功的关键。糖皮质激素吸入后注意清水含漱口咽部,减少口腔念珠菌感染和声音嘶哑,口服用药宜在饭后服用,减少胃肠黏膜刺激;$\beta_2$ 受体激动药不宜长期、规律、单一和大量使用,减少耐药性,使用中注意观察有无心悸、骨骼肌震颤、低血钾等不良反应;茶碱类药物不良反应有恶心、呕吐、心律失常、血压下降及多尿,严重者可致抽搐甚至死亡,茶碱缓(控)释片,必须整片吞服。

（1）定量雾化吸入器(MDI)方法:打开药盖,摇匀药液,深呼气至不能再呼时,双唇张开包住气雾剂喷嘴置于口中,开始深而慢经口吸气的同时,用手指按压喷药一次,至吸气末屏气 10 秒,拿出喷嘴,然后缓慢呼气,休息 3 分钟后可再重复使用,见图 2-12-1。

（2）准纳器:舒利迭(福替卡松/沙美特罗吸入干粉剂)等常用。使用方法:①一手握住准纳器外壳,另一手拇指向外推动准纳器的滑动杆直至发出咔哒声,表明准纳器已做好吸药准备。②握住准纳器并远离口唇,在保证平稳呼吸的前提下,尽量呼气。③将吸嘴放入口中,深长而平稳地吸气同时,将药物吸入口中,屏气约 10 秒。④拿出准纳器,缓慢恢复呼气,关闭准纳器,并听到咔哒声表示关闭。

4. 心理护理　针对哮喘病人易出现的焦虑、抑郁等情绪,尤其是重度哮喘病人易出现恐惧心理,护士应陪伴病人身旁,给予照顾和心理疏导,积极协助病人取得家庭和社会支持,以缓解其不良情绪,树立战胜疾病的信心。

5. 健康指导

（1）疾病知识指导:指导病人认知哮喘的病因及症状,说明长期规范治疗可有效控制哮喘,提高用药的依从性。说明加强呼吸功能锻炼、耐寒锻炼和耐力训练的重要性,增强机体免疫力,提高生活质量,和正常人一样。

（2）生活指导:合理安排作息时间,生活规律,保持良好的心态。避免接触变应原、精神紧张、剧烈运动,戒烟、酒,避免摄入易过敏和刺激性的食物,以

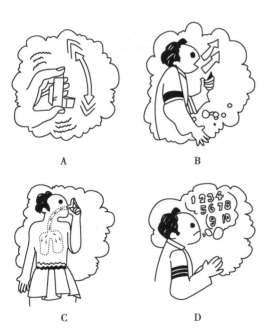

图 2-12-1　吸入方法图
A. 打开药盖并摇匀药液;B. 深呼气至不能再呼时;C. 双唇张开包住气雾剂喷嘴置于口中,开始深而慢经口吸气的同时,用手指按压喷药一次;
D. 屏气 10 秒,拿出喷嘴,然后缓慢呼气

免诱发哮喘发作。指导病人充分利用社会支持系统,为其身心健康提供支持。

（3）用药指导:让病人了解"控制性药物"和"缓解性药物"之间的不同,指导病人遵医嘱规律用药的重要性,坚持阶梯式治疗,了解所用药物的用法、用量、作用、不良反应及注意事项,掌握 MDI 吸入技术是关键。

（4）病情监测：建立医护患合作伙伴关系，共同制订行动计划。指导病人学会识别哮喘加重的先兆，正确处理哮喘急性发作，学会应用峰流速仪监测最大呼气峰流速（PEFR），记录哮喘日记，为疾病预防和治疗提供依据，及时随诊。

【护理评价】

经过治疗和护理，评价病人是否达到：①有效呼吸，呼吸困难缓解。②能有效排痰，咳嗽、咳痰症状明显减轻。③掌握 MDI 吸入技术和相关药物知识。

（邱碧秀）

## 思考题

罗女士，34 岁，既往有青霉素药物过敏史。1 个月前因受凉感冒，出现咳嗽、咳黄色黏痰、闻及厨房炊烟偶有哮鸣音就诊三甲医院，医生建议做肺 CT 和肺功能检查，病人因工作忙未做任何检查，口服抗生素和复方甲氧那明胶囊 1 周，病情好转。昨日因咽痛、咳嗽、咳痰不畅去医院就诊，在门诊雾化治疗中，突发咳嗽、喘息、呼气费力，医护人员立即终止雾化吸入，将病人送入急诊病房。身体评估：病人紧张，端坐呼吸，口唇、指甲略发绀，P 126 次/min，R 30 次/min，双肺满布哮鸣音，皮肤略潮湿，立即予吸氧、静脉注射甲泼尼龙 40mg 及补液对症治疗，10 分钟后症状缓解。

请思考：

（1）该病人可能的临床诊断是什么？如需进一步诊断，需进行哪项检查？

（2）该病人存在哪些护理诊断/问题？

（3）对该病人如何进行健康指导？

思路解析

扫一扫、测一测

# 第十三章　支气管扩张症病人的护理

13章 PPT

 **学习目标**

　　1. 掌握支气管扩张症病人的身体状况和护理措施。

　　2. 熟悉支气管扩张症的治疗原则。

　　3. 了解支气管扩张症的病因和发病机制。

　　4. 能准确地对支气管扩张症病人做出评估、护理诊断、护理计划、实施切实可行的护理措施并对病人及家属进行健康指导。

　　5. 具有为病人提供整体护理的基本能力,尊重、关心和爱护病人。

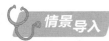 **情景导入**

　　赵先生,因淋雨受凉后感冒已2天。今晨起出现发热、咳嗽加剧、咳中量黄色脓痰伴胸闷。入院前1小时突然咯鲜血,量约300ml,极度紧张、恐惧感强烈,立即被家人送往医院就诊。经询问得知,病人2年前已确诊支气管扩张症,当时曾住院治疗10天。

　　请问:

　　1. 目前病人的主要护理诊断是什么?

　　2. 针对病人1小时前咯血300ml,护士应立即采取哪些护理措施?

　　支气管扩张症(bronchiectasis)是指直径大于2mm的支气管因管壁平滑肌和弹性组织被破坏而引起的异常和持久性扩张,常继发于急、慢性呼吸道感染和支气管阻塞后,反复发生支气管炎症者。多见于儿童和青年,近年来,发病率有下降趋势。

　　【病因与发病机制】

　　主要病因是支气管-肺组织感染和支气管阻塞,两者相互影响,促进支气管扩张的发生和发展,通常发生于存在遗传、免疫或解剖缺陷者。

　　免疫或解剖缺陷等因素损伤了宿主气道清除机制和防御功能,使其清除分泌物的能力下降,易于发生感染和炎症。细菌反复感染可使充满炎性介质、病原菌、黏稠液体的气道逐渐扩大、形成瘢痕和扭曲。支气管壁由于水肿、炎症和新血管形成而变厚,伴支气管动脉和肺动脉终末支的扩张和吻合,形成小血管瘤易致反复咯血。局灶性支气管扩张可源自未经治疗的肺炎或阻塞。另有约30%病人病因未明。

　　【护理评估】

　　(一) 健康史

评估病人的年龄、职业、既往慢性呼吸道感染性疾病史、家族史、与疾病有关的病因或诱因、治疗情况等。

**（二）身体状况**

1. 症状

（1）慢性咳嗽、大量脓痰：由于分泌物积聚在支气管扩张部位，改变体位时分泌物刺激支气管黏膜引起咳嗽和排痰，痰量与体位改变有关。痰量可估计其严重程度：轻度为每天少于 10ml，中度为每天 10～150ml，重度为每天多于 150ml。急性感染时，每天黄绿色脓痰量可达数百毫升，痰液收集于玻璃瓶中静置后可见三层：上层为泡沫和脓性成分，中层为浑浊黏液，下层为坏死组织沉淀物。

（2）反复咯血：见于 50%～70% 病人。从痰中带血至大量咯血，有时咯血量与病情严重程度、病变范围不一致。部分病人以反复咯血为唯一症状，临床上称为"干性支气管扩张症"，其病变多位于引流良好的上叶支气管。

（3）反复肺部感染：其特点是同一肺段反复发生肺炎且迁延不愈。

（4）慢性感染中毒症状：如发热、乏力、食欲缺乏、消瘦、贫血等，在儿童常影响发育。

2. 体征　早期或干性支气管扩张症可无异常肺部体征，病情重或继发感染时，可闻及下胸部、背部固定而持久的局限性粗湿性啰音，有时可闻及哮鸣音，部分病人伴杵状指（趾）。

**（三）心理-社会支持状况**

评估病人有无因反复咯血而产生的恐惧心理；有无因发病年龄较早、痰多、口臭对学习、工作和生活产生不良影响而产生的自卑、孤僻、焦虑等负性情绪；评估病人及家属对疾病的认知程度、社会支持情况等。

**（四）辅助检查**

1. 胸部影像学检查　胸部 CT 检查可在横断面上清晰显示扩张的支气管。高分辨 CT 检查现已成为支气管扩张症的主要诊断方法。胸部 X 线检查，可见支气管扩张的气道呈现囊腔，腔内存在气液平面，纵切面可显示为"双轨征"，横切面显示"环形阴影"。

2. 纤维支气管镜检查　可发现段支气管以上的弹坑样改变，有助于发现出血部位或阻塞原因。

**（五）治疗原则与主要措施**

治疗原则为保持呼吸道引流通畅、防治呼吸道感染、处理咯血、必要时手术治疗。

1. 治疗原发病，控制支气管和肺部感染。

2. 控制感染　铜绿假单胞菌感染时，可选择口服喹诺酮类，静脉给予氨基糖苷类或第三代头孢菌素。对慢性咳脓痰者，可考虑使用疗程更长的抗生素。

3. 改善气流受限　支气管扩张剂可改善气流受限，利于清除分泌物，尤其对伴有气道高反应性及可逆性气流受限的病人疗效明显。

4. 清除气道分泌物　化痰药物、胸部物理治疗均有助于清除气道分泌物。

5. 外科治疗　经内科治疗仍反复发作的局限性支气管扩张或反复大咯血者，可行外科手术切除病变肺组织，或行支气管动脉栓塞术。

**【常见护理诊断/问题】**

1. 清理呼吸道无效　与痰多黏稠及无效咳嗽有关。

2. 潜在并发症：大咯血、窒息。

3. 营养失调：低于机体需要量　与慢性感染导致机体消耗增加有关。

**【护理目标】**

1. 能掌握体位引流和有效排痰的方法，保持呼吸道通畅。

2. 无大咯血和窒息等并发症发生或并发症被及时发现并处理。

3. 能进食营养丰富的食物，满足机体需要量。

**【护理措施】**

1. 一般护理

（1）环境：室内清洁，空气流通，安静、舒适、温湿度适宜，冬季注意保暖，预防感冒。

（2）休息与活动：缓解期可适当活动，以不感到疲劳和症状加重为宜。急性感染或小量咯血者卧床休息，大量咯血者绝对卧床休息，避免搬动。

（3）饮食护理：加强营养，给予病人高热量、高蛋白、维生素丰富的易消化饮食，避免冰冷和刺激性食物的摄入，以免诱发咳嗽，少食多餐。排痰后及进餐前后用清水或漱口液漱口，保持口腔清洁，促进食欲。鼓励病人多饮水，每天饮水量在 1 500ml 以上，充分稀释痰液，利于痰液排出。小量咯血者可进温凉流质饮食，大咯血者应禁食。

2. 体位引流　是利用重力作用促使呼吸道分泌物流入支气管、气管而排出体外的方法，适合痰液较多的病人（图 2-13-1）。

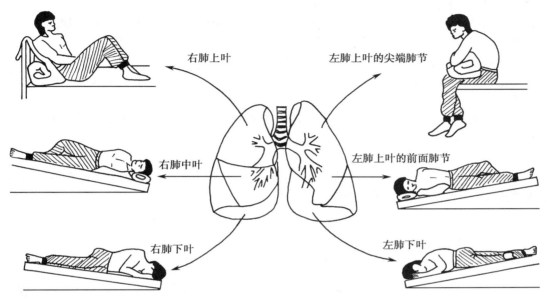

图 2-13-1　体位引流

（1）准备：解释体位引流目的、过程和注意事项；备纸巾和痰液收集器；评估病人的病情、意识、咳痰能力、影响咳痰的因素、合作能力；听诊肺部呼吸音情况以确定病变部位；引流前 15 分钟遵医嘱给予支气管舒张剂。

（2）实施：①体位。根据病人病情、病灶部位和病人的耐受程度选择适宜体位，原则是抬高病灶部位的位置，使引流支气管开口向下，以有利于分泌物的排出。②顺序。先上叶、后下叶，若有两个以上病变部位，应引流痰液较多的部位。③配合。引流过程中辅以有效咳嗽、胸部叩击或振动，可提高引流效果，及时清除痰液。

（3）观察：引流过程中，应密切观察病情变化。一旦出现头晕、疲劳、面色苍白、出汗、心律失常、血压异常时，应立即停止引流并通知医生及时处理。引流结束后，观察病人呼吸情况以及痰液性质、气味、量及颜色，听诊肺部呼吸音的改变。

（4）注意事项：①根据病情，体位引流一般每天进行 1~3 次，每次 15~20 分钟。在餐前 1~2 小时或餐后 2 小时进行，以避免胃、食管反流。②引流中不能耐受者，应及时调整姿势或终止引流。③病情不稳定者，不宜采用头低足高位进行引流。④引流结束后，指导并协助病人及时漱口，采取舒适体位，评价引流效果并记录。

3. 病情观察　观察病人咳嗽、咳痰情况及痰液的颜色、量、性质、气味、静置后有无分层现象，痰量与体位的关系，记录 24 小时排痰量。观察有无咯血先兆及咯血的颜色、量、性质。观察病人意识、生命体征变化、有无发绀、气促、呼吸困难、面色苍白、出冷汗、烦躁不安等大咯血窒息征象。

4. 用药护理　根据医嘱使用抗生素、祛痰剂和支气管舒张剂，指导病人不能随意换药、减量或停药，掌握常用药物的剂量、服用方法和不良反应，观察药物疗效。大咯血时，常应用垂体后叶素以收缩小动脉，减少肺血流量，达到终止咯血的目的。但应注意，静脉输入垂体后叶素速度过快常可引起恶心、心悸、面色苍白、便意等不良反应，故应关注输液不宜过快。

5. 窒息急救　对于咯血病人及意识障碍者，床旁应备好负压吸引器。一旦病人出现窒息征象，应立即采取头低足高 45°俯卧位，轻叩背部，以利于排出气道及口咽部的血块。必要时用负压吸引器吸出血块或痰液,以解除气道阻塞,并给予高浓度吸氧。做好气管插管或气管切开的准备。

**6. 心理护理** 关爱病人,有针对性地对病人及家属进行心理疏导,以缓解焦虑、自卑、孤独感。对于咯血病人,要随时观察病情,及时清除血渍,消除恐惧感。积极协助病人取得家庭和社会的支持,增强战胜疾病的信心。

**7. 健康指导**

(1)疾病知识指导:讲解支气管扩张症的有关知识及防治呼吸道感染的重要意义。帮助病人及家属了解疾病的发生、发展,配合治疗和护理。

(2)生活指导:合理膳食,保证营养摄入。戒烟、酒,避免烟雾和灰尘刺激,保持口腔清洁。鼓励病人参加体育锻炼,劳逸结合,避免精神紧张和情绪激动,生活规律,注意防寒保暖。

(3)用药指导:遵医嘱用药,观察药物的不良反应。

(4)病情监测:教会病人及家属监测病情,能识别病情变化征象。一旦症状加重或出现异常,应及时就诊。

(5)康复指导:指导病人和家属学会有效咳嗽、胸部叩击、雾化吸入和体位引流的排痰方法,坚持有效排痰,控制病情,提高生存质量。

【护理评价】

经过治疗和护理,评价病人是否达到:①有效排痰,呼吸道通畅。②无大咯血和窒息的发生。③能进食营养丰富的食物,满足机体需要量。

(李 晶)

## 思考题

1. 王先生,22岁,幼儿时期曾反复发生支气管炎、肺炎。近2年,时常咳嗽,痰中带血。昨日,无诱因发生咯血,量约500ml,给予抗菌、祛痰、止血等对症治疗。今晨治疗过程中,几次剧烈咳嗽后突然出现呼吸困难、气促、口唇发绀、出冷汗、烦躁不安。

请思考:

(1)该病人目前发生了什么紧急情况?

(2)此时护士应配合医生采取哪些紧急措施?

2. 李先生,53岁。因咳嗽、咳大量脓臭痰住院治疗,诊断为支气管扩张症。身体评估:意识清楚,T 38.9℃,P 110次/min,R 26次/min,BP 135/85mmHg,能积极配合治疗护理。

请思考:

(1)该病人现在最主要的护理诊断是什么?

(2)对于痰量较多者,应采取哪些护理措施?

思路解析

扫一扫、测一测

## 第十四章　肺结核病人的护理

**学习目标**

1. 掌握肺结核病人的护理评估、护理诊断、护理措施及护理评价的相关知识,肺结核病人大咯血的护理要点、切断肺结核传播途径的措施。

2. 熟悉肺结核的分型及其临床特征、结核菌素试验的临床意义。

3. 了解肺结核病人的治疗要点。

4. 能全面准确评估病人、做出护理诊断、制订合理护理计划、实施护理措施并对病人及其家属进行健康指导。

5. 具有良好的人文关怀精神和团队协作精神,体现慎独和精益求精的品德。

**情景导入**

赵女士,20岁。因低热、盗汗、进行性乏力、体重持续下降1个月、胸闷气短2周入院。接班护士查体发现:T 38.2℃,气管偏左,右侧胸廓饱满,呼吸运动弱,叩诊浊音,呼吸音低。

请问:

1. 该病人最主要的护理诊断是什么?

2. 应如何进行健康指导?

肺结核(pulmonary tuberculosis)是由结核分枝杆菌引起的慢性肺部感染性疾病。结核分枝杆菌侵入人体后,可累及全身各个脏器。其中,以肺结核最为多见,占各器官结核病总数的80%~90%。

本病是严重危害人类健康的主要传染病。全球约20亿人曾受到结核分枝杆菌的感染,其中,印度、中国、俄罗斯、南非等22个国家集中了全球约80%的结核病例,被世界卫生组织列为结核病高负担、高危险性国家。在国内,近十余年来,通过加强结核病防治工作和落实现代结核病控制措施,我国的结核病疫情已呈现缓慢下降态势,但由于原有结核病疫情严重、地区差异大、耐药结核病人增多、人类免疫缺陷病毒和结核分枝杆菌的双重感染、流动人口中结核病人难以管控等原因的存在,肺结核仍然是国内需要重点防控的主要疾病。

【病因与发病机制】

1. 结核分枝杆菌　属分枝杆菌,分为人型、牛型、非洲型和鼠型四类,其中对人类致病的主要是人型。具有耐酸性、生长缓慢、抵抗力强及菌体结构复杂的特点。具体如下:

(1)抗酸染色特性:可抵抗盐酸酒精的脱色作用,是与其他细菌进行鉴别的方法之一。

（2）生长缓慢：适宜生长温度为37℃，培养时间一般为2~8周。

（3）抵抗力较强：耐寒冷、耐干燥、耐潮湿、耐酸碱，在干燥环境中可存活数月或数年，在阴暗潮湿处可生存数月。

（4）菌体成分复杂：结核分枝杆菌中类脂质占50%~60%，其中蜡质约占类脂质的50%。其作用与结核病的干酪液化、组织坏死、空洞发生及结核变态反应有关。

（5）杀灭方法：对热和紫外线照射的耐受力很弱。烈日下暴晒2~7小时可杀灭痰中结核分枝杆菌；病房或实验室以10W紫外线灯距照射物0.5~1m，照射30分钟可消毒；餐具可通过100℃煮沸5分钟杀灭结核分枝杆菌。在常用杀菌剂中，以70%酒精为最佳，一般在接触2分钟内即可杀灭。

2. 肺结核的传播

（1）传染源：开放性肺结核病人是主要传染源。结核分枝杆菌可随痰排出体外，痰菌检查阳性者传染性最强。在牧区还应警惕随牛乳传播的牛型结核分枝杆菌对人体的感染。

（2）传播途径：以呼吸道传播为最常见。主要为病人与易感人群之间的空气传播。在咳嗽、打喷嚏时排出的细菌悬浮在空气中，被吸入后附着于肺泡上皮可引起肺部感染。菌量越多，接触时间越长，感染概率越大。

（3）易感人群：婴幼儿、老年人、艾滋病病人、糖尿病、麻疹、长期使用糖皮质激素或免疫抑制剂等免疫力低下者，以及生活贫困、居住拥挤、营养不良者均为本病的易感人群。此外，来自于偏远地区的进城农民，由于其获得的自然免疫力较低，也成为易感人群。吸烟亦是结核病发生的危险因素。

3. 免疫反应和变态反应　结核病的发生、发展与转归取决于侵入人体的结核分枝杆菌数量、毒力、机体免疫力与变态反应的强弱。免疫对机体起到保护作用，而变态反应通常会引起组织结构的破坏。当机体抵抗力低下时，结核病即可不断发展。相反，若机体抵抗力较强，则即使存在结核分枝杆菌感染，也不易发病或病变程度较轻。

（1）免疫反应：人体对结核分枝杆菌的免疫力包括自然免疫力（非特异性）和获得性免疫力（特异性）两种，后者是通过接种卡介苗或感染结核分枝杆菌后获得的，其免疫力强于自然免疫力，但两者对机体的保护作用是相对的，与身体状况和营养状态关系密切。当机体免疫力较强且侵入机体的菌量少、毒力弱时，结核病的发生或病变程度较轻。相反，则可导致结核病的发生或使已趋于稳定的病灶重新活动。

（2）变态反应：指结核分枝杆菌侵入人体4~8周后，组织对结核分枝杆菌及其代谢产物所产生的反应，属于Ⅳ型（迟发型）变态反应。

科赫现象表明，机体初次感染该菌后（多见于小儿），细菌被吞噬细胞携带至肺门淋巴结，若此时机体免疫力低下，则可发展为原发性肺结核。对于成人，若在儿童时期曾受到结核分枝杆菌的轻微感染或接种卡介苗，机体就具备获得性免疫力。若此时再感染此菌，即可产生迟发型变态反应，而不会导致全身性淋巴结肿大和细菌的全身扩散，仅在局部，特别是肺部出现渗出、干酪样坏死、液化甚至形成空洞等病理改变。

【病理生理】

本病以渗出、增生和干酪样坏死为基本病理改变，其特点是反复恶化、多次播散、恢复愈合缓慢。这三种病理改变可相互转化、交替存在。以渗出为主的病变主要出现在结核性炎症初期或病变恶化复发时；以增生为主的病变表现为典型的结核结节，多发生于病变恢复阶段；以干酪样坏死为主的病变多发生在结核分枝杆菌毒力强、菌量多、人体抵抗力低的情况下，可发生液化或形成空洞引起结核分枝杆菌的播散，形成不可逆的组织坏死。

【临床分型】

依据我国实施的结核病分类标准（WS196—2001），分述如下：

1. 原发型肺结核　包括原发综合征和胸内淋巴结结核。多见于儿童或未感染过结核分枝杆菌的成人。表现多轻微而短暂，少数可有发热、咳嗽、盗汗、食欲缺乏、体重减轻等。结核分枝杆菌很快从原发病灶经淋巴管到达肺门淋巴结，引起淋巴管炎和淋巴结炎。X线胸片表现为"哑铃状"阴影，即原发结核灶、结核性淋巴管炎和肿大的肺门淋巴结，三者合称为原发综合征。原发病灶吸收较快，不遗留任何痕迹。少数肺门淋巴结炎经久不愈，累及胸内淋巴结，甚至蔓延至附近纵隔淋巴结。

2. 血行播散型肺结核 包括急性血行播散型肺结核(急性粟粒型肺结核)、亚急性和慢性血行播散型肺结核。

(1)急性血行播散型肺结核:多见于婴幼儿和青少年,常继发于原发型肺结核,特别是营养不良、患有基础疾病或使用免疫抑制剂等使机体抵抗力低下的人群。成人多继发于肺或肺外结核,由于病灶中的结核分枝杆菌进入血管内而引起。起病急,全身毒性症状重,常伴发结核性脑膜炎。X线胸片可见双肺满布粟粒状阴影,分布均匀、大小相等、密度一致。

(2)亚急性及慢性血行播散型肺结核:起病缓慢,病程较长,全身毒性症状较轻。X线胸片出现双肺斑点状阴影,大小不等、密度不一。

3. 继发型肺结核 是成人最常见的类型。病程长,易反复,出现多种病理改变。主要包括如下类型。

(1)浸润性肺结核:病变多发生于肺尖和锁骨下。以浸润渗出性结核病变和纤维干酪增生病变为主,胸片可见点状、片状或絮状阴影,可相互融合形成空洞。渗出性病变易于吸收,而纤维干酪样病变则吸收较慢。

(2)空洞性肺结核:病人常存在支气管播散病变,经常痰中排菌。表现为发热、咳嗽、咳痰和咯血。胸片可见由干酪渗出病变融合而形成的单个或多个薄壁空腔。

(3)结核球:多由干酪样病变吸收后被周围纤维组织包裹,或空洞内干酪样物质不能排出,凝结成球形而形成。胸片显示结核球直径常小于3cm,内可见钙化灶或空洞。

(4)干酪样肺炎:当机体免疫力低下时,潜伏在病灶内的结核分枝杆菌开始繁殖,经支气管进入肺内。引起以渗出和细胞浸润为主、伴有不同程度的干酪样病灶,病变多发生于双肺中下部。胸片显示毛玻璃状、片状或絮状阴影。

(5)纤维空洞性肺结核:由于肺结核治疗不及时、不彻底或耐药菌株的产生,使空洞长期不愈合,病灶出现广泛纤维化,随机体免疫力的变化,病灶的吸收、修补与恶化交替出现,形成空洞。胸片显示单侧或双侧出现一个或多个厚壁空洞和广泛的纤维增生,肺纹理呈垂柳状,气管和纵隔向患侧移位,可出现胸膜粘连和代偿性肺气肿。

4. 结核性胸膜炎 在结核性胸膜炎发展过程中可出现结核性干性胸膜炎、结核性渗出性胸膜炎和结核性脓胸。

(1)干性胸膜炎:以胸痛为主,深吸气或咳嗽时加重,可闻及胸膜摩擦音,胸片无异常。

(2)渗出性胸膜炎和结核性脓胸:全身毒血症状明显,随胸腔积液的增加,胸痛减轻或消失,出现胸闷、气促。胸片可见肋膈角变钝或肺野中下部呈一片均匀致密的阴影,上缘呈外高内低凹面向上的弧形曲线,大量积液时纵隔被推向健侧。

5. 其他肺外结核 根据发生结核的部位及脏器命名,如骨关节结核、脊柱结核、肾结核、肠结核等。

6. 菌阴肺结核 即三次痰涂片及一次培养阴性的肺结核。诊断标准为:①典型肺结核临床症状和胸部X线表现。②抗结核治疗有效。③临床可排除其他非结核性肺部疾病。④结核菌素试验强阳性,血清抗结核抗体阳性。⑤痰结核分枝杆菌PCR和探针检测呈阳性。⑥肺外组织病理证实结核病变。⑦支气管肺泡灌洗液中检出抗酸分枝杆菌。⑧支气管或肺部组织病理证实结核病变。具备①~⑥中的3项,或⑦、⑧中任何1项即可确诊。

【护理评估】

(一)健康史

了解病人是否接种过卡介苗、既往身体状况、用药情况、工作生活情况等,有无与开放性肺结核病人的密切接触史。

(二)身体评估

1. 症状

(1)全身症状:发热最常见。多表现为长期低热,于午后或傍晚开始,清晨降至正常,当病情急剧进展时可出现高热,常伴疲乏、夜间盗汗、食欲缺乏、体重减轻。女性可出现月经不调、心悸、易激惹等轻度毒性和自主神经功能紊乱症状。

（2）咳嗽、咳痰：早期较轻，为干咳或仅有少量黏液痰。空洞形成时，痰量增多；伴感染时，痰呈脓性；合并支气管结核时，咳嗽加重，出现刺激性呛咳。

（3）咯血：约半数病人存在不同程度的咯血。结核病灶的炎症使毛细血管通透性增高，引起痰中带血或小量咯血；病变损伤到小血管，可产生中等量咯血；空洞壁上有较大血管或动脉瘤破裂时，可引起大咯血。大咯血可并发失血性休克，当血块阻塞大气道时可引起窒息，但咯血量与病变严重程度不完全一致。咯血易引起结核播散，特别是中、大量咯血后出现的持续高热常提示结核播散。

（4）胸痛：胸部针刺样疼痛并随呼吸、咳嗽加重，常提示胸膜受累。纵隔胸膜受累时，疼痛常放射至肩部或上腹部。

（5）呼吸急促：严重毒血症状和高热可引起呼吸加快。发生广泛肺组织破坏、胸膜粘连增厚、大量胸腔积液时，可出现呼吸困难。

2. 体征　取决于病变的性质、部位、范围和程度。

（1）继发性肺结核：好发于肺尖，在肩胛间区叩诊稍浊，听诊有细湿啰音。病变范围较大时，患侧呼吸运动减弱，叩诊呈浊音，可闻及支气管肺泡呼吸音或湿啰音。

（2）粟粒性肺结核：可并发急性呼吸窘迫综合征，表现为呼吸困难和顽固性低氧血症。

（3）纤维空洞性肺结核：可有患侧胸廓塌陷，气管移位，听诊呼吸音减弱及湿啰音，健侧出现代偿性气肿。

（4）结核性胸膜炎：气管向健侧移位，患侧胸廓饱满，语颤减弱或消失，叩诊浊或实音，呼吸音减弱或消失。

（5）支气管结核：可有局限性干、湿啰音。

（三）心理-社会支持状况

结核病是一种慢性传染性疾病，给病人及家属造成很大的精神负担。多数病人对结核病缺乏正确的认识，担心周围人远离自己，为病后的家庭、社会、工作和学习等问题而担忧。也有少数病人轻视本病，不重视治疗，造成疾病迁延不愈。由于需要住院隔离治疗，病人常感到孤独、自卑。当长期服药效果不理想时，易产生悲观情绪。出现咯血甚至大咯血时，会感到紧张、恐惧。

（四）辅助检查

1. 痰菌检查　是确诊肺结核最主要的依据。可通过直接涂片或培养法查找结核分枝杆菌。前者方法简单、易行、快速；后者准确、特异性高，可进一步做药敏试验，但培养时间长，一般为2~6周。为提高阳性率，应连续多次留取标本送检或采用聚合酶链反应技术（PCR）。痰菌阳性提示病灶是开放性的，病人目前具有传染性，应予以呼吸道隔离。

2. 影像学检查　胸部X线检查是早期发现肺结核的重要方法，在确定病变部位、范围、性质，了解其演变，选择治疗方案，评价预后等方面具有重要价值。浸润型肺结核显示为云雾状、边缘模糊的病灶；干酪性病灶显示为密度较高、浓密不一的片状阴影；空洞显示为环形边界透光区；纤维钙化显示为斑点、结节状、密度较高、边缘清楚的病灶；原发综合征呈哑铃状阴影。肺结核病灶一般好发于肺上叶尖后段和下叶背段，常有性质不同的病灶混合存在。胸部CT检查可发现微小或隐蔽的病灶以鉴别肺部病变。

3. 结核菌素试验　本试验在结核病的流行病学方面应用较多，如调查感染率、选择BCG接种对象等，但在结核病的诊断和鉴别诊断中的应用价值有限，只是对儿童及青少年的结核病诊断有一定参考意义。目前世界卫生组织与国际防痨和肺病联合会推荐使用纯蛋白衍化物（PPD），以提高敏感性，减少非特异性反应的发生，同时利于各国之间结核感染率的比较。

试验方法：取0.1ml（5IU）在左前臂屈侧做皮内注射。试验后48~72小时观察局部反应，测量皮肤硬结直径并记录结果。

结果观察：硬结直径<5mm为阴性（-），5~9mm为弱阳性（+），10~19mm为阳性（++），≥20mm或虽然<20mm，但局部皮肤出现水疱、淋巴管炎及组织坏死，均为强阳性（+++）。本试验反应越强，对结核病的诊断，特别是对婴幼儿结核病的诊断越重要。

儿童结核菌素试验阴性表明未曾受到结核分枝杆菌感染，可除外结核病。3岁以下婴幼儿呈强阳性反应者，即使无症状，也应视为活动性肺结核。而成人结核菌素试验阳性仅表示曾受到结核分枝杆菌感染或接种过卡介苗,并不表示一定患病。结核菌素试验阴性除提示没有结核分枝杆菌感染外,还可见于变态反应前期(4~8周前)、重症结核、使用糖皮质激素或免疫抑制剂、严重营养不良、HIV感染、恶性肿瘤、年老体弱及危重症病人。

4. 血液检查 急性粟粒型肺结核病人常出现白细胞总数降低或类白血病反应。病程较长者可出现贫血。血沉增快常提示结核病处于活动期。

5. 纤维支气管镜检查 通过对支气管或肺内病灶进行活检,为疾病诊断提供病理学依据,同时可收集分泌物或冲洗液标本做涂片抗酸染色检查和结核分枝杆菌培养以提高阳性率。纤维支气管镜检查适用于临床表现不典型、痰菌阴性的病人,特别是40岁以上,需与肺癌做鉴别的病人。

6. 其他检查 浅表淋巴结或活体组织检查对诊断有一定指导意义。

（五）治疗原则与主要措施

合理的抗结核治疗是治愈的关键。凡是活动性肺结核(有结核毒性症状、痰菌检查阳性、胸部X线显示病灶进展或好转阶段)病人均需根据医嘱进行抗结核药物治疗,并遵循早期、联合、规律、适量、全程等原则。

根据抗结核药物的抗菌作用强弱,可分为杀菌剂和抑菌剂。异烟肼(INH)、利福平(RFP)对巨噬细胞内、外的结核分枝杆菌均有杀灭作用且杀菌作用不受酸碱环境的影响,为全杀菌剂。吡嗪酰胺(PZA)能杀灭巨噬细胞内、酸性环境中的结核分枝杆菌;链霉素(SM)对巨噬细胞外、碱性环境中的结核分枝杆菌有杀灭作用,两者均为半杀菌剂。乙胺丁醇(EMB)为抑菌剂。以上均属于一线抗结核药物。二线抗结核药物包括乙硫异烟胺、丙硫异烟胺、环丝氨酸、特立齐酮、对氨基水杨酸钠等。

根据抗结核药物和细菌的相互作用,化疗通常分成两个阶段。

第一阶段为强化治疗,目的在于杀灭正在生长繁殖的结核分枝杆菌,使痰菌转阴、病灶吸收以迅速控制病情。

第二阶段为维持治疗或巩固治疗,目的在于消除生长代谢缓慢的结核分枝杆菌,以达到灭菌、减少复发和彻底治愈的目的。

目前,临床上常采取短程化疗,即联合异烟肼、利福平等两种以上的杀菌剂6~9个月,前1~3个月为强化阶段,需每天用药;后为巩固阶段,每周2次用药至疗程结束。

异烟肼、利福平、吡嗪酰胺、乙胺丁醇等每天1次顿服全日用量,可形成血液中药物的高峰浓度,较每天分次服用疗效好且服用方便,提高坚持用药率和治疗效果。链霉素成人肌内注射0.75g/d。

其他疗法可配合对症治疗及手术治疗。

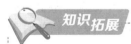

**知识拓展**

### 多耐药结核病化学治疗方案的选择

对于多耐药结核病,目前推荐采用以下四种化学治疗方案。

1. 耐异烟肼等2种一线抗结核药 方案为3S-R-Lfx-Z-E/9R-LfX-Z-E,即总疗程12个月。强化期3个月,每天服用链霉素、利福平、左氧氟沙星、吡嗪酰胺和乙胺丁醇;维持期9个月,每天服用利福平、左氧氟沙星、吡嗪酰胺和乙胺丁醇。

2. 耐利福平等2种一线抗结核药 方案为6SH-Lfx-Z-E/12H-LfX-Z-E,即总疗程18个月。强化期6个月,每天服用链霉素、异烟肼、左氧氟沙星、吡嗪酰胺和乙胺丁醇;维持期12个月,每天服用异烟肼、左氧氟沙星、吡嗪酰胺和乙胺丁醇。

3. 耐异烟肼等3~4种一线抗结核药 方案为3S-R-Lfx-Pto-Z/15R-Lfx-Pto-Z,即总疗程18个月。强化期3个月,每天服用链霉素、利福平、左氧氟沙星、丙硫异烟胺和吡嗪酰胺;维持期15个月,每天服用利福平、左氧氟沙星、丙硫异烟胺和吡嗪酰胺。

4. 耐利福平等3~4种一线抗结核药物 方案为6S-H-Lfx-Pto-Z/14H-Lfx-Pto-Z,即总疗程20个月。强化期6个月,每天服用链霉素、异烟肼、左氧氟沙星、丙硫异烟胺和吡嗪酰胺;维持期14个月,每天服用异烟肼、左氧氟沙星、丙硫异烟胺和吡嗪酰胺。

【常见护理诊断/问题】

1. 营养失调:低于机体需要量 与结核分枝杆菌感染使机体消耗增加、抗结核药物导致机体消化吸收功能障碍等因素有关。

2. 体温过高 与结核分枝杆菌引起的毒血症有关。

3. 知识缺乏:缺乏有关结核病的预防、发生发展、治疗、护理等有关知识。

4. 潜在并发症:窒息、呼吸衰竭等。

【护理目标】

1. 摄入足够营养物质,体重逐渐增加。

2. 体温恢复到正常范围。

3. 获得有关结核病知识,能够主动配合各种治疗和护理。

4. 未发生并发症或发生后能够被及时发现并采取有效措施。

【护理措施】

1. 一般护理

(1)休息:指导病人合理休息并制订活动计划。处于肺结核活动期时,应以休息为主。恢复期可适当增加活动。胸痛者应采取患侧卧位,必要时给予止痛剂或局部贴敷胶布以减轻疼痛。开放性肺结核病人经治疗痰菌转阴后,应鼓励病人回归日常家庭与社会生活。注意室内通风换气。慢性轻症病人可从事轻体力工作。保证充足睡眠和休息时间,做到劳逸结合。

(2)饮食指导:肺结核是一种持续时间较长的慢性消耗性疾病,应给予高热量、高蛋白、维生素丰富的饮食,如牛奶、豆浆、鸡蛋、鱼、肉、豆腐、水果、蔬菜等,以增强机体抗病能力。小量咯血时,可摄入少量温凉流质饮食,保持大便通畅,以免因用力排便诱发再次咯血。护士应经常了解病人的进食情况,每周测量体重并记录,观察病人营养状况是否得到改善。

2. 病情观察 观察发热、盗汗、乏力等全身症状以及咳嗽、咳痰、咯血等呼吸道症状,特别应密切关注并记录咯血病人的咯血量、颜色及性状。监测生命体征、测量并记录体重变化。

3. 治疗护理

(1)用药护理:病人能否坚持用药是治疗肺结核的关键,护士应告知病人并解释治疗方案,向初次服药者解释长期治疗的目的及常见不良反应。如服用利福平可导致体液和分泌物呈现橘黄色;服用异烟肼可导致周围神经炎,应观察了解病人有无肢体远端感觉障碍;吡嗪酰胺可引起高尿酸血症,观察病人有无关节疼痛、皮疹等。以上三种抗结核药均有潜在的肝脏毒性作用,其中以利福平最为突出,因而在用药前、用药过程中均应监测肝功能。部分病人可出现无症状的轻度转氨酶升高,此时无须停药,但应注意观察,绝大多数情况下,能逐渐恢复正常。一旦发生食欲缺乏、黄疸或肝大,应立即停药至肝功能恢复正常。链霉素可损害听神经和肾功能,应注意病人在服药期间有无耳鸣、耳聋、眩晕及尿常规的异常。乙胺丁醇可导致球后视神经炎,表现为视力、视觉、色觉辨别能力的下降,护士应告知病人这些情况在停药后可逐渐消失。

(2)咯血护理:小量咯血时,嘱病人卧床休息,咯血多自行停止。发生大量咯血时,护士要安置病人绝对卧床,取患侧卧位,以利于健侧通气。大量咯血时应暂时禁食,保持气道通畅、吸氧,鼓励病人轻轻将血咯出,切勿屏气,以免诱发喉头痉挛,导致窒息。建立静脉通路,遵医嘱将垂体后叶素5~10U加入10%葡萄糖液40ml中,在15~20分钟内缓慢静脉注射,然后以10~20U加入5%葡萄糖液500ml静脉滴注维持治疗。守护并安慰病人,解除紧张、恐惧心理,必要时,可遵医嘱给予小量镇静剂,如地西泮5~10mg肌内注射。禁用吗啡以免抑制呼吸。一旦出现表情恐怖、张口瞪目、双手乱抓、大汗淋漓、唇指发绀、大小便失禁、意识丧失等窒息征象时,应立即置病人于头低足高位,头偏向一侧,并轻拍背部以促进气道和口咽部血块的排出,必要时可行机械吸引并做好建立人工气道的准备。

4. 结核病的防控 包括控制传染源、切断传播途径和保护易感人群。

（1）控制传染源：建立结核病防治网,加强卫生宣教,及早发现病人并登记管理、监督用药、按时复查、防止传播。

（2）切断传播途径：加强宣传以提高广大群众对结核病的病因、传播途径、治疗和预防的认识,禁止随地吐痰。对肺结核病人(尤其是痰菌阳性的开放性肺结核病人)应做到：①单独使用一套用具,包括餐具、痰杯等。②独居一室,实施呼吸道隔离,病室内每天可用紫外线灯照射 1 小时,或用 1‰ 过氧乙酸 1～2ml 加入空气清洁剂内进行空气喷雾消毒,病人外出时佩戴口罩。③焚烧病人用过的痰纸或敷料。④餐具应煮沸 5 分钟后再洗涤。⑤被褥、书籍在强烈日光下暴晒至少 2 小时。⑥医疗器械可用 70% 酒精浸泡。

（3）保护易感人群：积极锻炼身体增强体质以提高机体抵抗力;加强营养;对未受过结核分枝杆菌感染的新生儿以及结核菌素试验阴性的儿童,应及时接种卡介苗,使机体对结核分枝杆菌产生获得性免疫力。

5. 心理护理　护士应详细了解病人对结核病的认知程度及疾病所造成的心理反应。向病人及其家属解释疾病的相关知识,消除顾虑,使病人能够得到家人的关心、爱护与支持。日常护理过程中要随时关注并根据病人的情绪反应安慰和鼓励病人,指导病人实施自我心理调节,保持平和、乐观情绪,安排家属积极参与治疗护理过程。护士还应了解病人所处社区的结核病防治情况,保证其出院后能得到继续治疗和护理。

6. 健康指导

（1）疾病知识指导：向病人和家属解释病情,介绍治疗方法、药物剂量、用法和不良反应。说明坚持规律用药、全程用药的重要性,指导、督促病人按疗程用药,以彻底治愈结核病。讲解消毒隔离知识,宣传消毒隔离的意义、方法及注意事项。

（2）生活指导：加强营养、劳逸结合,合理安排休息和活动,避免劳累。摄入营养丰富的饮食,注意营养物质的搭配,增加机体抵抗力。

（3）病情监测：指导病人定期复查胸片和肝、肾功能以了解病情变化、治疗效果和药物不良反应,为调整治疗方案提供依据。

【护理评价】

经过治疗和护理,评价病人是否达到：①摄入足够营养物质,体重逐渐增加。②体温恢复到正常范围。③获得有关结核病知识,能够主动配合各种治疗和护理。④未发生并发症或发生后能被及时发现并采取有效措施。

（李　晶）

**思考题**

1. 宋女士,29 岁。因反复低热伴乏力、盗汗 3 个月,咯血 1 天入院。病人近 3 个月以来反复出现乏力、盗汗、午后低热伴咳嗽。开始为干咳,后咳出少量黏液痰、痰中带血伴左上胸痛并随咳嗽而加剧。今晨剧烈咳嗽后,咯出鲜血约 150ml,遂来院就诊。自述发病以来,体重下降 10kg;月经失调、经量减少。发病前因工作繁忙,自觉身心疲惫。

请思考：

（1）入院后,护士应注意监测哪些病情变化?

（2）如何对病人及其家属进行健康教育?

2. 李先生,39 岁。吸烟 20 年,每天 20 支。近 2 个月来咳嗽,痰中带血丝,持续低热、盗汗,消瘦、乏力日渐加重。胸部 X 线显示左上肺大片阴影,密度不均,其内可见一薄壁空洞。痰涂片查结核分枝杆菌(+)。

请思考：

（1）该病人存在哪些护理诊断/问题?

（2）为防止疾病传播，护士应采取哪些护理措施？

思路解析

扫一扫、测一测

**学习目标**

1. 掌握呼吸衰竭病人的护理评估、护理诊断、护理措施及护理评价的相关知识。
2. 熟悉呼吸衰竭病人的氧疗方法、机械通气护理。
3. 了解呼吸衰竭病人的健康教育。
4. 能全面准确评估病人、做出护理诊断、制订合理护理计划、实施护理措施并对病人及其家属进行健康指导。
5. 具有良好的人文关怀和团结协作精神,体现慎独和精益求精的品德。

**情景导入**

赵某,女,68岁。因胸闷、气促1周,神志不清1天来院就诊。经值班护士询问家人得知,该病人既往患有慢性阻塞性肺疾病,病史近20年。1周前受寒后出现发热、咳嗽、咳黄色脓痰且不易咳出。查体:T 38.8℃,P 102次/min,R 30次/min,BP 135/90mmHg。神志模糊,口唇发绀,球结膜充血、水肿,桶状胸,胸部双侧呼吸运动减弱,叩诊呈过清音,肺下界下移,右下肺闻及中小水泡音。

请问:

1. 该病人最主要的护理诊断是什么?
2. 为配合医生救治,护士应采取哪些护理措施?

## 第一节　概　　述

呼吸衰竭(respiratory failure)是各种原因引起的肺通气和(或)换气功能严重障碍,以致在静息条件下不能维持有效的气体交换,导致缺氧伴或不伴二氧化碳潴留,从而引起一系列生理功能和代谢紊乱的临床综合征。在海平面大气压、静息状态下,呼吸空气并排除心内解剖分流和原发性心排血量降低等情况后,动脉血氧分压($PaO_2$)低于60mmHg,伴或不伴二氧化碳分压($PaCO_2$)高于50mmHg,即为呼吸衰竭。

【病因】

导致呼吸衰竭的病因很多,参与呼吸运动的任何环节,包括呼吸中枢、运动神经、肌肉、胸廓、胸膜、肺和气道病变都会导致呼吸衰竭的发生。

1. 呼吸系统疾病

(1) 呼吸道疾病:如慢性阻塞性肺疾病(COPD)、气管-支气管炎症、重症哮喘、肿瘤等。

（2）肺组织病变：如肺炎、重症肺结核、肺间质纤维化、肺水肿、肺尘埃沉着病等。

（3）胸廓病变：如胸廓畸形、外伤、手术创伤、气胸、大量胸腔积液等。

（4）肺血管疾病：如肺血管栓塞、原发性肺动脉高压等。

2. 神经肌肉病变　包括脑血管病变、脑炎、脑外伤、药物中毒、电击等；脊髓灰质炎、多发性神经炎、重症肌无力等。

在上述病因中，以支气管-肺疾病最为多见，如COPD。

【分类】

（一）根据动脉血气分析

1. Ⅰ型呼吸衰竭　仅存在缺$O_2$而无$CO_2$潴留，即$PaO_2<60mmHg$而$PaCO_2$正常或低于正常。见于换气功能障碍（通气/血流比例失调、弥散功能损害和肺内动-静脉分流等）性疾病，如严重肺部感染性疾病、间质性肺疾病等。

2. Ⅱ型呼吸衰竭　缺$O_2$伴$CO_2$潴留，即$PaO_2<60mmHg$伴$PaCO_2>50mmHg$，多由于肺泡通气不足所致。若只是存在通气不足，则缺$O_2$和$CO_2$潴留程度平行；若同时伴有换气功能障碍，则缺$O_2$更为严重，如COPD。

（二）根据起病急缓

1. 急性呼吸衰竭　指呼吸功能原来正常，由于突发致病因素的存在，引起通气和（或）换气功能严重损害，在短时间内引起的呼吸衰竭。

2. 慢性呼吸衰竭　主要发生在慢性呼吸系统疾病、神经肌肉系统疾病的基础上。由于呼吸功能损害逐渐加重，经较长时间才发展为呼吸衰竭。最常见的病因是COPD，虽然存在缺$O_2$或伴$CO_2$潴留，但能通过机体代偿机制，使生理功能障碍和代谢紊乱较轻。另一种较常见的是在慢性呼吸衰竭基础上，因呼吸道感染或气道痉挛而加重病情，在短期内$PaCO_2$明显上升且$PaO_2$明显下降，称为慢性呼吸衰竭急性加重。

【发病机制】

发生缺氧和二氧化碳潴留的主要机制为肺泡通气量不足、通气/血流比例失调以及气体弥散障碍。

1. 肺泡通气不足　长期的COPD可引起气道阻力增加，呼吸动力减弱，生理无效腔增加，导致肺泡通气不足，引起肺泡氧分压（$P_AO_2$）和肺泡二氧化碳分压（$P_ACO_2$）增高（图2-15-1），继而导致缺$O_2$和$CO_2$潴留。

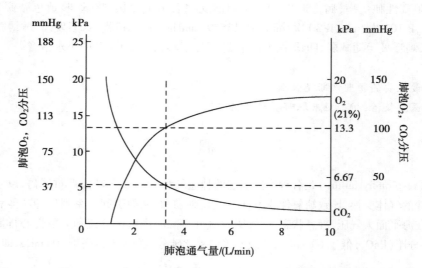

图 2-15-1　肺泡氧分压和二氧化碳分压与肺泡通气量的关系

2. 通气/血液比值失调　是造成低氧血症最常见原因。正常成人静息状态下，每分钟肺泡通气量为4L，肺毛细血管血流量为5L，通气/血流之比为0.8，以保证有效的气体交换。通气/血流比值>0.8提示吸入气体未能与血液进行有效的气体交换，即生理无效腔增多，常见于COPD。通气/血流比值

<0.8 提示静脉血无法充分氧合,形成肺内动-静脉分流,主要见于肺泡萎陷、肺不张、肺水肿等。通气/血流比值失调通常只引起缺 $O_2$,很少导致 $CO_2$ 潴留。

3. 弥散障碍　肺内气体交换通过弥散过程实现。弥散受肺泡膜的面积、厚度、通透性、气体弥散系数、肺泡膜两侧气体分压差等多种因素影响。氧的弥散能力仅为二氧化碳的 1/20,故弥散障碍主要影响氧的交换而发生缺氧。

【病理生理】

缺 $O_2$ 和 $CO_2$ 潴留对机体的影响主要体现在以下几个方面:

1. 对中枢神经系统的影响　脑组织耗氧量较大,占全身耗氧量的 20%~25%。全身各组织器官的细胞中,脑细胞对缺 $O_2$ 最敏感。完全停止供氧 4~5 分钟,即可导致不可逆的脑损害。若逐渐降低吸氧浓度,则常由于机体代偿而使缺氧发生得较轻且缓慢。轻度缺氧引起注意力不集中、智力减退、定向障碍。随着缺氧加重,可导致烦躁不安、神志恍惚、谵妄甚至昏迷。

轻度 $CO_2$ 潴留对皮质下层刺激增加,常间接兴奋大脑皮质。随着 $PaCO_2$ 继续升高,可抑制皮质下层,使中枢神经处于麻醉状态。临床上,病人常表现出先兴奋、后抑制的症状,前者表现为失眠、兴奋、烦躁;后者表现为嗜睡、抽搐和呼吸抑制、昏迷等,这种由于缺 $O_2$ 和 $CO_2$ 潴留导致的神经精神障碍综合征称为肺性脑病(pulmonary encephalopathy),又称 $CO_2$ 麻醉(carbon dioxide narcosis)。

2. 对循环系统的影响　缺 $O_2$ 和 $CO_2$ 潴留可刺激心脏,使心率加快、心排血量增多、血压上升;缺 $O_2$ 导致肺动脉收缩、肺循环阻力增加,引起肺动脉高压、右心后负荷加重。急性严重缺氧或酸中毒可引起严重心律失常或心脏骤停。长期慢性缺氧可导致心肌纤维化、心肌硬化,直至心力衰竭。当 $PaCO_2$ 轻、中度升高时,可见浅表毛细血管和小静脉扩张,出现皮肤红润、温暖、多汗。

3. 对呼吸系统的影响　缺 $O_2$ 对呼吸系统的影响较 $CO_2$ 潴留小。缺 $O_2$ 主要通过兴奋颈动脉体和主动脉体的外周化学感受器以刺激通气。若缺 $O_2$ 发生缓慢,则这种反射的反应会比较迟钝。

$CO_2$ 是强有力的呼吸中枢兴奋剂。吸入 $CO_2$ 浓度增加时,通气量可明显增加。但当 $PaCO_2>80mmHg$ 时,会对呼吸中枢产生抑制和麻醉作用,使通气量反而下降。此时,维持呼吸运动主要依靠缺 $O_2$ 对外周化学感受器的刺激作用来完成。因此,对伴有 $CO_2$ 潴留的病人进行氧疗时,不应给予高浓度氧的吸入,以免由于解除了缺氧对呼吸的刺激作用而造成呼吸抑制。若 $CO_2$ 潴留发生缓慢,其通气量增加往往不明显,这与呼吸中枢反应迟钝,以及肾功能代偿使 pH 未能明显下降有关。

4. 对体液的影响　严重缺 $O_2$ 抑制细胞的能量代谢,产生大量乳酸和无机磷,导致代谢性酸中毒。由于能量不足,引起钠泵功能障碍,使钾离子由细胞内转移到血液和组织间隙;而钠离子和氢离子进入细胞内,造成细胞内酸中毒和高钾血症。同时,急性 $CO_2$ 潴留引起的呼吸性酸中毒可促使血 pH 进一步下降。慢性呼吸衰竭因 $CO_2$ 潴留发生缓慢,由于机体的代偿作用,血 pH 不至于明显减低。

5. 对肝、肾功能的影响　缺 $O_2$ 可直接或间接损害肝细胞,使丙氨酸氨基转移酶水平升高。随着缺 $O_2$ 的纠正,肝功能可逐渐恢复。轻度缺 $O_2$ 和 $CO_2$ 潴留可扩张肾血管,增加肾血流量和肾小球滤过率,使尿量增多;当 $PaO_2$ 降至 40mmHg、$PaCO_2>65mmHg$ 时,可导致肾血管痉挛、肾血流量减少、尿量减少,引起肾功能减退。

## 第二节　急性呼吸衰竭病人的护理

急性呼吸衰竭(acute respiratory failure)是指由心源性以外的各种肺内、外致病因素导致的急性进行性呼吸衰竭。主要表现为呼吸窘迫和顽固性低氧血症。

【病因与发病机制】

导致急性呼吸衰竭的病因很多,包括严重感染、急性呼吸道阻塞性病变、重症哮喘、胸廓外伤或手术损伤、颅脑外伤、急性颅内感染、有机磷中毒及颈椎外伤等。

发病机制尚未完全阐明。除某些致病因素可直接损伤肺泡膜外,更重要的是多种炎症细胞及其释放的炎性介质和细胞因子间接介导的肺炎症反应,最终引起肺泡上皮细胞损伤、毛细血管通透性增加和微血栓形成,肺泡渗出富含蛋白质的液体,造成肺水肿及透明膜形成伴肺间质纤维化。此外,表面活性物质的减少或消失加重了肺水肿和肺不张,引起肺的氧合功能障碍,导致顽固性低氧血症。

**【病理生理】**

主要病理改变是肺组织广泛充血、水肿和肺泡内透明膜形成,使肺容积减少、肺顺应性降低,进而导致严重通气/血流比例失调、肺内分流和弥散障碍。

**【护理评估】**

**(一)健康史**

了解原发病及是否存在感染、休克、创伤或大手术等肺损伤因素。

**(二)身体状况**

1. **症状**　在原发病基础上,出现进行性呼吸困难、发绀伴烦躁、大汗,呼吸深快、憋气,常规氧疗无效。

2. **体征**　发绀为重要体征。早期肺部体征较少,中晚期可闻及干、湿啰音。吸气时常有肋间隙及锁骨上窝内陷。心率常超过 100 次/min。

3. **并发症**　易并发多脏器功能衰竭。

**(三)心理-社会支持状况**

病情加重、环境陌生、机械通气、语言交流障碍等常使病人感觉紧张、焦虑、恐惧。家属担心亲人的安危常产生焦虑心理。治疗、监护和抢救的费用极大地增加了经济负担。

**(四)辅助检查**

1. **胸部 X 线检查**　早期以间质性病变为主,胸片常无明显改变。发病 12~48 小时,两肺出现边缘模糊的斑片状阴影,后逐渐融合成大片浸润阴影。随病情进展,可出现肺内实变,表现为双肺野普遍密度增高,透亮度减低,肺纹理增多增粗,可见散在斑片状高密度阴影,即弥漫性肺浸润影。

2. **血气分析**　早期为 $PaO_2$ 降低、$PaCO_2$ 降低、pH 升高。晚期可出现 $PaCO_2$ 升高。根据动脉血气分析和吸氧浓度可了解氧合功能并作为诊断依据。其中,氧合指数($PaO_2/FiO_2$)最为常用,正常值为 400~500mmHg。

3. **肺功能检查**　用以判断通气功能障碍的性质及是否合并换气功能障碍,并评价通气和换气功能障碍的严重程度。

4. **血流动力学监测**　常用于与左心衰竭鉴别有困难时。一般肺小动脉楔压(PCWP)<12mmHg,若>18mmHg,则支持左心衰竭的诊断。

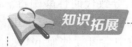

**肺隐球菌病**

肺隐球菌病的致病菌是新型隐球菌,主要由呼吸道吸入肺部引起感染或血行播散。由于该病菌对脑膜和脑组织有亲和性,故中枢神经系统最易受到侵犯,占隐球菌病的 80% 以上,死亡率高。本病属于亚急性或慢性深部真菌感染,免疫功能低下常为隐球菌发病的重要诱因。肺部隐球菌感染的初期,多数病人可无症状。少数病人出现低热、轻咳,咳黏液痰,偶有胸膜炎症状。艾滋病病人感染后常广泛播散。在免疫功能重度受损的病人可发生急性呼吸窘迫综合征(ARDS)。胸部 X 线表现轻者仅为双肺下部纹理增加或孤立的结节状阴影,偶有空洞形成,需与肺结核、原发或转移性肺癌鉴别。

**(五)治疗原则与主要措施**

治疗原则是积极治疗原发病、去除诱因;保持气道通畅、纠正缺氧、改善通气;监测和支持重要脏器功能。

1. **机械通气**　尽早应用机械通气为组织供氧。目前,推荐采用肺保护性通气策略,主要措施是给予能够防止肺泡萎陷的最低呼气末正压(PEEP)和小潮气量,使萎陷的小气道和肺泡再开放,防止呼气末肺泡萎陷,增加呼气末肺容量,减轻肺损伤和肺泡水肿,改善肺泡弥散功能和通气/血流比例,减少肺内分流,达到改善氧合和肺顺应性的目的。由于 PEEP 可增加胸腔内压,不利于静脉血液回流,从而减少心排血量,同时存在加重肺损伤的危险,因此,在使用 PEEP 时,应补充血容量,并从低水平开始逐步调整 PEEP 压力。机械通气采用小潮气量以防肺泡扩张过度。

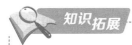

**知识拓展**

### 机械通气常见并发症

机械通气的并发症主要与正压通气和人工气道有关。常见的并发症如下。

1. 气压性损伤　在应用呼吸机时,由于压力过高或持续时间较长,可因肺泡破裂致不同程度气压伤,如间质性气肿、纵隔气肿、自发性气胸或张力性气胸等。预防办法为尽量以较低压力维持血气指标在正常范围,流量勿过大。

2. 组织灌注不足　持续的高气道压力,尤其是高 PEEP 可影响回心血量。使心搏出量减少,内脏血流灌注减少。

3. 呼吸道感染　气管插管可将上气道的正常菌群带入下气道造成感染,污染的吸痰管、器械以及不清洁的手等均可将病原体带入下呼吸道。病原体多为耐药性和毒性很强的杆菌、链球菌或其他革兰氏阴性杆菌。一旦发生感染,应立即使用抗生素。无菌操作是预防呼吸道感染的最重要措施,而预防性使用抗生素并不能降低或延缓感染的发生反而会导致多种耐抗生素的菌株感染。

4. 喉损伤　当插管超过 72 小时,即可发生轻度喉部水肿。可静脉滴注或局部雾化吸入皮质激素。重者拔管困难时,可行气管切开。

2. 维持体液平衡　在保证血压稳定的前提下,要求出入液量为轻度负平衡,以改善氧合、减轻肺损伤。若不存在低蛋白血症,一般不输注胶体溶液,以免渗入肺间质。对于创伤出血较多者,可输新鲜血。

【常见护理诊断/问题】

1. 气体交换障碍　与肺毛细血管损伤、肺水肿、肺泡内透明膜形成导致通气、换气功能障碍有关。

2. 潜在并发症:多脏器功能衰竭。

【护理目标】

1. 呼吸困难逐渐缓解,低氧血症得到纠正,发绀减轻或消失。

2. 未发生并发症或发生后能得到及时救治。

【护理措施】

1. 一般护理

(1) 休息与环境:安置病人于重症监护病房实施监护,绝对卧床,给予高枕卧位或半卧位。病室内保持适宜的温湿度,定时通风换气。

(2) 营养:由于病人多处于高代谢状态,应补充足够营养。静脉营养可引起感染和血栓形成,故常通过全胃肠营养以保证足够的能量供应。

2. 对症护理　迅速纠正低氧血症是最重要的措施。遵医嘱给予高浓度(>50%)、高流量(4~6L/min)氧以提高 $PaO_2$ 达 60mmHg 以上,或 $SaO_2 \geq 90\%$。给氧过程中,应加强吸入气体的湿化以免气道黏膜损伤。

3. 病情观察　观察生命体征、皮肤、黏膜颜色及神志变化,记录 24 小时出入量,监测 $SaO_2$、动脉血气分析指标。观察呼吸机的运转情况和各项参数。一旦发现皮下出血、痰中带血、呕血、血尿、便血等,应及时通知医生采取措施。

4. 治疗护理

(1) 机械通气护理:使用机械通气期间,应密切观察 PEEP 压力、皮肤、黏膜颜色,记录尿量和血压变化,遵医嘱从低水平开始逐步调整,一般以 8~10cmH₂O 为宜。调整潮气量为 6~8ml/kg,以防止肺泡过度扩张。

(2) 维持体液平衡:严格控制液体入量,遵医嘱使用利尿剂,促进水肿消退。

5. 心理护理　护士应对神志清醒的使用机械通气的病人通过语言或非语言的方式进行沟通和交流,给予心理支持,增加其战胜疾病的信心。

6. 健康指导

（1）疾病知识指导：向病人及家属讲解积极治疗原发病的重要性。

（2）日常生活指导：增强体质，加强营养。避免吸入刺激性气体、戒烟。避免劳累，预防呼吸道感染。

【护理评价】

经过治疗和护理，评价病人是否达到：①呼吸困难缓解。②未发生并发症或并发症能够被及时发现和处理。

# 第三节　慢性呼吸衰竭病人的护理

【护理评估】

（一）健康史

了解病人是否存在 COPD、重症肺结核、肺间质纤维化、肺尘埃沉着症等引起慢性呼吸衰竭的基础疾病。有无感染，特别是呼吸道感染，以及创伤、手术等诱因。

（二）身心状况

除原发病症状外，主要是缺氧和二氧化碳潴留引起的呼吸困难和多脏器功能紊乱的表现。

1. 呼吸困难　是最早、最突出的症状。表现为呼吸浅促、点头、提肩呼吸或"三凹征"。严重者，如中枢性呼吸衰竭病人可出现潮式呼吸、间停呼吸或抽泣样呼吸。而处于慢性肺心病失代偿期的病人，由于二氧化碳潴留，常表现为浅慢呼吸。

2. 发绀　缺氧的典型表现。当动脉血氧饱和度（$SaO_2$）低于90%时，在血流量较大的口唇、甲床等处出现发绀。因发绀程度与还原血红蛋白含量相关，故伴严重贫血或出血者，发绀可不明显，而处于慢性呼吸衰竭代偿期的病人，由于红细胞数量增多，发绀常更明显。

3. 精神神经症状　慢性呼吸衰竭病人的精神症状不如急性呼吸衰竭者的明显，多表现为智力或定向功能障碍。缺氧早期，由于脑血管扩张、脑血流量增加，可出现搏动性头痛，继而注意力分散、智力或定向力减退或消失。随缺氧程度的加重，病人可逐渐出现烦躁、嗜睡，甚至昏迷。

4. 心血管系统　可见由于外周浅表毛细血管和小静脉充盈而导致的面色潮红、温暖、多汗，球结膜充血、水肿。早期，由于心排血量增多，可有心率增快、血压升高。后期，由于周围循环衰竭，常出现血压下降、心率减慢和心律失常。肺动脉高压者常出现食欲缺乏、水肿、尿量减少等右心衰竭表现。

5. 其他　部分病人可见视盘水肿、瞳孔缩小、腱反射减弱或消失、病理反射阳性等。

6. 并发症　包括肝肾功能减退、上消化道出血、消化性溃疡、休克、弥散性血管内凝血等。

（三）心理-社会支持状况

脑细胞缺氧使病人的意识状态发生改变，对外界环境及自我认知能力逐渐减退或消失，生活自理能力减低或完全丧失，须依赖医护人员提供帮助和照顾。通气障碍导致二氧化碳潴留加重时，大脑皮质处于麻醉状态，常出现神志淡漠、精神错乱、嗜睡、昏睡甚至昏迷。

（四）辅助检查

1. 血气分析　临床上，常以动脉血气分析结果作为诊断呼吸衰竭和判断呼吸衰竭类型的重要依据。呼吸衰竭时，$PaO_2 < 60mmHg$、$PaCO_2 > 50mmHg$、$SaO_2 < 75\%$。代偿性酸中毒或碱中毒时，血 pH 在正常范围。pH<7.35 为失代偿性酸中毒，>7.45 为失代偿性碱中毒。剩余碱（BE）为机体代谢性酸碱失衡的定量指标，代谢性酸中毒时，BE 负值增大；代谢性碱中毒时，BE 正值增大。二氧化碳结合力（$CO_2CP$）与体内主要碱储备（$HCO_3^-$）和 $CO_2$ 相关，代谢性酸中毒或呼吸性碱中毒时，$CO_2CP$ 降低；代谢性碱中毒或呼吸性酸中毒时，$CO_2CP$ 升高。

2. 电解质检查　呼吸性酸中毒合并代谢性酸中毒时，常伴高钾血症；呼吸性酸中毒合并代谢性碱中毒时，常伴低钾、低氯血症。

3. 痰液检查　通过痰细菌培养和药物敏感试验，可查找引起呼吸道感染的致病菌，指导合理使用抗生素。

4. 肺功能检查　用以判断通气功能障碍的性质及是否合并换气障碍，并为判断通气和换气功能障碍的严重程度提供依据。

5. 其他　尿常规检查可见红细胞、蛋白尿、管型尿;血清尿素氮、肌酐、转氨酶常有不同程度的升高。

（五）治疗原则与主要措施

在气道畅通的前提下,改善缺氧、纠正二氧化碳潴留以及代谢功能紊乱,防治多器官功能损害,为治疗基础疾病和去除诱因争取时间和创造条件。

1. 缓解支气管痉挛　应用支气管扩张剂,如茶碱类、β₂ 受体激动剂等。通过口服氨茶碱、雾化吸入沙丁胺醇或异丙托溴铵溶液,以松弛支气管平滑肌,减少气道阻力,改善通气功能。

2. 控制感染　在保持呼吸道通畅的前提下,根据痰菌培养和药物敏感试验结果,选择有效的抗生素以控制呼吸道感染。常用广谱高效抗生素,如第三代头孢菌素、氟喹诺酮类、哌拉西林等。

3. 兴奋呼吸中枢　为改善肺泡通气,促进 $CO_2$ 排出,常服用呼吸兴奋剂,以刺激呼吸中枢,增加呼吸频率和潮气量,从而改善通气。药物包括尼可刹米、洛贝林,用量过大可引起不良反应。故近年来以多沙普仑取而代之,对于镇静催眠过量和 COPD 并发呼吸衰竭者,均能起到显著疗效。对烦躁不安、夜间失眠者,禁用麻醉剂,慎用镇静剂,以防止抑制呼吸。

【常见护理诊断/问题】

1. 清理呼吸道无效　与慢性呼吸道疾病并发感染使气道分泌物多而黏稠,或呼吸道阻塞、呼吸肌无力及无效咳嗽有关。

2. 低效性呼吸型态　与通气不足有关。

3. 潜在并发症:肺性脑病、体液平衡失调、消化道出血。

【护理目标】

1. 气道畅通、痰能排出,肺部啰音减少或消失。

2. 呼吸困难缓解,发绀减轻或消失。

3. 未发生并发症或发生时能被及时发现并处理。

【护理措施】

（一）一般护理

1. 休息与体位　协助病人取半卧位以增加通气量。注意室内空气清新、温暖,定时消毒,防止交叉感染。

2. 饮食护理　鼓励神志清醒病人自行进食,给予高热量、高蛋白、维生素丰富、易消化、少产气的食物,避免摄入辛辣、刺激性食物。对昏迷者可通过鼻饲提供营养,鼻饲期间要观察有无腹胀、腹泻或便秘。必要时,遵医嘱通过静脉补充营养。排出黑便时,应予以小量温凉流质饮食;呕血时,应暂时禁食。

（二）病情观察

评估呼吸频率、节律和深度,使用呼吸机辅助呼吸的情况以及呼吸困难程度。监测生命体征,尤其是血压,观察心率、心律及意识状态,以及时发现肺性脑病。观察血气分析指标,判断酸碱失衡的种类和程度。注意观察呕吐物和粪便的性质及颜色以及时发现上消化道出血征象。对出现烦躁、抽搐、神志恍惚者,应采取安全措施以防意外。

（三）保持气道通畅

1. 清除气道分泌物　及时清除口咽内分泌物、胃内反流物以防误吸。鼓励多饮水、用力咳嗽排痰。对咳嗽无力者,应定时协助翻身、拍背、边拍边鼓励排痰。遵医嘱给予祛痰剂,无效时,通过雾化吸入以湿化气道、促进排痰。

2. 建立人工气道　对于病重无法配合者、昏迷或呼吸道大量痰液潴留伴窒息危险者、全身状态较差,咳嗽、咳痰无力者;动脉血二氧化碳分压进行性增高者,应建立人工气道并给予机械通气。

（四）氧疗护理

吸氧可提高肺泡内氧分压（$PaO_2$）和 $SaO_2$,以纠正缺氧、改善呼吸功能。目前多采用鼻塞、鼻导管或面罩给氧,配合机械通气可行气管内给氧。

1. Ⅰ型呼衰　一般给予较高浓度吸氧（>35%）。当 $PaO_2$>70mmHg 时,须逐渐降低吸氧浓度以防

127

发生氧中毒。

2. Ⅱ型呼衰 给予低流量、低浓度、持续吸氧。临床上常使用机械通气辅助呼吸。

3. 氧疗效果评价 在吸氧过程中,若呼吸频率正常、心率减慢、发绀减轻、尿量增多、神志清醒、皮肤转暖,提示组织缺氧得到改善,氧疗有效。当发绀消失、神志清楚、精神好转、$PaO_2>60mmHg$、$PaCO_2<50mmHg$,可考虑终止氧疗。停止吸氧前须间断吸氧,后逐渐完全停止氧疗。

（五）治疗护理

1. 用药护理 遵医嘱及时、准确用药并观察疗效及不良反应。

（1）呼吸中枢兴奋剂:观察神志、呼吸频率、幅度和节律以及动脉血气的变化。发生恶心、呕吐、烦躁、颜面潮红、肌肉颤动等常提示药物过量,应及时通知医生。

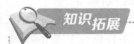

**常用呼吸兴奋剂的用药观察**

呼吸兴奋剂是目前抢救呼吸衰竭,尤其是中枢性呼吸衰竭不可缺少的药物。以下介绍几种常用的中枢性呼吸兴奋剂。

1. 可拉明 即尼可刹米,能直接兴奋呼吸中枢和通过外周化学感受器反射性兴奋呼吸中枢。静脉注射作用最明显。但本药的有效剂量和中毒剂量十分接近,在用药过程中一旦发现瘙痒、恶心、呕吐、烦躁不安等不良反应时,应暂停使用。

2. 洛贝林 即山梗菜碱,能通过刺激外周化学感受器,反射性地兴奋呼吸中枢而使呼吸加快,但对呼吸中枢并无直接兴奋作用。对迷走神经中枢和血管运动中枢也同时有反射性的兴奋作用;对自主神经节先兴奋而后阻断。恶心、呕吐、呛咳、头痛、心悸等是其常见不良反应。

3. 回苏灵 能直接兴奋呼吸中枢,作用强于可拉明,安全范围较宽。但剂量过大可引起肌肉抽搐或惊厥。

4. 吗乙苯吡酮 即多沙普仑,为新型呼吸兴奋剂。小剂量静脉注射能刺激外周化学感受器反射性兴奋呼吸中枢。大剂量静脉注射能直接兴奋呼吸中枢。其优点是排出二氧化碳作用强,耗氧量少,不良反应少见,较为安全。

（2）纠正体液失衡:本病常导致呼吸性酸中毒,呼吸性酸中毒合并代谢性酸中毒,呼吸性酸中毒合并代谢性碱中毒等。针对这些酸碱失衡,临床上除给予合理氧疗和改善通气以纠正呼吸性酸中毒外,护士应遵医嘱静脉滴注5%碳酸氢钠以纠正代谢性酸中毒,或采取避免二氧化碳排出过快,适当补氯、补钾等措施缓解代谢性碱中毒。

（3）防治上消化道出血:对严重缺氧和二氧化碳潴留者,应遵医嘱给予胃黏膜保护剂,如枸橼酸铋钾、硫糖铝等以预防和控制上消化道出血。发现黑便、呕血时,遵医嘱静脉输入西咪替丁、奥美拉唑（洛赛克）等。

2. 机械通气护理 利用机械通气减轻呼吸做功,改善呼吸困难。在使用机械通气过程中,应注意以下几个方面。

（1）观察病情

1）意识状态:是评估机械通气疗效的指标之一。随着通气状况的改善,意识障碍的程度会逐渐减轻。①烦躁不安、呼吸困难、发绀加重、出汗等提示呼吸机调节不当、通气不足或自主呼吸与呼吸机不同步。②兴奋、多语、抽搐,提示发生了呼吸性碱中毒。

2）生命体征:①观察有无自主呼吸,自主呼吸是否与呼吸机同步。监测有无明显或持续血压下降、心率加快、体温升高。②观察呼吸频率、幅度、类型、吸呼时间比、双侧呼吸运动是否对称,听诊呼吸音性质,有无啰音。③记录呼吸机各项参数变化。

3）皮肤、黏膜及周围循环状况:①观察皮肤、黏膜颜色、弹性,温、湿度和完整性,及时发现皮肤、黏膜苍白、四肢湿冷等低血压、休克征象。②观察有无皮肤潮红、多汗和浅表静脉充盈等 $CO_2$ 潴留的表现。

4）观察有无腹胀、肠鸣音减弱等体液失衡的表现。

5）记录出入量,观察大小便情况:①尿量减少常提示与通气不足、缺氧及二氧化碳潴留、酸中毒、入量不足、低血压等有关。②尿量增多时,应注意监测血清钾水平。③黑便常提示上消化道出血。

（2）监测辅助检查指标

1）血气分析:是监测机械通气疗效的最重要指标之一。可用以判断血液氧合状态,为合理调节呼吸机参数提供依据。机械通气病人应在使用呼吸机后 20～30 分钟检查血气分析。理想指征是:Ⅰ型呼衰的 $PaCO_2$ 保持在正常范围,Ⅱ型呼衰的 $PaCO_2$ 逐渐下降,血 pH 达到正常范围,$PaO_2$ 维持在 80～100mmHg。

2）胸部 X 线检查:床旁胸部 X 线检查可及时了解气管插管位置,发现肺部并发症,如感染、气胸等。

（3）观察呼吸机运转情况:护士应熟悉各种常用各型号呼吸机的特点和性能,观察机器运转情况并记录呼吸频率、潮气量、吸呼时间比、气道压力。尤其要注意观察病人的呼吸与呼吸机是否同步,气道和呼吸机管路的连接是否紧密,发现异常及时处理。

（4）人工气道护理:①妥善固定。固定气管插管或气管切开套管,防止人工气道的移位、脱开或阻塞。②定时放气。定时排放插管或套管气囊内的气体,以免气道内壁因长期受压而发生缺血性改变。放气前,应先吸尽气道和口腔内分泌物,每次放气 3～5 分钟。③湿化气道。可通过蒸汽加湿、气道内直接滴入生理盐水或蒸馏水保持气道湿化。④通畅气道。根据分泌物的量及时吸痰,每次吸痰不超过 15 秒,吸痰前、后应适度增加吸氧流量和通气量。注意无菌操作,在上提吸痰管时,应左右旋转,防止因操作不当而造成气道黏膜损伤。痰液黏稠者应在湿化的基础上吸痰。

（5）饮食护理:机械通气病人一般不能进食或很少进食。在通气过程中,病人处于高分解状态,而营养低下会降低机体抵抗力,增加感染机会,或因呼吸肌无力而导致撤机困难,因此加强营养尤为重要。遵医嘱补液以维持体液平衡。对不能进食者,通过鼻饲予以易消化、营养丰富饮食。待病情好转、意识障碍缓解神志清醒后,即可拔除胃管,鼓励自己进食。

（6）预防并发症:①长期卧床的机械通气病人,身体虚弱、营养状态差,易发生压疮,应定时翻身。②根据病情实施拍背、胸壁震荡、湿化气道和吸痰等措施促进排痰,预防肺感染。加强口腔清洁,对意识障碍者应进行口腔护理。③对留置尿管者要注意保持尿路通畅,每天清洁尿道口,定期膀胱冲洗以防止泌尿系感染。

（7）脱机前后的护理:当机械通气治疗的原发病和多种并发症已得到有效控制;病人情况稳定,生命体征恢复正常;吸入空气时,$PaO_2>70mmHg$ 或 $SaO_2$ 在 85% 以上,可考虑撤机。脱机前,向病人讲解脱机步骤及安全性,使其消除顾虑,树立信心。护士应密切观察生命体征,脱机前吸尽气管插管、套管内分泌物。脱机后,仍要密切观察呼吸频率、节律、幅度以及血压和心率的变化,指导有效咳嗽、咳痰,痰液黏稠不易咳出时,可行超声雾化吸入。

（六）心理护理

在解除病人疾苦的同时,护士要深入细致地了解病人,通过语言或非语言交流关怀和支持病人,缓解其焦虑、恐惧等情绪。及时告知家属病人的病情,安排家人或关系密切者探视,以满足双方对安全、爱与归属的需求。

（七）健康指导

1. 疾病知识指导　向病人及家属讲解疾病的发生、发展和转归。语言力求通俗易懂,尤其对老年病人应反复讲解。

2. 日常生活指导　增强体质,教会病人进行耐寒训练,如用冷水洗脸;指导病人改进膳食结构,加强营养。避免吸入刺激性气体,劝导病人、家人戒烟。避免去人群拥挤、通风不良的公共场所。避免接触呼吸道感染者。避免劳累,保持良好心态。

3. 用药指导　嘱病人遵医嘱用药,严格药物种类、剂量、用法和注意事项。

4. 就医指导　一旦出现发热、咳嗽、咳痰加重,痰量增多、脓痰、胸闷、憋气、神志不清等,应及时就医。

【护理评价】

经过治疗和护理,评价病人是否达到:①气道通畅。②呼吸困难缓解,发绀消失。③未发生并发症或并发症能够被及时发现和处理。

（李　晶）

### 思考题

1. 王先生,29 岁,货车司机。因交通事故导致胸部外伤后出现胸痛、呼吸困难、发绀等入院。既往体健。今晨护士巡视病房时,发现病人呼吸急促、发绀持续加重、无法平卧,急测 BP 75/50mmHg,R 37 次/min,意识不清,双颊、口唇发绀,严重呼吸困难,"三凹征"明显。血气分析:吸氧时,$SaO_2$ 70%,$PaO_2$ 40mmHg,$PaCO_2$ 25mmHg;氧合指数($PaO_2/FiO_2$)仅为 138,胸部 X 线检查,提示双肺弥漫性浸润影。

请思考:

（1）该病人目前最主要的护理诊断是什么?

（2）应如何对该病人进行紧急救治?

2. 陈先生,76 岁。因咳嗽、咳痰近 30 年,呼吸困难 10 年,感冒后原有症状加重,痰液黏稠且不易咳出,伴胸闷、憋气 3 天,今晨家人发现其神志不清而送来医院求治。查体:T 38.2℃,P 98 次/min,R 24 次/min,BP 130/90mmHg。意识模糊,半卧位,呼吸急促,口唇发绀,手、足、面部皮肤温暖潮湿。球结膜充血、水肿,桶状胸,呼吸运动减弱,语颤减弱,叩诊过清音,心浊音界不易叩出,肺下界下移,两肺呼吸音低,呼气时间延长,右下肺部可闻及中小水泡音,心音遥远。血气分析:pH 7.31,$PaO_2$ 45mmHg,$PaCO_2$ 92mmHg。

请思考:

（1）该病人目前最主要的护理诊断是什么?

（2）应采取哪些护理措施以疏通气道、改善缺氧?

思路解析

扫一扫、测一测

## 第十六章 胸部损伤病人的护理

**学习目标**

1. 掌握肋骨骨折、气胸、血胸的概念,护理评估及护理措施。
2. 熟悉肋骨骨折、气胸、血胸病人的治疗要点及护理诊断。
3. 了解肋骨骨折、气胸、血胸的病因和发病机制、护理目标及护理评价。
4. 能全面准确地评估病人、做出正确的护理诊断、制订合理的护理计划、实施恰当的护理措施并对病人及其家属进行健康指导。

胸部损伤(chest trauma)其发生率约占全身损伤的1/4,而且常伴有复合性损伤。胸部损伤一般根据损伤后胸膜腔是否与外界相通,可分为闭合性损伤和开放性损伤两大类。闭合性损伤多是由于暴力挤压、冲撞或钝器击打胸部引起的钝性伤。开放性损伤平时以各种锐器刺伤为主,战时以火器伤居多。临床常见的胸部损伤主要包括肋骨骨折、气胸和血胸等。

## 第一节 肋骨骨折病人的护理

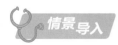

邓先生,50岁,因车祸导致外伤入院。体检:病人右侧上肢前臂出现伤口,右侧胸部有一瘀斑,呈现软化区,呼吸浅快,不敢用力吸气。X线片示右侧5、6、7肋有多处骨折。

请问:

1. 对该病人应采取的急救措施是什么?
2. 对该病人主要实施的护理措施有哪些?

肋骨骨折(rib fracture)在胸部损伤中最为常见。骨折多发生于4~7肋。因第1~3肋骨短粗,且前有锁骨、后有肩胛骨保护,不易发生骨折;第8~10肋骨,前端肋软骨融合形成肋弓,弹性较大不易骨折;第11~12肋骨前端游离,活动度大,也不易骨折;而第4~7肋骨较长且固定,所以最容易发生骨折;但如果左右肋弓骨折应警惕伴有脾脏、肝脏的破裂。

【病因】

肋骨骨折多数系外来暴力因素引起,可分为直接暴力和间接暴力两种。

1. **直接暴力** 直接暴力系暴力打击力直接作用于骨折部位,常可导致骨折的肋骨向内弯曲折断,刺破血管和肺组织形成气胸、血胸等(图 2-16-1)。

2. 间接暴力 间接暴力系胸部前后受挤压而导致的骨折,常使肋骨向外过度弯曲折断,断端常刺破胸壁,形成开放性骨折(图 2-16-2)。

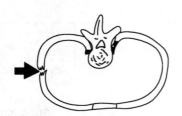

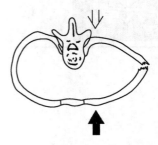

图 2-16-1 直接暴力导致肋骨骨折发生机制　　图 2-16-2 间接暴力导致肋骨骨折发生机制

3. 其他 肋骨骨折也可见于病理性因素,如恶性肿瘤发生肋骨转移者,严重的骨质疏松症病人。因咳嗽、打喷嚏或病灶处的肋骨受到轻度受力即可发生骨折。

【病理生理】

1. 单根或多根肋骨单处骨折时,由于上下仍有完整的肋骨支撑胸廓,对呼吸影响不大或较小。但老年病人或既往有呼吸系统疾病者,肋骨骨折可能会导致出现肺炎、肺不张。

2. 多根、多处肋骨骨折时,尤其是前侧胸的肋骨骨折时,局部胸壁由于失去完整的肋骨支撑而软化,可出现反常呼吸(paradoxical breathing),又称连枷胸(flail chest),表现为吸气时软化区胸壁内陷,呼气时外凸(图 2-16-3)。若软化区范围大,呼吸时两侧胸膜腔内压力不等,引起纵隔左右摆动,会影响换气和静脉血液的回流,从而导致体内缺氧和二氧化碳潴留,严重者甚至可发生呼吸和循环功能衰竭。

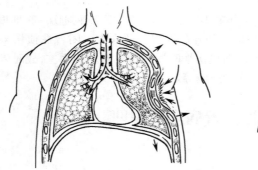

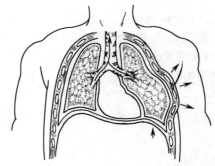

图 2-16-3 胸壁软化区的反常呼吸运动

【护理评估】

(一)健康史

1. 了解病人受伤的时间、地点,外力作用的性质、大小、部位、方向及病人的年龄等。

2. 了解病人的既往史,是否有患恶性肿瘤、有无骨质疏松等。

(二)身体状况

1. 症状 骨折部位出现疼痛,深呼吸、咳嗽或改变体位时会加重;若骨折断端刺破肺及肋间血管时,可出现咯血、血气胸等;多根多处肋骨骨折时有气促、呼吸困难、发绀、休克等表现。

2. 体征 受伤处的胸壁有肿胀、压痛,尤其是间接压痛有诊断意义;骨折处出现畸形,触诊可摸到骨断端和骨摩擦感;多根多处肋骨骨折病人出现反常呼吸;部分病人可出现皮下气肿。

(三)心理-社会支持状况

病人因外伤不仅遭受躯体伤残,往往还面临生命威胁,其心理处于高度应激状态。突然的意外伤害常使病人感到紧张、焦虑、不安,甚至绝望。

（四）辅助检查

1. 胸部 X 线检查　可显示肋骨骨折的部位、移位情况,同时还能显示有无血气胸存在,常需拍摄正、侧位片。

2. 实验室检查　肋骨骨折合并血管损伤致大出血者,血常规检查可显示红细胞计数、血红蛋白和血细胞比容下降。

（五）治疗要点

1. 闭合性单处肋骨骨折治疗　重点是止痛、固定胸廓和防治并发症。①止痛可用药物,如布洛芬、地西泮、可待因等,还可进行肋间神经阻滞、硬膜外镇痛等。②固定胸壁可用胸带或胶布行叠瓦式固定。

2. 闭合性多根多处肋骨骨折治疗　重点是有效镇痛和呼吸管理。局部可用牵引固定法或厚棉垫包扎,消除反常呼吸。长期胸壁浮动且不能脱离呼吸机者可施行手术固定。

3. 开放性肋骨骨折治疗　重点是清创固定,清创后多选用不锈钢丝进行内固定。应用抗生素、破伤风抗毒素,预防感染。

【常见护理诊断/问题】

1. 气体交换受损　与疼痛、反常呼吸有关。

2. 急性疼痛　与组织损伤有关。

3. 焦虑　与疼痛、呼吸受限等有关。

4. 潜在并发症:肺炎、肺不张等。

【护理目标】

1. 能维持正常的呼吸功能,呼吸平稳。

2. 疼痛能得到缓解或控制。

3. 焦虑缓解,情绪稳定。

4. 对病情变化能够及时发现并得到正确处理,未发生严重并发症。

【护理措施】

1. 维持呼吸

（1）现场急救护理:多根多处肋骨骨折导致胸壁软化,形成连枷胸,出现反常呼吸运动者,应立即用厚敷料加压包扎固定局部,消除反常呼吸,以维持有效的气体交换。

（2）保持呼吸道通畅,鼓励病人深呼吸,清除呼吸道分泌物,鼓励或协助病人进行有效的咳嗽、咳痰。

2. 对症护理　减轻疼痛。遵医嘱使用胸带或弹性绷带固定胸壁;必要时遵医嘱做肋间神经封闭或口服镇痛药;病人咳嗽时,协助或指导病人用其双手按压伤侧胸壁,限制胸壁活动,减轻疼痛。

3. 病情观察　密切观察病人生命体征,观察胸部活动情况,有利于及时发现呼吸困难及反常呼吸,发现问题及时通知医生并协助进行处理。

4. 预防肺部感染　鼓励病人深呼吸,有效咳嗽、咳痰,增加肺通气量;清理呼吸道分泌物,必要时行雾化吸入、吸痰、气管插管或气管切开等开放气道。

5. 心理护理　消除病人紧张、焦虑和恐惧情绪,多关心、爱护、体贴病人。

6. 健康指导

（1）指导病人合理饮食,食用清淡且富含高热量、高蛋白、高维生素、易于消化的食物,多饮水。

（2）学会胸部损伤的急救知识,如连枷胸消除反常呼吸。

（3）指导病人休息与活动,保证充足睡眠,活动量随骨折愈合逐渐增大,练习腹式呼吸及有效的咳嗽、排痰。

（4）一般病人出院 3 个月后复查胸部 X 线片,了解骨折愈合情况,如有不适可随时就诊。

【护理评价】

经过治疗和护理,评价病人是否达到:①是否能维持正常的呼吸及气体交换,使呼吸平稳。②疼痛是否得到缓解或控制。③焦虑情绪是否缓解。④无肺部并发症的发生或肺部并发症能及时发现并得到处理。

# 第二节　气胸病人的护理

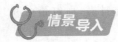

李先生,30岁。因车祸导致胸部外伤引起右侧第5肋骨骨折并发气胸,急诊入院。体检:呼吸极度困难,发绀,出冷汗。BP 80/50mmHg,气管向左侧移位,右胸廓饱满,叩诊呈鼓音,呼吸音消失,颈胸部有广泛皮下气肿。

请问:

1. 该病人的护理评估有哪些?

2. 该病人的急救和护理措施是什么?

胸膜腔内积气或气体进入胸膜腔者称为气胸(pneumothorax)。根据气胸发生的机制不同可分为闭合性气胸、开放性气胸和张力性气胸。

【病因与发病机制】

1. 闭合性气胸(closed pneumothorax)　常合并于肋骨骨折后,由于肋骨骨折断端刺破胸膜,空气进入胸膜腔所致。因气体进入胸膜腔导致负压消失,患侧肺部分萎陷、影响肺的通气和换气。根据肺萎陷的程度,闭合性气胸可分为小量气胸(小于30%)、中量气胸(30%~50%)和大量气胸(大于50%)。

2. 开放性气胸(open pneumothorax)　多由于锐器、火器等导致的胸壁穿透伤。胸膜腔通过胸壁伤口与外界大气相通,伤侧肺被挤压而萎陷导致呼吸功能障碍;同时双侧胸膜腔内由于压力不平衡,患侧显著高于健侧导致纵隔向健侧移位,使健侧肺也受压、扩张受限。吸气时,健侧负压增大,与患侧的压力差增加,纵隔进一步向健侧移位;呼气时,两侧胸膜腔内压力差减少,纵隔又向患侧靠近,随着呼吸运动纵隔左右摆动(图2-16-4),称为纵隔扑动(mediastinal flutter)。纵隔扑动可影响静脉血液回流,造成严重的循环功能障碍。此外,还因含氧量低的气体在双肺内重复交换而导致病人严重缺氧,引起呼吸功能障碍。

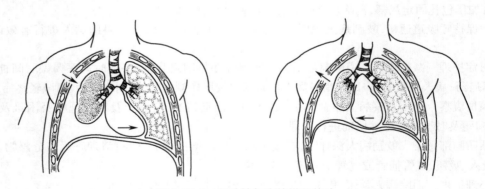

图2-16-4　开放性气胸的纵隔扑动

3. 张力性气胸(tension pneumothorax)　见于较大肺泡的破裂或较大较深的肺组织的裂伤或支气管破裂者,其裂口和胸膜腔相通,且形成活瓣状,吸气时空气从裂口进入胸膜腔内,呼气时活瓣关闭,随着病人的呼吸运动,气体只能进入胸膜腔而不能排出,使得胸膜腔内积气不断增加,压力不断升高,最终超过大气压,所以称为高压性气胸、高张性气胸。胸膜腔内的高压使患侧肺严重萎陷,纵隔向健侧明显移位,并挤压健侧肺脏,影响呼吸和静脉血回流,导致严重的呼吸和循环功能障碍。胸膜腔内的高压气体还可被挤入纵隔并扩散到皮下组织,形成颈部、面部、胸部等广泛的皮下气肿(图2-16-5)。

【护理评估】

(一)健康史

病人有胸部损伤史,可见钝器、锐器、火器等所致的胸壁组织损伤。如平时由暴力挤压、锐器刺破

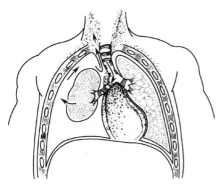

图 2-16-5　张力性气胸和纵隔、皮下气肿

或钝器击打胸部;战时由火器、弹片等穿透胸壁;或有气管外科、肺切除等手术史。

（二）身体状况

（1）闭合性气胸

1）小量气胸时,肺萎陷小于 30%,一般多无明显症状。

2）中、大量气胸时,病人会出现胸闷、胸痛、气促和呼吸困难。查体可见气管向健侧移位,患侧胸部饱满,叩诊呈鼓音,听诊呼吸音减弱或消失。

（2）开放性气胸

1）症状:病人可有气促、明显的呼吸困难、鼻翼扇动、口唇发绀,严重者可伴有休克。

2）体征:查体可见患侧胸壁有伤口,伤侧胸廓呼吸幅度降低,随着呼吸运动听到空气进出胸壁伤口的声音;患侧胸部叩诊呈鼓音,听诊呼吸音减弱或消失,气管向健侧移位。

（3）张力性气胸

1）症状:病人出现极度呼吸困难、发绀、烦躁、意识障碍、大汗淋漓、昏迷、休克甚至窒息。

2）体征:查体可见气管明显移向健侧,伤侧胸部饱满,肋间隙增宽,呼吸幅度降低;患侧叩诊呈鼓音,听诊呼吸音消失;可见颈、胸部明显皮下气肿,可触到捻发感或听到捻发音。

（三）心理-社会支持状况

胸部损伤病人不仅遭受躯体伤残,往往还面临生命威胁,尤其是张力性气胸病人出现极度呼吸困难,常使病人感到绝望。病人和家属对创伤及预后的认知不足,都会加重病人的焦虑、恐惧。

（四）辅助检查

1. 胸部 X 线检查　是诊断气胸简单有效的方法,可显示肺的萎陷程度和胸膜腔内积气,还可发现气管、心脏的移位情况。

2. 胸膜腔穿刺　可抽出气体进行确诊,如同时还可抽出液体,可对液体进行化验检查以明确性质。

（五）治疗原则与主要措施

1. 闭合性气胸

（1）小量气胸:无须特殊处理,1~2 周可自行吸收。

（2）中、大量气胸:需行胸膜腔穿刺抽气,或行胸膜腔闭式引流,减轻肺受压,促进肺尽早复张,缓解呼吸困难的症状。一般穿刺部位选取在患侧锁骨中线第 2 肋间,肋骨上缘进针。

2. 开放性气胸　紧急用大棉垫封闭伤口,变开放性气胸为闭合性气胸,再按闭合性气胸穿刺抽气,或行胸膜腔闭式引流。伤口清创缝合。必要时剖胸探查。应用抗生素、破伤风抗毒素,预防感染。

3. 张力性气胸　现场应立即在患侧穿刺排气减压,降低胸膜腔压力,然后行胸膜腔闭式引流,伤口清创缝合。必要时剖胸探查。应用抗生素、破伤风抗毒素,预防感染。

【常见护理诊断/问题】

1. 气体交换受损　与胸部损伤疼痛、肺萎陷、肺损伤有关。

2. 急性疼痛　与组织损伤有关。

3. 焦虑　与疼痛、呼吸受限等有关。

4. 潜在并发症:胸腔内感染、肺部感染等。

【护理目标】

1. 能维持正常的呼吸功能,使呼吸平稳。

2. 疼痛能得到缓解或控制。

3. 焦虑缓解,情绪稳定。

4. 病情变化能及时发现且得到正确处理,未发生严重并发症。

【护理措施】

1. 急救护理

（1）开放性气胸:立即用无菌敷料如凡士林油纱布加棉垫加压包扎伤口,再用绷带包扎固定,使开放性气胸变为闭合性气胸,然后行胸膜腔穿刺排气减压,减轻呼吸困难。

(2) 张力性气胸:立即穿刺排气减压,降低胸膜腔内的压力。可用粗针头在患侧锁骨中线第 2 肋间刺入胸膜腔,有高压气体排出,能起到排气减压的效果。在转运病人的过程中,可缚扎一橡胶指套于针栓处,将指套顶端剪 1cm 开口,可起到活瓣作用(图 2-16-6)。

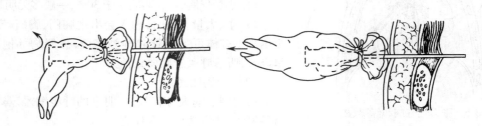

图 2-16-6　粗针头橡胶指套排气法

2. 维持呼吸　采取有效的急救措施,改善呼吸困难;病情稳定后协助病人取半卧位,有利于肺的扩张;给病人吸氧,必要时使用人工呼吸机辅助呼吸。

3. 病情观察

(1) 密切观察生命体征;注意有无气促、发绀、气管移位、皮下气肿等征象;注意呼吸的频率、节律和幅度。

(2) 注意观察神志和瞳孔的变化,防止其他并发症的发生。

(3) 注意胸部和腹部体征及肢体活动,警惕多发性损伤,尤其是胸腹联合伤。

4. 预防并发症

(1) 引流管固定牢固,引流瓶及时更换,保持引流通畅。

(2) 保持伤口敷料干燥、完整;敷料浸湿应及时更换。

(3) 协助病人翻身、坐起、拍背、有效咳嗽,指导病人做深呼吸运动,以促进肺扩张,减少肺不张和肺部感染的发生。

(4) 遵医嘱合理准确及时地使用抗生素及破伤风抗毒素。

5. 胸膜腔闭式引流术后护理　参见第八章第三节。

6. 健康指导

(1) 胸部损伤病人常需要进行胸膜腔穿刺、胸膜腔闭式引流者,操作前向病人或家属说明治疗的目的、意义、方法及注意事项等,以取得配合。

(2) 指导病人有效咳嗽、咳痰,说明深呼吸、有效咳嗽对预防肺部感染的意义,向病人讲解腹式呼吸的意义。

(3) 气胸病人愈合的 1 个月内,不宜参加剧烈的重体力劳动。

(4) 定期到医院复诊,发现异常及时处理。

【护理评价】

经过治疗和护理后,评价病人是否达到:①是否能维持正常的呼吸功能,呼吸平稳。②疼痛是否得到缓解或控制。③焦虑情绪是否缓解。④病情变化能够及时发现并得到正确处理,无发生严重并发症。

# 第三节　血胸病人的护理

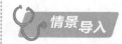

郭女士,30 岁。因车祸导致胸部外伤急诊入院。体检:伤侧肋间隙饱满,呼吸运动减弱,气管向健侧移位,伤侧上胸部叩诊呈鼓音,下胸部浊音,听诊伤侧呼吸音消失。

请问:

1. 该病人可能出现的护理诊断主要有哪些?

2. 应给该病人采取的主要护理措施是什么?

血胸(hemothorax)指胸膜腔内积血者。如果血胸与气胸常同时并存者,称之为血气胸(hemopneu-mothorax)。血胸根据胸膜腔内积血量的多少不同可分为少量血胸(<500ml)、中量血胸(500~1 000ml)和大量血胸(>1 000ml)。血胸又根据胸膜腔内有无进行性出血分为非进行性血胸、进行性血胸和凝固性血胸。

【病因与发病机制】

血胸多为胸腔内脏器、大血管及其分支、肺组织和胸壁血管损伤引起。

1. 心脏和大血管破裂　出血量多而迅速,可导致有效循环血量下降,如不及时处理短时间内会导致失血性休克死亡而危及病人生命。

2. 胸壁血管损伤　是血胸的常见原因,常伴有肋骨骨折或气胸。如肋间血管、胸廓内血管损伤出血或伤及压力高的动脉,因出血量大,出血不易自行停止,常需剖胸进行手术止血。

3. 肺组织裂伤　肺组织破裂出血,由于循环压力低,一般出血量少而且缓慢,出血多可自行停止。

【病理生理】

血胸发生后,不仅因血容量丢失而出现内出血的征象,并且随着胸膜腔内血液的积聚和压力的增高,使伤侧肺组织受压而导致萎陷,纵隔被挤向健侧,导致健侧肺组织也受压,从而导致静脉血的回流,严重影响呼吸和循环功能。由于肺、心脏和膈肌不断进行运动,起着去纤维蛋白的作用,所以胸膜腔内积血一般多不凝固。大量血胸来不及去纤维蛋白时,可出现血液凝固。血凝块机化后形成纤维组织,会限制肺、胸廓的运动影响呼吸,从伤口进入的细菌在血液中滋生繁殖,可引起感染,形成脓胸。

【护理评估】

（一）健康史

1. 病人多有胸部损伤病史。

2. 了解胸部外伤的部位、性质、程度、受伤的时间、暴力的性质、受伤后的病情发展变化等。

（二）身体状况

1. 症状

（1）小量血胸,可无明显症状。

（2）中量和大量血胸,尤其是急性出血,可出现内出血、失血性休克的表现,如脉搏细弱、四肢湿冷、血压下降、尿量减少等;同时还可出现气促、胸闷和呼吸困难等表现。

2. 体征

（1）视诊:患侧肋间隙增宽、胸廓饱满、气管向健侧移位。

（2）叩诊:患侧胸部呈浊音,心界移向健侧。

（3）听诊:患侧呼吸音减弱或消失。

（三）心理-社会支持状况

由于突然的意外伤害导致病人出现紧张、焦虑、恐惧不安,特别是病人出现大量的血胸,由于出现了失血性休克的表现,使病人产生濒死感。

（四）辅助检查

1. 胸部 X 线检查　显示胸腔内有大片积液阴影,纵隔可向健侧移位,如合并气胸则显示气液平面。

2. 实验室检查　血常规检查示红细胞计数、血红蛋白、血细胞比容下降。

3. 胸膜腔穿刺　胸腔穿刺抽出不凝血液者,既可确诊,又可缓解症状。

（五）治疗要点

1. 小量血胸　无须特殊治疗,可自行吸收。

2. 中等量或大量血胸　早期进行胸膜腔穿刺抽血或进行胸膜腔闭式引流。穿刺部位可选在患侧腋后线或肩胛线 6~8 肋间。可促进肺复张,改善呼吸困难。

3. 进行性血胸　应积极补充血容量,抗休克的同时进行剖胸探查止血。

4. 凝固性血胸　进行手术治疗。在出血停止后数日内进行剖胸,清除积血和血凝块,防止感染和机化,对已机化的血凝块在病情稳定后手术清除。

5. 血胸已感染 可按脓胸进行处理。

【常见护理诊断/问题】

1. 气体交换受损 与肺萎陷、肺损伤有关。

2. 心排血量减少 与大量失血引起的血容量不足有关。

3. 焦虑 与疼痛、呼吸受限等有关。

4. 潜在并发症:肺炎、肺不张、脓胸等。

【护理目标】

1. 能维持正常的呼吸功能,使呼吸平稳。

2. 能维持有效的循环功能。

3. 焦虑缓解,情绪稳定。

4. 病情变化能及时发现且得到正确处理,无并发症发生。

【护理措施】

1. 观察病情

(1) 密切观察病人的呼吸、血压、脉搏、体温、神志及瞳孔变化,必要时每15~30分钟监测1次,若发现血压下降、脉搏增快、呼吸困难者,应立即通知医生及时处理。

(2) 密切观察胸腔闭式引流液的量、颜色及性状。如果出现下列情况者,提示病人出现了进行性血胸:①若引流量每小时不小于200ml,且持续2~3小时以上。②脉搏细速,血压持续下降或补充血容量后血压仍不稳定。③血红细胞计数、血红蛋白、血细胞比容持续降低。④胸膜腔穿刺抽出的血液很快凝固或因血液凝固抽不出来。⑤胸部X线显示胸膜腔阴影持续增大。有上述情况者应及时通知医生并做好手术前的各种准备工作。

2. 维持循环 迅速建立2~3条静脉输液通路,在中心静脉压(CVP)、血压的监测下,快速补充血容量,同时遵医嘱合理使用晶体液和胶体液,维持水、电解质、酸碱平衡。补液期间注意监测病人的心肺功能。

3. 维持呼吸 保持呼吸道通畅,氧气吸入,指导病人深呼吸、有效咳嗽咳痰,防止病人出现窒息。

4. 做好胸膜腔闭式引流的护理 详见第八章第三节。

5. 防治感染 密切观察病人体温的变化,严格执行无菌操作。及时充分地引流出胸膜腔内的积血,遵医嘱合理、准确使用抗生素药物。鼓励病人深呼吸、有效咳嗽、排痰,预防肺部感染、肺不张及脓胸。

【护理评价】

经过治疗和护理后,评价病人是否达到:①是否能维持正常的呼吸功能,呼吸是否平稳。②体液是否维持平衡。③焦虑情绪是否缓解。④病情变化能够及时发现且得到正确处理,无发生严重并发症。

(来和平)

---

**思考题**

1. 吴先生,40岁。由于车祸导致右侧胸部损伤,急诊入院。查体:T 37.5℃,P 110次/min,R 30次/min,BP 80/50mmHg。呼吸极度困难,发绀,随着呼吸运动可见右侧胸壁伤口内有血性气泡溢出。右侧肋间隙增宽,胸廓饱满,气管明显向左侧移位,右侧胸部叩诊呈鼓音,听诊呼吸音消失。

请思考:

(1) 对该病人应首先采取的急救措施是什么?

(2) 请列出该病人的护理诊断并制订出护理措施。

2. 胡女士,30岁。左胸部外伤后导致肋骨骨折。急诊入院。病人极度呼吸困难,发绀、烦躁不安。体检:P120 次/min,BP 80/60mmHg,皮肤湿冷,气管向右侧移位,颈静脉充盈,头颈部和左胸部皮下气肿,左侧胸廓饱满、肋间隙增宽、呼吸运动减弱,叩诊呈鼓音,听诊左肺呼吸音消失。

请思考:

(1) 对该病人应首先采取的急救措施是什么?

(2) 请列出该病人的护理诊断并制订出护理措施。

思路解析

扫一扫、测一测

## 第十七章　原发性支气管肺癌病人的护理

1. 掌握原发性支气管肺癌病人的护理评估及手术前、手术后护理以及化疗、放疗病人护理。
2. 熟悉原发性支气管肺癌病人的护理诊断、治疗要点及健康指导。
3. 了解原发性支气管肺癌的病因、病理及护理目标、护理评价。
4. 能全面准确评估病人、做出护理诊断、制订护理计划、实施护理措施并对病人及其家属进行健康指导。
5. 具有良好的人文关怀和团结协作精神,体现慎独和精益求精的品德。

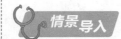

情景导入

王先生,65 岁。有 40 多年的吸烟史。近半年来有刺激性干咳、痰中带有血丝,近 1 个月来加重。入院就诊。经值班护士询问得知,近半年来,病人无明显诱因出现刺激性咳嗽,咳少量黏液痰,痰中带有血丝,近 1 个月来明显加重且伴有声音嘶哑,但无呛咳、发热和胸痛等症状,自己服用止咳药物后症状无缓解。近半年来体重减轻 8kg 左右。既往吸烟近 40 年,每天约 20 支。体检:体温、脉搏、呼吸、血压均正常。神志清楚,胸廓无畸形,触诊语颤对称,叩诊清音,两肺未闻及啰音。

请问:

1. 对该病人如何进行护理评估?
2. 应如何为该病人进行手术前准备?

原发性支气管肺癌(primary bronchogenic carcinoma)简称肺癌(lung cancer),主要来源于支气管黏膜上皮或腺体的恶性肿瘤。近些年来,世界各国特别是工业发达的国家及城市,肺癌的发病率和死亡率均迅速上升,肺癌目前居全世界恶性肿瘤死亡的第一位。全世界每年肺癌死亡的人群呈逐年上升的趋势,特别是女性肺癌的发生率明显增高。肺癌多发生于 40 岁以上的人群,发病年龄高峰期在 60~80 岁。男性居多,男女之比为(3~5):1。

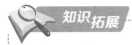

**肺癌的早期诊断**

　　肺癌5年生存率仅约15.6%,主要原因是约75%病人在诊断时已属晚期肺癌。肺癌可因早期诊断不足而致预后差,因此为改善这一现状急需规范和推广早期诊断。肺癌早期诊断和早期肺癌的诊断概念有所不同,肺癌早期诊断是指在肺癌发生发展的早期阶段就能及早发现并正确诊断,提高早期病人在总体肺癌病人人群中的比例,同时缩短诊断时间,早期治疗,降低肺癌病死率。早期肺癌的诊断仅涵盖早期肺癌病人人群。

【病因】

　　肺癌病因至今尚不完全清楚。大量资料表明,其危险因素主要是吸烟(包括二手烟、三手烟等)、石棉、氡、砷、电离辐射、卤素烯类、多环芳香化合物、镍等。

　　1. 吸烟　　目前被公认是导致肺癌的重要因素。吸烟者肺癌的发病率和死亡率比不吸烟者高10~30倍,长期吸烟可导致支气管黏膜上皮结构改变。肺癌的危险性与吸烟年限、开始吸烟的年龄、每天吸烟数量、吸入深度、香烟中焦油和尼古丁的含量等因素有很重要的关系。

　　2. 空气污染　　包括室内小环境和室外大环境的污染。

　　(1) 室内小环境污染,如室内的被动吸烟、烹调过程的油烟和家庭装修材料等都可能产生致癌物。

　　(2) 大环境污染,主要是由于石油、煤和内燃机等燃烧后以及沥青、公路尘埃、汽车尾气、厂矿污染物产生的致癌物质等污染大气所致。因而在发达国家本病的发病率很高,城市比农村高,厂矿区比居住区高等。

　　3. 职业因素　　因工作性质长期接触放射性物质及其衍化物者均可诱发肺癌,主要导致鳞状细胞癌和未分化小细胞癌。

　　4. 其他因素　　流行病学调查显示,肺结核、肺纤维化、肺硅沉着病(矽肺)、肺尘埃沉着病(尘肺)等也与肺癌并存,有这些疾病者肺癌的发病率高于正常人。此外,肺癌与家族遗传、免疫功能低下、代谢异常、内分泌功能失调、饮食不合理、生活习惯不良等因素也可促进肺癌的发生。

　　5. 基因因素　　近年来分子生物学方面的研究表明,肺癌的发生与基因表达变化及基因突变有密切关系。

【病理生理】

　　大多数肺癌起源于支气管黏膜上皮。肺癌的发生右肺多于左肺、上叶多于下叶。起源于主支气管、肺叶支气管的肺癌,位置靠近肺门部位者称为中心型肺癌;起源于肺段支气管以下的肺癌,位置在肺的周围部分者称为周围型肺癌。

　　1. 肺癌常见的病理类型　　在临床上主要有以下四种。

　　(1) 鳞状细胞癌(鳞癌):最为常见,约占50%,多发生于50岁以上男性,多为中心型肺癌。生长速度较为缓慢,多经淋巴转移,血行转移发生较晚。对放疗和化疗较敏感,预后较好。

　　(2) 腺癌:多为周围型肺癌,女性相对多见。癌肿生长较缓慢,早期易发生血行转移,淋巴转移发生较晚。对放疗不敏感,对化疗较为敏感。细支气管肺泡癌是腺癌的一种类型,起源于细支气管黏膜上皮或肺泡上皮,所发又称为细支气管肺泡细胞癌,发病率低,以女性多见,一般分化程度高,生长较慢。淋巴和血行转移较晚。

　　(3) 小细胞癌(未分化小细胞癌):较鳞癌发病率低,多为中心型肺癌。发病年龄较轻,多见于男性。生长速度快,恶性度高,早期即可出现淋巴转移和血行转移。对放疗及化疗很敏感,但预后最差。

　　(4) 大细胞癌:很少见,多数为中心型肺癌。恶性程度高,生长快,转移早,往往在脑组织转移后才发现,预后很差。

　　少数肺癌病例同时存在不同类型的癌肿组织,称为混合型肺癌,相对少见。

　　2. 肺癌的转移途径　　肺癌转移有直接扩散、淋巴转移和血行转移。其转移与癌肿的病理类型和解剖位置有关。支气管肿瘤可沿支气管壁向支气管腔内生长,造成管腔阻塞,也可直接扩散侵入邻近肺组织。淋巴转移为最常见的转移途径,可累及纵隔淋巴结、气管旁淋巴结、肺叶、肺段和肺门淋巴结。血行转移发生在肺癌晚期,主要为癌细胞侵入肺静脉,进入体循环而转移到全身各处,可累及腰椎、肝、骨骼、中枢神经系统、肾上腺等器官。

【护理评估】

（一）健康史

1. 重点询问是否存在肺癌的危险因素,如吸烟史、职业性接触史、生活环境等。吸烟史应包括吸烟量、吸烟年限等。还应注意评估其营养状态。

2. 是否患有慢性支气管炎或其他呼吸系统慢性疾病、家族史等。

（二）身体状况

肺癌的症状、体征与肺癌发生的部位、大小,是否压迫、侵犯邻近器官以及有无转移等密切相关。

1. 早期表现

（1）早期肺癌,尤其是周围型肺癌常无任何症状。

（2）癌肿在较大的支气管内生长可引起刺激性咳嗽和少量黏液痰。

（3）癌肿增大影响排痰,可继发肺部感染出现肺炎、肺不张、咳脓性痰等。

（4）肿瘤破溃可出现血痰,通常为痰中带血点、血丝或断续少量咯血。

（5）肿瘤向支气管内生长,使管腔部分或完全阻塞,可出现胸闷、气促等。

2. 晚期表现　肺癌压迫、侵犯邻近组织器官时,可出现下列表现。

（1）压迫和侵犯膈神经:引起同侧膈肌麻痹。

（2）压迫上腔静脉:使头面部静脉回流受阻,上肢静脉压升高,出现面部、颈部、上肢和上胸部静脉怒张以及皮下组织水肿、淤血。

（3）压迫大气管、纵隔及食管:引起呼吸及吞咽困难。

（4）压迫颈部交感神经:常见于肺尖部肺癌,又称肺上沟瘤（Pancoast 瘤）。可引起患侧眼睑下垂、瞳孔缩小、眼球内陷,同侧额部、胸壁少汗或无汗等表现,称为 Horner 综合征,又称为颈交感神经综合征。

（5）侵犯喉返神经:引起声音嘶哑。

（6）侵犯胸膜:引起胸腔积液,常为血性、量大,导致病人出现气促、呼吸困难。

（7）侵犯胸膜、肋骨和胸壁:引起持续性剧烈胸痛。

（8）血行转移:常出现不同器官的远处转移表现。

3. 其他表现　常见于小细胞癌,因其可产生内分泌物质,引起非转移性全身症状,又称副癌综合征,表现为骨关节综合征（如杵状指、骨关节疼痛、骨膜增生等）、重症肌无力、男性乳腺增生、多发性肌肉神经痛等。

（三）心理-社会支持状况

由于病人害怕死亡、疼痛、手术,担心疾病的预后以及对未来和家庭的影响等,病人常经历震惊否认期、愤怒期、协议期、抑郁期和接受期等心理反应过程,每天都会面对最终失去生命而导致的预感性悲哀。有些病人就诊时已是晚期,如出现严重呼吸困难、大量咯血或远处转移征象,常由于强烈的恐惧、绝望等有轻生的想法。

（四）辅助检查

1. 影像学检查

（1）胸部 X 线检查:是发现和诊断肺癌的重要方法。简便易行、费用低,可用于肺癌的普查。

（2）CT 检查:可发现早期病变,特别对中心型肺癌有重要诊断价值。此外,尚能显示肿瘤有无侵犯邻近组织器官,亦可作为评价肿瘤对化疗和放疗反应的指标之一。

（3）螺旋 CT、磁共振（MRI）、正电子发射计算机体层显像（PET）也能为进一步明确诊断提供依据。

2. 脱落细胞检查　40%～60%病人可以通过晨起痰细胞学检查找到癌细胞,应连续数日重复送痰检查,也可抽取胸腔积液进行脱落细胞检查。特别对中心型肺癌的检查阳性率更高。

3. 纤维支气管镜检查　对中心型肺癌诊断的阳性率较高,可在支气管腔内直接观察肿瘤的大小、形态、位置等,并可钳取小块组织做病理切片检查。

（五）治疗原则与主要措施

肺癌目前以手术治疗为主,辅以化学药物治疗、放射治疗、生物调节疗法、中医中药治疗、免疫治疗等综合治疗。

1. 手术治疗　目的是彻底切除肺部原发癌病灶、局部及纵隔淋巴结并尽可能保留健康的肺组织。切除范围取决于病变部位和大小。对周围型肺癌,一般施行肺叶切除术、肺段切除术;对中心型肺癌,一般施行肺叶或一侧全肺切除术。

2. 化学药物治疗　对于一些分化程度低的肺癌,特别是小细胞癌疗效较好。常使用的联合方案是依托泊苷(足叶乙苷)加顺铂或卡铂,3 周 1 次,共 4~6 个周期。化疗也可单独用于晚期肺癌病人或与其他疗法综合应用。可缓解症状,防止复发,提高治愈率。

3. 放射治疗　放射线对处于增生状态的癌细胞有抑制和杀伤作用。是从局部清除肺癌病灶的一种手段。小细胞癌对放疗最为敏感。常用的放射治疗源有深度 X 线、γ 射线、放射性核素(如镭、钴-60)、粒子加速器等。放射治疗的方法有外照射及内照射两种。放射治疗可单独使用,也可作为手术前后的配合治疗。晚期可行姑息性放射疗法以减轻症状。

4. 生物调节疗法　如每周 3 次应用小剂量干扰素间歇治疗。其他如转移因子、集落刺激因子在肺癌治疗中能增加机体对化疗、放疗的耐受性,提高疗效。

5. 中医中药治疗　可减少机体对放疗、化疗的反应,提高机体的抗病能力。在巩固疗效、促进和恢复机体功能中起到辅助作用。

6. 免疫治疗　可通过特异性免疫疗法和非特异性免疫疗法,主要激发和增强机体的免疫功能。

【常见护理诊断/问题】

1. 绝望　与恐惧疾病、病情恶化、疗效差等有关。

2. 营养失调:低于机体需要量　与肿瘤导致机体消耗过度、化疗引起的不良反应所致营养物质摄入不足有关。

3. 疼痛　与肿瘤压迫及浸润周围组织、手术等有关。

4. 潜在并发症:感染、出血、器官功能衰竭等。

【护理目标】

1. 有战胜疾病的信心,主动诉说内心的感受,配合各种治疗和护理。

2. 能摄入足够营养,营养状况得到改善。

3. 能了解有关疼痛的知识,并将疼痛控制在最低程度。

4. 密切观察病情变化,能及时发现且得到正确处理,减少并发症发生。

【护理措施】

1. 一般护理

（1）休息与营养:提供愉快、舒适的进食环境,饭前适当用药物控制疼痛和恶心,保持口腔清洁以增加食欲。供给高热量、高蛋白、维生素丰富、清淡、易消化、色香味俱全的饮食,尽量少量多餐,鼓励病人摄取足够水分。必要时可遵医嘱给予要素饮食、胃肠外营养、静脉输入清蛋白、血浆等以提高机体抵抗力和对治疗的耐受力。

（2）预防感染与损伤:肺癌病人机体抵抗力低下,化疗、放疗引起的骨髓抑制极大地增加了感染的机会。因此应注意:①保持病室清洁卫生,避免受凉,鼓励病人深呼吸、有效咳嗽,协助病人翻身、拍背,预防呼吸道感染。②严格执行无菌操作,预防交叉感染。③修短指甲、用软毛刷刷牙、保持会阴清洁、预防皮肤和黏膜的损伤。④保持光线充足、温度适宜。

2. 疼痛护理　肿瘤压迫神经或压迫邻近脏器时,常可引起疼痛。应保持病室安静、整洁,提高病人的舒适度,多鼓励病人参加适当娱乐活动以分散注意力,鼓励家属多体贴、关心和支持病人,以提高病人对疼痛的耐受力,疼痛减轻。

肺癌晚期常出现难以控制的疼痛,可按三阶梯止痛方案进行止痛。一级止痛用镇静、镇痛药物;二级止痛用弱阿片类镇痛药物;三级止痛用强阿片类镇痛药物。目前临床已经使用硬膜外/静脉持续给药的镇痛泵(PCA)疗法,更容易维持最低且有效的镇痛药浓度,有利于病人在任何时刻、不同疼痛强度下获得最佳的止痛效果。

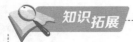

**疼痛三阶梯疗法**

　　所谓癌痛治疗的三阶梯方法就是在对癌痛的性质和原因做出正确的评估后,根据病人疼痛的程度和原因适当地选择相应的镇痛剂,即对于轻度疼痛的病人应主要选用解热镇痛剂类的止痛剂;若为中度疼痛应选用弱阿片类药物;若为重度疼痛应选用强阿片类药物。

　　镇痛剂应用的(世界卫生组织推荐)基本原则:根据疼痛程度选择镇痛药物;口服给药,一般以口服药为主;按时服药,根据药理特性有规律地按时给药;个体化用药,应根据具体病人和疗效给药。

　　3. 手术护理

　　(1) 手术前护理

　　1) 戒烟:指导病人戒烟,告知吸烟的危害性,吸烟可刺激肺、气管及支气管黏膜使分泌物增多;抑制纤毛运动使分泌物不易排出,而且可导致肺部感染。

　　2) 保持呼吸道通畅:对于支气管腔内分泌物较多者,应采取多种措施促进排痰,如深呼吸运动、有效咳嗽、叩背、雾化吸入、体位引流等。必要时可吸痰。注意观察痰液的量、颜色、性质、黏稠度及气味,遵医嘱给予支气管扩张剂、祛痰剂、抗生素等药物。

　　3) 注意口腔卫生:积极治疗龋齿、上呼吸道感染;不能进食者,应进行口腔护理,以免术后并发肺部感染。

　　4) 手术前指导:①指导病人练习腹式呼吸、有效咳嗽和翻身,以促使手术后有效通气,肺组织扩张,改善呼吸。②指导病人练习使用深呼吸训练器,以促进手术后呼吸功能的恢复。③介绍手术后胸腔闭式引流管放置的目的、方法及注意事项。

　　(2) 手术后护理

　　1) 体位:①麻醉未恢复前病人取平卧位,头偏向一侧,以免呕吐物吸入而导致吸入性肺炎或并发窒息,危及病人生命。②麻醉消除、血压平稳后,协助病人采取半坐卧位。③肺叶切除病人,可取平卧位或侧卧位。如健侧肺功能良好,可采取健侧卧位,有利于患侧肺组织的扩张;如健侧肺功能不良可采取患侧卧位,以防止肺功能衰竭。④全肺切除病人,应避免过度地侧卧,可采用1/4侧卧位以防纵隔移位和压迫健侧肺而导致呼吸、循环功能障碍。⑤一旦发现血痰或支气管胸膜瘘者,应采取患侧卧位并通知医生。

　　2) 维持气道通畅:①麻醉消除、血压平稳后,协助病人采取半坐卧位,因膈肌下降,胸腔负压增大,有利于肺的扩张和通气,有利于呼吸和循环。②鼓励病人深呼吸,有效咳嗽、排痰,必要时可吸痰。③稀释痰液:若分泌物黏稠,可行超声雾化吸入以稀释痰液、消炎、解痉、抗感染。④吸氧。由于手术后肺通气量及气体交换面积的减少,常可导致不同程度的缺氧。所以手术后须常规吸氧并监测血氧饱和度。⑤观察呼吸的频率、幅度、节律及呼吸音;观察有无缺氧征象,若发现异常应及时报告医生予以处理。

　　3) 监测生命体征:术后2~3小时内,每15分钟监测生命体征一次,脉搏和血压平稳后改为每30分钟至1小时监测一次。观察有无呼吸窘迫及血压波动等异常。

　　4) 缓解疼痛:由于手术范围大、创伤严重,留置胸腔闭式引流管等常引起手术后剧烈疼痛,继而可导致神经性低血压,影响咳嗽、深呼吸、翻身及下床活动,因而手术后镇痛非常重要。应分析疼痛的原因并评估其程度,从而采取相应的止痛方法并指导病人尽量使用非药物止痛法,如分散病人的注意力等方法。对于使用止痛剂者,要注意观察疗效、不良反应。在协助病人翻身,指导深呼吸、咳嗽时,要注意保护伤口。妥善固定胸腔闭式引流管,防止因胸腔引流管移位而引起疼痛。

　　5) 加强营养:手术后应给以高蛋白、高热量、高维生素的易消化饮食,少食多餐。以保证足够的营养,提高机体的抵抗力,促进伤口的愈合。

6）早期活动:手术后尽早活动能改善呼吸功能,促进肺复张;促进肠蠕动,增进食欲,还可促进血液循环,有利于手术切口愈合及恢复体力,防止手术后尿潴留、便秘、腹胀等。手术后 24 小时内可协助病人在床上进行被动运动;术后 1~2 天协助病人在床旁站立或行走;术后 3 天可在室内活动,逐渐增加运动量及运动时间。指导病人进行手臂和肩部运动,预防手术侧肩关节强直及失用性萎缩。在运动过程中,护士应密切观察病人的反应,若出现心动过速、气急、出汗等症状应立即停止活动。指导病人及家属在运动过程中注意胸腔闭式引流管的护理,防止意外发生。特别注意活动时应循序渐进。

7）胸腔闭式引流的护理:①按胸腔闭式引流常规护理。②密切观察引流液的量、颜色和性状。若手术后引流出大量血性液体,尤其当每小时超过 100ml 时,应考虑有活动性出血,需立即通知医生。③对全肺切除术者,由于手术后患侧胸膜腔是空腔,纵隔可因两侧胸膜腔压力不等而发生移位,继而导致胸腔内的大血管移位,使心搏出量减少,甚至引起呼吸、循环功能衰竭。故全肺切除手术后,胸腔引流管一般保持钳闭状态,酌情放出适量气体或引流液,以保持气管、纵隔处于中间位置。每次放液量不宜超过 100ml,且速度宜慢,以免因纵隔移位而发生心脏骤停。

8）维持体液平衡:①严格控制输液量和速度,防止前负荷过重而导致急性肺水肿,引起心力衰竭。②对于全肺切除术后病人,应严格控制钠盐摄入,24 小时补液量不超过 2 000ml,补液速度以 20~40 滴/min 为宜。密切观察尿量,24 小时出入量。

9）术后并发症的观察与护理:①胸腔内活动性出血。多发生在手术后 24 小时内,应密切观察生命体征和胸腔闭式引流情况,如病人面色苍白、脉搏细速、血压下降、胸腔闭式引流管内引流出大量鲜红色液体者,应及时通知医生配合处理。②肺部并发症。常见的有肺不张、肺炎、呼吸衰竭等,表现为发热、气促、呼吸困难、呼吸道分泌物量多且黏稠、发绀、脉搏细速等。一旦出现,应及时通知医生配合处理。③支气管胸膜瘘。多出现在术后 1~2 周内,表现为持续高热、患侧胸痛、呼吸困难、刺激性咳嗽、咳血性脓痰,患侧呼吸音减弱、气管向健侧移位、胸腔穿刺抽出脓液等。如向胸膜腔内注入亚甲蓝,病人咳出的痰呈蓝色,即可确诊支气管胸膜瘘。发生后应协助病人采取患侧卧位并实施胸腔闭式引流,遵医嘱应用抗生素。④心脏并发症。术后常发生心律失常,如心动过速、房颤、各种期前收缩等,也可出现心肌梗死、急性心力衰竭。应密切心电监护、控制输液量和速度,必要时遵医嘱应用抗心律失常药物、强心剂等。⑤感染:术后 3 天内体温一般不超过 38.5℃,拔除胸腔闭式引流管后体温可下降。若 3 天后体温持续高于 38.5℃,常提示存在感染。应进行降温的同时遵医嘱应用抗生素治疗。

### 4. 化学治疗病人的护理

（1）保护静脉:确保针头刺入血管后才能注射药物。应严格防止注射不当引起栓塞性静脉炎。刺激性强的药物宜采用静脉冲入法。静脉滴注需按医嘱准确掌握滴速,一般在 4~8 小时内滴完。药物不宜过浓,应适当稀释,以尽量减少药物对血管壁刺激。长期治疗者应制订静脉使用计划,左右臂交替和由远及近使用。已经出现静脉炎时,涂敷氢化可的松霜;24 小时内冷敷,24 小时后可予以热敷或用硫酸镁湿热敷,但禁忌局部按摩。

（2）药物外漏的护理:一旦发生药液外漏,立即停止用药。局部注入解毒剂,局部注入生理盐水,局部注射普鲁卡因。注意强刺激性抗癌药不宜在手背、腕部静脉注入,应选用臂静脉,以免万一药物渗漏会损伤手背、腕部肌腱和韧带而致残。

（3）骨髓抑制:每周检查白细胞和血小板 1~2 次,如白细胞低于 $3\times10^9/L$,暂停用药,应加强营养,严密观察注意防止感染,注意有无出血倾向。

（4）胃肠道反应:多为恶心、呕吐、腹痛、腹泻。少数严重者可因肠黏膜坏死导致。呕吐频繁者,应调整给药时间或暂停用药。

### 5. 放射治疗病人的护理

（1）照射部位的护理:保持皮肤清洁、干燥,防止破损。

（2）照射反应的护理

1）局部反应:①皮肤反应。注意防止皮肤反应,要保持皮肤干燥,内衣柔软、宽大、尽量使用棉质内衣。避免刺激,忌用肥皂擦洗,避免阳光直射,不外贴橡皮膏,脱屑时避免强行撕皮。一旦出现皮肤反应必须及时处理。干反应可涂 0.2% 薄荷淀粉或羊毛脂;湿反应可涂 2% 甲紫或氢化可的松霜后暴露创面;已有水疱者,外涂硼酸软膏后包扎 1~2 天,渗液吸收后再行暴露疗法。②黏膜反应。放射前后半小时不宜进食,以免加重厌食。

2) 全身性反应:常见的有头晕、乏力、厌食、恶心、呕吐等。放射线对骨髓有明显的抑制作用,白细胞和血小板会明显地下降。放射治疗后,照射局部会发生不同程度的反应。放疗前及放疗开始后每隔 4 周查白细胞和血小板 1~2 次。如血白细胞低于 $3×10^9/L$,血小板低于 $80×10^9/L$ 时应暂停放疗,应积极处理,必要时输新鲜血,待白细胞恢复正常后再继续治疗。放疗期间鼓励病人多饮水或给予静脉输液,以促使毒素排出。

（3）放射性食管炎(radiation esophagitis)的护理:由于食管鳞状上皮对放射性物质比较敏感,在放疗过程中有可能发生放射性食管损伤,即放射性食管炎。

1) 常见于放疗后 1 周或数周内出现,一般症状较轻。

2) 应密切观察病情,一旦病人出现胸部剧痛、发热、呛咳、呼吸困难、恶心、呕吐、呕血等,应警惕食管穿孔或食管-气管瘘的发生。

3) 给病人高热量、高蛋白质、维生素丰富、易消化饮食,遵医嘱予以止吐、止血、镇静,防感染治疗,疑有穿孔者应禁食、抗感染,静脉供给营养。

（4）放射性肺炎(radiation pneumonitis)的护理:放射性肺炎是肺部、纵隔、乳腺等胸部肿瘤经放射治疗后,在放射野内正常肺组织受到损伤而引起的炎症反应。

1) 轻者炎症可自行消散,仅出现刺激性咳嗽。重者常发生广泛性肺纤维化,甚至因呼吸衰竭而死亡,表现为刺激性干咳且活动后加剧,伴气急、心悸和胸痛,偶有高热。

2) 应密切观察病人有无干咳、呼吸困难、发绀、发热,一旦发生,应立即吸氧,遵医嘱使用肾上腺皮质激素、抗生素。给予止咳、降温等。饮食上要注意摄入足够热量、优质蛋白质、高维生素,多吃新鲜蔬菜和水果,以及含铁丰富的食物。

6. 心理护理

（1）在日常护理中,应仔细观察和深入了解病人的心理反应,鼓励病人表达其内心感受及所关心的问题,积极帮助解决实际问题。

（2）帮助病人适应医院环境,对其心理反应和行为表示理解,告知病人保持平和心态对于提高疗效和改善预后有积极意义。

（3）向病人解释治疗方法、疗效和不良反应,介绍治疗成功的病例,教育和引导病人和家属正视现实,增强信心,提高对不良反应的耐受力。

（4）尊重病人意愿,尽量满足合理的需要,提高病人的生活质量。

7. 健康指导

（1）疾病知识指导:向病人及家属介绍定期复查的意义与项目。解释出院后继续治疗的意义及配合。指导病人在家中安全用氧、用药。若出现发热、血痰、胸痛、吞咽困难、喘鸣等应及时就医。

（2）生活指导:指导病人加强营养,保证足够休息,养成良好卫生习惯。注意保持口腔卫生,避免感冒。戒烟限酒,劳逸结合。

（3）三级预防:一级预防,病因预防,针对致癌因素所采取预防措施。及时正确处理癌前病变。二级预防,诊治预防,开展防癌宣传和普查,及早发现肿瘤并及时处理,即:早发现、早诊断、早治疗。三级预防,康复预防,预防手术后及化疗、放疗的并发症,帮助病人采用康复的各种措施等。

【护理评价】

经过治疗和护理后,评价病人是否达到:①疼痛是否能得到及时有效处理,自述疼痛减轻。②一般状况是否得到改善,体重增加,能耐受各种治疗及护理。③能否正确对待疾病并积极配合治疗和护理。

（来和平）

**思考题**

1. 马先生,50 岁。炼油厂工人。因刺激性干咳 3 个月余,咳血痰 4 次入院。病人近 3 个月来,无任何诱因发生刺激性干咳,近 1 周来咳血痰 2 次,遂来院就诊。既往吸烟 30 年,每天 1 包。查体:T 37.2℃ ,P 80 次/min,R 20 次/min,BP 130/90mmHg。其余未见异常。CT 检查发现第 10 胸椎右侧有一 1.5cm 大小的肿块,纵隔处有数个肿大淋巴结;纤维支气管镜检查发现右侧第 2 级支气管管壁有一 1cm 左右的肿块,病理学检查为鳞状细胞癌。临床初步诊断为原发性支气管肺癌。

请思考:

（1） 在护理评估时,应收集病人的哪些资料?

（2） 应如何为该病人进行健康指导?

2. 赵先生,66 岁。刺激性咳嗽 5 个月,偶有少量咯血。该病人有消瘦、乏力,食欲差,咳嗽、咳痰,有 30 年吸烟史,患慢性支气管炎 15 年余。入院初步诊断:原发性支气管肺癌,决定择期手术治疗。

请思考:

（1） 对于病人应提出什么护理诊断?

（2） 手术后可出现哪些并发症?

思路解析

扫一扫、测一测

# 第十八章　肺血栓栓塞病人的护理

 **学习目标**

1. 掌握肺血栓栓塞的概念、肺血栓栓塞病人的护理评估及护理措施。
2. 熟悉肺血栓栓塞病人的护理诊断、治疗要点及健康指导。
3. 了解肺血栓栓塞的发病机制、病理生理改变,肺血栓栓塞病人的护理目标及护理评价。
4. 能全面准确地评估病人、做出正确的护理诊断、制订合理的护理计划、实施恰当的护理措施并对病人及其家属进行健康指导。
5. 具有良好的人文关怀和团结协作精神,体现慎独和精益求精的品德。

**情景导入**

刘女士,60 岁。因发作性上腹痛 20 多天加重 1 天入院治疗。病人于 20 多天前无明显诱因出现上腹部疼痛,为剧痛,伴心悸、大汗,伴有轻微胸痛和胸闷,其他无异常。入院检查:T 36.5℃,P 90 次/min,R 20 次/min,BP 134/80mmHg。神志清,精神可,全身皮肤、黏膜无异常,浅表淋巴结无肿大。口唇无发绀,气管居中,颈静脉无怒张。胸廓对称,双侧呼吸动度及触觉语颤对称,叩诊双肺清音,听诊双肺呼吸音稍粗,未闻及干湿性啰音。心前区无异常隆起,心率 90 次/min,律齐,各瓣膜听诊区未闻及病理性杂音,A2>P2。腹部检查无阳性体征。无杵状指,双下肢无水肿,左侧小腿可见轻度静脉曲张和水肿。辅助检查:D-二聚体 450μg/L,心电图显示窦性心动过速,心脏超声和腹部超声均未见异常。疑诊为"肠系膜动脉栓塞",遂行胸腹部 CTA 检查,结果显示为"腹主动脉及其分支轻度粥样硬化,双下肺动脉及其分支可见充盈缺损,考虑肺动脉栓塞"。

请问:
1. 对该病人应从哪些方面收集资料进行护理评估?
2. 对该病人主要实施的护理措施有哪些?

肺栓塞(pulmonary embolism,PE)是内源性或外源性栓子阻塞肺动脉系统引起肺循环障碍,以呼吸困难、胸痛为主要临床表现的一组或临床综合征的总称。来自静脉系统或右心的血栓引起肺动脉系统的阻塞,称为肺血栓栓塞症(pulmonary thrombo-embolism,PTE),占肺血栓栓塞中的绝大多数,通常所称的肺栓塞即指肺血栓栓塞症,引起 PTE 的血栓主要来源于深静脉血栓形成。

肺血栓栓塞发病率高,误诊率高,病死率高,未经治疗的 PTE 死亡率为 25%~30%。美国每年估计大约有近 30 万新发 PTE 病人。每年约有 5 万人死于 PTE,发病率仅次于冠心病、高血压,死亡率仅次

 笔记

148

于肿瘤和心肌梗死。在过去 20 年中可疑肺血栓栓塞病人增加了 10 倍。我国尚无肺血栓栓塞的流行病学调查资料,不少医院诊断的肺血栓栓塞病人有逐年增加的趋势,可能是对肺血栓栓塞的诊断意识和水平提高有关。但也不排除患病率的增高。

【病因】

肺血栓栓塞的发病原因主要包括任何可以引起血管内皮损伤、静脉血流淤滞、血液高凝状态和血液中混入可溶异物等因素。血管内皮损伤在血栓形成中起着初始和持续作用。

1. 年龄与性别 肺血栓栓塞的发生随着年龄的增加而上升。60 岁以上者发病率可达 20%。肺血栓栓塞以 50~60 岁年龄段发病率最高。性别与肺血栓栓塞的发生也有很大关系。如 20~40 岁年龄段的女性深静脉血栓病的发病比同年龄段的男性高 10 倍。

2. 急性脊柱损伤和急性心肌梗死 血栓的形成与长期卧床、血流缓慢、高凝状态、休克、心力衰竭等有关。

3. 血栓性静脉炎、静脉曲张 由于静脉内皮损伤和血液淤滞,在病变的部位容易形成血栓。

4. 心、肺的疾病 各种慢性心脏疾病和慢性肺脏疾病也是血栓栓塞的主要危险因素,如心房颤动伴有心力衰竭的病人很容易发生肺血栓阻塞。

5. 中心静脉或其他深静脉置管 由于深静脉置管可导致静脉内皮损伤,所置管道在血管内形成异物、感染等,都可形成血栓。还可因置管时空气经所置管道进入血液中,形成空气栓塞。

6. 创伤、手术外科手术和外伤 病人肺血栓栓塞发病率很高。特别是创伤者发病率更高。大面积烧伤和严重软组织创伤病人,因受伤组织释放大量损伤肺血管内皮的物质,引起多发性肺微血栓形成。再如骨折病人、大手术后病人,由于卧床时间长,导致血液流动缓慢,血液黏稠度增大,血流淤滞;另一方面,骨折后由于脂肪滴入血液中形成脂肪栓塞,容易导致肺血栓栓塞。

7. 活动受限 如大手术后需卧床者、截瘫病人、下肢骨折病人、严重心肺疾病者等,由于肢体活动减少,减少了肌肉对血管的挤压作用,降低了静脉血液的驱动力,血流轴向运动减慢,使血流缓慢,血液淤滞,血栓容易形成。如果连续卧床时间超过一周,血流速度可减慢到最低点。深静脉血栓形成的发病率与卧床时间一般成比例关系。

8. 各种肿瘤 恶性肿瘤可增加肺血栓栓塞发病的危险。恶性肿瘤导致肺血栓栓塞的原因可能与凝血功能异常有很重要的关系。

9. 妊娠、分娩和避孕药物的应用 孕妇血栓栓塞病的发病率比同年龄阶段未孕妇女可有明显的增高。孕妇血栓栓塞病多发生于妊娠的前三个月和围生期,但发生原因还不太清楚。可能与子宫增大导致腹内压增加,下肢血流缓慢,血液淤滞有关。分娩时由于羊水进入血液循环,形成羊水栓子,导致羊水栓塞。

10. 其他方面 例如肥胖,体重超过正常体重的 20% 者,栓塞病的发病率明显增加。脱水病人,因血液浓缩、黏稠度增高容易形成血栓;血液病,如镰状细胞病、红细胞增多症;代谢性疾病,如糖尿病等也容易发生血栓病。

肺血栓栓塞的栓子最多见的是血性栓子,绝大多数的肺血栓栓塞是由下肢静脉病变开始,以肺血栓栓塞终结。栓子也可来源于肺循环本身。除血性栓子外,还可有空气栓子、脂肪栓子、恶性肿瘤栓子、寄生虫栓子、羊水栓子等。静脉血栓脱落可能与静脉内压力增高或静脉内血流突然增多(如长期卧床的病人突然进行活动、用力排便等)有关。活动期静脉炎,由于血栓比较松软,容易脱落。脱落的血栓可通过大静脉、右心到达肺动脉,导致肺血栓栓塞。也有沿中心静脉导管形成血栓,经过右心房、右心室直接延伸到肺动脉引起堵塞。

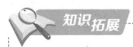

**肺栓塞的分类**

1. 按发病时间分类 急性肺栓塞、亚急性肺栓塞、慢性肺栓塞。

2. 按可诊断范围分类 临床隐匿性肺栓塞:临床不能诊断;伴有一过性某种临床症状的肺栓塞:临床难以诊断;临床显性肺栓塞:包括急性广泛型肺栓塞、亚急性广泛型肺栓塞、伴有肺动脉高压的慢性肺栓塞。

3. 按血栓大小分类 大面积肺栓塞:有休克/低血压;非大面积肺栓塞。

【病理生理】

1. 病理改变　梗死肺可有出血性改变,显微镜下可出现肺组织破坏,充满血液,常累及邻近胸膜,发生血性或浆液性胸腔积液。梗死处的坏死组织可逐渐被吸收,一般不遗留瘢痕或仅有少量条状瘢痕形成。慢性病人在愈合梗死区或机化的血栓栓塞部位,可发生支气管-肺动脉侧支吻合。

2. 病理生理改变　肺血栓栓塞一旦发生,可使血管腔阻塞,血流减少或血流中断,可引起不同程度的血流动力学改变和肺功能的改变,轻症病人变化不明显;重症病人可使肺循环阻力突然增加,肺动脉压力增高,心排血量减少,而发生休克。导致重要脏器供血不足,如脑血流量减少、冠状血流量减少,易导致病人出现晕厥,甚至死亡。

（1）血流动力学改变:肺血栓栓塞的血流动力学改变主要取决于肺血栓栓塞血管的多少和病人心肺的基本功能状态。栓子堵塞肺血管后,受机械、反射或体液因素的影响,肺循环阻力增加,肺动脉压力增高,导致右心室充盈压增加,心脏指数下降,发生右心功能不全,右心排血量下降,继而可引起左心排血量减少,使血压下降,甚至出现休克。急性肺血栓栓塞引起的肺血管阻力增加,除机械性堵塞因素外,近些年,研究证明有体液因素的作用。血小板和白细胞是肺血管活性物质两个重要的来源。

（2）肺功能的改变:较大的肺血栓栓塞可引起反射性支气管痉挛,同时由于血栓本身释放的 5-羟色胺、缓激肽、组织胺、血小板活化因子等也可使气道收缩,增加气道阻力,使肺通气量减少,肺通气/血流比值失调,引起呼吸困难,使病人出现不同程度的低氧血症。

【护理评估】

（一）健康史

1. 详细了解病人的年龄、性别、职业、婚育史、家族史等。

2. 了解病人是否有心、肺等重要脏器的慢性疾病。

3. 了解病人是否有创伤、感染、肿瘤等。

4. 了解病人是否做过大手术或长期卧床等。

（二）身体状况

肺血栓栓塞病人的症状多种多样,缺乏特异性。症状的严重程度与梗阻面积大小不同有直接关系。可以无症状,也可导致猝死。可概括为四个方面的表现。①急性肺心病:突然出现呼吸困难、有濒死感、发绀、右心衰竭、低血压、肢端湿冷等。多见于两个以上肺叶突然栓塞的病人。②肺梗死:突然呼吸困难、胸痛、咯血、出现胸膜摩擦音、胸腔积液等。③"不能解释的呼吸困难":栓塞面积相对比较小,是提示无效腔增加的唯一症状。④慢性反复性的肺血栓栓塞:起病缓慢,发现较晚,主要表现为重症肺动脉高压和右心功能不全,是临床进行性的一个类型。

1. 常见症状

（1）呼吸困难:是肺血栓栓塞最常见的症状。以活动后明显,有时病人会出现活动后胸闷、心前区不适感,应与劳力性"心绞痛"进行区别。

（2）胸痛:突然发生,咳嗽时可加重,多与呼吸有关。主要由于肺血栓栓塞造成。有时很像"心绞痛"发作。

（3）咯血:是提示肺梗死的主要症状,多发生于肺梗死后的 24 小时内,多见于少量咯血,大量咯血很少见。咯出的血液颜色鲜红,数天后颜色可变为暗红色。有一部分病人可出现呼吸困难、胸痛和咯血,称为肺梗死"三联征"。

（4）烦躁不安、恐惧、甚至濒死感:主要由于低氧血症或胸痛引起。

（5）咳嗽:大多数病人为干咳,或有少量白痰,也可伴有喘息的表现。

（6）腹痛:肺血栓栓塞病人有时可出现腹痛,可能于膈肌受到刺激或肠管缺血而导致。

（7）晕厥:主要是由于大块肺血栓栓塞导致脑供血不足。病人多伴有低血压、右心衰竭和低氧血症等。

2. 体征

（1）呼吸系统体征:呼吸急促最为常见;发绀;肺部可闻及细湿啰音或哮鸣音,偶尔还可闻及血管杂音;合并肺不张或胸腔积液时会出现相应的体征。

（2）循环系统体征:心动过速;严重病人可出现血压下降甚至休克;肺动脉瓣区第二心音亢进或分裂,三尖瓣区可闻及收缩期限杂音;颈静脉充盈或异常搏动。

（3）导致肺血栓栓塞的其他疾病的体征:如有同患肢肿胀或双下肢不对称性肿胀,两侧肢体周径相差在1cm以上者有诊断价值。患肢有明显压痛、行走后出现肿胀加重或易疲劳,患肢色素沉着、皮肤弹性下降、静脉曲张等表现。

（4）其他方面:如发热;腹膜刺激征等。

3. 并发症　常见并发症可有咯血、肺梗死、心源性休克等。

（三）心理-社会支持状况

1. 病人和家属是否了解肺发生栓塞的各种危险因素。

2. 了解病人由于肺血栓栓塞症状加重,是否出现烦躁、恐惧、绝望等心理。

3. 了解病人的家庭经济及环境状况等。

（四）辅助检查

1. 血浆 D-二聚体(D-dimer)检查　敏感性高,但特异性差。急性肺血栓栓塞时可升高。低于 $500\mu g/L$,有重要的排除价值。

2. 动脉血气分析　低氧血症,低碳酸血症,肺泡-动脉血氧分压($P_{(A-a)}O_2$)增大,有部分病人血气分析结果也可正常。

3. 心电图检查　最常见的改变为窦性心动过速。有肺动脉及右心压力增高者,可出现 $S_1Q_{\text{III}}T_{\text{III}}$ 征(Ⅰ导联有出现深 S 波、Ⅲ导联出现 Q/q 波和 T 波倒置)、$V_1 \sim V_4$ 的 T 波倒置和 S-T 段异常、右束支传导阻滞、出现肺性 P 波、电轴右偏和顺时钟转位等。

4. X 线检查　常见的征象主要有4个方面。但 X 线胸部检查征象没有特异性。

（1）肺动脉阻塞征:区域性肺纹理稀疏、纤细,肺野透光度增强。

（2）肺动脉高压及右心室肥大征:右肺下动脉横径增宽（大于 15mm）,或伴有截断征;肺动脉段凸出;右心室扩大。

（3）肺组织的继发性改变:局部肺有浸润性阴影,多呈楔形凸向肺门,底边朝向肺胸膜;有胸腔积液的阴影;肺脏被压缩的阴影;患侧膈肌抬高。

（4）奇静脉和上腔静脉阴影增宽。

5. CT、磁共振检查

（1）主要使用螺旋 CT 肺动脉造影,可发现肺段以上的肺动脉内有血栓。

（2）磁共振检查可发现肺动脉内有血栓。

6. 超声检查　超声心动图检查可有右心室壁运动幅度减弱,右心扩大,室间隔左移和运动异常,近端肺动脉扩张,下腔静脉扩张。有部分病人还可出现下肢静脉血栓。

7. 放射性核素肺通气-血流灌注扫描　是诊断肺血栓栓塞的一项主要检查方法。表现为肺段分布的肺血流灌注缺损,并与通气显像不匹配。

8. 肺血管造影检查　以选择性肺动脉造影效果最好,可用于确诊。

（五）治疗原则与主要措施

肺血栓栓塞治疗的目的主要是抢救生命,使病人度过危险期,缓解由于肺血栓栓塞而引起的心肺功能紊乱和再次发生栓塞,使肺血流再通,尽可能地恢复和维持循环血量和组织的供氧。急性期使用抗凝治疗和溶栓治疗,改正心功能不全和低血压为主体,同时纠正低氧血症、止痛、抗心律失常。当内科治疗效果不佳者,可选用介入治疗和外科手术治疗。

1. 急救措施　肺血栓栓塞发病后的 2 天内最危险,死亡率高。特别是发病后的 2 小时内。因此,肺血栓栓塞病人发病后应抓紧时间进行抢救。

（1）使病人安静、开放气道、氧气吸入、镇静、止痛,必要时可应用镇痛药物,为预防肺部感染和治疗静脉炎可应用抗生素。

（2）缓解迷走神经张力过高引起的肺血管痉挛和冠状动脉痉挛。静脉注射阿托品 0.5～1mg,如症状不缓解可 1~4 小时进行重复使用 1 次。也可给予罂粟碱 30mg 皮下、肌内或静脉注射,1 次/h,此药物有镇静和减少血小板聚集的作用。

(3) 抗休克:肺血栓栓塞合并休克者,首先补充血容量,但避免发生肺水肿,如果补液休克症状不改善可给予多巴胺 5~10μg/(kg·min)、多巴酚丁胺 3.5~10μg/(kg·min)、去甲肾上腺素 0.2~2.0μg/(kg·min),可迅速纠正低血压及心律失常,如心房颤动、心房扑动等,可维持平均动脉压大于 80mmHg,使心脏指数大于 2.5L/(min·m²),尿量大于 50ml/h。

(4) 改善呼吸:肺血栓栓塞病人如合并有支气管痉挛者,可应用氨茶碱、二羟丙茶碱等支气管扩张剂和黏液溶解剂。也可用酚妥拉明 10~20mg 溶于 5%~10%/葡萄糖 100~200ml 内静脉滴注,可缓解支气管痉挛,还可扩张肺血管。呼吸功能衰竭有严重低氧血症的病人,可进行机械性通气治疗。

2. 溶栓治疗　急性肺血栓栓塞治疗的最终目标是去除血栓,近年来采用溶栓治疗方法安全,且有效。

(1) 作用:溶栓治疗能改善深静脉瓣的功能,改善肺毛细血管的弥散能力,增加肺毛细血管的容积。大面积肺血栓栓塞者积极进行溶栓治疗,可使病情迅速缓解。肺血栓栓塞病人 2 周内可进行溶栓治疗。溶栓治疗主要适用于:①广泛型急性肺血栓栓塞。②非广泛型急性肺血栓栓塞合并重症心肺疾病,抗凝治疗无效者。③深静脉血栓形成者。

(2) 常用的溶栓药物有:①链激酶(KS)。使纤溶酶原转变成为纤溶酶。链激酶具有抗原性,至少 6 个月内不能再应用。②尿激酶(VK)。直接将纤溶酶原转变成为纤溶酶而发挥溶栓作用。③重组组织型纤溶酶原激活剂(rt-PA)。直接将纤溶酶原转变成为纤溶酶而发挥溶栓作用。溶栓前必须做好血型鉴定和配血试验,输血时要将库存血中的血块滤出。

3. 抗凝治疗

(1) 作用:在于预防肺动脉血栓的周围出现血栓延伸;抑制由血栓所致的神经、体液因素的分泌;阻止静脉血栓的进展和复发。

(2) 常用的抗凝药物:主要有肝素和华法林。

(3) 注意:治疗初期可使用肝素,以后用华法林进行维持。肝素的作用迅速,而华法林的起效时间相对长。但肝素不能直接溶解已经存在的血栓。为预防新的血栓形成和血栓延伸,肝素使用时间为 7~10 天。肝素的最大副作用是出血。肝素治疗后加用华法林的目的在于预防复发肺血栓栓塞,预防静脉血栓的延伸。

4. 手术治疗

(1) 肺动脉血栓摘除术:仅适用于经积极内科治疗无效的紧急情况者,如致命性肺动脉干或主要分支堵塞的大面积肺血栓栓塞,或有溶栓禁忌证者。

(2) 肺动脉导管碎解和抽吸血栓:用导管碎解和抽吸肺动脉内大块血栓,也可同时合用局部溶栓。多用于溶栓和抗凝治疗有禁忌证的病人。

(3) 安装下腔静脉滤器:下腔静脉滤器主要用于已经证实栓子来源于下肢或盆腔者,用以防止肺血栓栓塞的复发。因为滤器只能预防肺血栓栓塞的复发,并不能治疗肺血栓栓塞,因此安装滤器后仍然要进行抗凝治疗,防止进一步血栓的形成。

5. 应用血管扩张药物　栓塞性肺动脉高压除机械性堵塞因素外,体液因素也可能参与部分作用,且具有可逆性。可应用硝苯地平、地尔硫䓬等血管扩张药物。

6. 心力衰竭的治疗　如果右心房压力增高的病人,有明显右心衰竭者可应用地高辛、利尿药物、血管扩张素转化酶抑制剂及多巴胺等治疗。以增加心搏出量,早期病人治疗效果比较好。

【常见护理诊断/问题】

1. 气体交换受损　与部分肺动脉堵塞导致肺通气/血流比值失调有关。

2. 疼痛(胸痛)　与肺梗死引起的胸膜反应有关。

3. 焦虑　与胸痛、呼吸困难、咯血、疼痛、对病人生命威胁有关。

4. 潜在并发症:肺梗死、心源性休克等。

【护理措施】

1. 一般护理　肺梗死面积大的病人可安置在单人病房或 ICU 病房。

（1）体位与休息:肺血栓栓塞病人,绝对卧床休息,避免一切用力活动。如果已经确认肺血栓栓塞的位置,应采取健侧卧位。尽量减少搬动,操作要轻柔。

（2）营养与饮食:给予高热量、高蛋白、高维生素、易于消化、无刺激性的饮食,保持大便通畅。

（3）严密监测生命体征:连续监测血压、心率、呼吸、心电图、中心静脉压和血气等。观察病人的呼吸,了解缺氧程度。进行血氧饱和度的监测,维持血氧饱和度在 90% 以上。保持呼吸道通畅,及时吸痰,以防痰液阻塞,如痰液黏稠可进行雾化吸入,有舌后坠时,可使用口咽通气管解除呼吸道梗阻,缓解呼吸困难。

（4）建立静脉通道:迅速建立静脉通道,应用抗凝药物、溶栓药物、扩血管药物、抗休克药物等。

2. 对症护理

（1）氧气吸入:氧气吸入时的氧浓度取决于病情,过度换气的病人要给予高流量氧气吸入。急性呼吸窘迫的病人可给予气管插管或机械通气。

（2）镇静、止痛:遵医嘱应用镇静、止痛药物减轻疼痛,消除惊厥、谵妄、烦躁表现。

（3）止咳:病人咳嗽明显者,遵医嘱应用药物缓解症状。

（4）高热:高热病人可加重呼吸困难,应给予物理降温或药物降温,使体温逐渐降至正常。

3. 病情观察　肺血栓栓塞的临床表现多种多样,应密切观察。在各种疾病的过程中病人如出现下列情况应高度重视。

（1）原因不明的呼吸困难。

（2）无原因地出现休克。

（3）在原发疾病的过程中突然出现呼吸困难加重或创伤后呼吸困难、胸痛、咯血。

（4）下肢无力、静脉曲张、血栓性静脉炎、不对称性下肢的水肿等。

（5）突然晕厥发作。

（6）有低热、血沉增快、发热、黄疸等。

（7）原因不明的肺动脉高压及右心室肥大等。

（8）心力衰竭病人对洋地黄制剂治疗反应不好者。

4. 药物护理

凝、溶栓治疗的护理:密切观察溶栓治疗后有无出血和再栓塞的发生,注意观察牙龈、皮肤、黏膜、大小便的颜色,有无头痛、呕吐、意识障碍等出血的症状。尽量减少注射等侵入性操作,以免引起皮下瘀斑和出血。护士还需了解药物之间的相互作用,例如华法林可被多类药物所强化,如非甾体类抗炎药物、多种抗生素、某些激素和强心剂,指导病人观察出血迹象,并要避免服用上述药物。华法林可通过胎盘影响妊娠初期胎儿的发育,因此应注意妊娠期病人不能应用。

5. 心理护理　病人可能由于缺氧会出现惴惴不安等精神症状,在对症处理的同时,护士应尽可能使病人感觉舒适,评估病人的焦虑程度,尽量安慰和陪伴、多关心爱护病人以减轻病人的焦虑。

6. 健康指导　积极防治引起肺血栓栓塞的疾病。采取适当措施预防,可降低肺血栓栓塞的发生率和死亡率。主要防止深静脉血栓形成。

（1）积极治疗脚部感染性疾病,如脚癣、防治静脉曲张等。

（2）严重创伤和大手术后的病人,在病情允许的情况下,尽量减少卧床时间,鼓励病人尽早下床活动,如需卧床的病人可在床上做下肢的主动和被动活动,可使血流加快,防止血栓的形成。

（3）慢性心肺疾病的病人,在积极治疗的基础上,也应减少卧床,有血栓形成或栓塞的病人应积极进行抗凝治疗。

（4）避免长时间坐位。

（5）对于"原发性"（遗传性）高凝状态、有深静脉血栓形成、肺血栓栓塞家族史者,应及时检查,早期发现。

（6）一旦发生急性血栓性静脉炎,应严格卧床,减少下肢活动,禁止按摩,应用抗生素、抗凝剂进行治疗。

知识拓展

　　克赛(又称低分子肝素钠或依诺肝素钠),是一种注射液,可预防深静脉血栓形成及肺栓塞;治疗已形成的静脉血栓;预防血液透析时体外循环中血栓的形成;治疗不稳定性心绞痛和非 Q 波心肌梗死。皮下注射 90%～100% 可被吸收。能抑制血小板活化因子,减少出血。所以临床广泛应用。

　　皮下注射克赛时应注意:注射体位、注射部位、注射方法等。

(来和平)

思考题

　　李大爷,75 岁。左小腿肿胀 3 天,突发呼吸困难 1 小时入院。病人 10 天前摔伤致左股骨颈骨折,给予牵引固定治疗。近 3 天来,出现左小腿进行性肿胀、疼痛。1 小时前,因坐起进餐,突发出现呼吸困难、左侧胸痛,高浓度吸氧呼吸困难无改善。既往有高血压病史 15 年,糖尿病史 5 年。吸烟 40 余年。查体:T 37.8℃,P 10 次/min,R 32 次/min,BP 180/90mmHg。烦躁不安,双肺呼吸音减弱,无啰音;HR 110 次/min,早搏 3～5 次/min,肺动脉瓣区第二心音亢进,伴分裂;肝右肋缘下 1cm 质韧、边钝,轻触痛,腹-颈静脉回流征阳性,左小腿肿胀,直径比右小腿粗 1.2cm,入院后血压进行性下降,面罩给氧下血氧饱和度和氧分压仍维持在低水平,二氧化碳分压基本正常。入院后胸片检查双肺透明度稍增加,左中下肺外周的肺纹理稀少。心电图检查:Ⅰ 导联深 S 波,Ⅲ 导联出现 Q/q 波和 T 波倒置,偶发室性早搏。

　　请思考:

　　(1) 在护理评估时,应收集病人的哪些资料?

　　(2) 应如何为该病人进行健康指导?

思路解析

扫一扫、测一测

# 第三篇 循环系统疾病病人的护理

循环系统疾病(circulatory system disease)包括心脏和血管疾病,合称心血管病(cardiovascular disease)。2011年初,世界卫生组织公布的结果显示,心血管病是全球范围内造成死亡的最主要原因。《中国心血管病报告2017》指出,中国心血管病患病率处于持续上升阶段,目前心血管病死亡占城乡居民总死亡原因的首位,农村为45.01%,城市为42.61%。心血管病可由缺血、感染、发育畸形、功能紊乱、免疫和肿瘤等病因引起,高血压、吸烟、高胆固醇血症、肥胖、糖尿病等是我国心血管病的主要危险因素。心血管病起病急骤、病程冗长、病情严重,发病率、致残率和死亡率高,给健康造成严重威胁,成为重大公共卫生问题。

## 第十九章　概述

 **学习目标**

1. 掌握循环系统疾病常见症状的概念、临床特点。
2. 熟悉循环系统疾病病人的护理评估方法。
3. 熟悉循环系统疾病常用诊疗技术操作前准备、术中及术后护理。
4. 了解循环系统的解剖结构和生理功能。
5. 能运用正确的方法对循环系统疾病病人进行护理评估,体现良好的沟通能力、精益求精的品德和团结协作精神。

**情景导入**

李先生因心悸、胸闷、气急3个月伴下肢水肿1周入院。
请问:
1. 该病人最可能的护理诊断是什么?
2. 护士应采取哪些护理措施?

# 第一节 循环系统的结构与功能

循环系统又称心血管系统,由心脏、血管和调节循环系统的神经、体液组成。循环系统的主要生理功能是为全身组织器官运输血液,通过血液将氧、营养物质和激素等供给组织,同时将组织产生的代谢产物运走,保证人体新陈代谢正常进行。此外,还具有某些内分泌功能。

## 一、心脏

1. **心脏结构** 心脏位于胸腔中央两肺之间的中纵隔内,是一个中空的肌性器官,大小似成人拳头,外面被心包所覆盖(图 3-19-1)。心脏由左、右心房和左、右心室 4 个腔组成。左、右心房之间为房间隔,左、右心室之间为室间隔。分隔心房与心室的瓣膜称为房室瓣,右心房和右心室之间的房室瓣称三尖瓣,左心房和左心室之间的房室瓣称二尖瓣,两侧的房室瓣均由腱索和心室乳头肌相连。位于右心室和肺动脉之间的半月瓣称肺动脉瓣,位于左心室和主动脉之间的半月瓣称主动脉瓣。心壁自内向外分为 3 层:心内膜、肌层和心外膜。心内膜由内皮细胞和薄层结缔组织构成。中层为肌层,左心室壁最厚,为右心室壁厚度的 2.5 倍。心外膜即脏层心包膜,与外面的壁层心包膜间形成心包腔,内含少量浆液,在心脏收缩和舒张时起润滑作用。

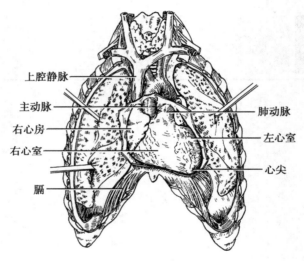

图 3-19-1 心脏的位置

2. **心脏内血液** 流向全身的静脉血由上、下腔静脉口流入右心房,心壁本身的静脉血由冠状窦口流入右心房。右心房内血液经三尖瓣口流入右心室,再经右心室前上方的肺动脉瓣流入肺动脉。在肺内经气体交换后,氧合的血液再由左右肺静脉口流入左心房,再经二尖瓣口流入左心室,继而由主动脉瓣口射入主动脉。

3. **心脏的血供** 心肌由冠状动脉供给氧和营养物质。冠状动脉分左、右两支,左心主要由左冠状动脉供养,右心由右冠状动脉供养。左冠状动脉分为左主干、左前降支和左回旋支。

4. **心肌细胞与心脏传导系统** 心肌细胞分为普通细胞和特殊心肌细胞,前者构成房室壁,具有收缩性;后者具有自律性、兴奋性、传导性,构成心脏传导系统,包括窦房结、结间束、房室结、房室束(希氏束)、左右束支和浦肯野纤维(图 3-19-2),能产生和传导冲动,控制心脏的节律性活动。窦房结自律性最高,发出冲动后沿传导系统顺序迅速地传到心房、心室肌,使之兴奋而产生收缩,为正常人心脏的起搏点。若心脏冲动起源、传递和传播途径发生异常,可导致心律失常。

## 二、血管

血管即运输血液的通道,属于循环系统的周围结构,分为动脉、静脉和毛细血管 3 类。动脉将血液从心脏输送到组织器官,又称阻力血管。毛细血管与小动脉、静脉相连,是血液与组织液进行物质和

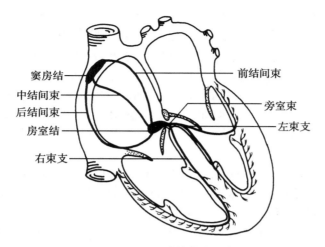

图 3-19-2　心脏的传导系统

气体交换的场所,故又称功能血管。静脉汇集从毛细血管来的血液,将其回流至心脏,又称"容量血管"。

### 三、调节循环系统的神经-体液因素

调节循环系统的神经有交感神经和副交感神经。交感神经兴奋时通过肾上腺素能 β 受体,使心率加快、心肌收缩力增强,心、脑、肾动脉扩张;通过 α 受体使外周血管收缩、血管阻力增加,血压升高。副交感神经兴奋时通过乙酰胆碱能受体,使率减慢、心肌收缩力减弱,周围血管扩张、血管阻力下降,血压下降。

调节循环系统的体液因素包括肾素-血管紧张素-醛固酮系统(RAAS)、血管内皮因子、某些激素和代谢产物。RAAS 是调节钠钾平衡、血容量和血压的重要因素。血管内皮生成的内皮素、血管收缩因子(EDCF)等具有收缩血管的作用;生成的前列环素(PGI2)、一氧化氮(NO)等具有扩张血管的作用,这两类物质的平衡对维持正常的循环功能起重要作用。钠、钙有正性心率和心肌收缩力的作用;钾、镁则有负性心率和心肌收缩力的作用。

## 第二节　循环系统疾病病人的护理评估

对于循环系统疾病病人,主要应从以下方面进行护理评估。

（一）健康史

1. 现病史　包括患病时间与急缓、诱因;主要症状的部位、性质、范围、严重程度、持续时间、发作频率、缓解因素;有无伴随症状或并发症;诊疗经过及效果;日常活动、饮食、睡眠、大小便、体重、营养状况等。

2. 其他　有无甲亢、糖尿病、风湿热、贫血等病史及家族史。生活自理能力、运动锻炼、是否服用特殊的药物、有无吸烟饮酒史。职业或工种、婚姻状况、居住条件、经济状况等。

（二）身体状况

1. 症状

（1）心源性呼吸困难(cardiac dyspnea):主要指各种心血管疾病引起的呼吸困难,病人在休息或较轻的体力活动时主观感觉空气不足、呼吸费力,呼吸频率加快,严重时出现张口呼吸、鼻翼扇动,皮肤、黏膜发绀,端坐呼吸。心源性呼吸困难最常见的病因为左心衰竭,是由于肺淤血或肺水肿使气体弥散功能降低、肺泡弹性降低等原因所致,也可见于右心衰竭、心包积液、心脏压塞时。心源性呼吸困难随病情由轻到重可有如下表现。

1）劳力性呼吸困难(labour dyspnea):在体力活动时发生呼吸困难或加重,休息后减轻或缓解。

常为左心衰竭最早出现的症状。系运动使回心血量增加,加重了肺淤血所致。

2)夜间阵发性呼吸困难(paroxysmal nocturnal dyspnea):是心源性呼吸困难的特征之一,病人于夜间睡眠中突然胸闷、气急而憋醒,被迫坐起,呼吸加快,轻者数分钟或数十分钟后缓解,重者可伴咳嗽、咳白色泡沫痰、气喘、发绀、肺部有哮鸣音,又称为心源性哮喘(cardiac asthma)。发生机制为平卧时回心血量增加使肺淤血加重,横膈抬高使肺活量减少,夜间迷走神经张力增高使小支气管收缩等。

3)端坐呼吸(orthopnoea):即病人休息时仍感呼吸困难,不能平卧,被迫采取高枕卧位、半坐卧位或端坐位,甚至需要双下肢下垂,以减轻严重肺淤血、缓解呼吸困难。常为严重左心功能不全的表现。

(2)心源性水肿(cardiogenic edema):指心血管病引起机体组织间隙液体积聚过多而出现的肿胀。最常见的病因是右心衰竭或全心衰竭,也见于心包炎。系右心衰竭时有效循环血量不足使肾血流量减少,肾小球滤过率降低,继发醛固酮增多,引起水钠潴留;体循环静脉压增高使毛细血管静水压增高,组织液回吸收减少;淤血性肝硬化导致蛋白质合成减少、胃肠道淤血导致吸收功能下降,继发低蛋白血症,血浆胶体渗透压下降所致。常见的诱因为钠水摄入过多、体力活动等。心源性水肿的特点:①水肿发展缓慢,早期出现于身体下垂部位,如卧床者的腰骶部、会阴部或阴囊部,非卧床者的足踝部、胫骨前部,重者可出现全身水肿合并胸腔积液、腹水和心包积液。②活动后水肿加重,休息后减轻或消失。③呈对称性、凹陷性水肿。④水肿区皮肤感觉迟钝,易破溃、发生压疮及感染。此外,病人可有尿量减少、近期体重增加等。

(3)心悸(palpitation):指一种自觉心跳的不适感或心慌感。最常见的病因是心律失常,如心动过速或过缓、期前收缩、心房扑动或颤动等,也可由器质性心脏病或全身性疾病(如发热、贫血、甲亢等)引起的心搏增强,或心血管神经症等所致。健康人剧烈运动、紧张、吸烟、饮酒、饮浓茶或咖啡,或使用阿托品、氨茶碱、肾上腺素等药物时,也可引起心率加快、心搏增强而导致心悸。心悸的严重程度并不一定与病情成正比,初发、敏感者明显,持续较久者减轻;心功能代偿期较明显,失代偿期减轻。

(4)心前区疼痛(precordial pain):指缺血缺氧、炎症等刺激了支配心脏、主动脉的交感神经及肋间神经,导致的心前区或胸骨后疼痛。稳定型心绞痛多位于胸骨后或心前区,向左肩左臂内侧放射,呈发作性压榨样剧痛伴窒息感,于活动或情绪激动时诱发,休息或含用硝酸甘油可获缓解。急性心肌梗死引起的心前区疼痛无明显诱因,程度更为严重,持续时间较长,可伴心律、血压改变,休息或用硝酸甘油不能缓解。梗阻性肥厚型心肌病含服硝酸甘油无效甚至加重。急性主动脉夹层可出现胸骨后或心前区撕裂样剧痛或烧灼痛,可向背部放射。急性心包炎引起的心前区疼痛于吸气、咳嗽、变换体位、吞咽时加剧。心血管神经症可出现短暂几秒的心前区针刺样疼痛或持续几小时的隐痛,但部位常不固定,与体力活动无关,多于休息时发作,伴有神经衰弱症状。

(5)心源性晕厥(cardiac syncope):指因心脏疾病引起心排血量骤减、中断或严重低血压使脑部供血骤然减少或停止,而出现的短暂意识丧失,常伴肌张力丧失而跌倒。近乎晕厥指一过性黑蒙,肌张力降低或丧失,但不伴意识丧失。一般心脏供血暂停3秒可产生近乎晕厥;5秒以上可出现晕厥;超过10秒可出现抽搐,常将由于心排血量骤减所致的晕厥、抽搐称阿-斯综合征(Adams-Stokes syndrome)。反复发作的晕厥常是病情严重和危险的征兆。心源性晕厥的常见病因为严重心律失常(如病窦综合征、第三度房室传导阻滞、室性心动过速)和器质性心脏病(如严重主动脉狭窄、梗阻性肥厚型心肌病、左房黏液瘤等)。心源性晕厥多在用力活动、奔跑时发生,有短暂的意识丧失或伴抽搐,一般在1~2分钟内恢复;发作前可有心悸、头昏、胸闷、黑蒙等先兆;严重者可猝死。

(6)发绀(cyanosis):指因血液中还原血红蛋白增多或含有异常血红蛋白衍生物使皮肤和黏膜呈弥漫性青紫色的现象。多见于皮肤较薄、色素较少和毛细血管丰富的末梢部位,如舌、唇、鼻尖、面颊和甲床。分中心型发绀和周围型发绀,前者是因动脉血氧饱和度下降引起的,主要见于右向左分流的先天性心脏病;后者由周围循环血流障碍所致,常继发于皮肤血管收缩,如低心排血量或暴露于冷空气、冷水中所致,如果周围型发绀只局限于一个肢体,应高度怀疑有局部动脉或静脉栓塞。

(7)周围血管疾病的表现:①肢体疼痛,主要因供血不足、回流障碍、循环异常所致,是周围血管疾病病人就诊最常见的原因。②肿胀,系肢体静脉或淋巴回流障碍导致组织间隙内液体积聚所致。③静脉曲张,多因大隐静脉、小隐静脉内压增高,或下肢深静脉瓣关闭不全和血栓形成所致。④溃疡,多因血栓闭塞性脉管炎或动脉硬化引起缺血所致,或因下肢静脉曲张和下肢深静脉功能不全引起淤积,或神经性原因所致。

2. 体征　重点检查生命体征、体位、体重指数、面容表情、皮肤、黏膜、肺部、心脏、血管及腹部。注意有无发热、细脉、呼吸困难、血压变化、二尖瓣面容、端坐位、胖瘦、皮肤水肿、发绀、淤点、颈静脉怒张与肝颈静脉反流征、肺部啰音、心率快慢、心律不齐、奔马律、心杂音、腹水、肝大、杵状指等。

（三）心理-社会支持状况

了解病人有无焦虑、抑郁、恐惧等心理,对疾病及防治知识的了解程度,个性特征,经济、文化、受教育程度,就医条件及家庭、社会支持程度等。

（四）辅助检查

1. 血液检查　如血常规、心肌酶、心肌坏死物、利钠肽、血脂、血糖、电解质、肝肾功能、动脉血气分析、血培养、病毒核酸及免疫学检查等。

2. 血压测定　包括诊所血压、家庭自测血压和动态血压监测(ambulatory blood pressure monitoring, ABPM)。后者指采用特殊血压测量和记录装置,按设定的时间间隔测量并记录24小时血压,以了解不同生理状态下的血压波动及平均水平。正常人血压昼高夜低,血压值分布趋势图呈勺形。动态血压监测有助于轻型、阵发性和假性高血压的监测及降压效果观察。

3. 心电图检查

（1）常规心电图(electrocardiogram,ECG):是心脏病最常用的无创性检查之一,对诊断心律失常、心肌缺血与心肌梗死有特殊价值,也有助于了解电解质及某些药物对心脏的影响。

（2）动态心电图(dynamic electrocardiogram):又称Holter心电图,指受检者随身携带一台小型心电监护仪(Holter监护仪),连续记录24小时或更长时间的心电活动,再用计算机对记录进行分析,检出非持续性心律失常及短暂心肌缺血发作,对诊断各种心律失常、晕厥原因等有重要意义。

（3）运动心电图(exercise electrocardiography):即运动负荷试验,指通过运动增加受检者心脏负荷诱发心肌缺血或心律失常,发现在静息状态下不能显示的心脏疾病,特别是冠心病及严重程度,是目前诊断冠心病最常用的一种辅助检查。常用平板或踏车运动试验。受检者根据要求逐渐增加运动量,同时进行心电图监测及间断血压测量,在心率达到根据其年龄和性别计算的最大心率的80%～90%前不能终止运动,除非出现气促、胸痛或非常不适,或心电图或血压出现明显异常,应终止试验。如出现肯定的心电图异常、心绞痛或血压下降等,提示存在冠心病。

4. 心脏超声检查　包括M型、二维、多普勒超声心动图及经食管超声、心脏声学造影、实时三维超声等。可显示心脏和血管的内部结构和运动、心瓣膜的活动度和瓣口面积、心脏收缩与舒张功能、血液的方向和流速等,有重要诊断价值。

图片:Holter心电图

图片:Holter心电图导联

图片:心电图运动负荷试验

图片:超声心动图

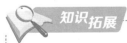
知识拓展

**腔内成像技术**

目前有三种心血管腔内成像技术。

1. 心腔内超声　将带有超声探头的心导管经周围静脉插入右心,清晰显示心脏结构图像,有助于瓣膜介入治疗及房间隔穿刺等。

2. 血管内超声(intravenous ultrasound,IVUS)　将带超声换能器的心导管插入血管腔内,可以显示血管横截面图像并进行三维重建,评价冠状动脉管径、面积、斑块大小及血管狭窄百分比等,可评价冠脉病变程度、指导介入治疗。

3. 光学相干断层扫描(optical coherence tomography,OCT)　是一种新型光学影像诊断技术。将带红外线的成像导丝送入血管内,可以显示血管横截面图像并进行三维重建,成像分辨力较血管内超声高10倍。

笔记

图片：正常心脏X线检查（后前位）

图片：正常心脏横轴位CT检查

图片：正常心脏横轴面MRI检查

5. X线检查 X线胸片可显示心脏大小、形态、位置、轮廓及与毗邻器官的关系,有无肺淤血或肺水肿等。心脏CT可用于心包疾病和心脏肿瘤的诊断。冠状动脉CT造影(CTA)逐渐成为评估冠状动脉粥样硬化的重要无创方法。

6. 心脏磁共振成像(MRI) 除观察心脏结构、功能、心肌心包病变外,还可识别急性心肌梗死后冠脉再灌注后的微血管阻塞,测定心肌瘢痕大小,识别成活心肌。对心肌病、心包疾病、主动脉瘤、主动脉夹层等诊断有较大价值。

7. 心脏核素显像 常用单光子发射计算机断层显像(SPECT)和正电子发射计算机体层显像(PET),PET的特异性、敏感性更高,坏死和缺血的心肌不显影或变淡,可定量分析心肌灌注、存活和心脏功能。

8. 侵入性检查 包括右心导管检查、左心导管检查、心脏电生理检查、腔内成像技术、心内膜和心肌活检、心包穿刺等,有助于诊断心脏、冠状动脉或心包的病变性质,进行血流动力学监测,了解心脏功能状态及指导介入治疗。

# 第三节 循环系统疾病常用诊疗技术与护理

## 一、心脏电复律术

心脏电复律(cardioversion)是在短时间内向心脏通以高压强电流,使所有心肌瞬间同时除极,消除异位性快速心律失常,由心脏自律性最高的窦房结恢复其起搏点的功能,转复为窦性心律的方法,因最早用于消除心室颤动,故也称心脏电除颤。

【种类】

心脏电复律分为直流电非同步电除颤(用于心室颤动)、直流电同步电复律(适用于除心室颤动外的快速型心律失常)2种。非手术情况下,大多数采用体外(经胸壁)电除颤或复律,少数情况下如心脏手术或急症开胸抢救时,可用体内电复律或电除颤。经食管内低能量同步直流电复律心房颤动技术及经静脉心内房颤电复律已经成为治疗心房颤动的新方法。

【适应证】

1. 心室颤动或扑动是非同步电复律的绝对适应证。

2. 心房颤动和心房扑动伴血流动力学障碍者;药物及其他方法治疗无效或有严重血流动力学障碍的阵发性室上性心动过速、室性心动过速、预激综合征伴快速心律失常者,可同步电复律。

【禁忌证】

1. 心脏明显增大及心房内有新鲜血栓形成或近3个月有栓塞史。

2. 伴高度或完全性房室传导阻滞的心房颤动或扑动。

3. 伴有病态窦房结综合征的异位性快速心律失常。

4. 有洋地黄中毒、低钾血症时,暂不宜电复律。

【操作前准备】

择期电复律操作前应进行以下准备。

1. 介绍电复律的意义、必要性。

2. 术前全身体检及血电解质、肝肾功能检查,了解心腔内是否存在血栓等。

3. 停服洋地黄类药物24～48小时,给予改善心功能、纠正低钾血症和酸中毒的药物;房颤复律前应进行抗凝治疗。

4. 复律前禁食6小时,排空膀胱。

5. 建立静脉通道。

6. 物品准备,包括电复律器(除颤器)、生理盐水、导电糊、纱布垫,心肺复苏所需的设施和药品如地西泮、氧气、吸引器、急救箱、血压和心电监护设备等。

7. 除病人意识丧失而无须麻醉外,一般均需快速、安全和有效的麻醉,可静脉注射地西泮 0.3～0.5mg/kg,以保证电除颤时病人没有不适和疼痛感,对需要反复电击者尤为重要。

笔记

【操作过程与配合】

1. 病人仰卧于木板床上,松解衣扣与裤带,有义齿者取下,开放静脉通路,针头固定。面罩吸氧10~15分钟。术前做12导联心电图,供复律后对照。贴放心电监测电极片时注意避开除颤部位。

2. 连接电击复律仪电源,打开开关,选择一个R波高耸的导联进行示波观察,检查其同步性能,选择"同步"按钮。

3. 病人一旦进入理想的麻醉状态,如睫毛反射开始消失时,则充分暴露其前胸,在两电极板上均匀涂满导电糊或包以生理盐水浸湿的纱布,后分别置于胸骨右缘第2~3肋间(心底部)和心尖部,两电极板间距离不小于10cm,与皮肤紧密接触并加一定压力(图3-19-3、图3-19-4)。

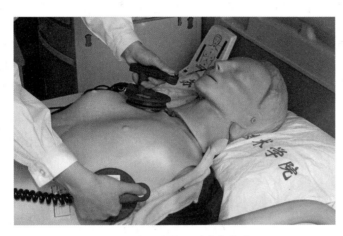

图3-19-3 胸外心脏电复律术

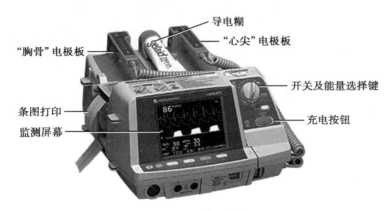

图3-19-4 电复律仪

4. 选取适当的电能量。心室颤动电除颤时用200~360J,心房颤动及室性心动过速电复律用100~200J,心房扑动用50~100J,室上性心动过速可选用100~150J。

5. 按充电钮充电到所需功率,嘱任何人避免接触病人、病床及同病人相连接的仪器,以免发生触电。同时按下两电极板的按钮放电,当病人躯干和四肢抽动一下后,立即移去电板。

6. 立即观察心电监测仪上是否转复为窦性心律。如仍未恢复窦性心律,间隔3~5分钟后再次重复。

【操作后护理】

1. 卧床休息1天,清醒后2小时内避免进食,以防止恶心、呕吐。

2. 心电监护24小时,注意心率、心律变化,密切观察病情变化如神志、瞳孔、呼吸、血压、皮肤及肢体活动情况,发现有无因电击而诱发的心律失常,出现急性肺水肿、低血压、体循环和肺动脉栓塞、皮肤烧伤等并发症,并协助处理。

3. 遵医嘱继续服用奎尼丁、洋地黄或其他抗心律失常药物以维持窦性心律。电复律较药物疗效

图片:胸外心脏电复律

好而快,但并不能维持窦性心律,复律后还须依靠药物维持疗效。

4. 一旦心电监护发现室扑、室颤,病人意识丧失,需紧急电除颤。

## 二、心脏起搏治疗

心脏起搏(cardiac pacing)是通过心脏起搏器(简称起搏器)发放一定形式的脉冲电流,刺激心肌,使之激动和收缩,模拟正常心脏的冲动形成和传导,纠正心率或心律异常或左、右心室的不协调收缩,以治疗某些心律失常所致的心脏功能障碍。主要用于治疗严重的缓慢性心律失常,也用于治疗快速性心律失常、心力衰竭等。起搏器由脉冲发生器和起搏电极导线组成,分为单腔起搏器和双腔起搏器。按起搏脉冲与病人自身心律的关系又可分为非同步起搏和按需型起搏(目前常用)。

【常用心脏起搏的方式】

目前常用以下两种经静脉心内膜起搏法。

1. 临时心脏起搏 采用体外携带式起搏器,将双极电极导管经外周静脉穿刺(常用右股静脉,其次是贵要静脉、左锁骨下静脉)送入右心室心尖部,将电极接触到心内膜。适用于急需起搏救治或需"保护性"应用的病人,放置时间不宜超过 1 个月,以免发生感染。

2. 植入式心脏起搏 将单极电极导管从病人头静脉或锁骨下静脉、颈外静脉送至右心室心尖部,将带有无关电极的起搏器埋植入于病人前胸壁胸大肌皮下(图 3-19-5)。适用于需长期起搏的病人。

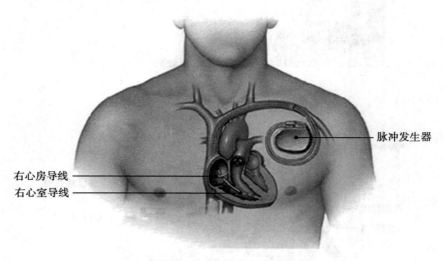

右心房导线
右心室导线
脉冲发生器

图 3-19-5 植入式心脏起搏

【适应证】

1. 临时心脏起搏适应证 阿-斯综合征发作、心脏介入或手术引起的一过性高度或完全性房室传导阻滞、心脏电生理检查,或急性心肌梗死、药物中毒、严重感染等出现危及生命的缓慢型心律失常。

2. 植入式永久性心脏起搏器的适应证

(1)明确的症状性心动过缓或临床症状可能与心动过缓有关。

(2)二度Ⅱ型或三度房室传导阻滞。

(3)二度Ⅰ型房室传导阻滞有明确的临床症状,阻滞部位位于房室束及其以下水平。

(4)病态窦房结综合征者,出现窦房阻滞导致的心动过缓,心室率经常<50 次/min,有明显症状,或间歇发生心室率<40 次/min;或有 R-R 间隔(窦性停搏)>3 秒。

(5)反射性晕厥者,年龄≥40 岁,出现反复发作的晕厥,并记录到症状性的心脏骤停和(或)房室阻滞。

(6)有晕厥史,有无症状的心脏骤停>6 秒(由窦性停搏、窦房阻滞或房室传导阻滞引起)。

(7)药物治疗效果不满意的顽固性心力衰竭。

(8)防治长 QT 间期综合征的恶性室性心律失常等。

【操作前准备】

1. 向病人介绍安置起搏器的必要性和安全性、手术过程、方法和注意事项及术中如何配合等。必要时手术前夜给予地西泮保证睡眠。精神紧张者,术前半小时给予苯巴比妥 0.1g,肌内注射。

2. 协助进行血常规、尿常规、血型、出凝血时间、胸部 X 线、心电图、动态心电图等检查。

3. 术前 1 天手术部位常规备皮,临时心脏起搏备皮范围是两侧腹股沟及会阴部,植入式心脏起搏备皮范围是左上胸部,包括颈部、胸部和腋窝。

4. 进行青霉素和普鲁卡因皮试。

5. 训练病人平卧位床上排尿,以免术后出现排尿困难。

6. 择期手术者术前 6 小时禁食,紧急临时起搏者随时可以手术。

7. 用抗凝剂者需停用至凝血酶原时间恢复正常,不能停药者应准备止血药以备术中使用。

8. 建立静脉通道,术前遵医嘱应用抗生素,备齐抢救设备及药品。

【操作过程与配合】

1. 严密监测心率、心律、呼吸及血压变化,发现异常立即通知医生。

2. 注意病人有无疼痛和其他不适,做好安慰解释工作。

【操作后护理】

1. 术后将病人平移至床上,安置临时心脏起搏器的病人需绝对卧床,术侧肢体避免屈曲或活动过度。植入式起搏病人取平卧位或略向左侧卧位 8~12 小时,避免右侧卧位。平卧极度不适时可抬高床头 30°~60°。术侧肢体不宜过度活动,勿用力咳嗽,以防电极脱位。咳嗽时应用镇咳药。做好生活护理。术后第 1 次起床动作宜缓慢,防止摔倒。临时起搏器病人卧床至拔除电极。

2. 术后描记 12 导联心电图,进行心电监护,及时了解起搏器的工作情况,监测脉搏、心率、心律及自觉症状,及时发现有无导管电极移位或起搏器感知障碍。观察有无腹壁肌肉抽动、呃逆、心脏穿孔等表现。出院前进行胸部 X 线检查及起搏器功能测试。对临时起搏者要经常检查起搏器与电极的连接处是否松脱,电池量是否充足,感知功能是否良好,随时准备换备用电池,如果有起搏依赖应先将起搏频率逐渐减慢再迅速更换电池,或用其他临时起搏器替代后再行更换。

3. 植入式起搏者伤口局部用小砂袋压迫 6 小时,每隔 2 小时解除压迫 5 分钟,确认无出血后及时移去;或局部加压包扎即可。术后 24 小时换药 1 次,伤口无异常可 2~3 天换药 1 次,术后 7 天拆线,观察起搏器囊袋部位有无肿胀,伤口有无渗血、红肿、疼痛、皮肤变暗发紫及波动感等,及早发现出血、感染等并发症。临时起搏器病人注意穿刺部位有无出血及血肿,应每天换药,防止感染。临时起搏者术后应每天换药。

4. 采用股静脉穿刺的安装临时起搏器者,应防止并及时识别下肢深静脉血栓的形成。对采用锁骨下静脉或颈内静脉的病人可将床头适当抬高。

5. 术后常规应用抗生素 3~5 天预防感染,注意监测体温变化。

6. 植入式起搏器使用指导

(1)告诉病人起搏器的设置频率(一般 70 次/min)及使用年限。妥善保管起搏器卡(注明起搏器类型、品牌、有关参数、安置日期等),外出时随身携带。

(2)避开强磁场和高电压,如磁共振、激光、理疗、电灼设备、变电站等。一旦接触某种环境或电器后出现胸闷、头晕等不适,应立即离开现场或不再使用该种电器。

(3)教会病人自测脉搏,每天 2 次,出现过快、过慢(比设置频率低 10% 以上)或有头晕、乏力、晕厥等不适应及时就医。

(4)装有起搏器的一侧上肢应避免做过度用力或幅度过大的动作,如打网球、举重物等,以免影响起搏器功能或使电极脱落。

(5)定期随访,测试起搏器功能。一般植入后 1 个月、3 个月、6 个月各随访 1 次,以后每 3 个月至半年随访 1 次,接近使用年限时应每月至少 1 次,在电池耗尽之前及时更换起搏器。

## 三、心导管射频消融治疗

心导管射频消融(radio frequency catheter ablation,RFCA)是治疗快速性心律失常的一种导管治疗术,在心脏电生理技术进行心内标测定位的基础上,经皮穿刺将心导管置入引起心律失常的病灶或异常传导路径内,通过 300~1 000kHz 的低电压高频射频电能,使特定区域的心肌细胞脱水、变性、坏死(热凝固性坏死),消融异常传导组织和起源点,从而根治心律失常。优点为创伤小、并发症少、安全有效。

【适应证】

药物治疗无效或不能耐受、症状明显的室上性心动过速(包括房室折返性心动过速、房室结折返性心动过速、房性心动过速)、心房扑动、心房颤动、无器质性心脏病的持续单行性室速、预激综合征等。

【禁忌证】

严重感染性疾病,严重心律失常,出血性疾病,外周静脉血栓性静脉炎,严重肝肾损害,电解质紊乱,洋地黄中毒,造影剂过敏。

【操作前准备】

1. 术前完善各项常规检查,包括血常规、尿常规、粪常规、血电解质、血糖、肝肾功能、血型、出凝血时间、X 线胸片、心电图、超声心动图等。

2. 术前宣教,向病人介绍心导管术及射频消融术的方法和意义、手术的必要性和安全性,指导病人配合手术,必要时手术前夜口服地西泮 5mg,保证睡眠。

3. 术前 1 天手术部位(会阴部、两侧腹股沟或右颈胸部)常规备皮。

4. 术前不需禁食,术前一餐以六成饱为宜。停用抗心律失常药物达 5 个半衰期。

5. 询问有无过敏史,常规行青霉素和碘过敏试验。

6. 术前半小时给予苯巴比妥 0.1g,肌内注射。

7. 左下肢建立静脉通路,备齐消融导管、射频发生仪、心电程序刺激仪、多导电生理仪、C 臂 X 线机、穿刺针、动脉鞘管、多极电极导管、心包穿刺包及抢救器械和药品(利多卡因、生理盐水、异丙肾上腺素、ATP、肝素及其他抢救药物)等。

【操作过程与配合】

1. 先行电生理检查,明确消融靶点。

2. 根据不同的靶点位置,局麻后经股静脉或股动脉置入消融导管,并使之到达靶点(图 3-19-6)。

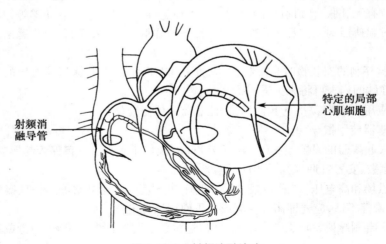

图 3-19-6　射频消融治疗

3. 依消融部位及心律失常类型不同放电消融,30W 放电 5~10 秒,成功后再放电 30~60 秒。

4. 检测是否达到消融成功标准如旁路逆传已不存在,各种方法不能诱发心律失常等。

5. 整个操作均在 X 线透视下进行,并做连续的心电和压力监测。动脉穿刺成功后应注入肝素 3 000U,随后操作每延长 1 小时追加肝素 1 000U。术中严密监护血压、呼吸、心率、心律变化,严密观察有无心脏穿孔、心脏压塞、误伤希氏束造成二度或三度房室传导阻滞等并发症,积极配合处理。维持静脉通路通畅。

视频:心导管下射频消融

笔记

【操作后护理】

1. 制动防止出血。经静脉穿刺者术后平卧 12 小时,术侧肢体制动 4～6 小时。经动脉穿刺者压迫止血 30 分钟后进行加压包扎,以 1kg 砂袋加压局部伤口 6～8 小时,术侧肢体制动 24 小时,24 小时后如无出血,拆除弹力绷带,肢体关节才可屈曲活动。

2. 术后监测　①心电监护 24 小时。描记 12 导联心电图每天 1 次,连续 3～5 天。②监测血压、脉搏、呼吸,前 2 小时每 15 分钟 1 次,以后每 30～60 分钟测量 1 次持续 3 小时,再后每 1 小时测量 1 次,持续 2 小时,然后每 2 小时测量 1 次,测量 24 小时直至稳定为止。③穿刺部位有无渗血或血肿,远端肢体皮温和颜色改变,有无心律失常、空气栓塞、出血、感染、心脏穿孔等并发症。

3. 常规给予抗生素预防感染,一般用青霉素 640 万 U 静滴,连续 3 天。

## 四、其他心血管病介入性诊治术

心血管病介入性诊治术(interventional diagnostic and therapy)是指通过导管术,将诊断或治疗用的医疗器械装置送入心脏或血管内进行疾病诊断及治疗的方法。介入性诊断技术包括心导管检查、冠状动脉造影、外周动脉或静脉造影、心内电生理检查等。介入性治疗包括经皮冠状动脉腔内成形术、冠状动脉内支架置入、经皮球囊二尖瓣成形术、冠状动脉内斑块消除术、心导管射频消融、心内起搏、先天性心脏病介入治疗等。

### (一)冠状动脉造影术

冠状动脉造影术(coronary angiography,CAG)是目前诊断冠心病最为可靠的方法,它可提供冠状动脉病变的部位、性质、范围、侧支循环状况等准确资料,有助于选择最佳治疗方案。

【适应证】

1. 不明原因的胸痛,或各种类型的心绞痛经药物治疗症状不能控制。

2. 心绞痛较重,需明确动脉病变情况及准备做经皮穿刺冠状动脉腔内成形术或紧急主动脉-冠状动脉旁路移植术。年龄超过 50 岁拟行心脏手术者应常规进行冠状动脉造影。

3. 中老年人出现心力衰竭、心律失常,而无创检查如超声心动图不能确诊者。

4. 无症状但运动试验阳性,或有症状但运动试验阴性者。

5. 心肌梗死经皮冠状动脉血管成形术或冠脉旁路移植术后心绞痛复发者。

6. 急性冠脉综合征拟行急诊手术者。

【禁忌证】

不明原因的发热及感染未控制;外周动脉血栓性脉管炎;严重的贫血和活动性出血;造影剂过敏;主要脏器功能不全如心力衰竭、肝肾衰竭、晚期肿瘤;电解质紊乱未纠正;洋地黄中毒;未控制的高血压。

【操作前准备】

除与心导管术基本相同外,术前还需训练床上排尿及连续咳嗽动作。准备好术中用药,如肝素、硝酸甘油等,及阿托品、肾上腺素等急救药品。一般术前需要服抗血小板聚集药物如阿司匹林和氯吡格雷。

【操作过程与配合】

将心导管经皮穿刺插入股动脉(图 3-19-7)、肱动脉或桡动脉(左心导管术),使导管顶端进入左、右冠状动脉开口,注入造影剂使其显影。常用造影剂为 76% 泛影葡胺及其他非离子型碘造影剂如优维显。术中配合同心导管术。

【操作后护理】

同心导管术。此外,病人术后可有腰酸、腹胀,多因平卧、制动所致,起床活动后自然消失,重者可热敷、按摩以减轻症状。观察有无心律失常、心绞痛、急性心肌梗死、栓塞、穿刺部位出血、血肿、感染、

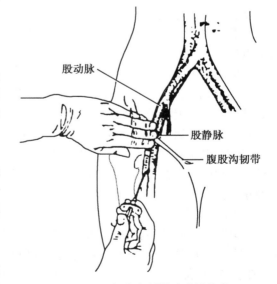

图 3-19-7　经皮穿刺股动脉插管术

股动脉
股静脉
腹股沟韧带

视频:冠状动脉造影

造影剂反应等并发症,及时汇报并配合处理。

### (二) 经皮冠状动脉介入治疗

经皮冠状动脉介入治疗(percutaneous coronary intervention,PCI)是用心导管技术疏通狭窄甚至闭塞的冠状动脉管腔,改善心肌血流灌注的方法。包括经皮冠状动脉腔内成形术(percutaneous transluminal coronary angioplasty,PTCA)、经皮冠状动脉内支架植入术、冠状动脉内旋切术、冠状动脉内旋磨术和冠状动脉内激光成形术等。

PTCA 是从股动脉或桡动脉将导管引入冠状动脉病变处,再将球囊沿导引钢丝送至病变处进行扩张,解除其狭窄,使相应心肌供血增加,缓解症状,改善心功能的一种非外科手术方法,是冠状动脉介入治疗的最基本手段。但由于单做 PTCA 术后发生冠状动脉急性闭塞的风险大和术后较高的再狭窄率,目前已很少单独使用。

图片:PTCA
(旋切术)

冠状动脉内支架植入术是将不锈钢或合金材料制成的支架植入病变的冠状动脉内,支撑其管壁,保持管腔内血流畅通。目的是为防止和减少 PTCA 后急性冠脉闭塞和后期再狭窄。高频旋切术是用超高速的钻头将动脉粥样硬化斑块磨成极小的微粒,从而消除斑块,增大动脉管腔。

旋切术是通过导管技术将堵塞管腔的物质切除并取出。激光成形术是利用激光消融斑块的特点,通过光导纤维将激光引入病变处,并向该处发射激光,从而达到消除血管狭窄的目的。

【适应证】

PCI 适用于:任何冠状动脉狭窄≥70%伴心绞痛、且优化药物治疗无效者;伴左心室功能降低的 2 支或 3 支病变;大面积心肌缺血;急性冠脉综合征,尤其是急性 ST 抬高的心肌梗死病人;非 ST 段抬高型心肌梗死应根据冠状动脉影像特点和心电图来识别病变血管并实施介入治疗。

【禁忌证】

冠状动脉狭窄<50%;合并糖尿病、左主干伴多支血管病变、严重左心功能不全、左主干远端以及伴有前降支近段病变的多支血管病变,通过 PCI 不能达到完全血管重建的病人;存在尚未控制的感染或凝血功能障碍的病人;严重肾功能不全;3 个月内缺血性卒中;可疑主动脉夹层;严重未控制的高血压。

【操作前准备】

除心导管检查术前准备外,还应注意如下几点。

1. 择期 PCI 者术前 24 小时开始口服肠溶阿司匹林 75～100mg,术前 6 小时以上给予氯吡格雷负荷量 300mg。急诊 PCI 者术前均应立即口服水溶性阿司匹林或嚼服肠溶阿司匹林 300mg,氯吡格雷加大负荷量达 600mg。

2. 术前训练。术前 1～2 天指导病人在平卧位进行深吸气—屏气—猛烈咳嗽动作,同时训练病人平卧时排尿,避免术后尿潴留。

3. 对于已经服用华法林者,术前应停用 3 天。

4. 拟桡动脉穿刺者,术前行 Allen 试验,即同时按压桡、尺动脉,嘱病人连续伸屈至掌面苍白时松开尺侧,如 10 秒内掌面颜色恢复正常,提示尺动脉功能好,可行桡动脉介入治疗。避免在术侧上肢留置静脉套管针。

【操作过程与配合】

1. PTCA　经皮穿刺周围动脉(常用桡动脉或股动脉),先做冠状动脉造影,再用指引导管将带球囊导管送入冠状动脉,到达狭窄病灶处,将 1∶1 稀释的造影剂注入球囊,使之扩张膨胀,使狭窄管腔扩大(图 3-19-8),待血管已经扩张后逐渐减压,回抽造影剂,将球囊抽成负压状态撤出。病人术中有心悸、胸闷等不适时立即报告医生,球囊扩张时病人可有胸闷、心绞痛发作的症状,做好安慰解释工作。重点监测导管定位时、造影时、球囊扩张时及心肌再灌注时的心电及血压变化,及时报告医生并配合处理。

2. 冠状动脉内支架置入术　在 PTCA 术后将不锈钢或合金材料制成的支架(图 3-19-9,图 3-19-10)置入病变的冠状动脉内,支撑其管壁,保持管腔内血流通畅。支架的大小依血管直径来选择,以 1∶1 为宜。术中配合同 PTCA。

笔记

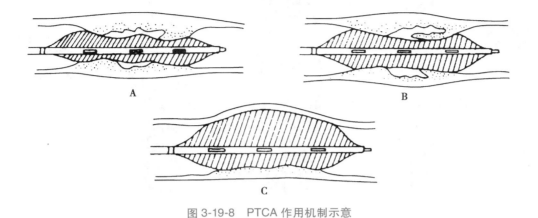

图 3-19-8 PTCA 作用机制示意

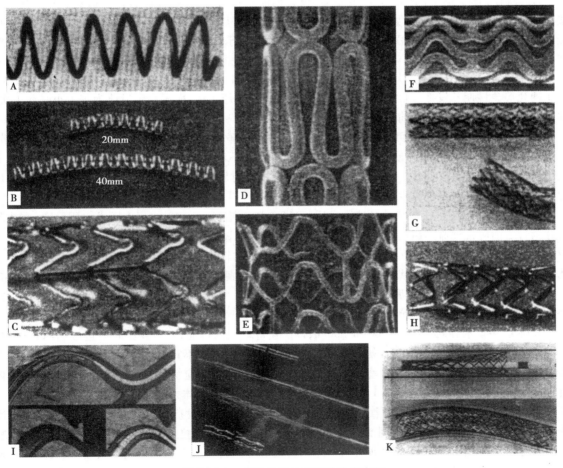

图 3-19-9 各种类型的冠状动脉内支架

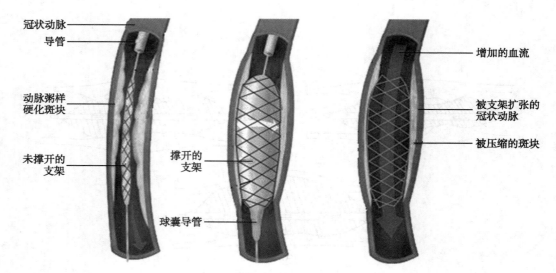

冠状动脉
导管
动脉粥样硬化斑块
未撑开的支架
撑开的支架
球囊导管
增加的血流
被支架扩张的冠状动脉
被压缩的斑块

图 3-19-10　冠状动脉内支架置入术

【操作后护理】

1. 将病人平移至病床，嘱病人不要用力，查看输液是否通畅，穿刺部位有无出血及血肿。查看交接记录单，了解病人术中情况如病变血管情况、植入支架数目、病变是否全部处理、术中有无异常、抗凝药用量等。术后留取第一次尿进行尿常规检查，并进行血常规、电解质、肝肾功能、心肌酶谱等检查。

2. 进行心电、血压监测，病情复杂或严重者至少监护 24 小时，严密观察有无心律失常、心肌缺血、心肌梗死等急性期并发症。血压不稳者每 15~30 分钟测血压 1 次，血压稳定后改为每 1 小时测 1 次。即刻做 12 导联心电图，与术前对比。

3. 行桡动脉穿刺者术后可立即拔出鞘管，对穿刺点局部压迫 4~6 小时后，可去除加压弹力绷带。目前开始使用专门的桡动脉压迫装置进行止血，保持腕部不动，一般术后 2~4 小时开始减压，气囊充气压迫器每 2 小时缓慢抽气 1~2ml，螺旋式压迫器每 2 小时旋转按钮放松一圈，若有渗血及时还原压力，直至止血，必要时报告医生，给予重新压迫。

4. 行股动脉穿刺进行冠状动脉造影术后，可即刻拔出鞘管；行 PCI 的病人因术中用肝素，在拔除动脉鞘管之前应常规监测活化部分凝血酶时间（APTT），待 APTT 降到正常值的 1.5~2.0 倍范围内可拔除鞘管；常规压迫穿刺点 15~20 分钟后，如穿刺点无活动性出血，可进行制动并以弹力绷带加压包扎；并用 1kg 的砂袋压迫穿刺点 6~8 小时，定时观察双侧动脉搏动有无减弱，远端肢体温度有无异常，穿刺侧肢体限制屈曲 24 小时后可拆除弹力绷带自由活动。术后遵医嘱常规给予低分子肝素抗凝治疗 3~7 天。注意观察有无出血倾向。

5. 术后多饮水，静脉补液 1 000~1 500ml，以加速造影剂的排泄，术后 4 小时尿量应达 800ml。进易消化、清淡饮食，少食多餐，少食奶制品或其他易致腹胀的食物，不宜过饱。保持大便通畅。卧床期间加强生活护理。24 小时后逐渐增加活动量。起床、下蹲时动作应缓慢，不要突然用力，术后 1 周内避免抬重物，防止伤口再度出血。1 周后有可能恢复日常生活与轻体力工作。

6. 及时识别术后并发症。如急性冠状动脉闭塞，穿刺血管并发症如桡动脉穿刺者可有桡动脉闭塞、前臂血肿、骨筋膜室综合征（因前臂血肿快速进展引起骨筋膜室压力增高至一定程度时，导致桡、尺动脉受压，引发手部缺血、坏死，须外科手术），股动脉穿刺者可有穿刺部位出血或血肿、腹膜后出血或血肿、假性动脉瘤和动-静脉瘘、穿刺动脉血栓形成或栓塞），尿潴留，血管迷走反射性低血压，造影剂不良反应（皮疹、畏寒、寒战、急性肾损伤、严重变态反应等）及心肌梗死（病变处急性血栓形成所致）等。

7. 冠状动脉内支架置入术后，病人应遵医嘱服降压、降糖、调脂、抗血小板聚集药（阿司匹林及氯吡格雷），据病情需要给予抗凝治疗（低分子肝素皮下注射、替罗非班静脉泵入），以预防血栓形成、栓塞而致血管再狭窄、闭塞和急性心肌梗死等。定期随访,监测血小板、出凝血时间变化,严密观察有无出血倾向,如伤口渗血、牙龈出血、鼻出血、血尿、便血、呕血等。

(蔡小红)

## 思考题

　　李先生,54岁,大学文化。因胸闷、胸痛3小时,心电图示急性前间壁心肌梗死而入院。入院后医生决定为李先生行急诊PCI,拟从股动脉进行穿刺。李先生知道后变得沉默寡言、忧心忡忡。

　　请思考:

　　(1)PCI术前护士应遵医嘱给李先生服用什么药物?

　　(2)术前训练病人哪些内容?

　　(3)PCI术后对于病人的局部穿刺点应如何处理?

思路解析

扫一扫、测一测

**学习目标**

1. 掌握急性及慢性心力衰竭病人的护理评估、护理要点。
2. 熟悉急性及慢性心力衰竭的概念、辅助检查及治疗原则。
3. 了解急性及慢性心力衰竭的病因、诱因及发病机制。
4. 能运用理论知识观察病情、评估病人，提出护理问题，采取适当的护理措施，指导病人合理用药，对病人和家属进行健康指导。护理中体现对病人的人文关怀和同理心。

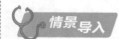

**情景导入**

陈女士，48岁。4年前开始有胸闷、气短。1周前受凉感冒，前天开始发现双足背肿胀难受，鞋子穿不进，问护士有没有什么好办法让她的脚消肿。

请问：

1. 陈女士下肢水肿的原因是什么？
2. 有哪些护理措施可以减轻或消除陈女士下肢水肿？

心力衰竭（heart failure，HF）简称心衰，是由于各种心脏结构或功能性疾病导致心室充盈和（或）射血功能受损，心排血量不能满足机体组织代谢需要，出现以肺循环和（或）体循环淤血，器官、组织血液灌注不足为特征的一组临床综合征，主要临床表现为呼吸困难、乏力和液体潴留。

【分类】

心力衰竭按其发病时间、速度和严重程度可分为慢性心力衰竭和急性心力衰竭，以慢性居多，在原有慢性心脏病基础上逐渐出现心力衰竭临床表现为慢性心力衰竭，慢性心力衰竭病情稳定一个月以上称为稳定性心力衰竭。心力衰竭按发生部位分左心衰竭、右心衰竭和全心衰竭，以左心衰竭最为常见；按生理功能分为收缩性和舒张性心力衰竭，前者常见，后者是由于心室主动舒张功能障碍或心室肌顺应性减退及充盈障碍所致，见于冠心病、高血压心脏病早期等；按心脏泵血能力的变化又可分为低心排血量心力衰竭和高心排血量心力衰竭。

## 第一节　慢性心力衰竭病人的护理

慢性心力衰竭（chronic heart failure，CHF）是心血管疾病的终末期表现和最主要的死因。随着心血管疾病发病率的增高及人口老龄化,我国心力衰竭的发病率逐渐上升,2003 年抽样调查成人心力衰竭患病率为 0.9%,随年龄增加迅速增加,70 岁以上人群患病率达 10% 以上。在我国,引起慢性心力衰竭的病因以冠心病居首,其次为高血压,而风湿性心脏病比例已趋下降。

**【病因与发病机制】**

**（一）基本病因**

1. 原发性心肌损害　包括:①缺血性心肌损害,如冠心病心肌缺血、心肌梗死,是引起心力衰竭最常见的病因之一。②心肌炎、心肌病,其中以病毒性心肌炎及原发性扩张型心肌病最为常见。③心肌代谢性疾病以糖尿病心肌病最常见,也见于甲状腺功能亢进或减退的心肌病、心肌淀粉样变性等。

2. 心脏负荷增加　包括:①压力负荷(后负荷)过重,左心室压力负荷过重常见于高血压、主动脉瓣狭窄等,右心室压力负荷过重常见于肺动脉高压、肺动脉瓣狭窄等。②容量负荷(前负荷)过重,见于心脏瓣膜关闭不全、血液反流(如二尖瓣、主动脉瓣关闭不全)及左、右心或动静脉分流性先天性心血管疾病(如房间隔或室间隔缺损、动脉导管未闭),及伴有全身血容量增多的疾病(如甲状腺功能亢进、慢性贫血等)。

**（二）诱因**

1. 感染　是最主要的诱因,以呼吸道感染最常见,其次如感染性心内膜炎、全身感染等。

2. 心律失常　心房颤动是诱发心力衰竭的最重要因素之一,其他快速型心律失常及严重的缓慢性心律失常亦可诱发。

3. 血容量增加　如钠盐摄入过多,输液或输血过多、过快。

4. 生理或心理压力过大　如过度劳累、运动、情绪激动、精神紧张等。

5. 妊娠后期、分娩　可加重心脏负荷,诱发心力衰竭等。

6. 肺栓塞　可增加右心室负荷,加重右心衰竭。

7. 其他　风湿活动,合并甲亢、贫血或大出血,不恰当停用利尿剂、降血压药等。

**（三）发病机制**

1. 代偿机制　收缩力下降或心脏负荷增加时,机体启动多种代偿调节机制,可使心功能在一定时间内维持在相对正常的水平。但因负面效应,最终失代偿,引起心力衰竭。

（1）Frank-Starling 机制:即增加心脏前负荷,回心血量增多,心室舒张末期容积增加,从而增加心排血量及心脏做功量。但是,同时也导致心室舒张末压力增高,随之心房压、静脉压也升高,达到一定程度时可出现肺循环和(或)体循环静脉淤血甚至低心排血量的症状和体征。

（2）神经体液机制:当心脏排血量不足、心腔压力升高时,机体全面启动神经体液机制进行代偿,包括交感神经兴奋性增强、肾素-血管紧张素-醛固酮系统( renin-angioterone-aldosterone system,RAAS)激活,使心肌收缩力增强、心率加快、水钠潴留,增加体液量及心脏前负荷,从而增加心排血量,起到代偿作用。但是,交感神经兴奋同时亦可引起外周血管收缩而致心脏后负荷增加,心率加快而致心肌耗氧量增加,去甲肾上腺素的心肌毒性作用可使心肌细胞凋亡,使心肌应激性增强而有促心律失常的作用;RAAS 的激活亦可引起心脏和血管重塑,加重心肌损伤和心功能恶化。

（3）心肌肥厚:当心脏后负荷持续增高时以心肌肥厚为主要代偿机制,可伴或不伴心室扩张。心肌肥厚时收缩力增强,克服后负荷阻力使心排血量相当长时间内维持正常,但心肌顺应性差,舒张功能降低,心室舒张末压升高。心肌肥厚以心肌细胞肥大、纤维化为主,但心肌细胞数量并不增多。细胞核及线粒体的增多、增大滞后于心肌的纤维化,心肌供能不足终致心肌细胞死亡。

2. 心室重塑　在心脏功能受损、心脏扩大、心肌肥厚的代偿过程中,心肌细胞、胞外基质、胶原纤维网等均发生相应变化,称心室重塑( ventricular remodeling),是心力衰竭发生发展的基本病理机制。心脏结构改变使心肌细胞能量供应不足及利用障碍导致心肌细胞坏死、纤维化,使心肌收缩力下降、心室顺应性下降,重构更趋明显,造成恶性循环,终至不可逆转的终末阶段,引起失代偿性心力衰竭。

3. 舒张功能不全　心肌缺血时能量供应不足,钙离子回摄入肌浆网及泵出胞外的耗能过程受损,引起主动舒张功能障碍;高血压及肥厚型心肌病时心室肌顺应性减退及充盈压增高导致左室舒张末压过高时,肺循环淤血,出现舒张性心功能不全。此时左心室射血分数正常,故又称左心室射血分数正常的心力衰竭。

4. 体液因子改变

（1）扩血管肽:心脏可分泌多种具有血管扩张作用的肽类物质,又称利钠肽。主要包括心房利钠多肽或心钠素(atrial natriuretic peptide,ANP)、脑利钠多肽(brain natriuretic peptide,BNP)和C型利钠肽(C-type natriuretic peptide,CNP)。ANP主要储存于右心房,心房压力增高使心房肌受牵张时ANP分泌,主要作用为扩张血管和排钠利尿,对抗水钠潴留效应。BNP主要储存在心室肌,由心室肌分泌,作用与ANP相似但较弱,在心室容积扩张和后负荷过度时分泌,对心室充盈压具有负反馈调节作用。ANP、BNP心力衰竭时增高,增高幅度与心力衰竭严重程度呈正相关,已成为心力衰竭诊断的重要指标。CNP主要位于血管系统内,可能参与或协同RAAS的调节作用。

（2）精氨酸加压素(arginine vasopressin,AVP):又称血管加压素,由垂体释放,具有抗利尿和促周围血管收缩作用,心力衰竭时血中AVP水平增高,引起全身血管收缩、水潴留,增加心脏的前、后负荷。心力衰竭早期AVP的效应有一定的代偿作用,但长期的增加使心力衰竭恶化。

（3）内皮素:由循环系统内皮细胞释放的强效血管收缩肽。心力衰竭时血管活性物质及细胞因子促进内皮素分泌,可收缩血管使肺血管阻力增高,并可导致细胞肥大增生,参与心脏重塑。

（4）缓激肽:心力衰竭时RAAS激活,缓激肽分泌增加,后者刺激内皮细胞分泌一氧化氮(NO),参与血管的舒缩调节。

（5）细胞因子:转化生长因子-β、炎症细胞因子、肿瘤细胞因子-α等均可能参与慢性心力衰竭的病理生理过程。

【护理评估】

（一）健康史

询问有无冠心病、高血压等病因及呼吸道感染、心律失常、劳累等诱因;发病时间,是否有呼吸困难及其特点,有无咳嗽、咳痰及痰中带血、疲乏、头晕、心悸、失眠、恶心、呕吐、食欲缺乏、腹胀、下肢水肿等表现,诊治、用药情况及效果;一般情况如饮水量、摄钠量、睡眠、尿量、有无便秘,生活自理程度。

（二）身体状况

临床上以左心衰竭最为常见。左心衰竭后继发右心衰竭可致全心衰竭。

1. 左心衰竭　以肺循环淤血及心排血量减低为主要表现。最常见的病因为冠心病、扩张型心肌病、高血压、心瓣膜病等。

（1）症状

1）呼吸困难:劳力性呼吸困难是左心衰竭最早、最主要的症状,因运动使回心血量增加,左房压增高加重肺淤血。随病情加重可出现端坐呼吸或夜间阵发性呼吸困难,重者出现急性肺水肿的表现。

2）咳嗽、咳痰、咯血:咳嗽、咳痰是肺泡或支气管黏膜淤血所致。咳嗽是左心衰竭早期症状之一,常在夜间平卧时加重,坐位或立位时减轻或消失。咳白色浆液性泡沫痰为其特点,偶见痰中带血丝。长期慢性肺淤血、肺静脉压力增高,可致肺循环和支气管血液循环之间在支气管黏膜下形成侧支,一旦破裂可引起大咯血。

3）疲倦、乏力、头晕、失眠、心悸:主要是心排血量降低导致心、脑、骨骼肌等组织血液灌注不足及代偿性心率加快所致。

4）少尿及肾功能损害症状:由于心排血量降低使肾血流量减少,可出现少尿、血尿素氮与肌酐升高及肾功能不全的症状。

（2）体征

1）肺部体征:由于肺毛细血管压增高,肺泡内渗液增加,出现两肺底甚至全肺的湿啰音,有时伴有哮鸣音。

2）心脏体征:被迫取半卧或端坐位,呼吸浅快,脉搏频率、节律、强弱异常（交替脉）,血压降低,重者可有意识障碍。皮肤、黏膜发绀。除基础心脏病的体征外,可有左心室增大、心尖搏动向左下移位、心率加快、心尖部舒张期奔马律、肺动脉瓣区第二心音亢进。

2. 右心衰竭　以体循环静脉淤血为主要表现。最常见病因为严重的二尖瓣狭窄伴肺动脉高压、肺动脉狭窄、肺源性心脏病等。

（1）症状

1）消化系统症状:胃肠道及肝淤血引起腹胀、食欲缺乏、恶心、呕吐等,是右心衰竭最常见的症状。

2）泌尿系统症状:肾淤血可引起夜尿增多、蛋白尿和肾功能减退。

3）劳力性呼吸困难:由于体循环淤血使酸性代谢产物增加、腹水致腹压增高等,可导致或加重呼吸困难。

（2）体征

图片:颈静脉怒张

1）颈静脉征:颈静脉怒张是右心衰竭最早出现的主要体征,肝-颈静脉反流征阳性则更具特征性。

2）水肿:是右心衰竭较晚期的主要表现,其特征为对称性、凹陷性、下垂性水肿,能活动者从两足、踝部开始,卧床者从腰骶部开始,重者伴胸腔积液和腹水。

3）肝大和压痛:肝淤血肿大伴上腹饱胀不适及压痛,是右心衰竭的重要表现。长期肝淤血可导致心源性肝硬化,晚期可出现黄疸、肝功能受损及腹水。

4）心脏体征:除基础心脏病体征外,常因右心室显著增大致心浊音界向两侧扩大,三尖瓣听诊区可有收缩期杂音及舒张期奔马律。

3. 全心衰竭　常先有左心衰竭,后出现全心衰竭,此时由于右心排血量减少使肺淤血症状减轻,呼吸困难反而有所减轻。

（三）心功能不全的严重程度评估

1. 心功能的分级　心力衰竭的严重程度通常采用美国纽约心脏病学会(New York Heart Association,NYHA)的心功能分级方法,根据心脏病病人的主观感受将心功能分为4级。①Ⅰ级:心脏病病人日常活动不受限制,一般活动不引起乏力、呼吸困难等心力衰竭症状。②Ⅱ级:心脏病病人体力活动轻度受限,休息时无症状,一般活动时可出现疲乏、心悸、呼吸困难或心绞痛等症状,休息后很快缓解。③Ⅲ级:心脏病病人体力活动明显受限。休息时无症状,低于平时一般活动即可引起心力衰竭症状,休息较长时间后症状方可缓解。④Ⅳ级:不能从事体力活动,休息状态下也存在心力衰竭症状,活动后加重。如无须静脉给药,可在室内或床边活动者为Ⅳa,不能下床并需静脉给药者为Ⅳb。此方法简单易行,临床应用最广。

2. 6分钟步行试验(6minutes walk test,6MWT)　通过评估慢性心力衰竭病人的运动耐力评价心力衰竭严重程度和疗效。方法:让病人在平直的走廊里尽可能快地行走,测定其6分钟的步行距离,根据 US Carvedilol 研究设定的标准,6分钟步行距离<150m 为重度心力衰竭,150~450m 为中度心力衰竭,>450m 为轻度心力衰竭。近6个月内有不稳定心绞痛、急性心肌梗死者禁忌。

3. 心力衰竭的分期　美国心脏病学会及美国心脏协会(ACC/AHA)提出以心力衰竭相关危险因素、心脏的器质性及功能性改变、心力衰竭的症状等为依据将心力衰竭分为四个阶段:A(前心力衰竭阶段,指有发展为心力衰竭可能的高度危险,但没有心脏结构性病变)、B(前临床心力衰竭阶段,为有心脏结构性病变,但没有出现心力衰竭症状)、C(临床心力衰竭阶段,为过去或目前有心力衰竭症状并有心脏结构病变)、D(难治性终末性心力衰竭阶段,往往需要特殊治疗,如机械循环装置、持续静脉使用正性肌力药物、心脏移植或临终关怀)。

（四）心理-社会支持状况

因长期疾病折磨、体力活动受限,病人常有焦虑、绝望、悲观的心理。长期照顾使家属身心疲惫,易于忽视病人的心理感受。

（五）辅助检查

1. 利钠肽　临床常用 BNP 及氨基酸末端 B 型脑钠肽前体(NT-proBNP)水平测定协助诊断心力衰竭。未经治疗者利钠肽水平正常基本可排除心力衰竭诊断。治疗中 BNP 水平高提示预后差。

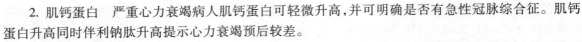
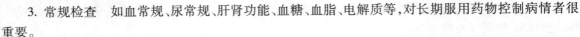

图片：某心力衰竭病人彩色超声检查报告

2. 肌钙蛋白 严重心力衰竭病人肌钙蛋白可轻微升高，并可明确是否有急性冠脉综合征。肌钙蛋白升高同时伴利钠肽升高提示心力衰竭预后较差。

3. 常规检查 如血常规、尿常规、肝肾功能、血糖、血脂、电解质等，对长期服用药物控制病情者很重要。

4. 超声心动图 能准确地反映心腔大小及心瓣膜结构功能。正常人左室射血分数（LVEF 值）>50%，若≤40%提示收缩功能障碍。正常人心动周期中舒张早期与舒张晚期心室充盈速度最大值之比（E/A）大于 1.2，舒张功能不全时 E/A 值降低，是最实用的判断舒张功能的方法。

5. X线检查 左心衰竭的病人主要有心影扩大及肺门阴影增大，肺纹理增加等肺淤血表现；右心衰竭的病人常见有右心室增大，有时伴胸腔积液表现。

6. 心电图检查 左心衰竭时可有左室肥大、劳损，右心衰竭时有右心室肥厚、劳损、低电压。可有心律失常。

7. 放射性核素检查 放射性核素心血池造影可相对准确地测定心室容量、EF 值及左室最大充盈速率，反映心脏收缩及舒张功能。核素心肌灌注显像可诊断心肌缺血或梗死。

8. 磁共振成像 能精确计算收缩末期、舒张末期容积、心搏量和射血分数。

9. 创伤性血流动力学检查 应用右心漂浮导管经静脉插管直至肺小动脉，测定各部位的压力及血液含氧量，计算心脏指数（cardiac index，CI）及肺毛细血管楔压（pulmonary capillary wedge pressure，PCWP），直接反映左心功能。正常时 CI>2.5L/（min·m²），PCWP<12mmHg。当 PCWP>18mmHg 时即出现肺淤血，提示左心功能不全。对于危重病人也可采用脉搏指示连续心排血量监测（pulse indicator continuous cardiac output monitoring，PiCCO），经外周动、静脉置管，应用指示剂热稀释法估测血容量、外周血管阻力、全排血量等指标，更好地指导容量管理。

（六）治疗原则与主要措施

治疗目标：防止和延缓心力衰竭的发展，缓解症状，提高运动耐量和生活质量，降低病死率和住院率。

治疗原则：采取综合治疗措施，治疗原发病，减轻代偿机制的负面效应，如拮抗神经体液因子的过度激活，阻止或延缓心室重塑的进展。

1. 一般治疗

（1）病因治疗：有效治疗冠心病、高血压、糖尿病等可能导致心功能受损的疾病，治疗心脏瓣膜病及先天畸形等。

（2）消除诱因：选用有效抗生素控制感染。心房颤动应尽快控制心室率，争取复律。治疗贫血、甲亢。控制钠盐摄入。

（3）合理休息与活动：急性期或病情不稳定者应限制体力活动，卧床休息，以降低心脏负荷，有利于心功能恢复。但长期卧床易导致深静脉血栓形成甚至肺栓塞、消化功能降低、肌肉萎缩、坠积性肺炎、压疮等并发症，适宜的活动可提高骨骼肌功能、改善活动耐量。

（4）生活方式管理：包括疾病知识和保健知识的教育、体重管理（监测体液潴留及利尿剂疗效，若病人出现大量体脂丢失或体重减轻称为心源性恶病质，提示预后不良）、饮食摄钠量管理。

2. 药物治疗

（1）利尿剂：是最常用的药物，主要为通过抑制肾小管对钠的重吸收，排钠排水减轻心脏的容量负荷，对缓解淤血、减轻水肿有显著效果，是唯一能控制体液潴留的药物，是改善症状的基石。利尿剂包括排钾利尿剂和保钾利尿剂 2 大类（表 3-20-1），排钾利尿剂主要有氢氯噻嗪、呋塞米、托拉塞米；保钾利尿剂包括螺内酯、氨苯蝶啶、阿米洛利等。一般口服给药，重度心力衰竭病人可用呋塞米静注或静滴。利尿剂用药原则：①长期使用最低有效剂量。②最好间断用药。③排钾和保钾利尿剂联合应用，可加强利尿作用并预防电解质紊乱如低血钾。④噻嗪类长期应用可致失钾、失镁，血尿酸、血胆固醇增高，糖耐量降低等不良反应，糖尿病及高脂血症病人慎用，痛风病人禁用。使用排钾利尿剂时应注意补钾，防止低钾血症；保钾利尿剂容易引起高钾血症，肾衰竭者禁用，也不宜与血管紧张素转换酶抑制剂合用。此外，血管加压素 $V_2$ 受体拮抗剂托伐普坦通过与 $V_2$ 受体结合减少水的重吸收，有排水不利钠的作用，可用于治疗顽固性水肿伴低钠血症的心力衰竭病人，是一种新型利尿剂。

笔记

表 3-20-1　常用利尿剂的作用和剂量

| 种类 | 作用于肾脏部位 | 每天剂量 |
| --- | --- | --- |
| 排钾类 | | |
| 氢氯噻嗪(双克) | 远曲小管 | 25～100mg 口服 |
| 呋塞米(速尿) | Henle 袢上升支 | 20～100mg 口服或静注 |
| 保钾类 | | |
| 螺内酯(安体舒通) | 集合管 | 25～100mg 口服 |
| 氨苯蝶啶 | 集合管 | 100～300mg 口服 |
| 阿米洛利 | 集合管 | 5～10mg 口服 |

（2）肾素-血管紧张素-醛固酮系统抑制剂

1）血管紧张素转换酶抑制剂(angiotensin converting enzyme inhibitor, ACEI)：是目前治疗心力衰竭的首选药。ACEI 可抑制肾素-血管紧张素系统,达到扩张血管、抑制交感神经兴奋性的作用,还可以改善和延缓心室重塑,从而维护心肌功能、降低远期死亡率。常用卡托普利 12.5～25mg,每天 2 次口服;贝那普利 5～10mg 或培哚普利 2～4mg,每天 1 次口服。最常见的不良反应为顽固性干咳。还可有头晕、乏力、肾功能损害、高血钾等不良反应。

2）血管紧张素受体阻滞剂(angiotensin receptor blocker, ARB)：心力衰竭病人如用 ACEI 引起干咳不能耐受时可选用 ARB,如氯沙坦、缬沙坦、坎地沙坦、厄贝沙坦等。小剂量开始逐渐加量至目标推荐剂量或可耐受最大剂量,不良反应少,无干咳的副作用。

3）醛固酮受体拮抗剂：可抑制心血管重塑,降低远期死亡率,改善远期预后。常用螺内酯,但肾功能不全、高钾血症者不宜用。依普利酮是新型选择性醛固酮受体拮抗剂,可显著降低死亡率,适用于老龄、糖尿病和肾功能不全者。

4）肾素抑制剂：阿利吉仑是新型非肽类肾素拮抗剂,可抑制肾素活性,有效降压。

（3）β 受体阻滞剂(β-blocker)：可拮抗心力衰竭代偿机制中交感神经的过度兴奋,抑制心室重塑,改善预后,降低死亡率。因其抑制心肌收缩力、减慢心率和抑制传导,及引起支气管痉挛、低血糖、血脂升高等副作用,禁用于支气管痉挛性疾病、严重心动过缓、二度及以上房室传导阻滞、严重周围血管疾病(如雷诺病)和重度急性心力衰竭病人。所有病情稳定的心力衰竭病人均应服用 β 受体阻滞剂,除非有禁忌证或不能耐受。应小剂量开始逐渐增加至最大耐受量并长期维持。可给予美托洛尔每天 12.5mg、比索洛尔 1.25mg 或卡维地洛 6.25mg 口服,逐渐加量。减量应缓慢,避免突然停用而致临床症状恶化。通常以心率降低至每分钟 55～60 次的剂量为目标剂量或最大可耐受剂量。ACEI、β 受体阻滞剂及醛固酮受体拮抗剂联合使用可产生相加或协同作用,已成为慢性心力衰竭的基本治疗方案。

（4）正性肌力药：通过增加心肌收缩力而增加心排血量,是治疗心力衰竭的主要药物。

1）洋地黄类药物：能增强心肌收缩力,提高心排血量,抑制心脏传导系统,兴奋迷走神经,对抗心力衰竭时交感神经兴奋的不利影响。

图片：洋地黄

适用于各种心脏病所致的心力衰竭病人,伴有快速性心房颤动或心房扑动的收缩性心力衰竭是应用洋地黄的最佳指征。但是,合并心肌缺氧时易发生洋地黄中毒,如肺源性心脏病伴低氧血症、心肌梗死、缺血性心肌病,应慎用,急性心肌梗死伴心力衰竭的最初 24 小时内一般不用洋地黄治疗。肥厚型心肌病、严重窦性心动过缓或房室传导阻滞病人禁用洋地黄。风湿性心脏病单纯二尖瓣狭窄伴肺水肿病人禁用洋地黄。常用药物:①地高辛,常用维持量给药法,即 0.125～0.25mg,每天 1 次,口服后 2～3 小时血浓度达高峰,4～8 小时获最大效应,连续口服相同剂量 7 天后,血浆浓度可达有效稳态,能减少洋地黄中毒的发生率,适用于中度心力衰竭的维持治疗。对 70 岁以上或肾功能不良者应减量。②毛花苷丙(西地兰),每次 0.2～0.4mg,稀释后缓慢静注,10 分钟起效,1～2 小时达高峰,24 小时总量 0.8～1.2mg,适用于急性心力衰竭或慢性心力衰竭加重时,特别适用于伴快速性心房颤动的心力衰

笔记

竭病人。③毒毛花苷 K，每次 0.25mg，稀释后缓慢静注，5 分钟后起效，0.5~1 小时达高峰，24 小时总量 0.5~0.75mg，适用于急性心力衰竭病人。

2）非洋地黄类正性肌力药物：可选用多巴胺、多巴酚丁胺及磷酸二酯酶抑制剂米力农。一般仅用于重症心力衰竭疗效不好时短期应用。

（5）血管扩张剂：对伴有心绞痛或高血压的病人可考虑联合应用血管扩张药物，对心脏流出道或瓣膜狭窄的病人禁用。可用小静脉扩张剂如硝酸甘油、硝普钠；小动脉扩张剂如 $\alpha_1$ 受体阻滞剂肼屈嗪、钙通道阻滞剂等。

（6）抗心力衰竭新药：①奈西立肽。属于人重组脑钠肽（rhBNP），具有排钠利尿、抑制交感神经、扩张血管等作用，适用于急性失代偿性心力衰竭。②左西孟旦。一种钙增敏剂，可增强心肌收缩，扩张冠状动脉和外周血管，改善心肌的功能，适用于无显著低血压或低血压倾向的急性左心衰竭病人，可用于正接受 β 受体阻滞剂治疗的病人。③伊伐布雷定。首个选择性特异性窦房结 If 电流抑制剂，可降低窦房结发放冲动的频率而减慢心率，适用于窦性心律、心率大于 70 次/min，但不能耐受 β 受体阻滞剂又持续有症状的心力衰竭病人。

3. 非药物治疗

（1）心脏再同步化治疗（cardiac resynchronization therapy，CRT）：通过植入三心腔起搏器，用同步化方式刺激右房、右室和左室，使左、右心室恢复同步收缩，减轻二尖瓣反流，增加心排血量，用于慢性心力衰竭伴心室失同步化收缩的病人，可迅速改善症状和生活质量，降低住院率和总死亡率。

（2）左室辅助装置（left ventricular assistant device，LVAD）：是一种小型便携式的心力衰竭器械治疗，用于严重心脏事件后或准备行心脏移植术的短期过渡治疗和急性心力衰竭的病人。

图片：左室辅助装置示意图

---

**知识拓展**

**左室辅助装置（LVAD）**

左室辅助装置是人工制造的机械装置，通过辅助血泵将左心的血液引流到泵内，再注入主动脉系统，部分或完全替代左心泵血功能。按应用时间分为短期、中长期、长期；按安装部位分为植入型、非植入型；按驱动能源分为气动泵、电动泵；按动脉波型分为搏动性、非搏动性。常用于心脏术后低心排综合征的治疗。

---

（3）心脏移植：是治疗顽固性心力衰竭的最终治疗方法，但需有供体来源。

4. 舒张性与难治性心力衰竭的治疗　①舒张性心力衰竭治疗可应用 β 受体阻滞剂改善心肌顺应性，钙通道阻滞剂降低心肌细胞内钙浓度改善心肌主动舒张功能，ACEI 控制血压、改善心肌及小血管重建、改善舒张功能，硝酸盐制剂或利尿剂降低前负荷改善肺淤血症状。在无收缩功能障碍时，禁用正性肌力药物。②难治性心力衰竭可用强效利尿剂控制液体潴留，高度顽固性水肿可使用血液滤过或超滤；病人对 ACEI 及 β 受体阻滞剂耐受性差，宜从小剂量开始；静脉滴注血管扩张剂硝酸甘油和正性肌力药多巴胺、多巴酚丁胺和米力农可做短期姑息疗法缓解症状；终末期可心脏移植和心室辅助装置。

【常见护理诊断/问题】

1. 心排血量减少　与心肌结构改变和（或）功能降低有关。

2. 活动无耐力　与心排血量下降有关。

3. 气体交换受损　与肺循环淤血有关。

4. 体液过多　与体循环淤血有关。

5. 潜在并发症：洋地黄中毒、电解质紊乱。

【护理目标】

1. 心排血量提高，疲倦、乏力、头晕、失眠、心悸等不适减轻或消失。

2. 活动耐力增加，活动时心率、呼吸频率接近正常，无不适感。

3. 维持理想的气体交换,呼吸困难减轻,血气分析结果正常。

4. 水肿、胸腔积液与腹水减轻或消失。

5. 未发生洋地黄中毒、电解质紊乱,或发生时能得到及时发现和控制。

**【护理措施】**

**（一）一般护理**

1. **休息与适度活动指导**　卧床休息可以减少组织耗氧量、减轻心脏负荷。心功能Ⅰ级病人,不限制一般体力活动,适当参加体育锻炼,但应避免剧烈运动;心功能Ⅱ级病人,适当限制体力活动,增加午睡及夜间睡眠时间,不影响轻体力劳动或家务劳动;心功能Ⅲ级病人,严格限制一般的体力活动,以卧床休息为主,但鼓励日常生活自理或在协助下自理;心功能Ⅳa级病人可下床站立或室内缓步行走,在协助下生活自理,以不引起症状加重为度;Ⅳb级病人,绝对卧床休息,日常生活由他人照顾。卧床期间应做四肢被动或主动运动,如四肢屈伸运动、翻身、足踝运动,每天温水泡足及局部按摩,促进血液循环,避免长期卧床引起压疮、肺部感染、下肢静脉血栓形成、肺栓塞及肌肉萎缩等并发症。病情缓解时,按"床边—室内—室外活动—上下楼梯"的活动步骤,循序渐进增加活动量,较重病人可在床边围椅小坐,轻症病人可每天步行多次,每次5~10分钟,并酌情逐步延长步行时间。活动中若出现明显心前区不适或心悸、胸痛、呼吸困难、头晕、眼花、疲劳、大汗、面色苍白、低血压等状况时应立即停止活动,就地休息,必要时报告医生配合处理。注意运动安全,楼道中增加扶手、浴室中放置椅子、使用床边便器等。教会病人保存体力、减少氧耗的技巧,以提高活动耐力,如经常使用的物品放在容易取放的位置,养成坐下来做事(如刷牙、洗脸、洗衣服等)的习惯,多用"推"的动作而不是"拉"的动作,避免突然用力消耗过多体力。

2. **饮食护理**　给予低盐、清淡、易消化饮食,少量多餐,避免产气饮食及浓茶、咖啡或刺激性食物,戒烟酒,多食蔬菜、水果。限制钠盐和液体摄入可降低心脏前负荷、减轻水肿,轻度心力衰竭病人钠盐摄入量在每天2~3g,中度心力衰竭应控制在每天2g以下,并限制含钠量高的食品如腌或熏制品、香肠、罐头食品、味精、海产品等。严重心力衰竭病人液体摄入量应限制在每天1.5~2L,避免输注氯化钠溶液。严重心力衰竭伴低蛋白血症者可静脉补充清蛋白。

3. **排便护理**　由于卧床、肠道淤血、进食减少等原因使肠蠕动减慢,以及排便方式的改变,病人常有便秘。指导病人饮食中增加粗纤维食物,如粗粮、芹菜、水果等;养成每天按时大便的习惯,排便时切忌过度用力,以免增加心脏负荷,加重心力衰竭和诱发心律失常;长期卧床病人,应经常变换体位,腹部做顺时针方向按摩或每天收缩腹肌数次;必要时可用适量的缓泻剂。

**（二）用药护理**

1. **洋地黄制剂**　应预防、观察洋地黄中毒,及时配合处理。

（1）预防洋地黄中毒:洋地黄用量个体差异很大,老年人、心肌缺血缺氧、重度心力衰竭、低钾低镁血症、肾功能减退等情况对洋地黄较敏感,使用时要严密观察用药后的反应。与奎尼丁、胺碘酮、维拉帕米、阿司匹林等合用可增加中毒概率。必要时监测血清地高辛浓度。向病人讲解洋地黄中毒的表现,说明治疗量与中毒量很接近,应严格按时、按医嘱剂量用药,若漏服不要补服。用毛花苷丙或毒毛花苷静脉给药时,应稀释后缓慢注射(10~15分钟),并同时监测心率、心律和病人的反应及心电图变化。

（2）观察洋地黄毒性反应:主要有3类。①心律失常,是最重要的毒性反应,是由心肌兴奋性过强及传导阻滞所致,最常见的为室性期前收缩,多表现为二联律,其次为交界性心动过速、房性期前收缩、心房颤动、房室传导阻滞等,快速房性心律失常伴有传导阻滞是洋地黄中毒的特征性表现。②胃肠道反应,如食欲缺乏、恶心、呕吐。③神经精神症状,如头痛、倦怠、视物模糊、黄视、绿视、定向力障碍、意识障碍等。给药前后应询问病人有无恶心、呕吐、乏力、色视等,检查脉搏、心率、心律情况,若测脉搏或心率低于60次/min或心律发生改变时应暂停给药,告知医生进行心电图检查,做相应处理。

（3）洋地黄毒性反应的处理:①立即停用洋地黄,是治疗洋地黄中毒的首要措施。②低血钾者可口服或静脉补充钾盐,停用排钾利尿剂。③纠正心律失常,快速性心律失常首选苯妥英钠100mg溶于20ml注射用水中静脉注射,每5~10分钟缓慢静脉注射一次,直至正常,总量不超过250~300mg,以后改口服维持,或用利多卡因,一般禁用电复律,因易致心室颤动。有缓慢性心律失常者可用阿托品

0.5~1.0mg 皮下注射或静脉注射,完全性房室传导阻滞出现心源性晕厥时,宜安置临时心脏起搏器。④地高辛中毒可用抗地高辛抗体。

2. 利尿剂　①用药前测体重、腹围。②以早晨或上午给药为宜,避免晚上用药致频繁排尿影响睡眠和受凉;静脉用药先稀释后再缓慢注射,肌内注射宜用深部注射。③用药后观察水肿、气急、尿量、体重、腹围的改变,记录出入液量,判断疗效。④观察利尿剂的副作用,如袢利尿剂和噻嗪类利尿剂最主要不良反应为电解质紊乱(出现恶心、呕吐、乏力、腹胀、肠鸣音减弱、肌无力、心电图 U 波增高等低钾血症的表现),故应监测血钾,观察有无低血钾的临床表现,服用排钾利尿剂时应多补充含钾丰富的食物如鲜橙汁、西红柿汁、柑橘、香蕉、枣、杏、无花果、马铃薯、深色蔬菜等,必要时补充钾盐,口服补钾宜在饭后或将水剂与果汁同饮以减轻胃肠不适,静脉补钾时每 500ml 液体中氯化钾不宜超过 1.5g,以免刺激血管引起疼痛和静脉炎。噻嗪类利尿剂的其他不良反应有高尿酸血症及高血糖,按医嘱定期检测血尿酸和血糖,痛风病人禁用,糖尿病病人慎用;袢利尿剂还可致消化道症状、听力障碍等;氨苯蝶啶主要有胃肠道反应、嗜睡、乏力、皮疹、高血钾等不良反应,少尿或无尿者慎用;螺内酯可致嗜睡、运动失调、男性乳房发育、面部多毛、高血钾等,肾功能不全及高钾血症者禁用。

3. 血管紧张素转换酶抑制剂　观察用药后有无低血压、干咳、高血钾的不良反应,注意测血压、血钾和肾功能情况。对无尿性肾衰竭、血管性水肿、妊娠哺乳期妇女、过敏者禁用 ACEI,低血压、双侧肾动脉狭窄、血肌酐明显升高、高血钾(>5.5mmol/L)者慎用。

4. 血管紧张素受体阻滞剂　当 ACEI 引起干咳、血管性水肿等不能耐受时可改用血管紧张素受体拮抗剂(ARB)。但目前不主张心力衰竭病人 ACEI 与 ARB 联合应用,因可增加不良反应,特别是低血压和肾功能损害的发生。

5. β 受体阻滞剂　注意观察用药后有无低血压、液体潴留和心力衰竭恶化、心动过缓和房室传导阻滞等不良反应。监测血压、心率、心律、心电图、血糖、血脂。

6. 血管扩张剂　易引起血压骤降甚至休克,如用药后血压下降超过原有血压的 20% 或心率增加 20 次/min 时应及时停药并相应处理。初用应从小剂量开始,用药过程中起床动作宜缓慢,以防直立性低血压反应。因硝普钠见光易分解,静脉滴注时输液瓶需用铝箔或黑纸覆盖,现用现配,避光滴注,最好用微量输液泵给药,溶液的保存与应用不应超过 24 小时,连续使用 1 周及以上者应警惕氰化物中毒。

7. 控制输液速度和量　对心力衰竭病人应控制输液速度,滴速 20~30 滴/min,一般不超过 30 滴/min。24 小时内输液总量不超过 1 000ml。

（三）呼吸困难的护理

1. 体位　明显呼吸困难的病人应卧床休息,给予高枕卧位或半卧位,以减少组织耗氧量,减轻呼吸困难。劳力性呼吸困难者减少活动量;夜间阵发性呼吸困难者应高枕卧位或取半卧位,以利肺舒张并减少静脉回心血量而减轻肺淤血;端坐呼吸者可用床上小桌伏桌休息,必要时双腿下垂。注意体位的舒适和安全,用枕或软垫支托臂、肩、骶、膝部,以防受压,必要时加床栏防止坠床。

2. 氧疗　心力衰竭伴夜间睡眠呼吸障碍者,夜间给氧可减少低氧血症的发生。低氧血症根据缺氧程度调节氧流量,使 $SaO_2$≥95%。纠正缺氧可缓解呼吸困难、保护心功能、减少器官功能损害。方法有持续鼻导管给氧(氧流量 2~4L/min)、面罩给氧、无创正压通气吸氧等。

3. 心理护理　关心、安慰病人,帮助病人树立信心,减轻烦躁、焦虑情绪,有利于减轻呼吸困难。

（四）水肿的护理

1. 一般护理　①体位:水肿严重的病人应卧床休息,伴胸腔积液或腹水宜取半卧位。下肢水肿者如无明显呼吸困难时可抬高下肢,以增加回心血量,提高肾小球滤过率,促进钠水排出,消除水肿。②低盐、高蛋白饮食:向病人说明限制钠水摄入及补充蛋白质的重要性,给予低钠、高蛋白、易消化饮食,少量多餐,严重心力衰竭伴低蛋白血症者可静脉补充蛋白质。③限水:严重水肿时控制输液速度和总量,每天进液量控制在前 1 天尿量加 500ml 左右。

2. 皮肤护理　保持床褥清洁、柔软、平整、干燥,严重水肿者可用气垫床。内衣柔软、宽松。定时更换体位,翻身或用便盆时勿强行推、拉,防止擦伤皮肤。骶、踝、足跟等处经常按摩,垫软枕以减轻压力;用热水袋时水温不宜太高,防止烫伤;肌内注射时应严密消毒后做深部注射,拔针后用无菌棉球按压以免药液外渗;骶尾部可用减压敷料保护局部皮肤,保持会阴部皮肤清洁、干燥,男病人可用托带支托水肿的阴囊部;保持皮肤、黏膜清洁,防止感染和外伤,有压疮或破损、溃烂时及时处理。

（五）病情观察

呼吸困难有无好转,发绀、水肿、肺部啰音有无减轻,水肿处皮肤有无破损或压疮,必要时监测 24 小时出入液量,尿量<30ml/h 时应报告医生。每天同时间、同服装、同体重计测体重 1 次,以晨起排尿后、早餐前最宜,如在 3 天内体重突然增加 2kg 以上,应汇报医生。有腹水者每天测腹围 1 次。监测血气分析,$SaO_2$ 低于 94% 时报告医生。备妥气管插管及呼吸器等急救设备,病情加重时及时告知医生并配合抢救。

（六）心理护理

鼓励病人说出内心感受,指导病人进行自我心理调整。必要时遵医嘱应用镇静剂。

（七）健康指导

1. 疾病知识指导　积极治疗原发病,避免各种诱因;如需输液主动向护士说明病情,以免输液过多过快加重心脏负荷;保持乐观情绪,避免精神紧张;育龄妇女应避孕,若心功能Ⅰ级或Ⅱ级,可以妊娠,但需做好孕期监护。

2. 活动指导　合理休息与活动,循序渐进,以活动后不出现心悸、气急为原则,保证充足的睡眠。

3. 饮食指导　坚持低钠、低脂、高蛋白、高维生素、清淡、易消化食物,避免过饱,每天食盐的摄入量在 5g 以下,多食水果、蔬菜。

4. 用药指导　告知病人强心剂、利尿剂等药物的名称、用法、剂量、副作用。不得随意增减或撤换药物。

5. 自我监护　监测脉搏,有无足踝部水肿、体重增加(一周内增加 2kg)、气急加重、夜尿增多、厌食饱胀感等征象,一旦出现应及时就医,定期门诊随访。

【护理评价】

经过治疗和护理,评价病人是否达到:①疲倦、乏力、头晕、心悸等不适减轻或消失,活动耐力增加。②呼吸困难减轻或消失,发绀减轻,血气分析指标恢复正常。③水肿减轻或消退。④未发生洋地黄中毒、电解质紊乱等并发症,或发生时得到及时发现和控制。

# 第二节　急性心力衰竭病人的护理

急性心力衰竭(acute heart failure,AHF)是指心力衰竭急性发作或加重的一种临床综合征,可表现为急性新发心力衰竭或慢性心力衰竭急性失代偿。临床上以急性左心衰竭较为常见,主要表现为急性肺水肿或心源性休克,是临床上最常见的急危重症之一。

【病因与发病机制】

（一）病因

1. 慢性心力衰竭急性加重　见于基础心脏疾病的加重或感染、严重心律失常、输液过多过快等诱因促发急性失代偿性心力衰竭。

2. 急性心肌坏死或损伤　常见于急性心肌梗死、急性重症心肌炎、围生期心肌病,药物所致的心肌损伤与坏死,急性大块肺栓塞等。

3. 急性血流动力学障碍　①急性后负荷过重,如高血压危象、重度主动脉瓣或二尖瓣狭窄等。②急性前负荷过重,如急性大量瓣膜反流。③心脏压塞,主动脉夹层等。

（二）发病机制

急性心力衰竭时,心肌收缩力突然严重减弱或左室瓣膜急性反流,心排血量急剧减少,血压下降以及外周组织灌注不足,导致脏器功能障碍和末梢循环障碍,发生心源性休克;左室舒张末压迅速升高,肺静脉回流不畅,导致肺静脉压快速升高,肺毛细血管压随之升高,使血管内液体渗入到肺间质和肺泡内形成急性肺水肿。肺水肿早期因交感神经激活,血压升高,但病情进展血压逐步下降。

【护理评估】

（一）健康史

简要询问既往病史、病因及诱因、治疗情况，先配合抢救，待病情稳定些再补充问诊。

（二）身体状况

急性左心衰竭发病极为迅速且危重，以急性肺水肿为主要表现，病人突然出现严重呼吸困难，呼吸频率可达 30~40 次/min，端坐呼吸，频繁咳嗽，咳大量粉红色泡沫样痰，有窒息感而极度烦躁不安、恐惧，有濒死感，面色灰白或发绀、大汗淋漓，极重者因脑缺氧而神志模糊。肺水肿早期血压可一过性升高，后逐步下降直至休克，病人可因心源性休克而死亡。听诊两肺满布湿啰音和哮鸣音，心率增快，心尖部可闻及舒张早期奔马律，肺动脉瓣区第二心音亢进。

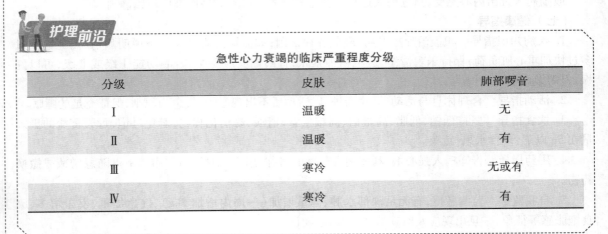

**护理前沿**

急性心力衰竭的临床严重程度分级

| 分级 | 皮肤 | 肺部啰音 |
| --- | --- | --- |
| I | 温暖 | 无 |
| II | 温暖 | 有 |
| III | 寒冷 | 无或有 |
| IV | 寒冷 | 有 |

图片：急性肺水肿 X 线摄片

图片：急性心力衰竭处理流程

（三）辅助检查

胸部 X 线检查有蝴蝶形片状阴影（肺水肿征象），肺毛细血管楔压增高。BNP/NT-proBNP 检测阴性者几乎可排除急性心力衰竭的诊断。

（四）心理-社会支持状况

因病情危重，病人常有紧张、焦虑、恐惧，使交感神经兴奋而加重呼吸困难。

（五）治疗原则与主要措施

迅速采取有效抢救措施，挽救病人生命。包括端坐位，给氧，迅速开放静脉通道，使用镇静剂、利尿剂、扩张血管药物及正性肌力药物，必要时进行非药物治疗。

【常见护理诊断/问题】

1. 气体交换受损　与急性肺水肿影响气体交换有关。

2. 心排血量减少　与心肌功能降低致心排血量减少有关。

3. 恐惧　与极度呼吸困难产生濒死感有关。

4. 潜在并发症：心源性休克。

【护理目标】

1. 维持理想的气体交换，呼吸困难减轻，无不适感。

2. 心排血量提高，疲倦、乏力、头晕、心悸等不适减轻或消失。

3. 能保持良好的心理状态，情绪稳定。

4. 未发生休克等并发症。

【护理措施】

治疗与护理的目的是使病人呼吸困难情况改善，生命体征平稳，病情缓解，转危为安。

1. 体位　立即协助病人取坐位，双腿下垂，以利于呼吸和减少静脉回心血量，减轻心脏前负荷。注意安全，防跌倒受伤。

2. 给氧　首先保证气道通畅,立即给予高流量(6~8L/min)鼻导管或面罩加压给氧,应用20%~30%酒精湿化或有机硅消泡剂,可使肺泡内泡沫的表面张力下降而破裂,有利于改善肺泡通气,使血氧饱和度维持在≥95%水平。病情严重时用面罩呼吸机持续加压即持续气道正压通气(continuous positive airway pressure,CPAP),或双水平气道正压(double horizontal airway positive pressure,BiPAP)给氧,增高肺泡内压,既可加强气体交换,又可对抗组织液向肺泡内渗透。

3. 迅速建立两条静脉通路,遵医嘱正确使用药物

(1)吗啡:5~10mg静脉注射,可使病人镇静,减少躁动,并扩张小血管减轻心脏负荷。必要时间隔15分钟重复应用,共2~3次。老年病人减量或改为肌注。注意用药后有无呼吸抑制、心动过缓、血压下降等不良反应。但肺水肿伴颅内出血、呼吸衰竭、昏迷、严重休克者禁用。

(2)快速利尿剂:呋塞米20~40mg于2分钟内静脉注射,4小时后可重复1次,迅速利尿,兼有扩张静脉作用,能显著降低心脏前负荷。注意准确记录尿量、监测电解质及血压变化。

(3)氨茶碱:0.25g加入5%葡萄糖20ml内缓慢静脉注射,可解除支气管痉挛,减轻呼吸困难,并有利尿、降低肺动脉压的作用。

(4)洋地黄制剂:先用利尿剂,后用强心剂,可用毛花苷丙或毒毛花苷K稀释后缓慢静脉注射,注意观察心率、心律的变化。

(5)血管扩张剂:可选用硝普钠、硝酸甘油、硝酸异山梨酯(异舒吉)、乌拉地尔静脉滴注。监测血压,宜用输液泵控制滴速,根据血压调整剂量,维持收缩压在90~100mmHg。重组人脑钠肽(rhBNP)新活素或奈西立肽,具有扩张静脉和动脉、排钠利尿、抑制RAAS和交感神经作用。

(6)其他正性肌力药:①β受体兴奋剂。小到中等量多巴胺可降低外周阻力,增加肾血流量,增加心肌收缩力和心排血量而改善病情。②磷酸二酯酶抑制剂。米力农可兼有正性肌力及降低外周血管阻力的作用,在扩血管、利尿基础上短时间应用可取得较好疗效。

4. 机械辅助治疗　主动脉内球囊反搏(intra-aortic balloon counterpulsation,IABP)可用于冠心病急性左心衰竭病人,极危重者可用LVAD和体外膜肺氧合(extracorporeal membrane oxygenation,ECMO)。

5. 病情监测　将病人安置于危重病监护病房,监测血压、呼吸、血氧饱和度、心率、心电图,检查血电解质、血气分析,观察意识、皮肤温度与颜色、尿量、肺部啰音等变化,对安置漂浮导管者应监测血流动力学,以判断疗效和病情进展。肺淤血、体循环淤血及水肿明显者严格限制饮水量和静脉输液速度,对无明显低血容量因素(大出血、严重脱水、大汗)者每天摄入液体量在1 500ml以内,每天液体出入量保持负平衡约500ml/d,以减少水钠潴留和缓解症状,但需防止发生低血容量、低血钾和低血钠等。

6. 心理护理　医护人员在抢救时应镇静自如、忙而不乱,增强病人信心,并有专人守护病人。

7. 健康指导　积极治疗原发病,避免诱因,定期复诊。

【护理评价】

经过治疗和护理,评价病人是否达到:①呼吸困难减轻。②疲倦、乏力、头晕、心悸等不适减轻或消失。③保持良好的心理状态,情绪稳定。④未发生休克等并发症或并发症能够被及时发现和处理。

(蔡小红)

**思考题**

1. 吴女士,38岁。心悸、气急2个月伴下肢水肿1周入院。体检发现两肺底部闻及湿啰音,心尖部闻及4/6级粗糙收缩期杂音及隆隆样舒张期杂音。心电图示快速房颤。

请思考:

(1)病人目前的首优及次优护理问题是什么?

(2)应采取的针对性护理措施主要有哪些?

2. 王先生,68岁。有高血压史20年。因感冒在门诊输液,突感极度胸闷、气急,大汗淋漓,咳

嗽、咳出大量粉红色泡沫痰,端坐呼吸,BP 200/110mmHg,P 110 次/min。

请思考:

（1）病人病情如何?

（2）首优护理问题是什么?

（3）应采取哪些抢救措施?

思路解析

扫一扫、测一测

## 学习目标

1. 掌握心律失常病人的身体状况、护理要点。
2. 熟悉心律失常的概念、治疗原则。
3. 了解心律失常的病因、诱因和发病机制。
4. 能评估病人,做出护理诊断并制订护理计划,对病人进行健康指导。
5. 对恶性心律失常病人能及时、正确识别并配合医生紧急处置,具备良好的心理素质和急救护理技能。

## 情景导入

吴先生,22 岁,今天早晨起床时突感心悸、胸闷、乏力,来院急诊。护士测其脉搏 220 次/min,节律整齐。

请问:

1. 护士应如何确定吴先生的病情?
2. 护士应采用什么措施指导病人缓解病情?

## 第一节　概　　述

心律失常(cardiac arrhythmia)是指心脏冲动频率、节律、起源部位、传导速度或激动顺序的异常。心律失常不是一种疾病,而是一组复杂的临床症候。

【病因与发病机制】

(一) 病因及诱因

1. 生理因素　健康人可发生心律失常,特别是窦性心律失常和期前收缩等。疲劳、紧张、情绪激动、体力活动、吸烟、饮酒、饱餐、喝浓茶或咖啡等情况下可出现心律失常。

2. 病理因素

(1) 器质性心脏病:是引发心律失常的最常见原因,常见于冠心病、心肌病、心肌炎、心瓣膜病、高血压性心脏病、先天性心血管病、肺心病、心脏手术或心导管检查等。

(2) 非心源性疾病:如急性脑血管病、急性感染、发热、甲亢、贫血、休克、缺氧等。

(3) 其他:自主神经功能紊乱、电解质紊乱、药物中毒(洋地黄、肾上腺素、抗心律失常药等)、中暑、电击伤等也可引发心律失常。

心律失常发生于无器质性心脏病者,大多病程短,无症状或出现心悸、头晕,对血流动力学无明显影响,不增加心血管病死亡危险性,称良性心律失常。发生于严重器质性心脏病的心律失常,病程长,可导致严重的血流动力学障碍,诱发心绞痛、心力衰竭、晕厥甚至猝死,增加心血管病死亡的危险性,称恶性心律失常。

### （二）发病机制

多种原因引起心肌细胞的自律性、兴奋性、传导性改变,导致心脏冲动的形成异常和(或)传导异常均会导致心律失常。自律性异常增高或降低、后除极和触发活动可引起冲动形成异常;心脏冲动传导系统和心肌传导出现障碍可引起传导阻滞;心脏内传导的激动在心脏一次电活动后仍不消失,经过一定时间从另一条途径返回原处,使该处的心肌再一次激动,称折返激动,可引起快速型心律失常。

1. 冲动形成异常

（1）窦性心律失常:窦性心动过速、窦性心动过缓、窦性心律不齐、窦性停搏。

（2）异位心律失常:①主动性异位心律,如各种期前收缩、阵发性心动过速、心房扑动、心房颤动、心室扑动、心室颤动。②被动性异位心律,如房性、交界区或室性逸搏及逸搏心律。

2. 冲动传导异常

（1）生理性:干扰及干扰性房室分离。

（2）病理性:①心脏传导阻滞,如窦房传导阻滞、房内传导阻滞、房室传导阻滞、束支或分支或室内阻滞。②折返性阵发性心动过速。

（3）房室间传导途径异常:预激综合征。

心律失常按发作时心率快慢分为:快速性心律失常(包括期前收缩、心动过速、扑动和颤动)和缓慢性心律失常(包括窦性缓慢性心律失常、传导阻滞等)。

# 第二节　常见心律失常

## 一、窦性心律与窦性心律失常

由窦房结发出冲动引起的心律称窦性心律,成人频率为每分钟 60~100 次。窦性心律失常是指窦房结的冲动形成过快、过慢、节律不规则或传导障碍时所致的心律失常。成人窦性心律的频率超过100 次/min,称为窦性心动过速(sinus tachycardia)。窦性心律的频率低于 60 次/min,称为窦性心动过缓(sinus bradycardia)。窦性心律其节律不均、快慢不一时,称窦性心律不齐(sinus anisorhythmia)。

1. 正常窦性心律心电图特征　①P 波在 Ⅰ、Ⅱ、aVF 导联直立,aVR 导联倒置。②P-R 间期 0.12~0.20 秒。③P-P 间期之差<0.12s(图 3-21-1)。窦性心律的频率因年龄、性别、体力活动等不同有显著差异。

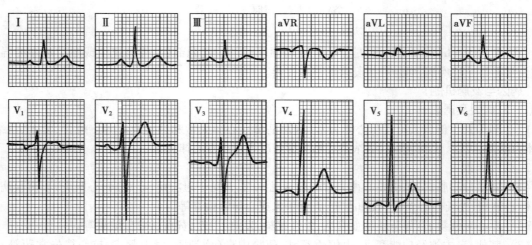

图 3-21-1　正常心电图

2. 窦性心动过速心电图特征　窦性 P 波,QRS 波形呈室上形,P-P 或 R-R 间期<0.60 秒,成人心率大多在 100~150 次/min(图 3-21-2)。

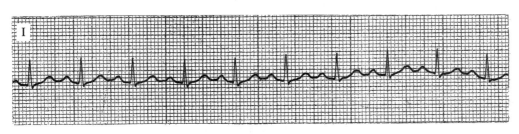

图 3-21-2　窦性心动过速

3. 窦性心动过缓心电图特征　窦性 P 波,QRS 波形呈室上形,P-P 或 R-R 间期>1.0 秒(图 3-21-3)。窦性心动过缓常伴窦性心律不齐,后者特征为窦性 P 波,P-R 间期 0.12~0.20 秒,QRS 波形呈室上形,P-P 或 R-R 间期之差>0.12 秒。

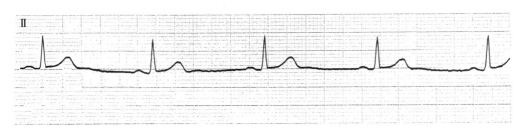

图 3-21-3　窦性心动过缓

## 二、房性心律失常

1. 房性期前收缩(atrial premature beats,APB)　是指起源于窦房结以外心房任何部位的过早异位搏动,又称房性过早搏动。正常人房性期前收缩发生率约在 60%以上。

心电图特征:①提前出现的 P′波,其形态略异于同导联窦性 P 波。②P′-R 间期>0.12 秒。③P′波后的 QRS 波群通常与窦性心律的 QRS 波群相同,少数可因室内差异性传导出现宽大畸形的 QRS 波群,或 P′波后无 QRS 波群,称为未下传的房性期前收缩。④多数为不完全性代偿间歇(即期前收缩前后窦性 P 波之间的时限常短于 2 个窦性 P-P 间期)(图 3-21-4)。

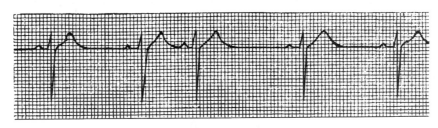

图 3-21-4　房性期前收缩

2. 房性心动过速(atrial tachycardia,AT)　简称房速,是室上性心动过速的一种,它是指起搏点在心房的异位性心动过速。房性心动过速相当于连续 3 次或 3 次以上出现的房性期前收缩。按发生机制分为 3 种:自律性房性心动过速、紊乱性房性心动过速、折返性房性心动过速。

心电图特征如下:

(1) 房性 P′波,频率 150~200 次/min,节律规整。P′波有 2 种可能:①直立 P′波,P′-R 间期>0.12 秒。②P′波重叠于前一心动周期的 T 波内(心室率较快时),不易辨认。

(2) QRS 波群形态与正常窦性心律相似,当伴有室内差异性传导时 QRS 波群可呈宽大畸形。

（3）R-R 间期规则，但当伴有二度Ⅰ型或Ⅱ型房室传导阻滞，如下传比例不规则时 R-R 间期可不相等。

（4）可出现继发性 ST-T 改变（图 3-21-5）。

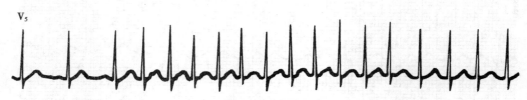

图 3-21-5　房性心动过速

3. 心房扑动和心房颤动　心房扑动（atrial flutter，AF）简称房扑，心房颤动（atrial fibrillation，Af）简称房颤。房扑与房颤在病因和发病机制上密切相关，有时可互相转化。两者既可以是短暂发生的，也可以是持续存在的。房颤是成人最常见的心律失常之一，远较房扑多见。

（1）心房扑动心电图特征：①P 波消失，代之以间隔均匀、形状相似的锯齿状心房扑动波（F 波），频率为 250~350 次/min。②F 波与 QRS 波群呈某种固定的比例，最常见的比例为 2∶1 房室传导，有时比例关系不固定，则引起心室律不规则。③QRS 波群形态一般正常，伴有室内差异性传导者 QRS 波群可增宽、变形（图 3-21-6）。

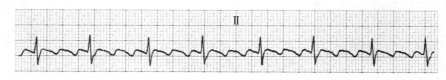

图 3-21-6　心房扑动

（2）心房颤动心电图特征：①P 波消失，代之以大小不等、形态不一、间期不等的心房颤动波（f 波），频率为 350~600 次/min。②R-R 间期绝对不等。③QRS 波群形态通常正常，当心室率过快，发生室内差异性传导时，QRS 波群增宽、变形（图 3-21-7）。

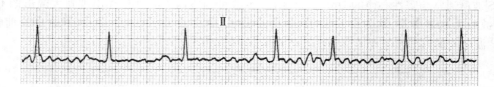

图 3-21-7　心房颤动

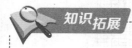

**房 颤 分 类**

2012 欧洲心脏病学会（European Society of Cardiology，ESC）心房颤动诊疗指南中将房颤分为 3 类。

阵发性房颤：持续时间一般小于 48 小时，可以自行终止，最长持续不超过 7 天。

持续性房颤：持续时间超过 7 天，或不足 7 天但需紧急药物或直流电复律的房颤。

长期持续性房颤：房颤时间持续超过 1 年并拟采取节律转复治疗者。

永久性房颤：房颤时间持续超过 1 年，病人已习惯房颤状态，不准备复律者。

### 三、房室交界区性心律失常

1. 房室交界区性期前收缩（premature atrioventricular junctional beats，PAVJB）　指起源于房室交界区的过早异位搏动，简称交界性期前收缩，又称交界性过早搏动。此类期前收缩较少见，较常见于器质性心脏病人和洋地黄中毒者。

心电图特征如下：

（1）提前出现的 QRS 波群，其形态与同导联窦性心律 QRS 波群相同，或因室内差异性传导而变形。

（2）逆行 P′波（Ⅰ、Ⅱ、aVF 导联倒置，aVR 导联直立）有 3 种可能：①P′波位于 QRS 波群之前，P′-R 间期<0.12 秒。②P′波位于 QRS 波群之后，R-P′间期<0.20 秒。③P′波埋于 QRS 波群中，QRS 波群之前后均看不见 P′波。

（3）多数为完全性代偿间期（即期前收缩前后窦性 P 波之间的时限等于 2 个窦性 P-P 间期）（图3-21-8）。

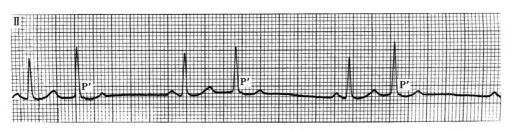

图 3-21-8　房室交界区性期前收缩

2. 阵发性室上性心动过速（paroxysmal supraventricular tachycardia，PSVT）　简称室上速，指起源于希氏束分叉以上部位的心动过速和房室折返性心动过速的总称。它是短暂或持续发作的快速而基本规则的异位心律，其发作与终止大多突然。

心电图特征如下：

（1）心率 150~250 次/min，节律规则。

（2）QRS 波群形态与时限和窦性心律 QRS 波群相同，如发生室内差异性传导或原有束支传导阻滞时 QRS 波群可呈宽大畸形。

（3）逆行 P 波（Ⅱ、Ⅲ、aVF 倒置）常埋藏于 QRS 波群内或位于其终末部分，与 QRS 波群保持恒定关系，往往不易辨认。

（4）起始突然，通常由一个下行房性期前收缩触发，下传的 P-R 间期显著延长，随之引起心动过速发作（图 3-21-9）。

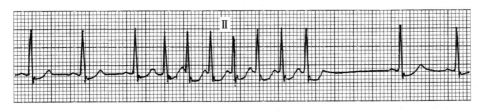

图 3-21-9　阵发性室上性心动过速

### 四、室性心律失常

1. 室性期前收缩（premature ventricular beats，PVT）　又称室性过早搏动，是指起源于心室的过早异位搏动，是一种最常见的心律失常。室性期前收缩可以起源于一个异位起搏点（单源性），也可以起源于多个异位起搏点，则称多源性期前收缩；可以成对出现，可以频发（每分钟>6 次），也可以偶发；出现在 2 个正常窦性搏动之间的期前收缩，称为插入性或间位性期前收缩；每隔 1、2、3 个正常窦性搏动出现一次期前收缩者,分别称为二联律、三联律、四联律。

心电图特征如下:

（1）提前出现的 QRS 波群宽大畸形,时限>0.12 秒。

（2）QRS 波群前无相关的 P 波。

（3）T 波方向与 QRS 波群主波方向相反。

（4）多数为完全性代偿间歇（图 3-21-10）。

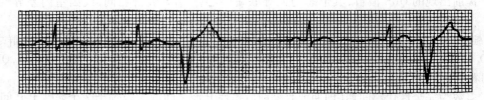

图 3-21-10　室性期前收缩

2. 室性心动过速（ventricular tachycardia,VT）　是指发生于希氏束分叉以下部位的心动过速,简称室速。

心电图特征如下:

（1）3 个或 3 个以上的室性期前收缩连续出现。

（2）QRS 波群宽大畸形,时限>0.12 秒。

（3）ST-T 波方向与 QRS 波群主波方向相反。

（4）心室率通常为 100~250 次/min,心律规则或略不规则。

（5）P 波与 QRS 波群无固定关系,形成房室分离;偶尔个别或所有心室激动逆传夺获心房,出现逆行 P 波（图 3-21-11）。

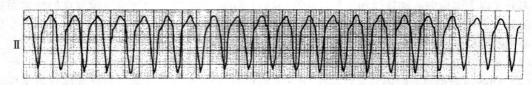

图 3-21-11　室性心动过速

（6）心室夺获与室性融合波。

3. 心室扑动（ventricular flutter,VF,简称室扑）和心室颤动（ventricular fibrillation,Vf,简称室颤）是最严重的致命性心律失常。前者为心室快而微弱的无效收缩;后者为各部位心室肌无效而不协调的乱颤。室扑多为室颤的前奏,而室颤则是导致心源性猝死的常见心律失常,也是心脏病或其他疾病临终前的表现,室扑、室颤对血流动力学的影响均等于心室停搏。

（1）心室扑动的心电图特征:P-QRS-T 波群消失,代之以 150~300 次/min、波幅大而较规则的正弦波（室扑波）图形（图 3-21-12）。

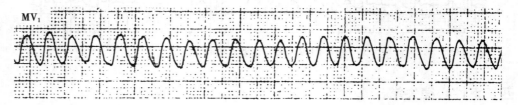

图 3-21-12　心室扑动

（2）心室颤动的心电图特征:P-QRS-T 波群消失,代之以形态、振幅与间隔绝对不规则的颤动波（室颤波）,频率为 150~500 次/min（图 3-21-13）。

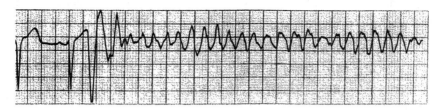

图 3-21-13　心室颤动

## 五、房室传导阻滞

房室传导阻滞(atrioventricular block,AVB)是指冲动从心房传导到心室的过程中,出现传导的延迟或中断。根据病因不同,其阻滞部位可发生在房室结、房室束以及束支系统内。

按阻滞程度可分为 3 类:①第一度房室传导阻滞,指传导时间延长(P-R 间期延长)。②第二度房室传导阻滞,指心房冲动部分不能传入心室(心搏脱漏)。③第三度房室传导阻滞或称完全性房室传导阻滞,指心房冲动全部不能传入心室。心室搏动停顿超过 15 秒可引起晕厥、抽搐,即阿-斯综合征,严重者可猝死。

1. 第一度房室传导阻滞心电图特征　①P-R 间期延长,成人>0.20 秒(老年人>0.21 秒)。②每个 P 波后均有 QRS 波群(图 3-21-14)。

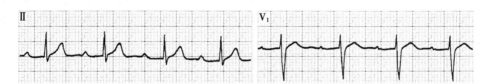

图 3-21-14　第一度房室传导阻滞

2. 第二度房室传导阻滞　心电图特征如下。

(1) 第二度 I 型(图 3-21-15):①P-R 间期在相继的心搏中逐渐延长,直至发生心室波脱漏,脱漏后的第一个 P-R 间期缩短,如此周而复始。②相邻的 R-R 间期进行性缩短,直至 P 波后 QRS 波群脱漏。③心室脱漏造成的长 R-R 间期小于两个 P-P 间期之和。

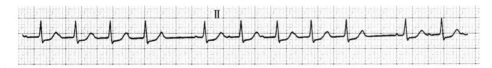

图 3-21-15　第二度 I 型房室传导阻滞

(2) 第二度 II 型(图 3-21-16):①P-R 间期固定不变(可正常或延长)。②数个 P 波之后有一个 QRS 波群脱漏,形成 2:1、3:1、3:2 等不同比例的房室传导阻滞。③QRS 波群形态一般正常,亦可有异常。

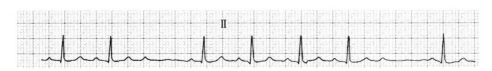

图 3-21-16　第二度 II 型房室传导阻滞

3. 第三度房室传导阻滞(图 3-21-17)心电图特征　①P 波与 QRS 波群各有自己的规律,互不相关,呈完全性房室分离。②心房率>心室率(P-P 间期<R-R 间期)。③QRS 波群形态和时限取决于阻

滞部位,如阻滞位于希氏束及其附近,心室率 40~60 次/min,QR 波群正常;如阻滞部位在希氏束分叉以下,心室率可在 40 次/min 以下,QRS 波群宽大畸形。

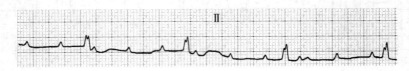

图 3-21-17　第三度房室传导阻滞

第二度 Ⅱ 型房室传导阻滞下传比例 ≥3:1 时及第三度房室传导阻滞,称为高度房室传导阻滞。

# 第三节　心律失常病人的护理

【护理评估】

（一）健康史

询问有无冠心病、原发性高血压、心肌病等病因,有无情绪激动或紧张、过度疲劳、吸烟、饮酒、饮浓茶或咖啡等诱因。发作频率与起止方式、主要表现、就医情况及用药的名称、疗效、不良反应等。

（二）身体状况

心律失常的表现取决于心律失常的类型、心率快慢、发作时间长短及基础疾病。常见表现为心悸、胸闷、乏力、呼吸困难、心跳停顿感甚至短暂晕厥。重者可诱发或加重心绞痛、心力衰竭,甚至出现阿-斯综合征或猝死。体格检查时可有脉搏、心率、心律和心音的变化。不同类型心律失常的主要临床特点如下:

1. 窦性心动过速　可有心悸感,听诊心率超过 100 次/min。

2. 窦性心动过缓　可有头晕、乏力、胸闷、胸痛等。听诊心率低于 60 次/min。

3. 窦性心动过缓伴窦性心律不齐　多无症状,听诊心率慢并稍不规则,吸气时快、呼气时慢。

4. 期前收缩　可有心悸或心跳暂停感,频发者因心排血量降低可引起乏力、头晕及胸闷,并可诱发心绞痛、心力衰竭加重,听诊心律不规则,提前出现的心搏其第一心音增强、第二心音减弱,后有一较长的代偿间歇,可有脉搏短绌。

5. 室上性阵发性心动过速　大多数突然发作、突然终止,持续数秒、数小时甚至数日,多见于无器质性心脏病的年轻人,也可见于器质性心脏病病人,表现为心悸、胸闷、乏力、黑蒙、晕厥、心绞痛,甚至心力衰竭与休克;听诊心律规则、心尖部第一心音强弱一致。

6. 室性心动过速　发作时间短于 30 秒时病人通常无症状或仅有心悸;持续性发作时多有晕厥、呼吸困难、低血压,甚至抽搐、心绞痛、休克或急性肺水肿等;听诊心律可略不规则、第一心音强弱不一致。

7. 心房颤动　心室率不快时可无症状,心室率快的心房颤动多有心悸、胸闷、乏力,重者发生心力衰竭、休克、晕厥及心绞痛,还可并发体循环栓塞,引起脑栓塞等;心脏听诊时心音强弱不等、心律绝对不规则、脉搏短绌。

8. 心室颤动　一旦发生,病人迅速出现意识丧失、抽搐、心音消失、大动脉搏动消失、血压测不到,继以呼吸停止、瞳孔散大、发绀。

9. 第一度房室传导阻滞　常无症状,听诊第一心音减弱;第二度房室传导阻滞病人有心脏停顿感或心悸、晕厥,第二度 Ⅰ 型病人听诊有第一心音逐渐减弱并有心搏脱漏,第二度 Ⅱ 型病人亦有间歇性心搏脱漏,但第一心音强度恒定;第三度房室传导阻滞可出现头晕、晕厥、心绞痛、心力衰竭等,如心率过慢导致脑缺血,病人可有暂时性意识丧失、抽搐,即阿-斯综合征,严重者可以猝死,听诊心率慢而规则、第一心音强弱不等、听到响亮而清晰的第一心音(大炮音)。

（三）心理-社会支持状况

因躯体不适,病人多有紧张、焦虑情绪,重者有恐惧感。

（四）辅助检查

确定心律失常的类型主要依靠心电图(见本章第二节"常见心律失常"),有时需做心电生理检查。

1. 常规心电图 是诊断心律失常最重要的无创性检查技术。记录多导联心电图,并记录能清楚显示 P 波导联的心电图长条以备分析,常选 Ⅱ 或 V$_1$ 导联。

2. 动态心电图 是诊断心律失常的重要手段。常用以检测常规心电图检查不易发现的心律失常。还可以结合生活日志,了解症状、活动、服药与心电图表现之间的关系。

3. 其他器械检查 运动负荷试验可协助诊断。食管导联心电图、心脏电生理检查和心律失常药物诊断试验等有助于鉴别复杂的心律失常。

4. 血液检查 了解有无高血钾、低血钾、高血钙等电解质紊乱。

（五）治疗原则与主要措施

1. 病因治疗 是治疗心律失常的根本措施,部分心律失常在去除诱因后即可纠正。

2. 药物治疗 目的是控制发作,恢复窦性心律,改善血流动力学。

（1）快速性心律失常:目前临床应用的抗心律失常药物的种类繁多,按药物对心肌细胞动作电位的作用分为 4 类:Ⅰ 类钠通道阻滞剂(依据其对动作电位时间的影响分为 Ⅰ A、Ⅰ B、Ⅰ C 三个亚类,Ⅰ A 类如奎尼丁、普鲁卡因胺;Ⅰ B 类如利多卡因、苯妥英钠、美西律;Ⅰ C 类如普罗帕酮等);Ⅱ 类 β 受体阻滞剂(如普萘洛尔、美托洛尔等);Ⅲ 类延长动作电位时程药(如胺碘酮、索他洛尔等);Ⅳ 类钙通道阻滞剂(如维拉帕米、地尔硫草等)。

（2）缓慢性心律失常:一般选用增强心肌自律性或加速传导的药物,如拟交感神经药(异丙肾上腺素)、迷走神经抑制药(阿托品)或碱化剂(乳酸钠或碳酸氢钠)。

3. 电学与介入性治疗 包括心脏电复律、食管心房调搏术、人工心脏起搏、导管射频消融术等,疗效显著。心律失常的介入性治疗正迅猛发展。

4. 常见心律失常的治疗 对血流动力学影响小的心律失常无须治疗;症状明显,有严重的血流动力学障碍的心律失常应采取有效的治疗措施。

（1）窦性心律失常:①窦性心动过速者主要治疗病因、诱因,必要时用 β 受体阻滞剂如美托洛尔、非二氢吡啶类钙通道阻滞剂如地尔硫草等,可减慢心率。②窦性心动过缓无症状者通常无须治疗,心率过慢出现心排血量不足症状时,可用阿托品、麻黄碱或异丙肾上腺素。窦性心动过缓病情严重者、病态窦房结综合征可用心脏起搏治疗。

（2）房性心律失常:①房性期前收缩通常无须治疗,吸烟、饮酒与咖啡可诱发,应戒除或减量;症状明显时,给予 β 受体阻滞剂、普罗帕酮。②房性心动过速、非洋地黄中毒所致者可用洋地黄、β 受体阻滞剂、非二氢吡啶类钙通道阻滞剂或胺碘酮。③心房扑动最有效的治疗是同步直流电复律,也可用钙通道阻滞剂、β 受体阻滞剂、洋地黄减慢心室率,射频消融术可根治房扑。④心房颤动除积极治疗基础心脏病外,可用 β 受体阻滞剂、钙通道阻滞剂、洋地黄控制心室率,使安静时心率 60～80 次/min,轻微活动时不超过 100 次/min;转复窦律,可用药物如胺碘酮、普罗帕酮等,房颤发作 48 小时以上伴血流动力学障碍者首选电复律,尽快启动抗凝治疗。对房颤合并瓣膜病者需要应用华法林抗凝,发作 48 小时以内者在应用普通肝素、低分子肝素或新型口报抗凝血药治疗下可直接进行心脏复律。转律后,具有卒中危险因素者应继续长期抗凝治疗。

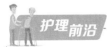
护理前沿

**新型抗凝血药（NOACS）**

目前有两类口服抗凝血药:维生素 K 拮抗药(华法林)和非维生素 K 拮抗药(新型抗凝血药 NOACS)。新型抗凝血药包括 Xa 抑制药(利伐沙班、阿哌沙班、依度沙班)和直接凝血酶抑制药(达加群)。新型抗凝血药半衰期较短,服用简单,不需常规监测凝血,安全性较好,耐受性良好,几乎无不良反应,主要不良反应是出血,因可快速在体内消除,所以出血往往自止。

（3）室性心律失常:①无器质性心脏病的室性期前收缩病人,不须常规用抗心律失常药物治疗,对于症状明显者,向病人说明良性预后,使之减轻焦虑,避免诱因如咖啡、浓茶、应激状态,药物宜用 β 受体阻滞剂、美西律、普罗帕酮等,不应使用胺碘酮,部分频发室性期前收缩的病人可用射频消融治

图片:心脏电复律

图片:单腔心脏起搏

视频:心导管射频消融

图片：胸外心脏按压

图片：口对口人工呼吸

疗。急性心肌梗死并发室性期前收缩时,目前不主张预防性应用利多卡因,可早期应用 β 受体阻滞剂减少室颤危险;心肌梗死后或心肌病病人常伴室性期前收缩,应避免用 Ⅰ 类抗心律失常药,因为其本身有致心律失常的作用,可用 β 受体阻滞剂以降低猝死发生率、再梗死率和总死亡率。②无器质性心脏病者发生非持续性室性心动过速,处理同室性期前收缩。持续性室速或有器质性心脏病的非持续性室速均应积极治疗,可用胺碘酮、利多卡因、普鲁卡因胺静脉推注同时静脉滴注维持;滴注普罗帕酮也十分有效,但不宜用于心肌梗死或心力衰竭病人;若药物无效时或病人已发生低血压、休克、心绞痛、脑部血流灌注症状时,迅速施行同步直流电复律,也可经静脉插入右心导管至右室行超速起搏终止心动过速,还可将抗心律失常药物与埋藏式心室起搏器合用治疗复发性室速。无器质性心脏病的特发性室速可用导管射频消融根除。对于心室扑动与心室颤动病人,立即按心脏骤停与心脏性猝死处理,进行胸外心脏按压、人工呼吸、电击除颤等救治。

（4）第一度或第二度 Ⅰ 型房室传导阻滞:心室率不太慢者无须特殊治疗;第二度 Ⅱ 型或第三度房室传导阻滞心室率慢伴明显症状者或血流动力学障碍,甚至阿-斯综合征发作者,给予心脏起搏治疗,应急情况无心脏起搏条件时可用阿托品、异丙肾上腺素治疗。

【常见护理诊断/问题】

1. 活动无耐力 与心律失常导致心排血量减少有关。

2. 焦虑 与心悸感及疗效不佳有关。

3. 有受伤的危险 与心律失常引起的头晕、晕厥有关。

4. 潜在并发症:猝死、药物中毒、心力衰竭。

【护理目标】

1. 活动耐力有所恢复。

2. 情绪稳定。

3. 未发生受伤。

4. 未发生猝死、药物中毒、心力衰竭,或能够被及时发现和处理。

【护理措施】

1. 一般护理

（1）体位与休息:①良性心律失常病人可正常工作和生活,注意劳逸结合。②对症状明显如胸闷、心悸、头晕的病人,尤其出现频发性期前收缩、阵发性室性心动过速、二度 Ⅱ 型及三度房室传导阻滞发作时,应绝对卧床,以减轻心肌耗氧量和对交感神经的刺激,可取高枕卧位、半卧位或其他舒适体位,尽量避免左侧卧位(因该体位较易感觉心悸)。有头晕、黑蒙应立即平卧,以免摔伤。

（2）建立良好的生活方式:应选择低脂、易消化、清淡、富含维生素 C、少量多餐饮食;戒烟酒、咖啡或浓茶,保持大便通畅。心动过缓者应避免屏气用力,如用力排便等,以免因兴奋迷走神经而加重心动过缓。

（3）给氧:对于伴呼吸困难、发绀的缺氧病人,给予氧气 2~4L/min 吸入。

2. 病情监护

（1）观察病情:注意有无心悸、乏力、胸闷、头晕等心律失常的症状,评估其程度、持续时间及给日常生活带来的影响。定时测量脉搏、心率、心律,判断有无心律失常;对于房颤病人应同时测量心率和脉率 1 分钟,观察脉搏短绌的变化。有晕厥时,注意询问其诱因、发作时间及过程。

（2）心电监护:对严重心律失常病人,严密观察心率、心律变化并做好记录。发现有猝死危险的心律失常,如频发、多源性、呈联律出现的室性期前收缩或 R on T 现象(室性期前收缩落在前一个心搏的 T 波上)、阵发性室性心动过速、二度 Ⅱ 型或三度房室传导阻滞、心室颤动时,应立即告知医师,并配合紧急处理。

3. 用药护理 严格遵医嘱应用抗心律失常药物。静脉注射抗心律失常药物时,速度应缓慢(腺苷除外),一般应 5~15 分钟内注完,静滴时尽量用输液泵调节滴速。严密监测脉率、心率、心律及心电图的变化,观察疗效和药物不良反应。

（1）奎尼丁:心脏毒性反应较重,可致窦性停搏、房室传导阻滞、Q-T 间期延长、尖端扭转性室速、晕厥、低血压,故给药前要测量血压、心率、心律,如有血压低于 90/60mmHg,心率低于 60 次/min,或心律不齐时需告知医师。一般白天给药,避免夜间给药。其他不良反应有恶心、呕吐、腹痛、腹泻、视觉障碍、意识模糊、皮疹、发热、血小板减少、贫血。

(2) 普鲁卡因胺:抑制心肌收缩力,但常见低血压、传导阻滞、QT 间期延长与多形性室速不良反应,胃肠道反应较少见,中枢神经反应较利多卡因多见,此外还可导致发热、粒细胞减少症、药物性狼疮等。

(3) 利多卡因:有中枢抑制作用和心血管系统不良反应,剂量过大可引起眩晕、感觉异常、震颤、抽搐、意识障碍、昏迷,甚至呼吸抑制和心脏骤停等,应注意给药的剂量和速度。一般首剂静脉推注 $50\sim100\text{mg}$,有效后再以 $2\sim4\text{mg/min}$ 静滴。

(4) 普罗帕酮:可引起恶心、呕吐、口内金属味、胃肠道不适、眩晕、视物模糊、窦房结抑制、房室传导阻滞、心力衰竭加重、支气管痉挛等,餐时或餐后服用可减少胃肠道刺激。

(5) β 受体阻滞剂:可引起低血压、心动过缓、心力衰竭等,并可加重哮喘与慢性阻塞性肺部疾病。在给药前应测量病人的心率,当心率低于 50 次/min 时应及时停药。

(6) 胺碘酮:可致胃肠道反应、肝功能损害(转氨酶升高)、心动过缓、房室传导阻滞,久服可引起甲状腺功能亢进或减退、光过敏、角膜色素(碘)沉着,最严重的不良反应为肺纤维化。胺碘酮静脉用药易引起静脉炎,应选择大血管,配制药物浓度不要过高,严密观察穿刺部位,防止药物外渗。

(7) 维拉帕米:易引起低血压、心动过缓、房室传导阻滞、心脏骤停。

(8) 腺苷:可有面部潮红、胸闷、呼吸困难,通常持续短于 1 分钟。可引起短暂窦性停搏、室性期前收缩或室速。

4. 特殊护理　如心脏电复律、人工心脏起搏、导管射频消融术、外科手术等,应做好相应的护理。

5. 危重病人的护理

(1) 卧床休息,保持情绪稳定,以减少心肌耗氧量和对交感神经的刺激。

(2) 给予鼻导管吸氧,改善因心律失常造成血流动力学改变而引起的机体缺氧。

(3) 立即建立静脉通道,为用药、抢救做好准备。

(4) 准备好纠正心律失常的药物、其他抢救药品及除颤器、临时起搏器等。

6. 心理护理　加强巡视,环境安静舒适。解释精神紧张或情绪激动可导致自主神经功能紊乱,诱发或加重心律失常。指导病人采用放松技术,如全身肌肉放松、缓慢深呼吸、读书、看报、听音乐等分散注意力。必要时按医嘱给予镇静、抗焦虑药。

7. 健康指导

(1) 了解心律失常的常见病因、诱因及防治知识。

(2) 劳逸结合,剧烈运动有诱发心律失常的危险,宜做轻微运动。心动过缓者应避免屏气用力的动作,以免兴奋迷走神经而加重心动过缓。

(3) 戒烟酒,避免喝咖啡、浓茶等,低脂、易消化饮食、少食多餐、避免饱餐。保持大便通畅。避免精神紧张、情绪激动,保持乐观情绪,工作压力较大者更换较轻松的工作。

(4) 避免从事驾驶、高空作业等工作,有头晕、黑蒙时立即平卧,以免摔伤。

(5) 测脉搏每天至少 1 次,每次 1 分钟以上并做好记录。教会室上性阵发性心动过速病人发作时刺激咽后壁诱发恶心或深吸气后屏气再用力呼气,可终止发作。教会家属心肺复苏方法。

(6) 强调按医嘱服用抗心律失常药物的重要性,不可自行减量或撤药。教会病人观察药物疗效和不良反应,嘱有异常时及时就医。

(7) 定期随访,复查心电图。有下列情况时应及时就诊:①脉搏少于 60 次/min,伴有头晕、目眩或黑蒙。②脉搏超过 100 次/min,休息后仍不减慢。③脉搏节律不齐,出现漏搏或期前收缩超过 5 次/min。④脉搏忽强忽弱、忽快忽慢。⑤用药后出现不良反应。

【护理评价】

经过治疗和护理,评价病人是否达到:①活动耐力有所恢复。②情绪稳定。③未发生受伤。④未发生猝死、药物中毒、心力衰竭,或能够被及时发现和处理。

(蔡小红)

### 思考题

赵先生,72岁。因冠心病急性心肌梗死入院2小时。体格检查:P 120次/min,心律不齐。

请思考:

（1）要确诊病人有无心律失常,首选什么检查?

（2）此时护士应特别准备好的抢救用药是什么?

（3）住院3天后,赵某又突诉心悸、头昏、眼前阵阵发黑,护士听诊时发现其心率慢而规则、第一心音强弱不等、听到响亮而清晰的第一心音（大炮音）。观察床边心电监护仪,显示三度房室传导阻滞。此时护士除立即报告医师外,还应如何做好护理?

思路解析

扫一扫、测一测

# 第二十二章　原发性高血压病人的护理

22章 PPT

## 学习目标

1. 掌握高血压的概念、诊断标准、并发症、高血压急症和亚急症的表现及护理要点。
2. 熟悉原发性高血压的治疗原则、降压药物的种类及主要不良反应。
3. 了解原发性高血压的病因和发病机制。
4. 学会为高血压病人进行护理评估,制订护理计划,进行健康指导。
5. 具有良好的人文关怀精神和协作精神,体现慎独和精益求精的品德。

## 情景导入

　　王先生,61 岁,退休教师,退休后炒股。今天上午在证券交易所与人发生争执后感到剧烈头痛、头晕、恶心、呕吐,2 小时前入院。有高血压病史 5 年,不规则服药。入院后护士测王先生血压为 180/120mmHg。
　　请问:
　　1. 王先生目前的主要护理问题是什么?
　　2. 降压作用最迅速的药物是什么?用药时应注意观察哪些不良反应?

　　在非药物状态下成人收缩压≥140mmHg 和(或)舒张压≥90mmHg 为高血压。高血压可分为原发性和继发性两大类。原发性高血压(primary hypertension)是指病因未明、以体循环动脉压升高为主要表现的心血管综合征,常简称为高血压,占所有高血压的 95% 以上,是重要的心脑血管疾病危险因素,常与其他的心血管危险因素共存,可损伤重要脏器如心、脑、肾的结构和功能,最终导致这些器官的功能衰竭。继发性高血压(secondary hypertension)即症状性高血压,是指由某些确定的疾病或病因引起的血压升高,约占所有高血压的 5%。

　　高血压为常见病,其患病率和发病率在不同国家、地区或种族之间有差别,工业化国家较发展中国家高,欧美国家等较亚非国家高。高血压患病率、发病率及血压水平随年龄增长而升高,高血压在老年人常见,尤其是收缩期高血压。根据最新发布的《中国居民营养与慢性病状况报告(2015)》,2012年我国 18 岁及以上居民高血压患病率为 25.2%,患病率呈明显上升趋势。然而,高血压知晓率、治疗率和控制率分别低于 40%、30% 和 10%。我国高血压患病率存在地区、城乡和民族差别。青年期男性略高于女性,中年后女性稍高于男性。城市高于农村;北方高于南方,华北和东北属于高发区;沿海高于内地;高原少数民族地区患病率较高。

　　目前,我国采用正常血压、正常高值和高血压进行血压水平分类,根据血压水平,又将高血压分为1、2、3 级(表 3-22-1)。

笔记

表 3-22-1　血压水平的定义和分类

| | 收缩压/mmHg | | 舒张压/mmHg |
|---|---|---|---|
| 正常血压 | <120 | 和 | <80 |
| 正常高值 | 120~139 | 和/或 | 80~89 |
| 高血压 | ≥140 | 和/或 | ≥90 |
| 1 级高血压（轻度） | 140~159 | 和/或 | 90~99 |
| 2 级高血压（中度） | 160~179 | 和/或 | 100~109 |
| 3 级高血压（重度） | ≥180 | 和/或 | ≥110 |
| 单纯收缩期高血压 | ≥140 | 和 | <90 |

注:当收缩压和舒张压分属于不同级别时,以较高的分级为准。以上标准适用于任何年龄的成年男女

【病因与发病机制】

1. 病因

（1）遗传因素:高血压具有明显的家族聚集性,父母均有高血压,子女发病率高达 46%。约 60% 高血压病人有家族史。在遗传表型上,不仅血压升高发生率体现遗传性,而且在血压高度、并发症发生以及其他有关因素方面如肥胖也有遗传性。

（2）环境因素:①饮食,食物中不仅有升压的因素,也有对抗升压的因素。摄盐与高血压患病率呈线性相关,摄盐过多,对于体内有遗传性钠运转缺陷的盐敏感人群有致高血压的作用;高蛋白质属于升压因素,动物和植物蛋白质均能升压;饱和脂肪酸/不饱和脂肪酸比值升高也属于升压因素;饮酒量与血压水平线性相关,尤其是收缩压;摄钾量与血压呈负相关;另有研究表明饮食中充足的钙、优质蛋白可对抗血压升高。②精神应激,如脑力劳动者、从事高度精神紧张的职业者、长期生活在噪声环境中听力敏感性减退者易患高血压,此外,与个体性格特征也有关系,容易焦虑、恐惧、抑郁、愤怒者易患高血压。③吸烟,可使交感神经释放去甲肾上腺素增加而使血压增高,并可通过氧化应激损害一氧化氮（NO）介导的血管舒张引起血压增高。

（3）其他因素:①体重,肥胖是血压升高的重要危险因素,而体重指数（BMI）是衡量肥胖程度的指标,血压与 BMI 呈显著正相关;不仅如此,脂肪的分布与血压也有关,向心性肥胖者高血压患病率较高。②药物,口服避孕药者高血压的发生率与程度与服药时间长短有关,通常为轻度高血压,在终止服药后 3~6 个月血压常恢复正常;麻黄碱、糖皮质激素、非甾体类抗炎药等也可使血压增高。③睡眠呼吸暂停低通气综合征（OSAHS,指睡眠期反复发作性呼吸暂停）者 50% 有高血压,血压升高程度与 OSAHS 病程有关。

2. 发病机制　原发性高血压的发病机制尚未完全明了,目前认为是在遗传和环境等因素作用下使正常的血压调节机制失代偿所致。

（1）神经机制:各种病因使大脑皮质下神经中枢功能紊乱,各种神经递质浓度与活性异常,导致交感神经系统活性亢进,血浆儿茶酚胺浓度升高,引起全身小动脉收缩及血管平滑肌增生肥大,最终导致血压升高。

（2）肾脏机制:各种原因如交感神经活性亢进、肾小球微小结构病变、肾排钠激素分泌减少、肾外排钠激素分泌异常、潴钠激素释放增多等,导致肾性水、钠潴留,增加心排血量,通过全身血流自身调节使外周血管阻力和血压升高,启动压力-利尿钠机制再将潴留的水、钠排泄出去。血压升高作为维持体内水、钠平衡的一种代偿方式。

（3）肾素-血管紧张素-醛固酮系统（RAAS）激活:RAAS 在高血压的发生和发展中占有重要的地位。肾素由肾小球旁细胞分泌,可作用于肝合成的血管紧张素原（AGT）而生成血管紧张素Ⅰ（ATⅠ）,然后在肺循环中经血管紧张素转换酶（ACE）作用转变为血管紧张素Ⅱ（ATⅡ）。ATⅡ是 RAAS 的主要效应物质,作用于血管紧张素Ⅱ受体,使小动脉平滑肌收缩,外周血管阻力增加;同时刺激肾上腺皮质球状带分泌醛固酮,使水钠潴留,血容量增加。以上机制均可使血压升高。近年来发现,其他组织如血管壁、心脏、中枢神经、肾上腺中也存在 RAAS 的各种组成成分。

2201

图片:RAAS 及其生理作用示意图

笔记

（4）血管机制：血管内皮细胞能生成、激活和释放各种血管活性物质。如血管舒张物质前列环素（$PGI_2$）、内皮源性舒张因子一氧化氮（nitric oxide，NO）；血管收缩物质内皮素（ET-1）、血管收缩因子（EDCF）、血管紧张素Ⅱ等。高血压病人体内 NO 生成减少，而 ET-1 生成增加，且血管平滑肌细胞对舒张因子的反应减弱而对收缩因子反应增强。

（5）胰岛素抵抗（insulin resistance，IR）：指机体组织中胰岛素处理葡萄糖的能力减退，一定量的胰岛素未达预期生理效应，必须以高于正常的血胰岛素释放水平来维持正常的糖耐量。IR 导致继发的高胰岛素血症，后者又促使肾小管重吸收水钠增加、交感神经活性亢进、动脉弹性减退，使血压升高。

【护理评估】

（一）健康史

评估相关的危险因素和罹患高血压的过程及其治疗情况。了解有无高血压家族史及 OSAHS、脑卒中、冠心病、糖尿病、高脂血症或肾脏病病史；饮食摄盐量，有无烟酒嗜好；是否从事高度紧张的职业，环境有无噪声；体重变化情况；何时确诊高血压、血压水平、持续时间、是否用药及疗效。

（二）身体状况

评估有无高血压、靶器官损害及是否合并相关的疾病。

1. 一般表现

（1）症状：大多数起病缓慢，早期可无症状或有头晕、头痛、耳鸣、颈项板紧、失眠、疲劳、心悸等。也可有视物模糊、鼻出血、枕骨下波动性头痛等较重症状。症状与血压增高程度不一致。初期血压仅暂时性升高，多在精神紧张或过劳时发生，休息后可降至正常。

（2）体征：血压升高为主要体征，但血压水平随季节、昼夜、情绪等因素有较大波动，通常冬季血压较高，夏季较低，夜间血压较低，清晨起床活动后血压迅速升高，形成清晨血压高峰；颈部、背部两侧肋脊角、上腹部脐两侧等部位闻及血管杂音，主动脉瓣区闻及第二心音亢进及收缩期杂音。注意心界大小、腹主动脉搏动、肾脏大小。

2. 并发症

（1）脑血管病：最常见，包括脑卒中（如脑出血、脑血栓形成、腔隙性脑梗死、短暂性脑缺血发作）及高血压脑病等。脑血管病是高血压死亡的主要原因。

（2）心脏并发症：①血压长期升高使心脏负荷加重，引起左心室代偿性肥厚或扩大，称高血压性心脏病，后期可发生左心衰竭，甚至全心衰竭。②冠心病。心力衰竭是高血压病人的重要死因。

（3）肾脏并发症：高血压肾病及慢性肾衰竭。早期表现为夜尿、多尿、蛋白尿、镜下血尿或管型尿等，重者可出现肾功能减退及肾衰竭，是高血压病人的重要死因。

（4）主动脉夹层：血液渗入主动脉壁中层形成夹层血肿，沿着主动脉壁延伸剥离，引起突发剧烈的胸痛，可致猝死。

（5）其他：包括眼底改变与视力或视野异常；鼻出血。

图片：高血压视网膜病变

3. 高血压急症和亚急症

（1）高血压急症：指原发性或继发性高血压病人在某些诱因作用下血压突然和显著升高（一般超过180/120mmHg），同时伴进行性心、脑、肾等重要靶器官功能不全的表现。包括高血压脑病（重症高血压病人由于过高的血压突破了脑血流自动调节范围，脑组织血流灌注过多引起脑水肿，表现为弥漫性严重头痛、呕吐、意识模糊，甚至昏迷、抽搐）、颅内出血（脑出血和蛛网膜下腔出血）、脑梗死、急性左心衰竭、急性冠脉综合征、主动脉夹层、子痫等。少数中青年病人病情急骤发展，舒张压持续 ≥130mmHg，并有头痛，视物模糊，眼底出血、渗出、视盘水肿，肾损害突出，表现为持续蛋白尿、血尿与管型尿，可伴有肾功能不全，称为恶性高血压，如不及时治疗，预后不佳，可死于肾衰竭、脑卒中或心力衰竭。

（2）高血压亚急症：指血压显著升高但不伴严重临床症状及进行性靶器官损害。病人可以有血压明显升高引起的症状如头痛、胸闷、鼻出血和烦躁不安等。区别高血压亚急症与急症的唯一标准是有无新近发生的急性进行性靶器官损害。

4. 老年人高血压 年龄大于60岁的高血压病人。特点：单纯性收缩期高血压多见，心脑肾靶器官并发症常见,血压波动较大,易发生直立性低血压。

**（三）心理-社会支持状况**

高血压是一种慢性病,病人常有焦虑、恐惧、抑郁等情绪。了解病人的职业环境、生活方式、自我保健知识,家属对疾病的认识及对病人的理解和支持程度。

**（四）辅助检查**

1. 血压测量　高血压诊断主要根据诊室测量的血压值,由医护人员采用经核准的水银柱或电子血压计,测量病人安静休息 5 分钟后坐位时上臂肱动脉部位的血压。一般以未服用降压药物情况下非同日测量 3 次血压值收缩压均≥140mmHg 和（或）舒张压≥90mmHg 可诊断高血压。两次测压至少相隔 2 分钟。病人在家中自行测量的血压常稍低于诊所所测血压,收缩压≥135mmHg 和（或）舒张压≥85mmHg 可诊断高血压。一般右上臂血压高于左侧,两侧相差<10～20mmHg。

2. 动态血压监测　用小型便携式血压记录仪每隔 15～30 分钟自动测压,连续 24 小时或更长时间,有助于诊断"白大衣高血压",判断高血压严重程度及指导治疗。24 小时动态血压收缩压平均值≥130mmHg 和（或）舒张压≥80mmHg 可诊断高血压。

3. 其他检查　包括血液检查、尿液检查、超声心动图、眼底检查、X 线胸片等,有助于了解有无其他危险因素及高血压的并发症。

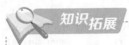

**知识拓展**

眼 底 检 查

眼底检查有助于对高血压程度的了解,目前采用 Keith-Wagener 分级法。分级标准如下:

Ⅰ级:视网膜变细,反光增强。

Ⅱ级:视网膜动脉狭窄,动静脉交叉压迫。

Ⅲ级:视网膜出血或棉絮状渗出。

Ⅳ级:视盘水肿。

**（五）心血管风险分层**

高血压及血压水平是影响心血管事件发生和预后的独立危险因素,但并非唯一决定因素。对高血压病人根据血压水平、心血管危险因素、靶器官损害、临床并发症和糖尿病进行心血管危险分层,分为低危、中危、高危和很高危四个层次（表 3-22-2）。

表 3-22-2　高血压病人心血管危险分层标准

| 其他危险因素和病史 | 高血压 | | |
|---|---|---|---|
| | 1 级 | 2 级 | 3 级 |
| 无 | 低危 | 中危 | 高危 |
| 1～2 个危险因素 | 中危 | 中危 | 很高危 |
| ≥3 个危险因素或靶器官损害 | 高危 | 高危 | 很高危 |
| 临床并发症或合并糖尿病 | 很高危 | 很高危 | 很高危 |

1. 危险因素　①高血压（1～3 级）。②年龄>55 岁（男性）、>65 岁（女性）。③吸烟。④糖耐量受损（餐后 2 小时血糖 7.8～11.0mmol/L）和（或）空腹血糖异常（6.1～6.9mmol/L）。⑤血脂异常:血胆固醇（TC）≥5.7mmol/L（220mg/dl）或低密度脂蛋白胆固醇（LDL-C）>3.3mmol/L（130mg/dl）或高密度脂蛋白胆固醇（HDL-C）<1.0mmol/L（40mg/dl）。⑥早发心血管疾病家族史（一级亲属发病年龄男性<55 岁,女性<65 岁）。⑦腹型肥胖（腹围男性≥90cm,女性≥85cm）,或肥胖（BMI≥28kg/m²）。⑧血同型半胱氨酸升高（≥10μmol/L）。

2. 靶器官损害　左心室肥厚,颈动脉内膜中层厚度≥0.9mm 或存在动脉粥样硬化斑块,颈-股动脉脉搏速度≥12m/s,踝/臂血压指数<0.9,肾小球滤过率降低或血清肌酐轻度升高,尿微量蛋白 30～300mg/24h 或清蛋白/肌酐≥30mg/g。

3. 临床并发症　脑血管疾病(脑出血、缺血性脑卒中、短暂性脑缺血发作);心脏疾病(心肌梗死、心绞痛、冠状动脉血供重建、慢性心力衰竭);肾脏疾病(糖尿病肾病、肾功能受损、蛋白尿、血肌酐升高);外周血管疾病;视网膜病变(出血、渗出、视盘水肿);糖尿病(空腹血糖≥7.0mmol/L,餐后血糖≥11.1mmol/L,糖化血红蛋白(HbA1c)≥6.5%)。

（六）治疗原则与主要措施

原发性高血压的治疗原则是通过改善病人生活行为习惯,结合药物治疗使血压降至正常范围;防止和减少心脑肾并发症,降低病死率和病残率。

1. 治疗性生活方式干预　适用于所有高血压病人。①减轻体重,保持 BMI<24kg/m²。②控制钠盐摄入。③补充钾盐、钙剂。④减少脂肪摄入。⑤戒烟限酒。⑥减轻精神压力。⑦增加运动。

2. 降压药物治疗

（1）治疗对象:①高血压 2 级或以上的病人。②高血压合并糖尿病,或已有心、脑、肾靶器官损害或并发症病人。③凡血压持续升高,生活方式干预数周后血压仍未有效控制者。从心血管危险分层的角度,高危和很高危病人必须使用降压药物强化治疗。

（2）血压控制目标值:一般将血压降至<140/90mmHg;对于中青年病人合并糖尿病、慢性肾脏病,血压应降至<130/80mmHg。老年收缩期高血压病人,收缩压控制在<150mmHg,如能耐受应进一步降低至 140mmHg 以下。80 岁以上高龄老年人血压降至<150/90mmHg。大多数高血压病人应在数周至数月内将血压逐渐降至目标水平,年轻、病程短者可较快达标,老年、病程长、有靶器官损害或并发症者降压速度适当缓慢。

（3）基本原则:①小剂量。用较小有效治疗剂量,逐步增加剂量,长期或终身应用。②优先选择长效制剂。尽可能使用每天给药 1 次而有持续 24 小时降压作用的长效药物,从而有效控制夜间血压与晨峰血压,预防心脑血管并发症。③联合用药。④个体化用药。常用降压药物见表 3-22-3。

表 3-22-3　常用降压药物

| 类别 | 作用机制 | 举例 |
|---|---|---|
| 利尿剂 | 抑制肾小管对水钠的重吸收,减少血容量,降低心排血量 | 噻嗪类、祥利尿剂和保钾利尿剂 |
| β 受体拮抗剂 | 抑制中枢和周围的 RAAS 以及血流动力学自动调节机制 | 比索洛尔、美托洛尔、拉贝洛尔 |
| 钙通道阻滞剂 | 阻滞钙离子内流和细胞内钙离子移动,抑制心肌收缩和血管平滑肌收缩 | 硝苯地平、氨氯地平、维拉帕米 |
| 血管紧张素转换酶抑制剂 | 抑制血管紧张素转换酶而使血管紧张素 Ⅱ 生成减少 | 卡托普利、依那普利、贝那普利 |
| 血管紧张素 Ⅱ 受体拮抗剂 | 阻滞组织的血管紧张素 Ⅱ 受体亚型 AT1 | 氯沙坦、缬沙坦、厄贝沙坦 |

3. 高血压急症与亚急症的治疗　应尽快控制血压,防治靶器官损害和功能障碍。初始的数分钟至 1 小时内血压控制的目标为平均动脉压的降低幅度不超过治疗前水平的 25%;其后 2~6 小时将血压降至安全水平,一般为 160/100mmHg,在病情稳定后的 24~48 小时逐步降低至正常水平,同时防治靶器官的损害。常首选硝普钠,直接扩张动静脉;也可用硝酸甘油、尼卡地平、拉贝洛尔等。同时可给予镇静剂、利尿剂、脱水剂等。对于高血压亚急症病人,可在 24~48 小时内将血压缓慢降至 160/100mmHg,多可通过口服降压药控制,如 CCB、ACEI、ARB、β 受体拮抗剂,也可用祥利尿剂,应避免对高血压亚急症病人过度治疗。

图片:高血压诊治流程图

【常见护理诊断/问题】

1. 疼痛:头痛　与血压升高有关。

2. 有受伤的危险　与血压过高或降压过度有关。

3. 知识缺乏:缺乏高血压饮食、药物治疗有关知识,不了解高血压的危害。

4. 潜在并发症:脑血管病、高血压心脏病、高血压肾病、高血压急症。

【护理目标】

1. 血压降至理想水平,头痛缓解。

2. 未发生跌倒、坠床。

3. 了解高血压的有关知识,遵医嘱用药。

4. 未发生相关并发症,或发生时及时被发现并得到合理救治。

【护理措施】

1. 一般护理

(1) 饮食护理:钠盐摄入每天不超过 6g,减少钠盐调味品用量,少食咸菜、火腿等;增加钾盐含量,每天食用新鲜蔬菜 400~500g 和水果;喝牛奶 500ml;控制能量摄入,限制动物脂肪、内脏、鱼子、软体动物、甲壳类食物;补充适量蛋白质;细嚼慢咽,避免过饱,戒烟酒。

(2) 合理运动和休息:运动有利于降血压、减体重、增强体力、改善胰岛素抵抗,有利于大脑皮质功能恢复,增加病人信心。但剧烈运动可使心率增快,血压增高。因此,应根据年龄和血压水平选择适宜的运动方式,合理安排运动量。运动强度指标为运动时心率达到 170-年龄。提倡有氧运动,如步行、慢跑、游泳、打太极拳、跳健身舞等,运动一般每周 3~5 次,每次 20~60 分钟。避免竞技、力量型运动。活动前先做 5~10 分钟热身活动;继而 20~30 分钟的有氧运动;放松阶段约 5 分钟。运动中出现头晕、心慌、气急等症状时应就地休息。血压过高时宜卧床休息,减少活动。

2. 心理护理　减少引起不适的因素,动员家属安慰病人,给病人心理支持。指导应对焦虑的方法,训练自控能力,避免激动,保持乐观情绪;合理安排休息与工作。

3. 头痛护理　病室安静、舒适,减少探视,保证充足的睡眠。护理操作相对集中,少干扰病人。头痛时卧床休息,抬高床头,改变体位动作宜慢。避免劳累、情绪激动、精神紧张、环境嘈杂等因素。应用放松技术如心理训练、听轻音乐、做缓慢呼吸等。解释头痛在血压控制至正常后可减轻或消失,按医嘱用药控制血压是减轻头痛的重要措施。

4. 用药护理　遵医嘱准确给药,定时测血压并记录,密切观察药物不良反应。利尿剂、β 受体拮抗剂、ACEI、ARB 的不良反应及护理见本篇第二十章"心力衰竭病人的护理"。硝苯地平可有反射性心率加快、面部潮红、头痛、眩晕、恶心、水肿、便秘、牙龈增生等,地尔硫草可致负性肌力作用和心动过缓,应注意观察有无低血压、心动过缓和房室传导阻滞以及心功能抑制等。哌唑嗪主要不良反应是首剂现象(直立性低血压),宜从小剂量开始渐增。

降压药物共性的不良反应是急性低血压反应,引起脑供血不足而发生跌倒、受伤。急性低血压反应的预防及处理:①指导病人避免长久站立、尤其服药后最初几小时,因站立时血液淤积在下肢使脑部供血减少;从卧位坐起或站立等改变体位、姿势时动作要缓慢;服药时间可选在休息时或睡前服药,服药后继续休息一段时间再下床;避免洗澡水过热或蒸汽浴;初服降压药病人上厕所或外出时要有人陪伴;不宜大量饮酒。②在联合用药、首次服降压药或加量时应特别注意。③有头晕、眼花、耳鸣、视物模糊等症状时应立即平卧,取头低足高位,促进下肢血液回流,增加脑部供血;头晕严重者应在床上大小便,避免迅速改变体位、活动场所光线昏暗、病室内有障碍物,地面、厕所无扶手等危险因素,必要时加床栏。

5. 高血压急症的预防及护理

(1) 避免诱因:不良情绪可诱发高血压急症,应避免情绪激动。按医嘱服用降压药物,不可突然停服,以免血压骤升。避免过度劳累和寒冷刺激。

(2) 监测病情变化:定期监测血压,注意有无高血压急症和靶器官损害的征象,发现血压急剧升高、剧烈头痛、呕吐、大汗、视物模糊、面色及神志改变、肢体瘫痪等表现时立即通知医生并配合处理。

(3) 高血压急症病人护理

1) 绝对卧床休息,抬高床头 15°~30°,避免搬动病人,加床栏,防止坠床。对躁动病人进行保护性约束,避免不良刺激和不必要活动,协助生活护理。稳定情绪,必要时遵医嘱用镇静剂。

2) 心电监护,监测心电、血压、呼吸、神志、瞳孔、尿量等变化。

3) 迅速建立静脉通道,遵医嘱尽早应用降压药,用药后严密监测血压,静滴降压药过程中每 5~10 分钟测血压 1 次,避免血压骤降。应用硝普钠时应避光,严格按医嘱控制滴速,观察药物不良反应;应用脱水剂时滴速宜快。

6. 健康指导

（1）疾病知识指导：讲解高血压对身体的危害。合理膳食，每天摄钠低于6g。限制热量和脂类摄入，戒烟限酒。劳逸结合，保证充分的睡眠。保持情绪稳定。进行心理训练、音乐治疗、缓慢呼吸等。适量运动，选择快走、骑车、健身操等有氧运动，避免力量型活动及竞技运动。

（2）用药指导：告知降压药的名称、剂量、用法、作用与不良反应，不可随意增减药量或突然撤换药物，需终身治疗，长期监测、随访，以防靶器官损害。

（3）病情监测：教会家属血压监测和记录方法，就诊时携带记录。定期随访，及时调整治疗方案。低危或中危者每1~3个月随诊1次，高危者至少每1个月随诊1次。血压控制不满意或有不良反应时立即就诊。

【护理评价】

经过治疗和护理，评价病人是否达到：①血压降至理想水平，头痛缓解。②未发生损伤。③了解高血压有关知识。④未发生并发症或发生时能及时发现和处理。

（周英华）

## 思考题

刘先生，50岁。某公司销售主管，嗜烟酒。半年前因头晕检查发现血压升高，一直未用药。近两周来出现头晕、头痛、眼花，来院体检 BP 160/100mmHg，肥胖，诊断为高血压，给予氢氯噻嗪、依那普利口服。

请思考：

（1）健康指导重点是什么？

（2）用药护理中应注意什么？

思路解析

扫一扫、测一测

## 学习目标

1. 掌握冠心病、稳定型心绞痛、不稳定型心绞痛、心肌梗死的概念,列出冠心病的分型和分类。

2. 熟悉典型稳定型心绞痛的特征、严重程度分级和心电图特点,发作、缓解期用药种类、护理措施。

3. 熟悉心肌梗死病人的主要症状、并发症、心电图特征、心肌坏死标记物的种类及治疗主要措施和药物。

4. 了解冠心病的病因、发病机制及非药物治疗方法。

5. 能对冠心病病人进行护理评估,制订护理计划,进行健康指导。

6. 具有良好的人文关怀精神和协作精神,体现慎独和精益求精的品德。

## 情景导入

陈阿姨,65岁。今天2小时前与人吵架时突然感到胸骨后闷痛、不适,休息后不能缓解,面色苍白,额部冷汗,被家人急送入院。3年前有高血压。陈阿姨问护士小张:"我病情严重吗?会死吗?"

请问:

1. 你如何回答病人的疑问?

2. 病人目前最主要的护理问题是什么?

3. 列出一般护理措施。

图片:冠状动脉与静脉示意图

冠状动脉粥样硬化性心脏病(coronary atherosclerotic heart disease)指冠状动脉粥样硬化使血管腔狭窄或阻塞,和(或)因冠状动脉痉挛导致心肌缺血、缺氧或坏死而引起的心脏病,简称冠心病(coronary heart disease,CHD),亦称缺血性心脏病(ischemic heart disease)。冠心病是动脉粥样硬化导致器官病变的最常见类型,多发生在40岁以后,男性发病早于女性,发达国家发病率较高。

动脉粥样硬化的主要危险因素包括:①年龄、性别。属于不可改变的因素。40岁以上人群多见,近年来,发病年龄有年轻化趋势;男性多见,女性更年期后发病率增高。②血脂异常。是动脉粥样硬化最重要的危险因素,如总胆固醇(TC)、三酰甘油(TG)、低密度脂蛋白(LDL)或极低密度脂蛋白(VLDL)、载脂蛋白B(ApoB)增高,高密度脂蛋白尤其亚组分Ⅱ(HDLⅡ)减低、载脂蛋白A(ApoA)降低;新近研究认为脂蛋白(a)增高是独立的致病因素;临床上TC及LDL增高最受关注。③高血压。高血压病人患本病者较正常血压者高3~4倍,且收缩压和舒张压增高都与本病密切相关。④吸烟。吸

笔记

烟者与不吸烟者相比较,本病的发病率和病死率增高 2~6 倍,且与每天吸烟的支数呈正比;被动吸烟也是危险因素。⑤糖尿病。⑥肥胖。⑦家族史。⑧其他危险因素。A 型性格、血中同型半胱氨酸、纤维蛋白原增高、胰岛素抵抗、病毒及衣原体感染。

图片:动脉粥样硬化

上述危险因素损伤冠状动脉内膜,血小板黏附聚集和血栓形成,血浆中脂质侵入动脉壁,平滑肌细胞增生并吞噬脂质,最终引起动脉粥样硬化。在冠状动脉粥样斑块的基础上,血管异常收缩或痉挛而加重管腔狭窄,促使粥样硬化斑块破裂和血栓形成,导致心绞痛甚至心肌梗死。

1979 年世界卫生组织将冠心病分为无症状型心肌缺血、心绞痛、心肌梗死、缺血性心肌病、猝死 5 种类型。近年趋向于分两大类:①慢性冠脉病,又称慢性缺血综合征,包括稳定型心绞痛、缺血性心肌病和隐匿性冠心病。②急性冠脉综合征(acute coronary syndrome,ACS),包括不稳定型心绞痛(unstable angina,UA)、非 ST 段抬高型心肌梗死(non-ST-segment elevation myocardial infarction,NSTEMI)和 ST 段抬高型心肌梗死(ST-segment elevation myocardial infarc-tion,STEMI),也有将冠心病猝死也包括在内。本章仅重点讨论稳定型心绞痛及急性冠脉综合征。

视频:动脉粥样硬化

## 第一节　稳定型心绞痛病人的护理

稳定型心绞痛(stable angina pectoris),亦称劳力性心绞痛,是在冠状动脉固定性严重狭窄的基础上,由于心肌负荷增加而引起的心肌急剧、暂时的缺血缺氧的临床综合征。特点为阵发性前胸压榨性疼痛或憋闷感觉,主要位于胸骨后部,可放射至心前区和左上肢尺侧,常发生于劳力负荷增加时,持续数分钟,休息或用硝酸酯制剂后消失。疼痛发作的程度、频率、性质及诱因在数周至数月内无明显变化。

【病因与发病机制】

冠状动脉因粥样硬化导致固定狭窄或部分闭塞,在此基础上发生需氧量的增加时引起。休息时供血量尚能满足需求,可无症状。当劳累、激动等诱因使心脏负荷突然增加、心率增快、心肌张力和心肌收缩力增加等而致心肌耗氧量增加,相应地需氧量增加,但冠脉供血却不能相应增加,不能满足心肌对氧气的需求时,导致心肌缺血缺氧,心肌内代谢产物如乳酸、丙酮酸等酸性物质或类似激肽的多肽类物质积聚过多,刺激心脏内自主神经的传入纤维末梢,传至大脑,产生疼痛感觉,即可引起心绞痛发作。痛觉反映在与自主神经进入水平相同脊髓段的脊神经所分布区域,即胸骨后及两臂的前内侧与小指,尤其是左侧,产生相应部位放射痛。冠脉造影显示有一支或多支冠脉管腔直径减少>70%,也有少数无狭窄,可能是冠脉痉挛、交感神经过度活动、血红蛋白和氧解离异常、心肌代谢异常等所致。

图片:心绞痛发病机制示意图

【护理评估】

(一)健康史

询问有无危险因素及家族史,有无劳累、情绪激动、寒冷、阴雨天气等诱因,既往有无发作史、用药情况等。

(二)身体状况

1. 症状　心绞痛以发作性胸痛为主要表现。典型心绞痛的特征:①部位。疼痛多位于胸骨体上、中段之后,或心前区,范围约手掌大小,界限不很清楚,常可放射至左肩、左臂尺侧达无名指和小指,或至颈、咽、下颌部。②性质。常为压迫样、紧缩感、憋闷感或烧灼感,偶伴濒死感,被迫停止原来的活动直至症状缓解。③诱因。常因体力劳动、情绪激动而诱发,饱餐、寒冷、吸烟、心动过速、休克等也可诱发,疼痛发生于体力劳动或激动时,常在相似条件下重复发生。④持续时间。疼痛出现后常逐渐加重,达到一定程度后持续 3~5 分钟,然后逐渐消失,很少超过半小时。⑤缓解方式。一般在停止原来诱发症状的活动后即可缓解;舌下含化硝酸甘油等硝酸酯类药物能在几分钟内缓解。加拿大心血管病学会(CCS)将心绞痛分四级,见表 3-23-1。

2. 体征　心绞痛发作时有面色苍白、冷汗、血压升高、心率加快,有时出现第四或第三心音奔马律。可有暂时性心尖部收缩期杂音,是由乳头肌缺血性功能失调引起二尖瓣关闭不全所致。不发作时一般无异常体征。

笔记

表 3-23-1　心绞痛严重程度分级

| 分级 | 判 断 标 准 |
|---|---|
| Ⅰ级 | 一般体力活动(如步行和登楼)不受限,仅在强、快或持续用力时发生心绞痛 |
| Ⅱ级 | 一般体力活动轻度受限,快步、饭后、寒冷或刮风中、精神应激或醒后数小时内发作心绞痛,一般情况下平地步行 200m 以上或登楼一层以上受限 |
| Ⅲ级 | 一般体力活动明显受限,一般情况下平地步行 200m 以上或登楼一层引起心绞痛 |
| Ⅳ级 | 轻微活动或休息时即可发生心绞痛 |

图片:心绞痛发作时的心电图

（三）心理-社会支持状况

部分病人有性情急躁、进取心和竞争性强的 A 型性格。疼痛、濒死感加上猝死的威胁,常引起病人紧张、焦虑、恐惧。

（四）辅助检查

1. 心电图检查　为诊断心绞痛最常用的方法。典型心绞痛发作时,绝大多数病人以 R 波为主的导联出现暂时性心肌缺血性 ST 段压低(≥0.1mV),有时 T 波倒置,发作后数分钟内恢复原状。不发作时,约半数病人心电图在正常范围,也可有非特异性 ST 段和 T 波异常。变异型心绞痛发作时可出现 ST 段抬高。心电图运动负荷试验时运动中出现典型心绞痛,心电图 ST 段水平或下斜型压低 ≥0.1mV,持续 2 分钟为运动试验阳性。24 小时动态心电图监测,出现 ST-T 波缺血性改变及各种心律失常,也有助于心绞痛的诊断。

2. 超声心动图　可探测缺血区心室壁的运动异常,运动或药物负荷超声心动图可以评价心肌灌注和存活性,冠脉内超声显像可显示血管壁的粥样硬化病变。

3. 冠状动脉造影　为有创性检查,是诊断冠心病的金标准,可明确冠状动脉及其分支狭窄的部位及程度,管腔直径减少 70%~75% 以上时严重影响供血,有确诊价值。

4. 放射性核素检查　$^{201}$Tl(铊)-心肌显像可显示心肌缺血区的部位和范围,对诊断心肌缺血极有价值。放射性核素心腔造影可测定左心室射血分数,显示缺血区室壁运动障碍。正电子发射断层心肌显像(PET)判断心肌血流灌注及代谢情况。

5. 多层螺旋 CT 冠脉成像（CTA）　可用于判断冠脉管腔狭窄程度和管壁钙化情况,对于判断管壁内斑块分布范围和性质也有一定意义,同时该检查有较高的阴性预测价值,若未见狭窄,一般可不进行有创检查。

6. 其他　血糖、血脂可有升高。MRI 冠脉造影等可诊断冠脉狭窄程度。

（五）治疗原则与主要措施

改善冠状动脉供血、减轻心肌的耗氧、治疗动脉粥样硬化。

1. 发作时治疗

（1）休息:发作时立刻休息,一般病人停止活动后症状即可消失。

（2）药物治疗:首选硝酸酯制剂,可扩张冠状动脉和周围血管,以增加冠脉血供,扩张外周血管、减少静脉回流,减轻心脏负荷及心肌需氧量,从而缓解心绞痛。①硝酸甘油,0.5mg 舌下含化,1~2 分钟起效,约 30 分钟作用消失,若服药后 3~5 分钟后疼痛未缓解,可再服 1 片,连用不超过 3 次,每次相隔 5 分钟。还可用硝酸甘油气雾剂,每次 0.4mg,15 分钟内不超过 1.2mg;延迟见效或无效提示并非冠心病或为严重冠心病。②硝酸异山梨酯,5~10mg 舌下含化,2~5 分钟见效,药效维持 2~3 小时。

（3）给氧:发作时可持续鼻导管吸氧 2~4L/min。

2. 缓解期治疗

（1）调整生活方式:避免各种诱因。调节饮食,不宜过饱。戒烟限酒,减轻工作量和精神负担,保持适当的体力活动,一般不需卧床休息。

（2）药物治疗:改善缺血、减轻症状的药物:①β 受体拮抗剂。可减慢心率、降低血压、减低心肌收缩力和氧耗量,减少心绞痛发作,常用美托洛尔、阿替洛尔、比索洛尔等口服。对于无禁忌证者应作为初始治疗药物。停用时应逐渐减量,支气管哮喘、严重心动过缓者或高度房室传导阻滞者禁用。②硝酸酯制剂。如硝酸异山梨酯、5-单异山梨酯口服,或 2% 硝酸甘油油膏或橡皮膏贴片贴于胸前或上

笔记

臂皮肤。常联合用负性心率的药物如 β 受体拮抗剂或维拉帕米,可提高疗效。③钙通道阻滞剂。扩张冠状动脉,解除冠状动脉痉挛,对治疗变异型心绞痛效果最好。常用维拉帕米、硝苯地平、氨氯地平。长期用药者宜用控释、缓释和长效剂型,停用时宜逐渐减量,以防冠脉痉挛。④其他。改善心肌代谢药曲美他嗪,钾通道开放剂尼可地尔及活血化瘀、芳香温通、祛痰通络的中药如复方丹参、银杏叶提取物、麝香保心丸等有一定疗效。此外,针刺或穴位按摩治疗也可能有一定疗效。

预防心肌梗死,改善预后的药物:①抗血小板聚集药。如阿司匹林、氯吡格雷口服,可防止血栓形成、改善微循环。②β 受体拮抗剂。可显著降低死亡等心血管事件。使用剂量应个体化,从较小剂量开始,逐渐增加剂量。心率不低于 50 次/min 为宜。③他汀类药物。如辛伐他汀、阿托伐他汀、普伐他汀、氟伐他汀等。④ACEI 或 ARB。适用于稳定型心绞痛合并糖尿病、心力衰竭或左心室收缩功能不全的病人。

(3) 血管重建治疗:常用经皮冠状动脉介入治疗(PCI),如施行经皮穿刺腔内冠状动脉成形术(PTCA)、冠脉内支架术及冠状动脉旁路移植手术(CABG)等,可改善心肌供血,缓解症状。

(4) 增强型体外反搏(enhanced external counterpulsation,EECP):EECP 装置是具有我国自主知识产权的下半身气囊序贯加压式体外反搏器。对于药物治疗难以奏效又不适宜血管重建术的难治性稳定型心绞痛可尝试使用。一般每天 1 小时,12 天为 1 个疗程。

【常见护理诊断/问题】

1. 急性疼痛:心前区疼痛　与心肌缺血、缺氧有关。

2. 活动无耐力　与心肌氧供失调有关。

3. 潜在并发症:心律失常、急性心肌梗死。

【护理目标】

1. 胸痛缓解。

2. 活动耐力增强。

3. 未发生心律失常、心肌梗死,或及时被发现和得到处理。

【护理措施】

1. 急性发作时护理

(1) 立即停止活动,就地休息,取静坐或半卧位,保持情绪稳定。

(2) 立即将硝酸甘油或硝酸异山梨酯置于舌下含化或轻轻嚼碎后含化,服药后 3~5 分钟仍不缓解时可每隔 5 分钟重复 1 次,连续 3 次仍不缓解者考虑急性冠脉综合征,及时报告医生。不良反应有面部潮红、头部胀痛、头晕、心悸等不适,系药物扩张血管所致,一般不影响治疗,偶有直立性低血压发生,故含药后不要迅速站立,首次用药时应平卧片刻,青光眼者忌用。频繁发作者可遵医嘱以硝酸甘油静脉滴注。

(3) 持续鼻导管吸氧 2~4L/min,以缓解疼痛。

(4) 监测生命体征、心率、心律、面色有无改变,疼痛加重时,通知医师并描记心电图。

2. 缓解期护理

(1) 合理活动和休息:适当运动有利于冠脉侧支循环建立,稳定型心绞痛病人不需卧床休息,可参加适当的劳动和锻炼如步行,小量、多次运动,适当间隔休息,以最大活动量不发生心绞痛为度;建议每天运动 30 分钟,每周运动不少于 5 天;避免重体力劳动、竞技性活动、搬抬重物、负重登楼、精神过度紧张和长时间工作;活动、就餐、排便前含服硝酸甘油预防发作,饭后 2 小时内不宜体力活动;冬季外出时应保暖;活动中一旦出现呼吸困难、胸痛、心慌等反应立即停止活动、含服硝酸甘油、吸氧;洗澡不宜在饱餐或饥饿时进行,时间不宜过长,浴室不要锁门。

(2) 合理饮食:低盐、低热量、低脂、低胆固醇饮食,多吃蔬菜、水果和粗纤维食物如芹菜、糙米等,少食多餐,避免饱餐,防止便秘,戒烟、限酒。

(3) 控制危险因素与避免诱因:控制高血压、血脂异常、糖尿病。避免劳累、用力排便、情绪激动、悲伤、寒冷刺激,保持平和的心态。

(4) 用药指导:遵医嘱服抗心绞痛药物,不随意停药、增减药量。外出时随身携带硝酸甘油,但不能将药放于口袋内,以防体热引起药效丧失,硝酸甘油遇光易分解,应存放在棕色瓶内密闭保存,避免不必要地打开瓶子,药瓶开封后每 6 个月需更换 1 次,应放在容易拿取的地方,家人知道药物存放位置。

（5）病情观察：一旦心绞痛发作频繁、程度加重、持续时间延长、硝酸甘油不能缓解，伴有心悸、气急、恶心、呕吐、烦躁不安等表现时，应警惕心肌梗死，立刻卧床休息，由他人护送就诊。

【护理评价】

经过治疗和护理，评价病人是否达到：①胸痛缓解。②活动耐力增强。③未发生心律失常、心肌梗死，或及时被发现和得到处理。

# 第二节　急性冠状动脉综合征病人的护理

图片：急性冠状动脉综合征分类及发病基础示意图

视频：急性冠状动脉综合征发病机制

ACS 是一组由急性心肌缺血引起的临床综合征，主要包括不稳定型心绞痛、非 ST 段抬高型心肌梗死和 ST 段抬高型心肌梗死，动脉粥样硬化不稳定斑块破裂或糜烂导致冠状动脉内血栓形成，是大多数 ACS 的病理基础。

## 一、不稳定型心绞痛

不稳定型心绞痛（unstable angina，UA）指除上述典型的稳定型心绞痛之外的所有缺血性胸痛。系冠脉内不稳定的粥样斑块破裂或糜烂基础上血小板聚集并发血栓形成、冠脉痉挛、微血管栓塞，导致急性或亚急性心肌供氧减少和缺血加重。根据临床表现 UA 可分为三种类型（表 3-23-2）。变异型心绞痛特征为静息型心绞痛，表现为一过性 ST 段抬高，是不稳定型心绞痛的一种特殊类型，其发病机制为冠状动脉痉挛。

不稳定型心绞痛与稳定型心绞痛比较，主要存在以下不同：①诱发心绞痛的体力活动阈值突然或持久降低，出现静息或夜间心绞痛。②1 个月内心绞痛发生频率、严重程度和持续时间增加。③胸痛放射至附近或新的部位。④发作时出现新的症状如出汗、恶心、呕吐、心悸或呼吸困难。⑤休息或含化硝酸甘油只能暂时或不能完全缓解症状。大多数病人胸痛发作时有一过性 ST 段抬高或压低和 T 波低平或倒置，其中 ST 段≥0.1mV 的抬高或压低是严重冠状动脉疾病的表现，可能会发生急性心肌梗死或猝死。

表 3-23-2　不稳定型心绞痛临床类型

| 类型 | 临床表现 |
|---|---|
| 静息型心绞痛 | 休息时发作，持续时间>20 分钟 |
| 初发型心绞痛 | 首发症状 1~2 个月内、很轻体力活动可诱发，程度达 CCS Ⅲ级 |
| 恶化型心绞痛 | 相对稳定型劳力性心绞痛基础上心绞痛逐渐增强 |

Braunwald 根据心绞痛特点将 UA 分级（表 3-23-3）。还可根据病人年龄、心血管危险因素、心绞痛严重程度和发作时间、心电图、心脏损伤标志物和有无心功能改变等因素进行危险分层，具备下列一项为具有高度危险性：①缺血性症状在 48 小时内恶化。②长时间（>20 分钟）静息性胸痛。③缺血引起的肺水肿，新出现二尖瓣关闭不全杂音或原杂音加重，S3 或新出现啰音或加重，低血压、心动过缓或过速，年龄>75 岁。④心电图。静息型心绞痛一过性 ST 段改变（>0.05mV），新出现束支传导阻滞或新出现的持续性心动过速。⑤心脏标记物。明显增高（即 cTnT>0.1μg/L）。

表 3-23-3　不稳定型心绞痛严重程度分级

| 严重程度 | 定义 | 一年内死亡或心肌梗死发生率 |
|---|---|---|
| Ⅰ | 严重的初发型心绞痛或恶化型心绞痛，无静息疼痛 | 7.3% |
| Ⅱ | 亚急性静息型心绞痛（一个月内发生过，但 48 小时内无发作） | 10.3% |
| Ⅲ | 急性静息型心绞痛（在 48 小时内有发作） | 10.8% |
| 临床环境 | | |
| A | 继发性心绞痛，在冠状动脉狭窄基础上，存在加剧心肌缺血的冠状动脉以外的疾病 | 14.1% |
| B | 原发性心绞痛，无加剧心肌缺血的冠状动脉以外的疾病 | 8.5% |
| C | 心肌梗死后心绞痛，心肌梗死后两周内发生的不稳定型心绞痛 | 18.5% |

对疼痛发作频繁或持续不缓解的不稳定型心绞痛病人应立即住院，即刻缓解缺血和预防严重不良反应后果（死亡或心肌梗死）。①一般治疗：立即卧床休息，24小时心电监护；消除紧张情绪，必要时应用小剂量镇静剂和抗焦虑药；有呼吸困难和发绀时吸氧，维持血氧饱和度在90%以上；积极处理可能引起心肌耗氧量增加的疾病，如感染等。②药物治疗：抗心肌缺血药物（硝酸酯类药、β受体拮抗剂、钙通道阻滞剂）、抗血小板药（阿司匹林、ADP受体拮抗剂、血小板糖蛋白Ⅱb/Ⅲa受体拮抗剂）、抗凝药物（肝素、磺达肝癸钠、比伐卢定）、他汀类调脂药、ACEI或ARB等。③血管重建：严重病人可行急诊冠脉造影及冠状动脉血供重建术，包括PCI和CABG治疗。

## 二、急性 ST 段抬高型心肌梗死

ST段抬高型心肌梗死（STEMI）是指在冠脉病变的基础上，发生冠状动脉血供急剧减少或中断，使相应的心肌严重而持久地急性缺血而致的急性心肌缺血性坏死。为急性冠脉综合征的严重类型和死亡的主要原因。本病男性多于女性，40岁以上占绝大多数。

【病因与发病机制】

急性心肌梗死的基本病因是冠状动脉粥样硬化（偶因冠脉栓塞、炎症、畸形、痉挛和冠脉口阻塞所致），造成一支或多支血管管腔狭窄和心肌供血不足，而侧支循环未充分建立。一旦供血急剧减少或中断，心肌严重缺血而持久地缺血达30分钟以上，即可发生心肌梗死，1~2小时之间绝大多数心肌呈凝固性坏死。

图片：心肌梗死

诱因：晨起6时至上午12时交感神经活性增强，心肌收缩力、心率和血压增高；饱餐特别是脂肪餐，使血脂和血黏度增高；重体力活动、情绪激动、用力排便或血压突然升高使左室负荷加重，心肌需氧量骤增；休克、脱水、出血、手术、严重心律失常，使心排血量骤降，冠脉灌流量锐减。

【护理评估】

（一）健康史

了解有无冠心病的危险因素，如年龄、性别、性格；工作环境、家族史；高血压、高脂血症、糖尿病、吸烟、肥胖。询问有无相关诱因如情绪激动、重体力劳动等。

（二）身体状况

1. 先兆　多数病人发病前数天可有乏力、胸部不适、活动时心悸、气急、烦躁等前驱症状，尤其以初发型心绞痛或恶化型心绞痛最为突出。心绞痛发作较以往频繁，程度较重，时间较长，硝酸甘油疗效较差，诱发因素不明显。

2. 主要症状

（1）疼痛：为最早出现的症状，多发生于清晨，疼痛部位和性质与心绞痛相同，但无明显诱因且程度更严重，可持续数小时或数日，休息和含服硝酸甘油多不能缓解。多伴大汗、烦躁、恐惧及濒死感。部分病人疼痛可位于上腹部等部位而被误诊为急腹症。少数病人无疼痛，一开始即表现为休克或急性心力衰竭。

（2）全身症状：疼痛剧烈时常伴恶心、呕吐、上腹部胀痛、呃逆等胃肠道症状，与迷走神经受坏死物质刺激和心排血量降低、组织灌注不足有关。病人疼痛发生后24~48小时可出现38℃左右的中度发热，持续1周左右，并有心动过速、白细胞增高、血沉增快等，多系坏死物质吸收所引起。

（3）心律失常：见于大部分病人，多发生于起病后1~2天内，以24小时内最多见。发病后48小时内是最危急的时期，心室颤动和心源性休克是此时期病人突然死亡的常见原因。室性心律失常是最常见的类型，尤其是室性期前收缩，如出现频发室性期前收缩、成对或呈短阵室性心动过速、多源性室性期前收缩或RonT现象，常为心室颤动的先兆。室颤是急性心肌梗死病人早期特别是入院前主要的死因。下壁心肌梗死者易发生房室传导阻滞。

图片：心律失常

（4）低血压及休克：多于起病后数小时至1周内发生，若病人疼痛已缓解而收缩压仍低于80mmHg，并出现面色苍白、大汗淋漓、脉搏细速、少尿、烦躁不安、神志迟钝甚至晕厥，则为休克表现。常系心肌广泛坏死，心排血量急剧下降所致的心源性休克，也可有神经反射引起周围血管扩张、血容量不足。

（5）心力衰竭：可在病初或疼痛、休克好转时发生，主要为急性左心衰竭，为梗死后心脏舒缩力显著减弱或不协调所致，表现为呼吸困难、咳嗽、发绀、烦躁等，重者出现肺水肿、右心衰竭的表现。根据有无心力衰竭表现及相应的血流动力学改变严重程度，急性心肌梗死引起的心力衰竭可按 Killip 分级。

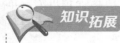

**Killip 分级**

急性心肌梗死引起的心力衰竭按 Killip 分级法分为：
Ⅰ级　无明显心力衰竭
Ⅱ级　左心衰竭、肺部啰音<50%肺野
Ⅲ级　急性肺水肿、全肺干湿啰音
Ⅳ级　心源性休克等不同程度血流动力学变化

图片：腱索与乳头肌

图片：室壁瘤

3. 体征

（1）心脏体征：心浊音界正常或增大，心率增快或减慢，心律不齐，心尖区第一心音减弱、可闻及第四心音奔马律，部分病人可闻及收缩期杂音、心包摩擦音，并有休克、心力衰竭的有关体征。

（2）血压：除早期外几乎所有病人都有血压降低。

4. 并发症

（1）乳头肌功能失调或断裂：主要因二尖瓣乳头肌缺血坏死导致收缩无力甚或断裂，造成二尖瓣脱垂及关闭不全，重者可出现心力衰竭。

（2）心脏破裂：常见于起病1周内，游离壁破裂时可发生急性心脏压塞而猝死。

（3）心室壁瘤：主要见于左心室，常于起病数周后被发现。心电图示 ST 段持续抬高，X 线检查可见心缘有局部膨出，超声心动图检查可显示室壁膨胀瘤的异常搏动，可导致左心衰竭、栓塞、心律失常等。

（4）心肌梗死后综合征：于心肌梗死后数周至数月内出现，可反复发生，可能为机体对坏死物质的变态反应，可表现为心包炎、胸膜炎或肺炎，有发热、胸痛等症状。

（5）栓塞：左心室附壁血栓脱落可引起脑、肾、脾、四肢等动脉栓塞，下肢静脉血栓脱落可引起肺动脉栓塞。

（三）心理-社会支持状况

因突发剧烈胸痛、入住监护病房病人可有濒死感、恐惧感，因活动耐力、自理能力下降而有焦虑和悲哀情绪。评估家庭和社会对病人的关心、支持程度。

（四）辅助检查

1. 心电图　可确诊心肌梗死及心律失常，可对心肌梗死进行定性诊断和定位诊断，并可动态观察估计疾病所处的时期。

（1）特征性改变：①T波倒置（反映心肌缺血）。②ST 段弓背向上型抬高（反映心肌损伤）。③宽而深的 Q 波（病理性 Q 波，反映心肌坏死）。

（2）动态改变：①病初数小时内或无异常或出现异常高大的两肢不对称的 T 波，为超急性期改变。②数小时后 ST 段明显抬高，弓背向上，与直立的 T 波连成单相曲线；数小时至2天内出现病理性 Q 波，为急性期改变，大多数病人永久存在。③ST 段抬高持续数日至2周左右逐渐回到基线水平，T 波变平或倒置，为亚急性期改变。④数周或数月后，T 波呈 V 形倒置，波谷尖锐，为慢性期改变，可永久存在，也可在数月至数年内逐渐恢复。

（3）心电图定位诊断：特征性心电图改变出现于 V1~V5 导联，为广泛前壁心肌梗死（图3-23-1）；出现于 V1~V3 导联，为前间壁心肌梗死；出现于 V3~V5 导联，为局限前壁心肌梗死；出现于 Ⅱ、Ⅲ、aVF 导联，为下壁心肌梗死。

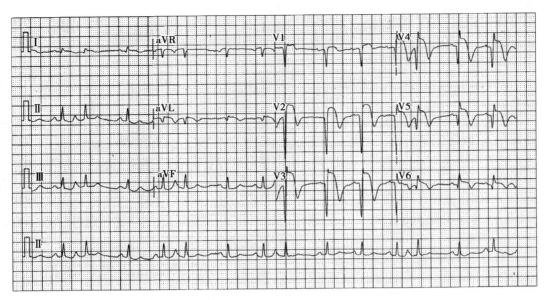

图 3-23-1 急性广泛前壁心肌梗死

图片：急性前壁心肌梗死的心电图

图片：急性心肌梗死心电图动态变化

图片：急性下壁心肌梗死的心电图

图片：心肌坏死标记物

2. 心肌坏死标记物 有定性诊断价值。

（1）肌红蛋白：起病后 2 小时内升高，12 小时内达高峰，24~48 小时内恢复正常。出现最早，十分敏感，有助于早期诊断，但特异性较差。

（2）肌钙蛋白 I（cTnI）或肌钙蛋白 T（cTnT）：起病后 3~4 小时后升高，其中 cTnI 于 11~24 小时达高峰，7~10 天恢复正常；cTnT 于 24~48 小时达高峰，10~14 天降至正常。是诊断急性心肌梗死最特异和敏感的指标。

（3）肌酸激酶同工酶（CK-MB）：在起病后 4 小时内升高，16~24 小时达高峰，3~4 天后降至正常。虽不如 cTnI 或 cTnT 敏感，但对早期（<4 小时）急性心肌梗死诊断有较重要价值。

3. 其他 超声心动图可检出梗死部位变薄和运动异常，了解有无并发症。放射性核素可显示心肌梗死的部位与范围。目前多用单光子发射计算机化体层显像（SPECT）；正电子发射计算机体层扫描（PET）可观察心肌代谢变化，判断心肌的存活性。

（五）治疗原则与主要措施

强调早发现、早住院，加强入院前处理。治疗原则为尽快恢复心肌的血液再灌注（到达医院后 30 分钟内开始溶栓或 90 分钟内开始介入治疗）以挽救濒死的心肌、防止梗死扩大，保护和维护心脏功能，及时处理严重心律失常、泵衰竭和各种并发症，防止猝死。治疗措施如下。

1. 监护和一般治疗

（1）急性期卧床休息，保持环境安静，减少探视，防止不良刺激。

（2）病人安置于冠心病监护病房（CCU）内，进行心电图、血压和呼吸监护，泵衰竭者监测肺毛细血管压和静脉压。除颤仪随时备用。

（3）间断或持续中等流量鼻导管面罩吸氧。

（4）水溶性阿司匹林或嚼服肠溶阿司匹林 300mg，每天 1 次，3 天后改为 75~150mg，每天 1 次，长期服用。

（5）建立静脉通道。

2. 解除疼痛 心肌再灌注治疗开通梗死区相关血管，恢复缺血心肌的供血是解除疼痛最有效的办法，但在再灌注治疗之前可选用下列药物一定程度上解除疼痛。

（1）吗啡或哌替啶：吗啡 2~4mg 静脉注射或哌替啶 50~100mg 肌内注射，必要时 5~10 分钟后重复，减轻交感神经过度兴奋和濒死感。

（2）硝酸酯类药可扩张冠状动脉，增加冠脉血流量和增加静脉容量而降低前负荷。

（3）β 受体拮抗剂若无禁忌证应在发病 24 小时内尽早使用，可减少心肌耗氧量和改善缺血区的

笔记

氧供需失衡,缩小梗死面积,减少复发、再梗死、室颤。

图片:支架植入术

3. 再灌注心肌 起病 3~6 小时(最多 12 小时)内使闭塞的冠状动脉再通,心肌得到再灌注,濒临坏死的心肌可能得以存活或使坏死范围缩小,减轻梗死后心肌重塑,改善预后,是一种积极的治疗措施。

(1) 介入治疗(PCI):有条件的医院对具备适应证的病人应尽快实施直接 PCI,溶栓后仍有胸痛者尽快行补救性 PCI,也可溶栓成功后 7~10 天再行 PCI。

(2) 溶栓疗法(thrombolytic therapy):急性心肌梗死早期使用纤溶酶激活剂可溶解冠状动脉内的血栓,使闭塞的冠脉再通,梗死区心肌得到再灌注。对于无条件行 PCI 的急性心肌梗死病人,应立即(最好是 30 分钟内)溶栓治疗,在静脉或冠脉内滴注纤溶酶激活剂如尿激酶(UK)、链激酶(SK)或重组组织型纤维蛋白溶酶原激活剂(rt-PA)、阿替普酶、瑞替普酶。尿激酶 150 万~200 万 U,静脉滴注,30 分钟内滴完;链激酶 150 万 U,静脉滴注,30~60 分钟内滴完;rt-PA100mg 于 90 分钟内静脉给予(先静注 15mg,继而 30 分钟内静脉滴注 50mg,后 60 分钟内再滴注 35mg)。rt-PA 溶栓前用肝素 5 000IU 静脉注射,用药后继以 700~1 000IU 滴注 48 小时,后皮下注射 7 500IU 每 12 小时 1 次,共 3~5 天。

图片:旁路移植术

(3) 紧急主动脉-冠状动脉旁路移植术(CABG):介入治疗或溶栓疗法无效者,争取 6~8h 内施行手术,但死亡率明显高于择期 CABG 术。

4. 消除心律失常 急性心肌梗死伴室性期前收缩或室性心动过速时,立即用利多卡因 50~100mg 静脉注射,每 5~10 分钟重复 1 次,直至室性期前收缩或总量已达 300mg,继以 1~3mg/min 的速度静脉滴注。反复发作者也可用胺碘酮 150mg 静脉注射,继以 1mg/min 静滴。发生室颤、持续性多形性室性心动过速时,尽快行非同步或同步直流电复律。缓慢型心律失常时可以阿托品 0.5~1mg 肌内或静脉注射;高度房室传导阻滞时宜用临时人工心脏起搏治疗。室上性快速性心律失常时,可用维拉帕米等药物,不能控制时可用同步直流电复律。

5. 抗休克 可补充血容量、应用升压药、血管扩张剂(硝普钠或硝酸甘油)、纠正酸中毒等,无效时用主动脉内气囊反搏术、主动脉-冠状动脉旁路移植手术。

6. 控制心力衰竭 以吗啡和利尿剂为主,也可选用血管扩张剂,梗死后 24 小时内应尽量避免使用洋地黄,右心室梗死时应慎用利尿剂。

7. 其他治疗 抗血小板治疗、抗凝治疗、调脂治疗;应用钙通道阻滞剂、极化液疗法(氯化钾 1.5g、普通胰岛素 10U 加入 10% 葡萄糖液 500ml 中静滴)可稳定心肌细胞膜,减少心律失常发生;右旋糖酐40 或羟乙基淀粉可降低血黏度,改善微循环。

8. 防治并发症。

【常见护理诊断/问题】

1. 疼痛:心前区疼痛 与心肌缺血、坏死有关。

2. 活动无耐力 与氧的供需失调有关。

3. 恐惧 与预感到死亡、监护室环境及创伤性抢救有关。

4. 潜在并发症:心律失常、心力衰竭、心源性休克等。

【护理目标】

1. 胸痛减轻。

2. 活动耐力提高。

3. 情绪稳定。

4. 未发生并发症,或并发症得到及时发现和处理。

【护理措施】

1. 一般护理

(1) 休息与活动:发病 12 小时内应绝对卧床休息,保持环境安静,限制探视。如无并发症 24 小时后可在床上活动肢体,血压正常者第 3 天可在病房内走动。第 4 天起可在床上进行关节主动运动,床上坐起,床边使用坐便器。第 2 周逐渐过渡到坐在床边或椅子上、室内走动、室外走廊散步;第 3 周可在他人帮助下洗澡、上厕所,上下楼梯;第 4 周若病情稳定可出院。卧床休息可减轻心脏负荷、减少心肌耗氧量、缓解疼痛,病情稳定后渐增活动量可促进心脏侧支循环的形成,提高活动耐力,防止失用

笔记

性肌肉萎缩、关节僵硬、深静脉血栓形成、便秘、肺部感染等并发症的发生。开始活动时应密切观察病人活动后的反应,如运动时心率比静息状态下增加 20 次/min、收缩压降低超过 15mmHg,心电图上出现心律失常或 ST 段下移≥0.1mV 或上升≥0.2mV,则应退回到前一运动水平,若仍不能纠正,应停止活动。

（2）饮食护理:起病后 4～12 小时内给予流质饮食,以减轻胃扩张,病情好转后逐渐改为半流食、软食及普食。应摄入低脂、低胆固醇清淡的食品,少量多餐,避免过饱,禁烟酒。

（3）排便护理:解释床上排便对控制病情的重要意义,便秘产生的原因、不良后果及预防措施。在床上使用便盆或在床边使用便椅排便,给予屏风遮挡;进食富含纤维素的蔬菜和水果,每天清晨给予蜂蜜 20ml 加适量温开水饮服;每天循顺时针方向按摩腹部数次,增加肠蠕动;遵医嘱给予麻仁丸、果导等缓泻剂。嘱病人切勿用力排便,病情允许时尽量使用床边排便器。必要时在排便前含服硝酸甘油,便秘时使用开塞露或低压盐水灌肠。

（4）吸氧:给予中等流量（2～4L/min）的氧气经鼻导管持续吸入,以提高血氧分压,改善心肌缺氧,缓解疼痛。

2. 病情监护　主要观察有无心律失常、休克、心力衰竭的征象。

（1）安置病人于 CCU,连续监测心电图、血压、呼吸 5～7 天,密切监测心率、心律,及时发现各种心律失常。一旦发现室性期前收缩与房室传导阻滞,尤其是频发、多源性、RonT 现象的室性期前收缩及严重房室传导阻滞时,立即通知医生,遵医嘱使用利多卡因或阿托品,并准备好除颤器、起搏器和急救药品。对意识丧失、大动脉搏动消失者立即按心脏骤停抢救。

（2）密切观察生命体征、意识、尿量、皮肤、黏膜等改变,及时发现休克的征象,通知医生并配合抢救。

（3）严密观察病人有无咳嗽、咳痰、气急、肺部湿啰音和哮鸣音等心力衰竭的征象。一旦发生,要避免任何加重心脏负荷的因素,严格控制输液速度和输液量,配合医生抢救。

3. 用药护理及治疗配合

（1）止痛:遵医嘱给予吗啡或哌替啶,密切监测用药后有无呼吸抑制、脉搏加快、血压下降等不良反应;给予硝酸甘油持续静脉滴注或硝酸异山梨酯口服。

（2）溶栓:迅速建立静脉通路,维持输液通畅;询问病人有无脑血管疾病史、活动性出血、消化性溃疡、近期大手术或外伤史等禁忌证;协助检查血常规、血小板计数、出凝血时间和血型,配血备用;建立静脉通路,遵医嘱使用溶栓药物,准确、迅速地配制并输注;观察用药后有无寒战、发热、皮疹等变态反应,有无皮肤、黏膜及内脏出血等副作用,严重时立即终止治疗,并紧急处理;用药后定时描记心电图及查心肌酶,注意胸痛有无缓解。溶栓成功的指征:胸痛 2 小时内基本消失;ST 段于 2 小时内回降>50%、CK 峰值前移（14 小时内）和 2 小时内出现再灌注心律失常,或根据冠状动脉造影直接判断冠脉是否再通。

（3）遵医嘱使用抗心律失常、抗休克、纠正心力衰竭、改善心肌代谢的药物时,观察疗效及不良反应。严格控制静脉输液量和滴速,每天以 1 000～2 000ml 为宜,滴速每分钟 20～30 滴。

（4）术前、术后护理:对需行主动脉内气囊反搏术、经皮穿刺冠状动脉腔内成形术（PTCA）、冠脉内支架安置术或主动脉-冠状动脉旁路移植手术的病人,做好术前、术后的护理。

4. 心理护理　向病人简要介绍 CCU 的环境,医护人员在各项抢救操作时应沉着、冷静而有条不紊,不能表现出慌张、忙乱,不要在病人面前讨论病情。尽量陪伴病人,帮助病人树立战胜疾病的信心,指导病人应用放松技术分散注意力,必要时应用镇静剂。

5. 健康指导

（1）饮食应低盐、低脂、限制热量,戒烟酒,防便秘,适量体力活动,避免剧烈运动、竞技活动。无并发症的病人,心肌梗死后 6～8 周可恢复性生活。性生活应适度,若性生活后出现心率、呼吸增快持续 20～30 分钟,感到胸痛、心悸持续 15 分钟或疲惫等情况,应节制性生活。经 2～4 个月体力活动锻炼后酌情恢复部分工作或轻工作。保持平和心情。

（2）积极控制高血压、高血脂、糖尿病等危险因素,服降血压、降血脂、抗血小板聚集药物,定期复查。

（3）指导家属为病人创造一个良好的休养环境；教会病人及家属识别心绞痛和心肌梗死发作时的特征；指导家属心肺复苏的基本技术。

【护理评价】

经过治疗和护理，评价病人是否达到：①胸痛缓解。②活动耐力提高。③情绪稳定。④未发生并发症，或发生并发症时得到及时发现和处理。

（周英华）

## 思考题

张先生，69岁。今晨如厕时突发心前区剧烈疼痛1小时，休息后不能缓解来院就诊。既往有糖尿病史5年余，心绞痛史6个月。体检：T 37.8℃，P 101次/min，R 21次/min，BP 96/66mmHg，面色苍白，两肺呼吸音清，心界正常，心律齐，腹部无异常。ECG：Ⅱ、Ⅲ、avF导联有深而宽的Q波，ST段弓背向上抬高。

请思考：

（1）应将病人安置在什么病房？

（2）目前主要的护理问题是什么？

（3）应采取哪些主要护理措施？

思路解析

扫一扫、测一测

# 第二十四章　风湿性心脏瓣膜病病人的护理

## 学习目标

1. 掌握风湿性心脏瓣膜病的概念、不同瓣膜病变病人的身体状况和护理措施。
2. 熟悉风湿性心脏瓣膜病的治疗原则。
3. 了解风湿性心脏瓣膜病的病因与发病机制。
4. 能全面准确地评估病人，做出正确的护理诊断，制订合理的护理计划，实施恰当的护理措施并对病人及其家属进行健康指导。
5. 具有良好的人文关怀精神和协作精神，体现慎独和精益求精的品德。

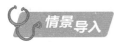

## 情景导入

姚女士,39 岁。心悸、气短反复发作 8 年,加重半年收入院。入院前一天,因"急性肠炎"留观室静脉输液,当输液量约 1 000ml 时,病人突然出现呼吸困难,心悸伴频繁咳嗽,且痰中带血,不能平卧。20 年前有风湿热病史。查体:T 37℃,P 106 次/min,R 35 次/min,BP 100/70mmHg,发绀,端坐呼吸。心率 120 次/min,心律不规整,第一心音强弱不等,心尖部可听到舒张期隆隆样杂音。肝脾未触及,双下肢无水肿。心电图检查提示左心房增大,房颤。胸片提示左心房增大,心影呈梨形,肺淤血征。

请问:

1. 姚女士最主要的护理问题是什么?
2. 护士应采取哪些护理措施?

心脏瓣膜病( valvular heart disease )是由于炎症、黏液样变性、退行性改变、先天性畸形、缺血性坏死、创伤等原因引起的单个或多个瓣膜结构(瓣叶、瓣环、腱索或乳头肌等)功能或结构异常,导致瓣口狭窄及(或)关闭不全。心室和主动脉、肺动脉根部严重扩张也可导致相应房室瓣和半月瓣相对性关闭不全。

风湿性心脏瓣膜病( rheumatic valvular heart disease )简称风心病,是风湿性炎症所致瓣膜损害,是我国最常见的心脏瓣膜病,主要累及 40 岁以下人群,女性发病率高于男性。近年来风心病的发病率有所下降,但仍是常见的心脏瓣膜病之一。据《中国心血管病年度报告 2016》报道,目前全国约有风心病病人 250 万。

图片:心脏瓣膜示意图

【病因与发病机制】

风心病与 A 族 β 溶血性链球菌反复感染有关。病人感染后对链球菌产生免疫反应,使心脏结缔组织发生炎症病变。在炎症修复过程中,心脏瓣膜增厚、变硬、畸形、相互粘连致瓣膜的开闭受限,阻

图片:二尖瓣狭窄示意图及病理解剖图

图片:二尖瓣关闭不全的主要病理生理变化

图片:慢性主动脉瓣关闭不全病理生理改变示意图

碍血液正常流通,称瓣膜狭窄;或心脏瓣膜因增厚、缩短而不能完全闭合,称关闭不全。二尖瓣最常受累,其次为主动脉瓣。瓣膜病变常见病因如下。

1. 二尖瓣狭窄(mitral stenosis) 最常见的病因是风湿热。女性约占 2/3。半数病人无明确急性风湿热史,但有反复发生扁桃体炎或咽峡炎病史。急性风湿热后,至少需 2 年形成明显二尖瓣狭窄,多次发作急性风湿热较一次发作出现狭窄早。单纯二尖瓣狭窄占风心病的 25%,二尖瓣狭窄伴二尖瓣关闭不全占 40%,主动脉瓣常同时受累。

2. 二尖瓣关闭不全(mitral incompetence) 是由二尖瓣装置(瓣叶、瓣环、腱索、乳头肌)、左心室结构和功能的完整性在收缩期异常引起。风湿性损害最常见,其他如感染性心内膜炎、肥厚型心肌病、先天性心脏病等疾病导致瓣叶异常;任何病因引起左室增大都可造成二尖瓣环扩大或二尖瓣环退行性变和瓣环钙化,从而出现二尖瓣关闭不全;心肌梗死导致的冠状动脉灌注不足可引起乳头肌功能异常或乳头肌断裂。

3. 主动脉瓣狭窄(aortic stenosis) 常由多种病因引起,如先天性心脏病、风心病、先天性主动脉瓣畸形等。先天性主动脉瓣畸形是成人孤立性主动脉瓣狭窄的常见原因。退行性老年钙化性主动脉瓣狭窄为 65 岁以上老年人单纯性主动脉瓣狭窄的常见原因。

4. 主动脉瓣关闭不全(aortic incompetence) 可由原发性瓣膜疾病或主动脉根部或升主动脉异常演变而来,分为急性和慢性两种。急性主动脉瓣关闭不全的病因有急性感染性心内膜炎、损伤性撕裂、主动脉夹层等。慢性主动脉瓣关闭不全最常见的病因有风心病、感染性心内膜炎、二叶式主动脉瓣等导致的自身瓣膜性异常和强直性脊柱炎、严重高血压等引起的主动脉根部或升主动脉结构异常等。

5. 三尖瓣狭窄(tricuspid stenosis) 单独存在者极少见,常伴关闭不全、二尖瓣和主动脉瓣损害,最常见病因是风心病。

6. 三尖瓣关闭不全(tricuspid incompetence) 多为功能性。见于风湿性二尖瓣病、先天性心血管病和肺心病等出现右心室收缩压增高或肺动脉高压,从而使右心室扩张,瓣环扩大,收缩时瓣叶不能闭合,导致功能性三尖瓣关闭不全。

7. 肺动脉瓣狭窄(pulmonary stenosis) 最常见病因是先天性畸形。风湿性极少见且常合并其他瓣膜损害,临床表现被后者掩盖。

8. 肺动脉瓣关闭不全(pulmonary incompetence) 最常继发于肺动脉高压,因肺动脉干根部扩张,引起瓣环扩大,如风湿性二尖瓣疾病、艾森曼格综合征等情况。少见病因为特发性和 Marfan 综合征的肺动脉扩张。

【病理解剖与病理生理】

1. 二尖瓣狭窄 二尖瓣狭窄是风湿性心脏瓣膜病中最常见的病变。风湿热引起二尖瓣不同部位,如瓣膜交界处、瓣叶游离缘、腱索以上部位的粘连融合,导致二尖瓣狭窄,使二尖瓣开放受限,瓣口截面积减少。狭窄的二尖瓣呈漏斗状,瓣口常呈鱼口状。正常成人二尖瓣口面积 $4\sim6cm^2$,瓣口面积减小至 $1.5\sim2cm^2$,属轻度狭窄,$1.0\sim1.5cm^2$ 属中度狭窄,$<1.0cm^2$ 属重度狭窄。二尖瓣狭窄可使左心房压升高,严重狭窄时左心房压需高达 $20\sim25mmHg$ 才能使血流通过狭窄的瓣口,使左心室充盈并维持正常的心排血量。左心房压力升高导致肺静脉和肺毛细血管压力升高,继而导致肺毛细血管扩张和淤血,产生肺水肿,出现呼吸困难、咳嗽、发绀等临床表现。左心房扩大及左心房壁钙化,合并房颤时左心耳及左心房内易形成附壁血栓。肺静脉压力升高导致肺动脉压力被动升高,而长期肺动脉高压引起肺小动脉痉挛,最终导致肺小动脉硬化,更加重肺动脉高压。肺动脉高压增加右心室后负荷,引起右心室肥厚扩张,终致右心衰竭。

2. 二尖瓣关闭不全 风湿性病变使瓣膜僵硬、变性、瓣缘卷缩、连接处融合以及腱索融合缩短,使心室收缩时两瓣叶不能紧密闭合。二尖瓣关闭不全使左心室每搏喷出的血流一部分反流入左心房,使前向血流减少,左心房负荷和左心室舒张期负荷增加,进一步失代偿时,左心室每搏量和射血分数下降,肺静脉和肺毛细血管楔压增高,继而发生肺淤血、左心衰竭。

3. 主动脉瓣狭窄 风湿性炎症导致瓣膜交界处粘连融合,瓣叶纤维化、僵硬、钙化和挛缩畸形使瓣口狭窄。正常成人主动脉瓣口面积 $3\sim4cm^2$。当瓣口面积 $\leqslant1.0cm^2$ 时,左室收缩压明显升高,跨瓣压差显著升高,左室射血阻力增加,左室向心性肥厚,室壁顺应性降低,引起左室舒张末压进行性升高,因而左房后负荷增加,左房代偿性肥厚。最终因心肌缺血和纤维化等导致左心衰竭。

4. 主动脉瓣关闭不全　风心病可使瓣叶纤维化、增厚或缩短,影响舒张期瓣叶边缘对合,造成主动脉瓣关闭不全。主动脉瓣关闭不全造成主动脉瓣反流,引起左心室舒张末容量增加,左心室肥厚扩张;另一方面,主动脉舒张压降低使冠状动脉血流减少,心肌缺血,终致左心衰竭。

5. 三尖瓣狭窄及关闭不全　病理改变与二尖瓣相似,但损害较轻。

【护理评估】

（一）健康史

询问疾病有关的诱因和病因,如上呼吸道感染、反复风湿活动、感染性心内膜炎、妊娠等。收集心功能变化情况及有无并发症等资料。

（二）身体状况

1. 二尖瓣狭窄

（1）症状

1）劳力性呼吸困难:是最常见的早期症状,与不同程度的肺淤血有关,常因劳累、精神紧张、感染、妊娠或心房颤动等诱发或加重。随狭窄加重,出现夜间阵发性呼吸困难和端坐呼吸。

2）咳嗽:常见,表现为卧床时干咳,可能与支气管黏膜淤血、水肿引起支气管炎或左心房增大压迫左主支气管有关,尤在冬季明显。

3）咯血:因肺淤血可导致病人出现痰中带血;部分病人因肺静脉高压导致肺静脉和支气管静脉间的侧支循环破裂而出现较大量的咯血;发生急性肺水肿时为粉红色泡沫痰。

（2）体征:重度狭窄者常呈“二尖瓣面容”,口唇及双颧发绀;心前区隆起;心尖部可触及舒张期震颤;典型体征是心尖部可闻及局限性、低调、隆隆样舒张中晚期杂音;若心尖部闻及第一心音亢进和（或）开瓣音,提示瓣膜弹性尚好;肺动脉瓣区第二心音亢进或伴分裂,提示肺动脉高压。

2. 二尖瓣关闭不全

（1）症状:轻度二尖瓣关闭不全者可终身无症状,严重反流时有心排血量减少,最先出现的症状是疲乏、无力、心悸、活动能力差,而呼吸困难等肺淤血症状出现较晚。病情进一步发展会导致肺循环阻力升高,右心后负荷增加,出现肝淤血增大、下肢水肿等右心衰竭表现。

（2）体征:心尖搏动呈高动力型,向左下移位;心尖区可闻及全收缩期高调吹风样杂音,向左腋下和左肩胛下区传导。

3. 主动脉瓣狭窄

（1）症状:主要与瓣膜狭窄导致心排血量减少所致体循环和重要器官供血不足有关。①呼吸困难。劳力性呼吸困难为晚期病人常见的症状,随着病情发展,可出现阵发性夜间呼吸困难、端坐呼吸乃至急性肺水肿。②晕厥。部分仅表现黑蒙,可为首发症状。大脑供血不足的表现,尤其在体位变化、运动中或运动后发生较多。③心绞痛。对于重度主动脉瓣狭窄病人,心绞痛是最早出现也是最常见的症状,是冠状动脉供血不足的表现,常由运动、情绪激动等因素诱发,休息及含服硝酸甘油可缓解。

（2）体征:心尖搏动增强呈抬举样,向左下移位。主动脉瓣第一听诊区可闻及喷射性全收缩期杂音,向颈动脉传导,常伴震颤;细迟脉;晚期收缩压和脉压均下降。

4. 主动脉瓣关闭不全

（1）症状:早期可无症状。随着病情进展,出现与心搏量减少及脉压增大有关的心悸、心前区不适、头部动脉强烈搏动感等;并发左心衰竭时,可出现不同程度的心源性呼吸困难。此外,常有体位性眩晕、心绞痛等。

（2）体征:心尖搏动明显向左下移位呈抬举样;胸骨左缘第3、4肋间可闻及高调叹气样舒张期杂音,坐位前倾和深呼气时易听到。重度反流者,常在心尖区听到舒张中晚期隆隆样杂音（Austin-Flint杂音）。

5. 并发症

（1）充血性心力衰竭:是首要并发症,也是就诊和致死的主要原因。诱因有感染、风湿活动、心律失常、洋地黄使用不当、劳累和妊娠等。

（2）心律失常：心房颤动是风湿性心脏瓣膜疾病最常见的心律失常,并发之后可诱发和加重心力衰竭（图 3-24-1）。

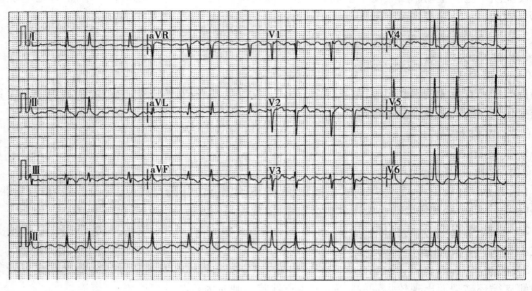

图 3-24-1　心房颤动（心室率慢）

（3）亚急性感染性心内膜炎：主动脉瓣关闭不全的病人发生率较高,常见致病菌为草绿色链球菌。常有发热、寒战,皮肤、黏膜瘀点,进行性贫血,病程长者可能出现脾大、杵状指等全身症状。心内膜赘生物如脱落可引起周围动脉栓塞。

（4）栓塞：多见于二尖瓣狭窄伴有心房颤动的病人,血栓脱落引起周围动脉栓塞,以脑动脉栓塞常见。另外,重症心力衰竭病人因长期卧床可形成下肢深静脉血栓,如血栓脱落可导致肺栓塞等。

（三）心理-社会支持状况

评估病人是否有因心力衰竭及其他各种并发症丧失劳动力而产生情绪低落、烦躁、焦虑等。了解病人是否因病情进展或疗效不佳产生厌世情绪。了解病人及家属对疾病的认知程度、社会支持以及所得到的社会保健资源和可及性服务情况。

（四）辅助检查

见表 3-24-1。

表 3-24-1　风湿性心脏瓣膜病的辅助检查

| 疾病 | 超声心动图 | 心电图 | 胸部 X 线 |
|---|---|---|---|
| 二尖瓣狭窄 | 二尖瓣增厚,呈"城墙"样改变,瓣口狭窄,左心房扩大 | 二尖瓣型 P 波,P 波宽度 > 0.12s,伴切迹,电轴右偏右心室肥厚 | 左心房显著增大时,心影呈梨形,见图 3-24-2 |
| 二尖瓣关闭不全 | 左心房、左心室扩大,二尖瓣左心房侧探及收缩期反流束 | 左心房肥厚,非特异性 ST-T 改变,左心房扩大,心房颤动 | 左心房扩大,左心室增大,肺动脉段突出,肺淤血和间质性肺水肿 |
| 主动脉瓣狭窄 | 主动脉瓣增厚,心室壁增厚 | 左心房肥厚,ST-T 改变 | 左心房、左心室扩大 |
| 主动脉瓣关闭不全 | 左心室肥大,主动脉瓣心室侧探及全舒张期反流束 | 左心房肥厚,ST-T 改变,电轴左偏 | 左心室增大,升主动脉继发性扩张明显,心影呈靴形,见图 3-24-3 |

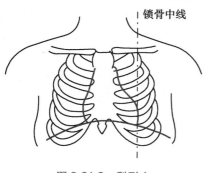

图 3-24-2　梨形心

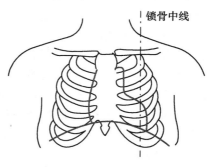

图 3-24-3　靴形心

图片：二尖瓣型 P 波

图片：二尖瓣狭窄 X 线检查表现

图片：主动脉瓣狭窄 X 线表现

图片：二尖瓣置换术

图片：经皮球囊二尖瓣成形术示意图

（五）治疗原则与主要措施

1. 内科治疗　以保持改善心脏代偿功能,积极预防和控制风湿活动及并发症为主。有风湿活动者应给予抗风湿治疗。预防风湿复发特别重要,一般应坚持长期使用苄星青霉素。避免剧烈活动,减轻心脏负担,定期复查,早期发现并发症。心力衰竭者应减少体力活动,限制钠盐摄入,使用利尿剂、血管紧张素转换酶抑制剂、β 受体阻滞剂和洋地黄等。

2. 外科治疗　介入手术和外科手术是治疗本病的有效方法,如心脏瓣膜成形术、心脏瓣膜置换术等。近年出现两大治疗趋势,其一,由于新一代生物瓣膜可以保证良好的血流动力学并且更为持久,瓣膜选择方面倾向于选择生物瓣;其二,微创外科手术广泛开展,如心脏不停跳经心尖主动脉瓣膜微创置换手术。手术指征:①所有瓣膜性心脏病并发心力衰竭(NYHA Ⅱ级及以上)。②有症状的重度瓣膜病变病人,如主动脉瓣狭窄伴有晕厥、心绞痛者均必须进行手术置换或瓣膜修补。

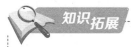

知识拓展

**人工心脏瓣膜**

生物瓣:用猪或牛等动物的心包或主动脉瓣膜经消除抗原性处理制成,血栓栓塞率低,仅需抗凝 6 个月,不需终身抗凝,但其耐受性较差,平均工作寿命在 10 年左右。

机械瓣:用金属及高级复合材料制成,耐久性强,需终身接受抗凝治疗并定期化验抗凝指标,抗凝不当易发生栓塞或出血,机械瓣一旦失灵情况危急。

【常见护理诊断/问题】

1. 活动无耐力　与心排血量减少、冠状动脉供血不足、脑供血不足有关。

2. 体温过高　与风湿活动、并发感染有关。

3. 潜在并发症:充血性心力衰竭、心律失常、栓塞及亚急性感染性心内膜炎。

4. 知识缺乏:缺乏风湿性心脏瓣膜病的防治及如何长期维护健康的知识。

【护理目标】

1. 能积极参与活动计划,活动耐力逐步增加,活动中无明显疲乏感。

2. 能自我监测体温的变化,体温降至正常。

3. 未发生心力衰竭、心律失常、栓塞等并发症,或能及早发现和妥善处理并发症。

4. 能叙述风湿性心瓣膜病的疾病过程和治疗保健措施。

【护理措施】

1. 一般护理

（1）休息与活动:有风湿活动及并发症者应卧床休息,出现呼吸困难时,给予半坐卧位。待病情好转后,可逐步起床活动,但应避免剧烈运动,若出现胸闷、脉搏增快等不能耐受或有风湿活动征象时,应立即卧床休息。长期卧床的病人,协助生活护理,预防压疮。根据心功能分级适当安排活动,防止静脉血栓形成,增加侧支循环,保持肌肉功能,防止便秘。

（2）饮食护理：心瓣膜疾病病人由于抵抗力低下易发生感染，应给予高热量、高维生素、高蛋白、高纤维、清淡易消化饮食。伴有心功能不全者应低盐饮食以免加重心脏负担。鼓励病人适量喝水。

2. 用药护理　风心病病人服药的主要目的是控制心力衰竭以及防止风湿活动反复。常用药物包括洋地黄类、利尿剂、扩张血管和降低心肌负荷的药物、抗生素和抗凝剂等。注意观察用药后病人的病情变化及药物的副作用。风湿活动并发感染的发热病人，遵医嘱给予抗生素及抗风湿药物治疗。苄星青霉素又称长效青霉素，使用前必须询问青霉素过敏史并常规进行皮试。阿司匹林应饭后服用并观察有无胃肠道反应、牙龈出血、柏油样便等不良反应。对于主动脉狭窄的病人，应禁用或慎用小动脉血管扩张药，以防血压过低。

3. 并发症的观察与护理

（1）心力衰竭：①积极预防和控制感染，纠正心律失常，避免劳累和情绪激动等诱因，以免发生心力衰竭。②保持病房与环境的清洁卫生，加强口腔与呼吸道护理；保持有规律的生活。③监测生命体征，评估病人有无呼吸困难、乏力、食欲缺乏、少尿等症状，检查有无肺部湿啰音、肝大、下肢水肿等体征。一旦发生则执行心力衰竭护理常规。

（2）栓塞：①评估有无心房、心室扩大及附壁血栓；心电图有无异常，尤其是有无心房颤动；左房内有巨大附壁血栓者应绝对卧床休息，以防脱落造成其他部位栓塞。②评估是否存在因心力衰竭而活动减少、长期卧床的危险因素。病情允许时应鼓励并协助病人翻身、活动下肢、按摩及用温水泡脚或下床活动，防止下肢深静脉血栓形成。③及早发现栓塞表现，及时与医生联系。④遵医嘱给予抗心律失常、抗血小板聚集的药物应用。

（3）心律失常：心房颤动是风心病最常见的心律失常。①观察记录脉搏短绌情况，监测心悸、胸闷、气短、乏力、头晕等症状。②帮助病人稳定情绪、避免各种诱因及学会自我检查脉搏。③遵医嘱给予镇静剂、毛花苷 C 等药物应用，并密切观察药物疗效和病人反应。

4. 心理护理　护士应仔细观察病人有无产生紧张、焦虑、抑郁、淡漠、易怒等不良心理问题，关心、理解、尊重病人，鼓励病人表达自己的心理感受，指导病人面对现实，采取积极的应对方式，配合长期药物治疗。

5. 健康指导

（1）疾病知识指导：告诉病人及家属本病病因和病程进展特点。尽可能保持室内空气流通、温暖、干燥，阳光充足。适当锻炼，加强营养，提高机体抵抗力，防寒保暖，预防风湿活动。避免重体力劳动、剧烈运动或情绪激动而加重病情。告知病人出现明显乏力、腹胀、下肢水肿、胸闷等症状应及时就医。

（2）用药指导与病情监测：告诉病人遵医嘱坚持用药的重要性，指导正确用药。定期门诊复查。一旦发生感染应尽快就诊，避免病情加重。有手术适应证者尽早择期手术。若有拔牙、内镜检查、导尿术、分娩等手术，应提前告诉医生风心病史，预防性使用抗生素。

（3）心理指导：风心病病程较长且易反复发作，病人及家属的经济负担和心理压力较大，易产生焦虑、抑郁等不良情绪。护士应针对性地与病人及家属沟通，以减轻不良心理反应。鼓励病人树立信心，做好长期与疾病做斗争以控制病情进展的思想准备。育龄妇女，病情较重不适宜妊娠者，病人及其配偶做好避孕措施。

【护理评价】

经过治疗和护理，评价病人是否达到：①活动耐力增强。②能自我监测体温，体温保持在正常范围。③无并发症出现或能够及早发现和正确处理。④了解风湿性心脏病的发病过程和诱发因素。

（周英华）

**思考题**

周女士，46 岁。体力劳动时反复出现胸闷、气促 10 年。3 天前因发热、咳嗽、胸闷、气喘入院，不能平卧位。查体：神志清楚，T 38.2℃，P 92 次/min，R 35 次/min，BP 137/79mmHg。口唇及双颧发绀，双肺呼吸音粗，HR 125 次/min，心律不齐，第一心音强弱不等，心尖部可闻及局限性、低调、隆隆样舒张中晚期杂音。心电图示心房颤动。

请思考：

（1）该病人存在哪些护理诊断/问题？

（2）为配合医生治疗，护士应采取哪些措施？

思路解析

扫一扫、测一测

# 第二十五章　心包炎病人的护理

 **学习目标**

1. 掌握急性心包炎和慢性缩窄性心包炎的概念、身体状况和护理措施。
2. 熟悉心包炎的治疗原则。
3. 了解心包炎的病因与发病机制。
4. 能全面准确地评估病人,做出正确的护理诊断,制订合理的护理计划,实施恰当的护理措施并对病人及其家属进行健康指导。
5. 具有良好的人文关怀精神和协作精神,体现慎独和精益求精的品德。

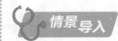 **情景导入**

季先生,某公司高管,40岁。2个月前被诊断为肺癌晚期,医生综合考虑季先生病情及全身情况,给予制订放化疗方案,近两周出现进行性加重的胸闷、气促、心悸。查体:端坐位、面色苍白,口唇微绀,心尖搏动减弱,心音低而遥远,心脏叩诊浊音界扩大。心超提示心包积液。

请问:

1. 该病人最主要的护理诊断/问题是什么?
2. 根据护理诊断/问题,为该病人制订护理目标和护理措施。

心包疾病按病程分为急性(病程<6周,包括纤维素性、渗出性)、亚急性(病程6周至6个月,包括渗出性-缩窄性、缩窄性)、慢性[病程>6个月(包括缩窄性、粘连性、渗出性)]。临床上以急性心包炎和慢性缩窄性心包炎最为常见。

急性心包炎(acute pericarditis)为心包脏层和壁层的急性炎症,可由细菌、病毒、肿瘤、物理、化学等因素引起。缩窄性心包炎(constrictive pericarditis)指心脏被致密厚实的纤维化或钙化心包围绕,心室舒张期充盈受限而产生一系列循环障碍的病症。

【病因与发病机制】

1. 病因　近年来,病毒感染、肿瘤、尿毒症及心肌梗死所致心包炎的发病率明显增多。

(1) 急性心包炎:①感染性。病毒、细菌、真菌、寄生虫等感染引起。②非感染性。常见病因有急性非特异性心包炎、自身免疫疾病、代谢性疾病如尿毒症、痛风、肿瘤、外伤或射线损伤等。

(2) 缩窄性心包炎:多继发于急性心包炎,在我国以结核性心包炎最为常见,其次为急性非特异性心包炎、化脓性或创伤性心包炎演变而来。放射性心包炎和心脏直视术后引起者也逐年增多。

 笔记

2. 发病机制　急性纤维蛋白性心包炎或少量积液一般不引起心包内压升高。如积液迅速增多，则心包内压力急剧升高，心排血量降低，出现急性心脏压塞的临床表现。心包缩窄使心室舒张期扩张受阻，上、下腔静脉回流受阻，出现颈静脉怒张、心搏血量下降、心率增快等。

【病理生理】
心包腔是心脏脏层和壁层之间的腔隙，正常腔内约有 50ml 的浆液，起润滑作用。根据病理变化，急性心包炎可分为纤维蛋白性和渗出性。急性期，心包腔纤维蛋白、白细胞及少许内皮细胞渗出，为纤维蛋白性心包炎；如液体增加，则转为渗出性心包炎，多为淡黄清晰的液体，偶可呈脓性或血性。积液一般在数周至数月内被吸收，也可发生粘连、增厚及缩窄、钙化，心脏及大血管根部受限，长期不解除可引起心肌萎缩。

【护理评估】
（一）健康史
询问病人有无病毒、细菌（反复链球菌扁桃体炎和咽峡炎）、真菌感染史，有无肿瘤、自身免疫性疾病、代谢性疾病史，有无外伤及射线接触史，有无邻近器官疾病史（如心肌梗死），询问病人生活工作情况，如有无过度劳累等。

（二）身体状况
1. 急性心包炎
（1）纤维蛋白性心包炎
症状：心前区疼痛为主要症状，性质尖锐，坐位前倾时减轻，咳嗽、变化体位、吞咽时加重，亦可位于胸骨后，呈压榨性，可向左肩、背部放射。感染性心包炎可伴发热。
体征：心包摩擦音是纤维蛋白性心包炎的典型体征，呈抓刮样粗糙音，以胸骨左缘第 3、4 肋间最为明显，坐位前倾、深吸气或将听诊器胸件加压更易听到。当心包积液增多将两层心包分开时，摩擦音可消失。心前区闻及心包摩擦音可诊断该病。

（2）渗出性心包炎
症状：呼吸困难是心包积液最突出的症状，可能与支气管、肺受压及肺淤血有关；严重时病人端坐、面色苍白，可有发绀。也可因压迫气管、食管而产生干咳、吞咽困难。全身症状有上腹部闷胀、乏力、发热等。
体征：心尖搏动减弱或消失，心音低而遥远，心脏叩诊浊音界扩大。大量积液时可在左肩胛骨下出现浊音及左肺受压引起的支气管呼吸音，称心包积液征（Ewart 征）。大量心包积液可使收缩压下降，脉压减小，同时影响静脉回流，出现颈静脉怒张、肝大、腹水等。
心脏压塞：快速心包积液时可引起急性心脏压塞，表现为心动过速、血压下降、脉压变小和静脉压明显上升，如心排血量显著下降可引起急性循环衰竭。如积液积聚较慢，可有亚急性或慢性心脏压塞表现。心脏压塞的临床特征为三联征，即低血压、心音低弱、颈静脉怒张。

2. 缩窄性心包炎
（1）症状：心包缩窄多于急性心包炎后 1 年形成。常见症状为劳力性呼吸困难，主要与心搏出量降低有关。可伴有疲乏、食欲缺乏或疼痛等。
（2）体征：由于静脉压增高，吸气时颈静脉扩张，称 Kussmaul 征。

（三）心理-社会支持状况
评估病人有无因病情反复发作及对并发症担忧而产生的焦虑、恐惧等负性情绪，了解病人及家属对疾病的认知程度、社会支持、社会保健资源和服务的可及性等。

（四）辅助检查
1. 实验室检查　取决于原发病，由感染引起者常有外周血白细胞计数增加等炎性反应。
2. 心电图检查　急性心包炎的心电图常规导联（除 avR 和 V$_1$ 外）ST 段抬高呈弓背向下型，一至数天后，出现 T 波低平或倒置，持续数周至数月后 T 波逐渐恢复正常；渗出性心包炎 QRS 低电压及电交替，无病理性 Q 波；缩窄性心包炎 QRS 低电压、T 波低平或倒置。
3. 影像学检查

（1）X线检查：对渗出性心包炎有诊断价值，可见心影向两侧增大呈烧瓶状，且肺野清晰，有别于心力衰竭；但积液量少于250ml时X线检出困难。缩窄性心包炎时，心影偏小、正常或轻度增大，心缘变直并可见心包钙化。

（2）超声心动图：可确诊有无心包积液，判断积液量心包积液简单易行、迅速可靠。M型或二维超声心动图中见液性暗区可明确诊断。缩窄性心包炎可见心包增厚、室间隔矛盾运动等。

（3）心脏磁共振显像（CMR）：能清晰显示心包积液的量和分布情况，并可分辨积液性质，同时可测量心包厚度，了解是否存在心包肿瘤。

4. 其他检查

（1）心包穿刺：主要应用于心脏压塞，同时可以进一步明确积液性质和病因。超声引导下心包穿刺引流可增加操作的成功率和安全性。

（2）心包镜及心包活检：有助于明确病因。

（五）治疗原则与主要措施

1. 病因治疗 针对病因，应用抗生素、抗结核或化疗药物。

2. 对症治疗 呼吸困难者给予半卧位、吸氧；疼痛者选择性应用镇痛剂，首选非甾体类消炎药物（NSAID）。

3. 心包穿刺 解除心脏压塞，必要时可在心包腔内注入抗菌药物或化疗药物等。

4. 心包切除术 是缩窄性心包炎的唯一治疗措施，通常在心包感染被控制、结核活动静止期进行手术，并在术后继续用药1年。

【常见护理诊断/问题】

1. 气体交换受损 与肺淤血、肺组织或支气管受压有关。

2. 急性疼痛：胸痛 与心包炎症有关。

3. 活动无耐力 与心排血量减少有关。

【护理措施】

1. 一般护理

（1）休息与活动：保持环境安静，限制探视，注意病室温湿度，避免呼吸道感染而加重病情。指导病人取舒适卧位，如半卧位或坐位。有心脏压塞征者采取前倾坐位，胸闷、气急者给予氧气吸入。

（2）饮食护理：少量多餐，给予高热量、高蛋白、高维生素易消化饮食，增强机体抵抗力。

2. 病情观察

（1）呼吸状况监测：观察病人呼吸困难的程度，有无呼吸浅快、发绀，动态监测血气分析结果。

（2）疼痛情况监测：观察病人的疼痛部位、性质及变化情况。

3. 用药护理 遵医嘱应用抗菌、抗结核等药物，观察药物疗效及副作用。服用非甾体类解热镇痛剂时，注意观察病人有无胃肠道出血等不良反应。

4. 心包穿刺术护理

（1）术前护理：术前常规进行心脏超声检查，确定积液量和穿刺部位，标记好最佳穿刺点。备齐物品，向病人说明穿刺的目的和方法，提供隐蔽空间以保护病人隐私；操作前开放静脉通道，准备抢救药品；进行心电监测；咳嗽病人必要时予以可待因。

（2）术中配合：嘱病人勿剧烈咳嗽或深呼吸，无菌操作，抽液过程中随时夹管，防止空气进入心腔；抽液要缓慢，每次抽液量不超过1 000ml，第1次抽液量不宜超过300ml，抽出新鲜血液时立即停止操作，密切观察有无心脏压塞症状；记录抽出液的量、性质，按要求及时送检；密切观察病人生命体征及心电变化。

（3）术后护理：拔除穿刺针后，穿刺部位覆盖无菌纱布，胶布固定；穿刺后病人卧床休息，2小时内持续心电监测。心包引流者需做好引流管常规护理，心包引流液<25ml/d时遵医嘱可拔出导管。

5. 心理护理 根据病人及家属的具体情况，针对性进行疾病相关知识的教育和指导，以减轻其不良心理反应，协助病人取得社会支持，促其早日康复。

6. 健康指导

（1）疾病知识指导：对缩窄性心包炎病人讲明心包切除术的重要性，解除思想顾虑，尽早接受手术治疗，以利于心功能的恢复。术后病人应休息半年左右，定期门诊随访。

（2）生活指导：防止呼吸道感染。给予高热量、高蛋白、高维生素易消化饮食，限制钠盐摄入。

（3）用药指导与病情监测：告知病人严格遵医嘱用药，不可擅自减量或停药，防止复发。注意药物不良反应，定期检查肝、肾功能。

（周英华）

## 思考题

王先生，40 岁。心前区刺痛两周，放射至左肩背部。查体：T 37.7℃，P 100 次/min，R 26 次/min，BP 125/80mmHg，心电图提示除 avR 外，其他导联 ST 段呈弓背向下型抬高，胸骨左缘 3、4 肋间闻及搔抓样心包摩擦音。

请思考：

（1）该病人存在哪些护理诊断/问题？

（2）护士应采取哪些具体措施？

思路解析

扫一扫、测一测

# 第二十六章　心肌疾病病人的护理

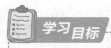

26章 PPT

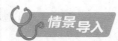

1. 掌握病毒性心肌炎与心肌病的护理措施。
2. 熟悉病毒性心肌炎与心肌病病人的身体状况、治疗原则。
3. 了解病毒性心肌炎与心肌病的病因与发病机制、辅助检查。
4. 能全面准确地评估病人，做出正确的护理诊断，制订合理的护理计划，实施恰当的护理措施并对病人及其家属进行健康指导。

**情景导入**

李先生在活动时突感胸闷、气短，亲友将其送至医院急诊。值班护士小张询问得知，李先生 10 年前曾患"病毒性心肌炎"，经过半年治疗后心电图基本恢复正常。急查床边心电图示心动过速，ST 改变，左前降支传导阻滞，频发室性期前收缩，阵发性室速。心脏彩超提示：左心室壁厚度正常高限且运动功能减弱，肺动脉轻度高压。

请问：

1. 该病人最可能的护理诊断是什么，诊断的依据是什么？
2. 作为责任护士，我们应采取哪些护理措施？

## 第一节　病毒性心肌炎病人的护理

病毒性心肌炎（viral myocarditis）指嗜心肌性病毒感染引起的，以心肌非特异性炎症为主要病变的心肌炎。按病变范围分为无症状的心肌局灶性炎症和心肌弥漫性炎症所致的重症心肌炎；按照病程分为急性期（3 个月）、恢复期（3 个月至 1 年）、慢性期（1 年以上）。

【病因与发病机制】

柯萨奇病毒、孤儿（ECHO）病毒、脊髓灰质炎病毒等是引起心肌炎的常见病毒，其中柯萨奇病毒最为常见，占 30%～50%。此外，人类腺病毒、流感、风疹、单纯疱疹、脑炎、肝炎病毒及 HIV 等都能引起心肌炎。

病毒性心肌炎的发病机制为病毒对心肌的直接损害；病毒介导的细胞免疫，主要是 T 细胞；以及多种细胞因子和一氧化氮等介导的心肌损害和微血管损伤。上述因素引起心肌实质性损伤和间质性病变，后者包括心肌间质增生、水肿及充血，大量炎症细胞浸润等，损害心脏功能和结构。

【护理评估】

（一）健康史

询问病人是否有病毒前期感染史,如柯萨奇病毒、孤儿病毒、脊髓灰质炎病毒、人类腺病毒、流感、风疹等。

（二）身体状况

病毒性心肌炎的临床表现取决于病变的范围和心肌损害程度,轻者可无明显症状,重者可出现心力衰竭、心源性休克和猝死。

1. 症状

（1）全身表现:约半数病人于发病前1~3周有上呼吸道或肠道病毒感染前驱症状,如发热、全身倦怠感和肌肉酸痛等或恶心、腹泻等症状。

（2）心脏受累表现:常出现胸痛、心悸、胸闷、呼吸困难、水肿等。重症者可出现阿-斯综合征或猝死。

2. 体征:重者可出现心脏轻到中度增大,常有与发热程度无明显相关性的心动过速,各种心律失常,其中以室性期前收缩最常见。心尖部第一心音减弱,可闻及第三、第四心音,部分有心尖部收缩期杂音。重症者可发生心力衰竭、心源性休克、持续性室速伴低血压等表现。

（三）心理-社会支持状况

评估是否因病毒性心肌炎相关知识缺乏或对疾病可能并发心律失常、心力衰竭等而产生紧张、焦虑、恐惧等负性情绪。评估病人及家属对病毒性心肌炎的认知程度、社会支持情况及医疗保健服务的供需情况。

（四）辅助检查

1. 血液检查　急性期或心肌炎活动期血沉加快,C反应蛋白阳性,心肌损伤标志物检查可有心肌肌酸激酶(CK-MB)、肌钙蛋白T或肌钙蛋白I增高。

2. 病原学检查　血清病毒特异性IgM明显增高,外周血白细胞肠道病毒核酸阳性或肝炎病毒血清学检查阳性,心内膜心肌活检有助于病原学诊断。

3. X线检查　可见心影扩大或正常。

4. 心电图　以ST-T段压低及多种心律失常,尤其是窦性心动过速及房室传导阻滞较为常见,严重者可出现病理性Q波,甚至出现室速或室颤。

（五）治疗原则与主要措施

病毒性心肌炎无特异性治疗,最主要的治疗是纠正心律失常和心力衰竭。

1. 一般治疗　卧床休息,摄入高维生素、高蛋白质的清淡食物。

2. 对症治疗　血流动力学不稳定者应入住ICU,对伴有心源性休克或严重心室功能障碍者,可应用心室辅助装置或体外膜肺氧合(ECMO)。血流动力学稳定的心力衰竭者予以利尿剂、血管紧张素转换酶抑制剂、血管紧张素受体拮抗剂等。频发室性期前收缩或快速心律失常者,选用抗心律失常药物;完全性房室传导阻滞者,考虑使用临时心脏起搏器。目前不主张早期使用糖皮质激素,但对有房室传导阻滞、快速室性心律失常、难治性心力衰竭、重症病人或考虑有自身免疫的情况下可慎用。

3. 免疫调节治疗　早期应用抗病毒药物,疱疹病毒感染者可使用阿昔洛韦、更昔洛韦。干扰素可清除肠道病毒有腺病毒。

4. 其他治疗　如三磷酸腺苷、辅酶A、辅酶Q10等可以营养心肌。

【常见护理诊断/问题】

1. 活动无耐力　与心肌受损、并发心律失常或心力衰竭有关。

2. 焦虑　与担心疾病预后有关。

3. 知识缺乏:缺乏病毒性心肌炎治疗护理的相关知识。

4. 潜在并发症:心律失常、心力衰竭。

【护理目标】

1. 能根据病情合理调整活动量。

2. 能保持良好的心理状态,情绪稳定。

3. 能正确描述病毒性心肌炎的防治、护理知识。

4. 未发生心力衰竭,或发生时能早发现并妥善处理。

【护理措施】

1. 一般护理　保持环境安静,限制探视,减少不必要的干扰,保证充足的休息和睡眠。避免激烈运动、突然屏气或站立、持重、情绪激动、饱餐、寒冷刺激等。卧床休息可减轻心脏负荷,减少心肌耗氧,利于心功能恢复,防止病情加重或转为慢性。无并发症者,在急性期应卧床休息 1 个月;重症病毒性心肌炎病人应卧床休息 3 个月以上,直至症状消失、各项指标恢复正常后逐渐增加活动量。病情稳定后,与病人和家属一起制订并实施个体化活动方案,活动时严密监测心率、心律、血压变化,若出现大汗、面色苍白、头晕等症状,立即停止活动,并以此作为限制最大活动量的指征。如休息后症状仍不缓解,应及时告知医生。

2. 并发症的观察和护理　急性期密切观察生命体征、尿量、意识、皮肤、黏膜情况,注意有无呼吸困难、咳嗽、颈静脉怒张、水肿、肺部湿啰音等表现。同时准备好抢救仪器及药物,注意心率、心律、心电图变化,一旦出现严重心律失常或急性心力衰竭表现,立即配合急救处理。

3. 用药护理　遵医嘱应用抗病毒药物期间应严密监测血常规,注意观察病人是否出现发热、肌肉痛、疲乏等症状。服用洋地黄期间应密切观察其心率、心律变化。若出现心率过缓或视觉异常等情况,应及时报告医生妥善处理。严格控制输液量与速度,以免发生急性肺水肿。

4. 心理护理　青壮年发生率较高,患病影响日常生活、学习或工作,因而易产生焦虑、抑郁、烦躁等负性情绪。护士应向其说明疾病的演变过程及预后。当活动耐力有所增加时,应及时给予鼓励。对不愿或害怕活动的病人,适时进行心理疏导,督促其进行耐力范围内的活动;为病人提供或营造适宜的环境和氛围,调动其参与小组活动的积极性。

5. 健康指导

(1) 疾病知识指导:病人出院后需继续休息 3~6 个月,无并发症者可考虑恢复学习或轻体力工作。根据心功能状态,进行适当锻炼,增强机体抵抗力,6 个月至 1 年内避免剧烈运动或重体力劳动、妊娠等。注意防寒保暖,预防病毒性感冒。

(2) 饮食指导:给予高蛋白、高维生素、清淡易消化饮食,尤其应补充富含维生素 C 的食物如新鲜蔬菜、水果,以促进心肌代谢与修复。戒烟酒,避免刺激性食物。心力衰竭时应低盐饮食。

(3) 用药指导与病情监测:教会病人及家属正确测量心率、心律,发现异常或胸闷、心悸等不适及时就诊。

【护理评价】

经过治疗和护理,评价病人是否达到:①能适度活动。②焦虑情绪缓解。③能说出病毒性心肌炎的原因和诱发因素。④无并发症发生或发生后能及时发现和处理。

# 第二节　心肌疾病病人的护理

心肌病(cardiomyopathy)是指除冠心病、高血压、瓣膜病、先天性心脏病等原因引起的以心肌结构及功能异常为主的一组心肌疾病。心肌病分 5 型:扩张型心肌病、肥厚型心肌病、限制型心肌病、致心律失常型右室心肌病、未定型心肌病。本节重点阐述扩张型心肌病、肥厚型心肌病病人的护理。

扩张型心肌病(dilated cardiomyopathy,DCM)为无引起整体收缩功能障碍的异常负荷因素(高血压、瓣膜病)或冠脉疾病而发生的左室扩张合并左室收缩功能障碍性疾病,伴或不伴右室扩张和功能障碍。主要特征是一侧或双侧心腔扩大,心肌收缩功能减退,伴或不伴充血性心力衰竭。我国发病率逐年上升,好发于青中年男性,男女比例约 2.5:1,病死率较高。

肥厚型心肌病(hypertrophic cardiomyopathy,HCM)是指无高血压、瓣膜病等导致心肌异常的负荷因素而发生的心室壁增厚或质量增加。主要特征为是以左心室和(或)右心室非对称肥厚,左心室血液充盈受阻,舒张期顺应性下降。根据有无左心室流出道梗阻分为梗阻性与非梗阻性。在我国好发于男性,是青年人猝死的常见原因之一。

【病因与发病机制】

扩张型心肌病的病因与发病机制尚不明确。40%~60%扩张型心肌病有基因突变和家族遗传背景。对继发性扩张型心肌病,持续病毒感染是重要原因,最常见的病原体有柯萨奇病毒、流感病毒、腺病毒、巨细胞病毒、人类免疫缺陷病毒等。此外,妊娠、酒精中毒、营养不良、抗癌药物、硒缺乏等因素亦可引起扩张型心肌病。扩张型心肌病以心腔扩张为主,心室壁变薄,纤维瘢痕形成,常伴附壁血栓、心肌收缩力下降。

肥厚型心肌病为常染色体显性遗传性疾病,60%~70%为家族性,30%~40%为散发性,家族性病例和散发病例具有同样的致病基因突变,最常见的基因突变是β-肌球蛋白重链与肌球蛋白结合蛋白C的编码基因突变。此外,儿茶酚胺代谢异常、细胞内钙调节机制异常、高血压、高强度运动等均可作为其促进因子。肥厚型心肌病主要改变为心室间隔增厚和(或)非对称性心室间隔肥厚,以左室间隔部改变尤为明显。

## 【护理评估】

### (一)健康史

询问是否有心肌病的家族史及疾病相关因素。如扩张型心肌病病人应了解有无持续病毒感染史、抗癌药物使用史、硒缺乏、长期大量饮酒史、系统性红斑狼疮病史、妊娠等。对于肥厚型心肌病病人,应了解有无儿茶酚胺代谢异常、细胞内钙调节机制异常、高血压病史等。

### (二)身体状况

1. 扩张型心肌病 起病缓慢,早期可有心脏轻度扩大而无明显症状。当出现气急甚至端坐呼吸、水肿、肝大等充血性心力衰竭表现时,才被诊断。常出现各种心律失常,晚期常发生阿-斯综合征或猝死,部分病人发生脑、心、肾等栓塞。主要体征为心浊音界明显扩大、奔马律、肺循环和体循环淤血等。

2. 肥厚型心肌病 可出现心悸、胸痛、劳力性呼吸困难等,常在起立或运动时出现眩晕,甚至发生猝死。但部分病人完全无自觉症状,因猝死尸检或体检时被发现,是青少年和运动员猝死的主要原因。主要体征为心脏轻度增大。梗阻型病人在胸骨左缘第3~4肋间可闻及喷射性收缩期杂音,心尖部也常可闻及吹风样收缩期杂音。

### (三)心理-社会支持状况

评估是否因心肌病相关知识缺乏或对疾病有并发心力衰竭或猝死的可能,而产生紧张、焦虑、恐惧等负性情绪。评估病人及家属对心肌病的认知程度、社会支持情况及保健服务的供需情况,有针对性地提供护理服务。

### (四)辅助检查

1. X线检查 扩张型心肌病心影明显增大,心胸比>50%,肺淤血征。肥厚型心肌病心影正常或可有左房、左室增大,伴有心力衰竭者则心影明显增大。

图片:扩张型心肌病X线检查

2. 心电图 扩张型心肌病可见多种心律失常如室性心律失常、房室传导阻滞等。可有ST-T改变、低电压、R波减低,少数病人可见病理性Q波。肥厚型心肌病表现为左心室高电压、ST段压低、T波倒置和深而不宽的病理性Q波。

视频:扩张型心肌病超声心动图

3. 超声心动图 超声心动图是诊断扩张型心肌病最常用的检查手段,心脏各腔均增大,尤以左心室扩大发生早而显著,室壁运动减弱,心肌收缩力下降;彩色血流多普勒显示二尖瓣、三尖瓣反流;左心室心尖部附壁血栓等。超声心动图是肥厚型心肌病最主要的诊断手段,肥厚型心肌病病人室间隔非对称性肥厚,舒张期室间隔厚度达15mm或与左心室后壁厚度之比≥1:3,室间隔运动低下;彩色多普勒血流显像可测定左室流出道与主动脉压力阶差,判断肥厚型心肌病是否伴梗阻。

视频:肥厚型心肌病超声心动图

4. 其他 心脏磁共振对心肌病诊断和预后评估有很高价值。心导管检查、心血管造影、心肌核素显像、心内膜心肌活检等均有助于诊断。

### (五)治疗原则与主要措施

防治心肌损害,控制心力衰竭和心律失常,预防栓塞和猝死,提高生存质量。

1. 一般治疗 低盐饮食,严格限酒戒酒。

2. 病因治疗 对于病因不明的心肌病,给予积极治疗。如控制感染、稳定血压、避免高强度运动等。

3. 控制心力衰竭 扩张型心肌病者,在心力衰竭早期应积极进行药物干预,如β受体阻滞剂、ACEI或ARB,可降低心肌收缩力,减轻流出道梗阻。β受体阻滞剂宜从小剂量开始,根据病情调整用量。心力衰竭晚期病人易发生洋地黄中毒,应慎用。有适应证者可行三腔起搏器植入术。肥厚型心肌病者,β受体阻滞剂是梗阻型心肌病的一线治疗用药,可改善心室松弛,增加心室舒张期充盈时间;非二氢吡啶类钙通道阻滞药具有减弱心肌收缩力作用,可用于不能耐受β受体阻滞剂病人。

4. 抗凝治疗 对有心房颤动或深静脉血栓形成等易发生栓塞且无禁忌证者,宜口服阿司匹林,预防附壁血栓形成。已有附壁血栓形成和(或)发生栓塞者,须长期口服华法林。

5. 心律失常和心脏性猝死的防治 针对性选择抗心律失常药物,如胺碘酮。控制诱发室性心律失常的可逆因素,如纠正低钾低镁、改善神经激素功能紊乱、改善心肌代谢。对于药物不能控制的严重心律失常者,可置入心脏复律除颤器(ICD)预防心脏性猝死。

6. 中医中药治疗 生脉饮、真武汤等可改善病人的心功能。黄芪有抗病毒、调节免疫的作用。

7. 手术治疗 手术切除肥厚部分心肌。适用于药物无效、心功能Ⅲ~Ⅳ级、存在严重流出道梗阻的肥厚型心肌病病人。对重症梗阻性肥厚型心肌病者行无水酒精化学消融术或植入房室全能型心脏起搏器。长期严重心力衰竭、内科治疗无效者可考虑心脏移植。

【常见护理诊断/问题】

1. 急性疼痛:胸痛 与劳力负荷下肥厚的心肌需氧增加和供血供氧下降有关。

2. 有受伤的危险 与梗阻性肥厚型心肌病所致头晕及晕厥有关。

3. 知识缺乏:缺乏心肌病防治、护理等相关知识。

4. 潜在并发症:心力衰竭、心律失常。

【护理目标】

1. 能正确应用缓解疼痛的方法和技巧,疼痛减轻或消失。

2. 能保证安全,或受伤能及时发现和处理。

3. 能正确描述心肌病防治、护理相关知识。

4. 未发生心力衰竭,或发生时能及时发现并妥善处理。

【护理措施】

1. 一般护理 给予高蛋白、高维生素、富含纤维素的清淡易消化饮食,戒烟酒。保持环境安静、整洁、舒适。避免剧烈运动、突然屏气或站立、持重、情绪激动、饱餐、寒冷刺激等。呼吸困难、心悸、头晕时严格卧床休息。

2. 并发症的观察和护理 心肌病并发心力衰竭时的护理措施参见第三篇第二十章"心力衰竭病人的护理"。

3. 用药护理 遵医嘱使用β受体阻滞剂或钙通道阻滞剂时,密切观察心率,若低于50次/min暂停给药;使用血管紧张素转换酶抑制剂期间,应严密监测血压、血钾及肾功能。肥厚型心肌病不宜使用硝酸酯类药物。扩张型心肌病病人对洋地黄耐受性差,使用时尤应警惕以免发生中毒。严格控制输液量与速度,防止急性肺水肿发生。

4. 心理护理 心肌病病情复杂,预后差,病人常会因紧张、焦虑和恐惧导致心肌耗氧量增加而加重病情。应多关心体贴病人,与家庭成员一起帮助其消除悲观情绪,增强信心,配合治疗。

5. 健康指导

(1)疾病知识指导:轻症者,可从事轻体力劳动,但应避免劳累、持重、剧烈运动等,降低晕厥和猝死风险。有晕厥史者应避免独自外出。保持室内空气流通、阳光充足,预防上呼吸道感染。

(2)饮食指导:饮食宜清淡易消化,多食富含维生素、高蛋白、粗纤维食物,增强机体抵抗力。少量多餐,避免过饱。心力衰竭时低盐饮食。

(3)用药指导与病情监测:详细告知病人及家属药物的名称、剂量、用法,教会病人及家属观察药物疗效及不良反应。定期门诊复查心电图、超声心动图等,症状加重时立即就诊,防止病情进展、恶化。病人有猝死危险者,应教会家属心肺复苏(CPR)技术。

【护理评价】

经过治疗和护理,评价病人是否达到:①疼痛减轻。②无并发症出现或出现后能及时发现和处理。③无受伤或发生后能及早发现和处理。④能说出心肌病的原因和诱发因素。

（赵 琼）

**思考题**

张先生,25 岁。发热、咳嗽、流涕、全身倦怠 2 周后缓解,但感觉胸闷,P 120 次/min,律不齐。心电图示:低电压,T 波低平。心肌酶谱检查:心肌肌酸激酶 500U/L。

请思考:

(1)该病人存在哪些护理诊断/问题?

(2)护士应采取哪些护理措施?

思路解析

扫一扫、测一测

## 学习目标

1. 掌握感染性心内膜炎病人的身体状况、主要护理措施。
2. 熟悉感染性心内膜炎的治疗原则。
3. 了解感染性心内膜炎的概念、病因与发病机制。
4. 能全面准确地评估病人,做出正确的护理诊断,制订合理的护理计划,实施恰当的护理措施并对病人及其家属进行健康指导。

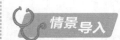

## 情景导入

李先生,3 个月前受凉后出现高热、乏力伴咳嗽,无痰,全身酸痛,当地卫生院予"青霉素、左旋氧氟沙星"治疗后上述症状无明显改善。一天前,以突发高热收入院,查体:手掌部皮疹,全身水肿。T 39.6℃。心脏超声显示:主动脉瓣关闭不全,主动脉瓣赘生物。初步诊断为"亚急性感染性心内膜炎"。

请问:

1. 该病人目前存在哪些主要护理问题?
2. 护士应采取哪些护理措施?

感染性心内膜炎(infective endocarditis,IE)是指各种病原微生物经血流侵犯心内膜(心瓣膜)或邻近大血管内膜引起的一种感染性炎症,伴赘生物形成。赘生物为大小、形状不一的血小板和纤维素团块,内含大量微生物和少量炎症细胞。心瓣膜是最常见的受累部位。感染也可发生在间隔缺损部位、腱索或心壁内膜。

根据病程,可将感染性心内膜炎分为急性感染性心内膜炎和亚急性感染性心内膜炎。急性感染性心内膜炎特征:①中毒症状明显。②病程进展迅速,数天至数周引起瓣膜破坏。③感染迁移多见。④病原体主要为金黄色葡萄球菌。亚急性感染性心内膜炎特征:①中毒症状轻。②病程数周至数月。③感染迁移少见。④病原体以草绿色链球菌多见,其次为肠球菌。

根据受累瓣膜类型,可分为自体瓣膜心内膜炎(native valve endocarditis)、人工瓣膜心内膜炎(prosthetic valve endocarditis)和静脉药瘾者心内膜炎(endocarditis in intravenous drug abusers)。

【病因与发病机制】

1. 亚急性感染性心内膜炎　占该类疾病 2/3 以上,主要发生于器质性心脏病,首先是心脏瓣膜病,尤其是二尖瓣和主动脉瓣;其次为先天性心血管病,如室间隔缺损、动脉导管未闭、法洛四联症和

笔记

主动脉缩窄。病原菌以草绿色链球菌最为常见,其次为 D 族链球菌、表皮葡萄球菌。真菌、立克次氏体和衣原体为自体瓣膜心内膜炎的少见致病微生物。发病相关因素如下。

(1)血流动力学因素:赘生物常位于血流从高压腔经病变瓣口或先天缺损至低压腔产生高速射流或湍流的下游。高速射流冲击心脏或大血管内膜处可致局部损伤,易于感染。

(2)非细菌性血栓性心内膜炎:当内膜内皮受损暴露其结缔组织的胶原纤维时,血小板聚集形成微血栓和纤维蛋白沉着,成为结节样无菌性赘生物,是细菌定居瓣膜表面的重要因素。无菌性赘生物偶见于正常瓣膜,但最常见于湍流区、瘢痕处(如感染性心内膜炎后)和心外因素所致内膜受损区。

(3)短暂性菌血症:各种感染或细菌寄居的皮肤、黏膜创伤(如手术、器械操作等)常导致短暂性菌血症。循环中的细菌如定居在无菌性赘生物上,即可发生感染性心内膜炎。

2. 急性感染性心内膜炎　主要由金黄色葡萄球菌引起,少数由肺炎球菌、淋球菌、A 族链球菌和流感杆菌等所致。病原菌来自皮肤、肌肉、骨骼或肺等部位的活动性感染灶,循环中细菌量大,细菌毒力强,具有高度侵袭性和黏附于内膜的能力,主动脉瓣常受累。发病机制尚不清楚,主要累及正常心瓣膜。

【护理评估】

（一）健康史

询问发病时间,疾病有关的诱因和病因;家族有无心瓣膜病、先天性心血管病等病史;是否拔牙或扁桃体摘除或其他部位化脓感染;是否有受凉、吸烟、饮酒史。询问病人生活工作情况,有无过度疲劳、紧张、焦虑、抑郁等。

（二）身体状况

1. 症状　发热是感染性心内膜炎最常见的症状,除有些老年人或心、肾衰竭重症病人外,几乎均有发热。亚急性者起病隐匿,可有全身不适、乏力、食欲缺乏和体重减轻等非特异性症状。可有弛张性低热,一般<39℃,午后和晚上高,常伴头痛、背痛和肌肉关节痛。急性者呈暴发性败血症过程,有高热、寒战、突发心力衰竭等。

图片:Roth
斑

2. 体征

（1）心脏杂音:由基础心脏病和(或)心内膜炎导致的瓣膜损害所致,80%～85%病人可闻及心脏杂音。急性病人出现杂音的强度和性质比亚急性更常见和明显,以主动脉瓣关闭不全多见。金黄色葡萄球菌引起的急性心内膜炎,初期仅 30%～45%病人有杂音,随瓣膜损害程度加重,75%～80%病人出现杂音。

图片:Osler
结节

（2）周围体征:多为非特异性,可能是微血管炎或微栓塞所致。包括:①瘀点,可出现于任何部位,常见于锁骨以上皮肤、口腔黏膜和睑结膜。②指和趾甲下线状出血。③Roth 斑,为视网膜的卵圆形出血斑,其中心呈白色。④Osler 结节,为指和趾垫出现的豌豆大的红或紫色痛性结节。⑤Janeway损害,为手掌和足底处直径 1～4mm 无痛性出血红斑。

图片:Jane-
way 损害

3. 感染的非特异性症状或体征　如脾大、贫血、杵状指等。

4. 并发症

（1）心脏病变

1）心力衰竭:为最常见并发症,主要由瓣膜关闭不全所致,主动脉瓣受损者最常发生,约占 75%,其次为二尖瓣和三尖瓣;瓣膜穿孔或腱索断裂导致急性瓣膜关闭不全时可诱发急性左心衰竭。

2）心肌脓肿:常见于急性病人,可发生于心脏任何部位,以瓣周组织特别是主动脉瓣环多见,可致房室和室内传导阻滞,心肌脓肿可穿破出现化脓性心包炎。

3）急性心肌梗死:大多由冠状动脉栓塞引起,以主动脉瓣感染时多见。

4）化脓性心包炎:不多见,主要发生于急性病人。

5）心肌炎:不多见,大多由细菌侵犯心脏肌层引起。

（2）动脉栓塞:赘生物碎片脱落可导致动脉栓塞,占 20%～40%,可发生在机体的任何部位,常见于脑、心脏、脾、肺、肾、肠系膜和四肢。脑栓塞的发生率为 15%～20%。在左向右分流的先天性心血管病或右心内膜炎时,肺循环栓塞常见。如三尖瓣赘生物脱落引起肺栓塞,可突然出现咳嗽、呼吸困难、咯血或胸痛。

（3）细菌性动脉瘤：占3%~5%，多见于亚急性者。受累动脉依次为近端主动脉、脑、内脏和四肢，一般见于病程晚期，多无症状，可扪及搏动性肿块，发生于周围血管时易诊断，如发生在脑、肠系膜动脉或其他深部组织的动脉时，往往直至动脉瘤破裂出血方可确诊。

（4）迁移性脓肿：多见于急性病人，发生于肝、脾、骨髓和神经系统。

（5）神经系统损害：约1/3病人有神经系统受累的表现。脑栓塞占1/2，大脑中动脉及其分支最常受累；此外，可有脑细菌性动脉瘤、脑出血、中毒性脑病、脑脓肿、化脓性脑膜炎等受累表现，后三种主要见于急性病人，尤其是金黄色葡萄球菌性心内膜炎。

（6）肾损害：大多数病人有肾损害，包括肾动脉栓塞和肾梗死，多见于急性病人；免疫复合物所致局灶性和弥漫性肾小球肾炎，常见于亚急性病人；还可发生肾脓肿。

**（三）心理-社会支持状况**

评估病人有无因病情发作及对并发症的担忧而产生紧张、焦虑、恐惧等负性情绪；病人职业、工作性质、劳动强度、主要经济来源、家庭经济状况及主要社会关系等；病人及家属对疾病的认知程度以及所得到的社会保健资源和服务情况。

**（四）辅助检查**

1. 血培养　是诊断菌血症和感染性心内膜炎的最重要方法。药物敏感试验可为治疗提供依据。在近期未接受过抗生素治疗的病人血培养阳性率可高达95%以上。急性病人的菌血症为持续性，应在入院后立即安排采血，在3小时内每隔1小时抽血1次，共计3次后开始治疗。对未经治疗的亚急性病人，应在第一天每隔1小时采血1次，共3次，如次日未见细菌生长，开始抗生素治疗。2周内用过抗生素常降低血培养的阳性率。已用抗生素者，停药2~7天后采血。

2. 尿常规　常有镜下血尿和轻度蛋白尿。肉眼血尿提示肾梗死，红细胞管型和大量蛋白尿提示弥漫性肾小球性肾炎。

3. 血常规　显示进行性贫血，白细胞计数轻度升高或明显升高（急性者），中性粒细胞比例增多、核左移。红细胞沉降率升高。

4. 免疫学检查　25%病人可有高丙种球蛋白血症。80%病人可出现循环免疫复合物，病程6周以下的亚急性病人中50%类风湿因子阳性。

5. 超声心动图　是感染性心内膜炎最基本的检查方法，对早期诊断、明确心脏基础病变及心内并发症、判断预后及指导治疗有重大意义。必要时可经食管超声心动图（TEE）检查，以提高病变的检出率及准确性。赘生物≥10mm时易发生动脉栓塞。

6. 心电图检查　可见各种心律失常，非特异性ST-T段改变，典型急性心肌梗死改变等；主动脉瓣环或室间隔脓肿时可见急性心肌梗死或房室、室内传导阻滞。

7. 胸部X线检查　可了解心脏外形、肺部表现等。左心衰竭时有肺淤血或肺水肿征。肺部多处小片状浸润阴影提示脓毒性肺栓塞所致肺炎。

**（五）治疗原则与主要措施**

1. 药物治疗　抗生素应用是最重要的治疗措施，遵循原则：①早期应用，连续3次采血培养后开始治疗。②足量用药，大剂量和长疗程，联合应用抗生素起到快速杀菌作用。③静脉用药为主。④病原微生物不明时，急性者选用对金黄色葡萄球菌、链球菌和革兰氏阴性杆菌均有效的广谱抗生素，亚急性者选用对大多数链球菌（包括肠球菌）有效的抗生素。⑤已培养出病原微生物时，应根据其对药物的敏感程度选择用药。首选青霉素，氨苄西林、万古霉素、庆大霉素或阿米卡星等联合用药可增强杀菌能力，真菌感染者选两性霉素B。

2. 手术治疗　感染性心内膜炎病人约半数须接受手术治疗。早期手术主要适应证：瓣膜功能衰竭所致心力衰竭、尽管积极药物治疗仍有持续败血症、再发栓塞。早期手术实施的时间分为急诊（24小时内）、次急诊（几天内）和择期手术（抗生素治疗1~2周后）。

**【常见护理诊断/问题】**

1. 体温过高　与感染有关。

2. 营养失调：低于机体需要量　与食欲缺乏、长期发热导致机体消耗过多有关。

3. 焦虑　与病程长、病情反复有关。

4. 潜在并发症:栓塞、心力衰竭。

5. 知识缺乏:缺乏疾病相关知识及配合治疗等方面的知识。

【护理目标】

1. 能自我监测体温变化,体温保持在正常范围。

2. 建立合理的饮食习惯和结构。

3. 能保持良好的心理状态,情绪稳定。

4. 未发生栓塞、心力衰竭,或发生能及时发现和处理。

5. 能正确叙述感染性心内膜炎的防治及配合治疗相关知识。

【护理措施】

1. 一般护理

（1）休息与活动:高热病人应卧床休息,保持适宜温度和湿度,采取舒适体位,保持情绪稳定。有赘生物者必须绝对卧床休息,防止赘生物脱落。

（2）饮食护理:鼓励病人摄入高蛋白、高热量、高维生素、易消化的软食或半流质饮食,补充机体消耗。根据病情适当饮水,做好口腔护理。并发心力衰竭者,应给予低盐、低热量饮食。

2. 病情观察

（1）观察体温及皮肤、黏膜变化:高热者可用冰袋或温水擦浴等措施降温,每 4~6 小时测量体温 1 次,以判断病情进展及治疗效果。观察病人有无皮肤瘀点、指（趾）甲下线状出血、Osler 结节和 Janeway 损害及消退情况等。

（2）观察栓塞征象:若突然出现胸痛、气急、发绀和咯血等症状,考虑肺栓塞的可能;出现腰痛、血尿等常提示肾栓塞;发生神志和精神改变、失语、吞咽困难、肢体感觉或运动功能障碍、瞳孔大小不等,甚至抽搐或昏迷征象时,应警惕脑栓塞;肢体突发剧烈疼痛,局部皮肤温度下降,动脉搏动减弱或消失,考虑外周动脉栓塞;突发剧烈腹痛时,应警惕肠系膜动脉栓塞。一旦发现上述异常,应及时报告医生并协助处理。

3. 治疗护理

（1）用药护理:严格遵医嘱用药,坚持大剂量、长疗程应用抗生素,以维持有效血药浓度。密切观察药物疗效和不良反应。注意保护静脉,可使用静脉留置针,避免多次穿刺增加病人痛苦。

（2）正确采集血细菌培养标本:为提高血培养结果的准确率,需多次采血且采血量每次 10~20ml,必要时需暂停抗生素。本病的菌血症为持续性,无须在体温升高时采血。

4. 心理护理　治疗时间较长,费用较高,易发生栓塞、心力衰竭等并发症且预后不良,病人及家属心理压力大,易产生焦虑、恐惧、消极等不良情绪。应针对性沟通和疏导,指导病人转移注意力、听轻音乐等放松,积极协助病人取得家庭和社会的支持,缓解其负性情绪。

5. 健康指导

（1）疾病知识指导:良好的口腔卫生习惯和定期的牙科检查是预防感染性心内膜炎的最有效措施。讲解病因与发病机制、致病菌侵入途径。勿挤压痤疮、疖、痈等感染病灶,注意防寒保暖,避免感冒,加强营养,增强机体抵抗力。

（2）用药指导与病情监测:遵医嘱坚持全疗程抗生素治疗。教会自测体温,及早发现栓塞征兆,及时就诊。有心内膜炎病史的病人,拔牙、扁桃体摘除手术或泌尿、消化道侵入性诊治前,预防性使用抗生素。

（3）生活指导:保证充足睡眠;保持良好心态,避免精神过度紧张、长时间脑力劳动,劳逸结合。

【护理评价】

经过治疗和护理,评价病人是否达到:①能自我监测体温变化,体温控制在正常范围。②能建立合理的饮食习惯和结构,身体营养状况有所改善。③能保持良好的心理状态,情绪稳定,焦虑情绪缓解。④未发生栓塞、心力衰竭,或发生时能够及早发现和处理。⑤能正确描述感染性心内膜炎的防治知识并配合治疗。

（赵　琼）

**思考题**

　　王女士,49岁。风湿性心脏病联合瓣膜损害(二尖瓣关闭不全及狭窄、主动脉瓣关闭不全)近20年,心功能不全。中度发热、疲乏无力、感气促及心跳持续1个月余。体检:除心脏体征外,肝右肋下2cm,无触痛;轻度杵状指,指端有两处瘀斑,轻触痛。化验:血红蛋白、血细胞总数正常,血沉30mm/h,尿蛋白阴性,红细胞5~10个/高倍视野。

　　请思考:

　　(1) 护士应重点监测哪些病情变化?

　　(2) 护士应采取哪些措施?

思路解析

扫一扫、测一测

## 学习目标

1. 掌握胸主动脉瘤和主动脉夹层的概念及护理评估要点。
2. 熟悉胸主动脉瘤和主动脉夹层的辅助检查及治疗原则。
3. 了解胸主动脉瘤和主动脉夹层的病因、发病机制及病理生理变化。
4. 能够运用理论知识观察病情、提出护理问题、采取适当的护理措施。

## 情景导入

李先生,51 岁。胸痛 4 小时入院。病人 4 小时前在睡眠中突然发生胸部剧烈疼痛,口服速效救心丸无好转急诊入院。既往有高血压病史 10 余年,间断服用降压药;吸烟史 30 余年,吸烟量 20 支/d。体格检查:T 36.2℃,P 92 次/min,R 22 次/min,BP 150/100mmHg。病人意识清楚,双肺呼吸音正常,无呼吸困难,口唇无发绀,心率 P 92 次/min,心律齐,剑突下无压痛,腹部及四肢检查无异常。CT 显示:主动脉夹层动脉瘤,累及主动脉弓。

请问:

1. 目前该病人存在哪些主要护理问题?
2. 针对该病人的情况,应采取哪些护理措施?

胸主动脉瘤(thoracic aortic aneurysms)是由于各种原因造成胸主动脉壁一处或多处损伤和破坏,在主动脉血流压力作用下,管腔逐渐向外膨出或扩张而形成的病变。

主动脉夹层(aortic dissections)是指主动脉内膜和中层弹力膜发生撕裂形成壁间假腔,腔内血液从主动脉内膜撕裂处进入并沿主动脉长轴方向扩展形成主动脉壁的真假两腔分离状态,常发生于近端主动脉。该病隐匿,发病凶险,死亡率高。

胸主动脉瘤和主动脉夹层常见于中老年人。遗传性、感染性或创伤性引起的好发于青壮年,男性多于女性。

【病因与发病机制】

发病机制不清,但普遍认为该病的发生与主动脉结构异常、遗传性结缔组织病、高血压、动脉硬化、医源性损伤等有关。动脉壁在多种因素的作用下引起弹力纤维和胶原纤维降解、损伤,使其机械性强度显著下降导致疾病发生。此外,吸烟、高龄、慢性阻塞性肺疾病等也是其易患因素。

图片:主动脉夹层形成示意图

图片:真性、假性动脉瘤示意图

1. 动脉粥样硬化　动脉粥样硬化导致主动脉壁内皮细胞变性或脱落,胆固醇和脂质浸润沉着,形成粥样硬化斑块,导致大动脉的弹力纤维破坏,增加动脉瘤或动脉夹层的风险。

2. 主动脉中层囊性坏死　某些先天性疾病和遗传性疾病如马方综合征(Marfan syndrome),其主动脉壁中层发生囊性坏死,弹力纤维消失、黏液性变,主动脉壁薄弱,形成主动脉瘤或主动脉夹层。

**马方综合征**

马方综合征是一种遗传性结缔组织疾病,为常染色体显性遗传,患病特征为四肢、手指、脚趾细长不匀称,身高明显超出常人,约80%病人伴有先天性心血管畸形,常见主动脉进行性扩张、主动脉瓣关闭不全。由于主动脉中层囊样坏死而引起主动脉瘤、夹层动脉瘤及破裂。依据骨骼、眼、心血管改变引起的临床表现和家族史、超声心动图、MRI检查可确定诊断,目前尚无特效治疗。

3. 创伤性因素　胸部受重力撞击、挤压、高处坠落等致胸部损伤,安置主动脉内球囊泵等医源性损伤均可致该病发生。

4. 感染性因素　常继发于感染性心内膜炎。细菌感染使主动脉壁弹性纤维受损,局部易形成胸主动脉瘤或主动脉夹层。

【病理生理】

主动脉瘤形成后呈进行性发展,刺激周围组织导致粘连、增厚和钙化,也可压迫和侵袭周围血管、神经、气管和食管而产生相应的压迫症状。因瘤腔不规则,局部血液产生涡流可形成附壁血栓,增加栓塞的危险。当瘤体进一步扩大,瘤壁变薄可引起大出血致病人死亡。

主动脉夹层腔与主动脉腔相通时,夹层外壁承受主动脉的较大压力易发生破裂,导致病人在短时间内死亡。此外,升主动脉夹层可累及主动脉瓣结构,引起主动脉瓣关闭不全;累及主动脉分支如冠状动脉、肾动脉等可引起相应的重要器官供血障碍。

【分类】

1. 主动脉瘤分类　按发生部位分为升主动脉瘤(约占45%)、弓部动脉瘤(约占10%)、降主动脉瘤(约占35%)、腹主动脉瘤(约占10%);按瘤体形态分为囊性、梭形、混合型、夹层动脉动脉瘤;按病理形态分为真性、假性动脉瘤。真性动脉瘤的瘤壁具有全层动脉壁结构,假性动脉瘤的瘤壁由动脉外膜、周围粘连组织和附壁血栓构成。

2. 主动脉夹层分类　根据病程进展分为急性、亚急性和慢性。一般发病后2周内为急性,2周至2个月为亚急性,2个月以后为慢性。按发生部位和累及范围分为De Bakey和Stanford两种类型。

(1) De Bakey分型:包括3型。Ⅰ型:累及范围自升主动脉到降主动脉甚至到腹主动脉;Ⅱ型:累及范围仅限于升主动脉;Ⅲ型:累及降主动脉或腹主动脉(图3-28-1)。

(2) Stanford分型:包括2型。Stanford A型:相当于De Bakey Ⅰ型和Ⅱ型,Stanford B型:相当于De Bakey Ⅲ型(图3-28-2)。

【护理评估】

(一)健康史

评估病人有无高血压、动脉粥样硬化、动脉炎、慢性阻塞性肺疾病、感染及胸部损伤等病史;有无家族性动脉瘤、马方综合征等遗传性疾病;有无吸烟嗜好、咳嗽、便秘等。

(二)身体评估

早期无症状和体征,但随着病变的发展,动脉瘤压迫周围组织而产生明显临床症状。

1. 疼痛　疼痛是胸主动脉瘤病人最常见的症状,主要因动脉瘤膨出增大、牵拉或压迫周围组织引起胸骨后或背部胀痛或跳痛,呈间歇性或持续性。若压迫侵袭胸骨、肋骨和脊椎及神经时,疼痛可加重。若出现撕裂样剧痛,可能为瘤体扩展,濒临破裂。

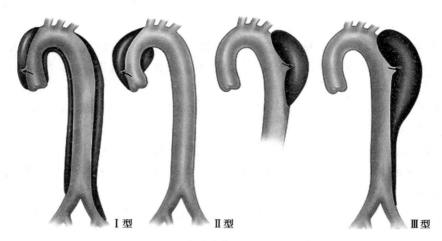

图 3-28-1 主动脉夹层 De Bakey 分型

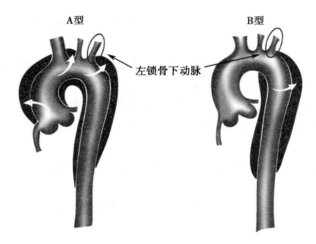

图 3-28-2 主动脉夹层 Stanford 分型

主动脉夹层病人疼痛多在剧烈运动、咳嗽、用力排便时发生。表现为突发性、持续性胸背部或腹部剧烈疼痛,呈撕裂样或刀割样,难以忍受,并沿动脉走行传导。疼痛剧烈时多伴烦躁不安、大汗淋漓,有濒死感。

2. 压迫或侵蚀症状　主动脉瘤压迫气管和支气管可引起咳嗽、气促,甚至引起肺不张;压迫食管引起吞咽困难;压迫喉返神经引起声音嘶哑;压迫交感神经可引起 Horner 综合征;压迫膈神经引起膈肌麻痹;累及冠状动脉可出现心绞痛和心肌梗死的表现;累及头、臂动脉可出现脑供血不足表现;累及肾脏动脉、肢体动脉及脊髓供血时可出现肾衰竭、下肢缺血及截瘫等相应表现;主动脉瘤体增大达到颈部胸骨切迹上方,或侵蚀破坏胸骨骨骼,使胸壁出现搏动性包块;压迫上腔静脉和头、臂静脉可引起上肢及颈部、面部、上胸部水肿。

3. 出血　主动脉瘤和主动脉夹层破裂可引起出血,并发生昏迷、心脏压塞征,甚至引起失血性休克导致病人死亡。

4. 血栓形成或栓塞　因瘤腔内血液产生涡流形成附壁血栓,血栓脱落导致脑、内脏、四肢血管发生栓塞。

（三）心理-社会支持状况

评估病人有无因胸痛、主动脉瘤压迫或侵蚀症状而引起的恐惧感;评估病人对治疗的信心,家庭

图片:Horner 综合征面容

成员是否给予足够的帮助和支持等。

（四）辅助检查

1. 心电图　病变累及冠状动脉时,可出现急性心肌缺血或急性心肌梗死的改变,但有 1/3 的病人心电图可正常。

2. 超声心动图　诊断升主动脉夹层有重要价值,且能识别心包积血、主动脉瓣关闭不全和胸腔积血等并发症。可显示主动脉根部、升主动脉和主动脉弓的病变,瘤体大小、瘤体内有无血栓形成等。

3. X 线平片　显示纵隔或主动脉弓影增大,主动脉外形不规则,局部隆起,气管、食管被挤压移位,可见主动脉壁钙化等。

4. CT 与 MRI 检查　CT 检查可显示主动脉瘤的部位、范围、大小、与周围器官的关系,有无动脉硬化斑块和附壁血栓等。主动脉夹层可显示真、假腔及其大小、假腔内血栓等情况;MRI 可显示主动脉夹层结构变化、破裂口的位置、受累血管及血流动态情况。

5. 主动脉造影　对 Stanford B 型主动脉夹层分离的诊断较准确,但对 Stanford A 型病变诊断价值小。

（五）治疗原则与主要措施

1. 非手术治疗

（1）镇痛:胸痛者可给予吗啡类药物止痛,并镇静、制动,密切注意病人的神志、脉搏、心音等变化。

（2）控制血压、降低心率:联合应用 β 受体阻滞剂和血管扩张剂,以降低血管阻力、血管壁张力和心室收缩力,控制血压,降低心率。

2. 手术治疗　确诊后应及早手术治疗。在体外循环下行胸主动脉瘤及撕裂口切除术、人工血管重建术。手术后可能发生出血、严重心律失常、冠状动脉供血不足、乳糜胸、心肺肾功能不全及中枢神经系统等并发症。

3. 介入治疗　采用血管腔内介入技术植入带膜支架人工血管,隔绝胸主动脉腔。具有创伤小、康复快、并发症少等优点。

4. 杂交治疗　将手术技术与介入技术相结合,使用人工血管和带膜支架人工血管共同矫治胸主动脉瘤病变。

【常见护理诊断/问题】

1. 急性疼痛　与主动脉瘤侵蚀及神经受压、主动脉夹层发生、发展有关。

2. 恐惧　与病情凶险、对疾病预后不确定性有关。

3. 活动无耐力　与心功能下降、供血不足和手术有关。

4. 低效性呼吸型态　与手术、麻醉、应用呼吸机、体外循环、伤口疼痛等有关。

5. 潜在并发症:感染、动脉瘤或夹层破裂出血、急性心脏压塞、肾衰竭、心律失常、冠状动脉供血不足、乳糜胸、心肺肾功能不全等。

【护理目标】

1. 胸痛症状减轻。

2. 恐惧感减轻或消失。

3. 心功能改善,体力恢复。

4. 呼吸频率、节律正常,无呼吸困难等缺氧表现。

5. 并发症能得到预防并能及时发现与处理。

【护理措施】

1. 非手术/术前护理

（1）休息:绝对卧床休息,严格控制活动,保持环境安静,保证充分睡眠。

图片:降主动脉瘤带膜支架腔内隔离术

图片:杂交治疗技术处理主动脉弓及降主动脉瘤

笔记

（2）病情观察：严密监测生命体征变化和重要脏器的功能，有无主动脉瘤破裂先兆及动脉瘤破裂致失血性休克等表现，发现异常立即通知医生。

（3）疼痛护理：评估疼痛的部位、性质、持续时间、有无诱因等；嘱病人放松，禁止用力，必要时应用镇痛剂减轻疼痛。

（4）饮食护理：摄入高蛋白、高维生素、丰富纤维素、易消化的软食，保持排便通畅，防止便秘。

（5）控制血压：严密监测血压的变化，遵医嘱应用降压药。

（6）预防呼吸道感染：术前3周戒烟，预防性应用抗生素，防止呼吸道感染。

2. 术后护理

（1）病情观察与监测：①观察意识、瞳孔、肢体活动情况，了解中枢神经系统的功能。②观察并监测心率、心律、血压和心电图等变化。③监测呼吸频率、节律、呼吸幅度和呼吸音等变化。④监测皮肤温度、颜色、动脉搏动情况。⑤定期监测血气分析和血清电解质变化，发现异常及时通知医生。

（2）补充血容量：维持血压稳定，保持重要器官的血液灌注，纠正水、电解质、酸碱平衡紊乱。

（3）保持呼吸道通畅：及时清理呼吸道分泌物，保持气道通畅，应用呼吸机辅助通气，注意调节呼吸机参数。待病人清醒、病情稳定、自主呼吸恢复，拔出气管插管改面罩吸氧，并鼓励病人深呼吸、咳痰，防止肺部感染。

（4）引流管护理：引流管固定牢固，保持其通畅，观察引流液的颜色、性状，记录引流量，如引流血性液体量过多，考虑有无活动性出血，应及时通知医生处理。

（5）并发症护理：①脑功能障碍。表现为苏醒延迟、昏迷、躁动、双下肢肌力障碍等，遵医嘱给予营养神经药物和脱水剂，充分给氧，防止脑缺氧。②肾功能障碍。表现为尿量减少，尿比重、尿素氮、血清肌酐增高，应限制钠水摄入，并控制钾的摄入，遵医嘱采取血液透析等治疗。

3. 心理护理　向病人及家属介绍疾病和手术的相关知识，解答病人及家属的问题，理解并安慰病人，避免情绪激动，减轻和消除病人的焦虑及恐惧心理。

4. 健康指导　①养成良好的生活饮食习惯，进食低盐、低脂、高蛋白饮食，多吃蔬菜、水果，忌辛辣刺激性食物；少食多餐，避免暴饮暴食。②防寒保暖，避免呼吸道感染。③指导病人做好血压的自我监测，遵医嘱服用降压药。④外出时携带硝酸甘油等急救药品，出现心悸、胸背部疼痛及时就诊。

【护理评价】

经过治疗和护理，病人是否达到：①疼痛减轻和缓解。②恐惧减轻或消失。③心功能改善，体力增加。④呼吸频率、节律正常，无呼吸困难。⑤并发症得到有效预防，或被及时发现和处理。

（邹继华）

**思考题**

赵先生，男，61岁，间断头晕1年，胸背、剑突下剧痛11小时就诊住院。病人于1年前劳累后出现间断头晕，测BP 140/90mmHg，血压波动在140～150/90～100mmHg，感头晕时服用"复方降压片"或"卡托普利"，症状消失后停药。11小时前，病人在睡眠中突感胸闷，双侧肩背剧痛，难以耐受，伴明显气短，服用"消心痛"治疗无效，疼痛逐渐扩展至胸部及剑突下，脐周围。体格检查：T 36.5℃，P 65次/min，R 20次/min，BP 160/95mmHg。神志清，急性痛苦病容，肺叩诊清音，双肺听诊呼吸音正常，未闻及干湿性啰音，心前区无隆起，心率65次/min，律齐，心音正常，各瓣膜听诊区未闻及杂音及病理性心音，右侧肱动脉处可及杂音，腹部检查正常。

请思考：

（1）该病人初步诊断为何种疾病？应进一步做哪些检查？

（2）病人拟采取主动脉内支架置入术，护士应如何进行术前护理？

思路解析

扫一扫、测一测

**学习目标**

1. 掌握动脉硬化性闭塞症、血栓闭塞性脉管炎、下肢静脉曲张、深静脉血栓形成的概念、护理评估要点和护理措施。

2. 熟悉动脉硬化性闭塞症、血栓闭塞性脉管炎、下肢静脉曲张、深静脉血栓形成的病因、辅助检查和治疗原则。

3. 了解动脉硬化性闭塞症、血栓闭塞性脉管炎、下肢静脉曲张、深静脉血栓形成的发病机制。

4. 运用护理程序全面准确对周围血管病病人进行评估、提出护理问题、实施恰当的护理措施。

**情景导入**

李先生,54 岁。近 6 个月感觉右下肢及足部发凉、麻木、疼痛,行走 200m 左右感觉右下肢无力,麻木及疼痛感加重,被迫停止行走,休息后逐渐缓解,此现象反复发生,到医院就诊。病人有糖尿病、高血压病史 10 余年,血糖控制在 7.0~9.5mmol/L,吸烟 30 余年。体检:P 70 次/min,R 22 次/min,BP 160/90mmHg,体重 90kg,右下肢足背动脉搏动减弱,皮温较左侧低,皮肤变薄,发凉,毛发稀少。

请问:

(1) 该病人初步诊断为何种疾病?进一步应做何种检查?

(2) 目前存在哪些护理诊断/问题?

(3) 应采取哪些护理措施?

## 第一节 动脉硬化性闭塞症病人的护理

动脉硬化性闭塞症(arteriosclerosis obliterans,ASO)是指大、中动脉粥样硬化病变导致血管狭窄以致闭塞引起的慢性缺血性疾病,以腹主动脉远端及髂、股、腘动脉最易发生,同时也可发生其他部位动脉硬化性病变。多见于 50 岁以上的男性。

【病因与发病机制】

高血压、高脂血症、糖尿病及吸烟、肥胖等为本病的危险因素。发病机制未完全阐明,主要有以下几种学说:①脂质浸润学说。动脉壁脂质代谢紊乱、脂质浸润并在动脉壁集聚所致。②血栓形成与血小板聚集学说。动脉内膜损伤后,胶原组织暴露引起血小板等聚集,血栓形成,并发生纤维化、钙化等使管腔狭窄。③损伤反应学说。动脉内膜损伤及平滑肌细胞增生,细胞生长因子释放,导致内膜增厚及细胞外基质和脂质集聚。

【病理生理】

病变主要累及大、中动脉。动脉内膜粥样斑块形成,使管腔狭窄以致闭塞;也可因斑块内出血或血栓形成使血流中断造成趾(指)端缺血坏死。肢体缺血程度取决于病变部位、形成狭窄程度及进程、是否有侧支循环形成等因素。

根据病变范围分为 3 种类型:主-髂动脉型、主-髂-股动脉型、主-髂动脉及远侧动脉的多节段型。

【护理评估】

(一)健康史

评估病人有无高脂血症、高血压、冠心病、糖尿病等病史,有无吸烟嗜好等。

(二)身体状况

病人症状程度与病程进展、动脉狭窄及侧支循环代偿程度有关。病程一般分 4 期。

1. Ⅰ期(症状轻微期) 可出现患肢麻木、发凉、疲劳感、皮肤颜色苍白、趾端针刺感等表现。

2. Ⅱ期(间歇性跛行期) 间歇性跛行为特征性表现。表现为行走一段路程后,患肢足部或小腿腓肠肌发生痉挛、疼痛、紧束、麻木或肌肉无力感,无法继续行走,活动停止后缓解,可反复出现。随着病情进展,行走距离逐渐缩短,休息时间逐渐延长。

3. Ⅲ期(静息痛期) 动脉狭窄严重以致闭塞时,组织缺血加重,出现持续性疼痛,即使肢体处于休息状态仍出现疼痛,称为静息痛。肢体抬高疼痛加重,肢体平放或下垂时症状可减轻。若疼痛在小腿肌群,提示病变在股-腘动脉;若疼痛出现于臀部、股部,提示病变在主-髂动脉。此期,可出现肌肉萎缩,皮肤变薄、苍白、发亮,毛发脱落,皮温降低,趾甲变厚等;狭窄动脉远端动脉搏动减弱或消失,血管狭窄部位可闻及杂音。

4. Ⅳ期(溃疡与坏死期) 属晚期,症状加重,除静息痛外,趾端颜色暗红,甚至发黑、干瘪、溃疡,严重时引起坏死。当继发感染可引起发热、烦躁等全身毒血症状。

(三)辅助检查

1. 一般检查 测定跛行距离和跛行时间;测定肢体皮肤温度,双侧肢体对应部位皮温相差 2℃ 以上,提示皮温降低侧动脉血流减少。

2. 肢体抬高试验(Buerger 试验) 病人平卧,肢体抬高 45°,3min 后若出现肢体麻木、疼痛,足趾和足掌部皮肤苍白或蜡黄色,随后嘱病人坐起,下肢自然下垂,若足部皮肤出现潮红或斑片状发绀,则提示患肢供血不足。

3. 下肢节段性测压和测压运动试验 踝/肱指数(ankle/brachial index,ABI)即踝部动脉收缩压与同侧肱动脉收缩压比值,正常值为 0.9~1.3,若 ABI<0.9,提示动脉缺血;若 ABI<0.4,提示有严重缺血。

4. 多普勒超声检查 超声多普勒血流仪可记录动脉血流波形和下肢不同节段压力,正常呈三相波,波峰低平或呈直线状,表示动脉血流减少或已闭塞;可显示血管形态、管腔狭窄的程度、内膜厚度和斑块位置、有无附壁血栓等。

5. 数字减影动脉造影(DSA) 显示动脉狭窄或闭塞的部位、范围、侧支及远侧动脉主干的情况,是动脉硬化性闭塞症诊断的金标准。

6. CT 血管成像(CTA)或核磁血管成像(MRA) 更好地了解血管的病变情况,因无创、显影清晰,已成为首选检查方法。

(四)心理-社会支持状况

评估病人有无因疼痛引起焦虑和恐惧感;评估病人对治疗的信心及家庭成员是否给予足够的帮助和支持等。

(五)治疗原则与主要措施

1. 非手术治疗 主要目的是降血脂,稳定动脉斑块,改善高凝状态,扩张血管,促进侧支循环建立。方法:①控制血压和血糖。②严格戒烟。③应用抗血小板聚集及扩张血管的药物,如阿司匹林、妥拉苏林、双嘧达莫等。④高压氧治疗可提高血氧量,改善组织缺氧情况。⑤血栓形成者采取溶栓治疗。

2. **手术治疗**　手术重建动脉通路。主要包括：经皮腔内血管成形术（percutaneous transluminal angioplasty，PTA）、内膜剥脱术、旁路转流术、腰交感神经切除术。

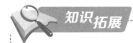

### 经皮腔内血管成形术

经皮穿刺插入球囊动脉导管至病变狭窄处，以适当压力使球囊扩张，扩大病变管腔，恢复血流。结合支架的应用，可以提高远期通畅率。主要用于髂动脉狭窄、闭塞性病变的治疗，疗效肯定。目前也用于股动脉及其远侧动脉单个或多处狭窄的治疗。

【常见护理诊断/问题】

1. **疼痛**　与肢体缺血、缺氧等有关。

2. **有皮肤完整性受损的危险**　与肢体血供障碍、营养障碍、溃疡有关。

3. **活动无耐力**　与肢体供血不足有关。

4. **潜在并发症**：术后出血、感染、继发性血栓形成。

【护理目标】

1. 肢体疼痛减轻或缓解。

2. 肢体远端供血及营养状况改善，皮肤未发生溃疡等损伤。

3. 下肢活动能力逐渐提高。

4. 未发生术后并发症或并发症得到及时发现和处理。

【护理措施】

1. **非手术/术前护理**

（1）**病情观察**：观察肢体远端血供情况，如皮肤颜色、温度、感觉、动脉搏动情况，若出现肢端疼痛、麻木、颜色苍白、皮温下降、动脉搏动减弱或消失，应考虑局部血管痉挛或发生血栓。

（2）**患肢护理**：①选择舒适的衣裤、鞋袜。②加强肢体保暖，避免用热水袋等直接加温，洗脚时避免水温过高或用脚试水温。③皮肤瘙痒时，避免用手抓痒，防止皮肤损伤。④发生坏疽时，加强创面换药，保持局部清洁，避免受压和刺激，预防和控制感染。

（3）**疼痛护理**：①禁止吸烟。②发生静息痛者，采取头高足低斜坡卧位，或采取肢体下垂位，增加下肢血液灌注，减轻疼痛。③疼痛剧烈者，遵医嘱应用镇痛剂、血管扩张剂，解除血管痉挛，改善肢体血液循环。

（4）**肢体功能锻炼**：卧床制动期间，指导病人做 Buerger 运动，促进侧支循环的建立。方法：嘱病人平卧，抬高患肢 45°，维持 2~3 分钟，随后双下肢沿床边下垂 2~3 分钟，并做足部旋转、伸屈运动和脚趾活动，再将患肢放平休息 2~3 分钟。如此反复练习 10~20 分钟，每天 3~4 次。有以下情况时不宜运动：腿部出现溃疡或坏疽时，运动将增加耗氧量；动脉或静脉血栓形成时，运动可造成血栓脱落形成栓塞。

2. **术后护理**

（1）**体位与肢体制动**：①造影术后采取平卧位，穿刺点加压包扎 24 小时，患肢制动 6~8 小时。②动脉重建术后卧床制动 2 周，自体血管移植者卧床时间可适当缩短。

（2）**观察病情**：术后观察肢体远端皮肤颜色、温度、感觉、动脉搏动及肢体肿胀等情况，若出现肢端疼痛、麻木、颜色苍白、皮温下降、动脉搏动减弱或消失等异常应及时报告医生。

（3）**引流管护理**：术后留置引流管者，应保证引流管通畅，观察引流液的量、颜色及性质，并做好记录。

（4）**并发症的护理**：观察有无出血、感染、血管栓塞等并发症的发生，发现异常及时报告医生。

3. **心理护理**　给予情感支持，理解并安慰病人，鼓励病人身心放松，避免情绪激动。

4. **健康指导**　①戒烟，选择低脂、低糖、多维生素饮食。②控制高血脂、高血压、高血糖等。③保护患肢,注意保暖,避免受寒,防止损伤。④卧床病人做足背伸屈活动,防止深静脉血栓形成,促进侧支循环建立。

【护理评价】

经过治疗和护理,病人是否达到:①疼痛减轻或缓解。②肢体血供及营养改善。③下肢活动能力增加。④未发生术后出血、继发性血栓等并发症或并发症得到及时发现和处理。

# 第二节 血栓闭塞性脉管炎病人的护理

血栓闭塞性脉管炎(thromboangiitis obliterans,TAO)也称 Buerger 病,是周围血管炎性、节段性且反复发作的慢性闭塞性血管疾病,可累及四肢远端的中、小动脉和伴行的静脉,以下肢多见。好发于男性青壮年。

【病因与发病机制】

病因与发病机制尚未明确,可能与吸烟、寒冷和潮湿的生活环境及外伤、感染、自身免疫功能紊乱、性激素和前列腺素水平失调、遗传等因素有关。

【病理生理】

本病主要侵犯下肢中、小动脉,由远端向近端发展,病变呈节段性分布。病变早期血管壁全层呈非化脓性炎症,血管内膜增厚,管腔狭窄和血栓形成。晚期炎症消退,血栓机化,血管壁和血管周围广泛纤维化并有侧支循环建立。

【护理评估】

(一)健康史

评估病人的生活环境,有无吸烟嗜好,有无高脂血症、自身免疫功能紊乱等疾病史。

(二)身体状况

本病起病隐匿,进展缓慢,呈周期性发作。按肢体缺血的程度和表现分为 3 期。

1. 局部缺血期 由于患肢动脉痉挛和狭窄导致供血不足,以功能性变化为主。病人感觉怕冷、肢端发凉、有麻木感、针刺感及间歇性跛行。患肢皮肤苍白,皮温稍低,足背动脉和胫后动脉搏动减弱。部分病人可反复出现游走性血栓静脉炎。

2. 营养障碍期 患肢动脉完全闭塞,仅靠侧支循环维持肢体的血液供应,供血不足,病情加重,以器质性变化为主。间歇性跛行越来越明显,常出现静息痛和夜间痛。患肢皮肤明显苍白或出现发绀,皮温显著降低,皮肤干燥变薄、毛发脱落伴有趾甲生长缓慢、增厚变形和肌肉萎缩等,足背动脉及胫后动脉搏动消失。

3. 组织坏疽期 患肢动脉完全闭塞,侧支循环不足以代替下肢的血供,肢体远端发生坏死。疼痛剧烈呈持久性,病人夜不能寐,日夜屈膝抚足而坐,或借助下垂肢体以减轻疼痛。皮肤呈暗红或黑褐色,可形成溃疡,继续发展可出现足趾坏疽,继发感染出现高热、烦躁等全身症状。本病应与动脉硬化性闭塞症相区别(表 3-29-1)。

表 3-29-1 血栓闭塞性脉管炎与动脉硬化性闭塞症的区别

| 临床特征 | 血栓闭塞性脉管炎 | 动脉硬化性闭塞症 |
| --- | --- | --- |
| 发病年龄 | 多见于青壮年 | 多见于 50 岁以上者 |
| 血栓性浅静脉炎 | 常见 | 无 |
| 高血压、冠心病、糖尿病、高脂血症 | 常无 | 常见 |
| 受累血管 | 中、小动静脉 | 大、中动脉 |
| 其他部位动脉病变 | 无 | 常见 |
| 受累动脉钙化 | 无 | 可见 |
| 动脉造影 | 节段性闭塞,病变近、远侧血管壁光滑 | 广泛性不规则狭窄,节段性闭塞,硬化动脉扩张、扭曲 |

(三)心理-社会支持状况

评估病人有无因疼痛引起的焦虑及恐惧感,了解病人对治疗的信心,以及家庭成员是否给予足够的帮助和支持等。

（四）辅助检查

1. 一般检查　测定跛行距离和时间,测定肢体皮肤温度。

2. 肢体抬高试验(Buerger 试验)　嘱病人平卧,患肢抬高 45°,3 分钟后观察足部颜色变化,如足部皮肤呈苍白或蜡黄色,自觉麻木和疼痛,提示供血不足。嘱病人坐起,下肢沿床边自然下垂,皮肤色泽逐渐出现潮红、斑块状或发绀,进一步提示患肢有严重动脉供血障碍。

3. 多普勒超声检查　可确定动脉阻塞的部位、范围、侧支循环等情况。

4. 肢体血流图检查　确定下肢血流量,判断病变的严重程度。

5. 动脉造影　确定动脉阻塞部位、程度、范围及侧支循环建立的情况。

（五）治疗原则与主要措施

1. 非手术治疗

（1）一般治疗:①严禁吸烟。②防止受冷、受湿和外伤,注意肢体保暖,但不能热敷和理疗,以免加重组织缺氧、坏死。③进行肢体 Buerger 运动,促进侧支循环的建立。④对疼痛严重者可使用止痛剂和镇静剂。

（2）药物治疗:使用扩血管、抑制血小板聚集、防止血栓延伸和促进侧支循环建立的药物治疗,如烟酸、前列腺素 $E_1$、低分子右旋糖酐等。

（3）高压氧舱治疗:提高血氧含量,增加肢体供氧,改善缺氧程度,对促进溃疡的愈合有一定作用。

（4）创面处理:干性坏疽应消毒包扎创面,湿性坏疽创面及时换药,并应用抗生素预防或控制感染。

2. 手术治疗　建立动脉通道,增加肢体血液供应,改善肢体缺血缺氧情况。主要包括:腰交感神经切除术、动脉血栓内膜剥脱术、动脉静脉转流术,肢体坏疽无法控制,为挽救生命采取截肢术。

【常见护理诊断/问题】

1. 疼痛　与肢体缺血、缺氧、组织坏死有关。

2. 组织灌注不足　与动脉血流减少、周围环境寒冷有关。

3. 潜在并发症:坏疽、感染。

【护理目标】

1. 患肢疼痛程度减轻。

2. 患肢血管扩张,动脉血流增加。

3. 未发生并发症或并发症能被及时发现和处理。

【护理措施】

参见本章第一节"动脉硬化性闭塞症病人的护理"。

【护理评价】

经过治疗和护理,病人是否达到:①患肢疼痛程度减轻或缓解。②下肢血流灌注改善,皮温增高。③未发生肢体坏疽、感染等并发症或并发症得到预防和及时处理。

# 第三节　下肢静脉曲张病人的护理

下肢静脉曲张(lower extremity varicose veins)是指下肢浅静脉因血液回流障碍而发生的静脉伸长、迂曲、扩张状态。主要发生在下肢大隐静脉及其属支,左下肢多见。多见于长期负重、站立工作或久坐少动者。下肢静脉曲张分为原发性静脉曲张(primary lower extremity varicose veins)和继发性静脉曲张(secondary lower extremity varicose veins),以原发性下肢静脉曲张多见。

【病因与发病机制】

1. 先天性因素　主要为静脉壁薄弱、静脉瓣膜缺陷,与遗传因素有关。

2. 后天性因素　长期负重、站立工作、妊娠、慢性咳嗽、习惯性便秘等致腹压增高而影响下肢静脉的血液回流。

静脉瓣膜病变及腹压增高等因素使静脉瓣膜承受过高压力而逐渐松弛或受到破坏,导致瓣膜关闭功能受损,加之静脉壁薄弱、静脉内血容量增加,血液淤滞,静脉压持续升高而引起静脉曲张。

【病理生理】

主要累及下肢浅静脉(大、小隐静脉)(图 3-29-1)。下肢静脉高压致浅静脉扩张、毛细血管通透性增加,血液中大分子物质渗入组织间隙并积聚,沉积在毛细血管周围,导致皮肤和皮下组织水肿、纤维化、皮下脂肪坏死和皮肤萎缩、坏死,可形成溃疡。离心越远的静脉承受的静脉压越高,故曲张静脉在小腿比大腿明显,病情的远期进展比开始阶段迅速。

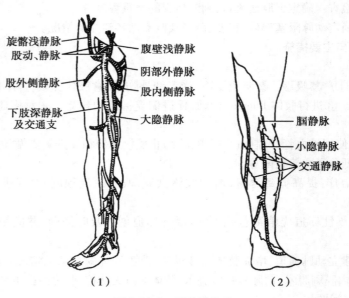

图 3-29-1 下肢浅静脉
(1)大隐静脉及其分支;(2)小隐静脉及其分支

【护理评估】

（一）健康史

评估病人年龄、性别,是否从事重体力劳动或长时间站立、久坐等工作,有无腹内压增高等病史。

（二）身体状况

1. 症状 病变早期无明显症状。随着病变进展,久站或行走后可发生下肢沉重、酸胀感,也可发生小腿肌肉痉挛。

2. 体征 下肢浅静脉隆起、蜿蜒迂曲、扩张,站立时明显。因下肢静脉淤血、血液含氧量降低、皮肤发生营养障碍,局部皮肤出现色素沉着、弹性差、脱屑、瘙痒和湿疹样改变。

3. 并发症 轻微外伤易造成出血,形成慢性溃疡,创面经久不愈,多发生在足靴区。曲张静脉内血流相对缓慢,易发生血栓性静脉炎。

（三）辅助检查

1. 特殊检查

(1) 大隐静脉瓣膜功能试验(Trendelenburg 试验):病人平卧,下肢抬高使曲张静脉血液回流排空,在大腿上 1/3 处扎止血带,随后让病人站立,松开止血带后 10 秒内曲张静脉自上而下迅速充盈,表示大隐静脉瓣膜功能不全;如未松开止血带前,阻断下方的静脉在 30 秒内迅速充盈,则提示阻断以下部位交通支瓣膜功能不全。同样原理在腘窝部扎止血带,可检测小隐静脉瓣膜功能。

(2) 深静脉通畅试验(Perthes 试验):病人站立待下肢曲张静脉充盈后,在大腿根部扎止血带,阻断大隐静脉回流,嘱病人连续用力做踢腿运动或做下蹲起立活动 10~20 次,随着小腿的运动,静脉曲张的程度明显减轻或曲张静脉消失,说明深静脉通畅;反之,浅静脉曲张程度更加严重,甚至出现下肢胀痛,则表示深静脉不通畅。

(3) 交通支瓣膜功能试验(Pratt 试验):病人仰卧抬高患肢,在大腿根部扎止血带,先从足趾向上至腘窝缠缚第一根弹力绷带,再自止血带处向下缠缚第二根弹力绷带。让病人站立,边解开第一根弹力绷带,边向下缠缚第二根弹力绷带,当在两根绷带之间出现静脉曲张,即表明该处静脉交通支瓣膜功能不全(图 3-29-2)。

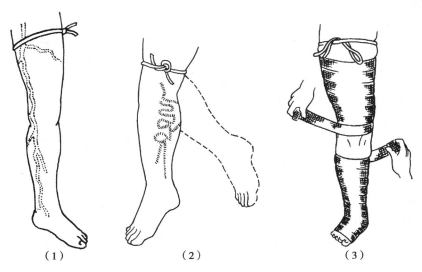

图 3-29-2　下肢静脉瓣膜功能试验
(1)Trendelenburg 试验;(2)Perthes 试验;(3)Pratt 试验

2. 影像学检查

(1) 下肢静脉造影:是确定诊断最可靠方法。可判断深静脉是否通畅、静脉的形态改变、瓣膜的位置和形态变化。

(2) 多普勒超声检查:可以确定瓣膜关闭情况及有无逆向血流。

（四）心理-社会支持状况

评估下肢静脉曲张是否影响病人的生活与工作;慢性溃疡创面经久不愈是否造成病人的紧张不安和焦虑。

（五）治疗原则与主要措施

1. 非手术治疗

(1) 弹力袜压迫疗法:弹力袜可使小腿曲张静脉,特别是足靴区内踝和外踝的浅静脉受到有效的压迫。适用于范围小、程度轻和无症状者,妊娠期妇女及全身状况差,不能耐受手术者。

(2) 硬化剂注射疗法:将硬化剂(如 5%鱼肝油酸钠溶液)注入曲张的静脉内造成化学性炎症,导致静脉纤维性闭塞。适用于病变范围小而局限者、手术后残留的曲张静脉或术后局部复发者。

2. 手术治疗　手术是治疗下肢静脉曲张的根本方法。包括大隐静脉或小隐静脉高位结扎术、大隐静脉或小隐静脉剥脱术。

3. 并发症处理

(1) 血栓性静脉炎:抬高患肢,局部热敷和应用蛋白酶类药物;穿弹力袜或使用弹力绷带,待炎症控制、症状消失后施行手术治疗。

(2) 小腿慢性溃疡:局部换药,保持创面清洁,应用抗生素控制感染;休息时抬高患肢,促进静脉血回流;在溃疡感染基本控制后,如深静脉通畅,应采取手术治疗。

(3) 出血:抬高患肢和加压包扎止血,必要时缝扎止血。

(4) 溃疡恶变:疑有溃疡恶变,应做活组织病理切片检查,一经确诊需做溃疡广泛切除,严重者需截肢。

【常见护理诊断/问题】

1. 活动无耐力　与下肢静脉回流障碍有关。

2. 潜在并发症:小腿慢性溃疡、血栓性静脉炎、出血、溃疡恶变。

【护理目标】

1. 下肢血液回流改善,活动能力增加。

2. 未发生并发症或并发症得到及时发现与处理。

【护理措施】

1. 非手术/术前护理

（1）促进静脉回流:①避免久站、久坐,卧床时抬高患肢30°~40°,促进下肢静脉回流。②缚扎弹性绷带或穿弹力袜,弹力绷带自下而上包扎,松紧度适宜,以能扪及足背动脉搏动为宜。③保持大便通畅、防止便秘,避免引起腹内压增高而影响下肢静脉回流。

（2）维持良好坐姿:坐位时双膝勿交叉过久,以免影响下肢静脉回流。

（3）避免皮肤损伤:下肢皮肤薄弱处应加以保护,以免损伤,防止出血。

（4）皮肤准备:手术病人做好皮肤准备,备皮范围为患侧腹股沟手术备皮范围加同侧下肢,需植皮,做好供皮区准备;如有湿疹和溃疡应加强治疗和换药,控制感染。

2. 术后护理

（1）抬高患肢及活动:卧床期间抬高患肢30°,做足背伸屈运动,术后24小时下床活动,以促进静脉回流,防止深静脉血栓形成。

（2）观察手术切口及静脉回流情况:观察手术切口有无渗血,有无红、肿、压痛等感染征象;观察下肢静脉回流情况。

（3）换药:有小腿慢性溃疡者,应继续换药,并使用弹性绷带。

3. 心理护理　建立良好的护患关系,鼓励病人身心放松,避免情绪激动。

4. 健康指导　①进行适当体育锻炼,增强血管壁弹性。②非手术治疗者应长期应用弹性绷带或弹力袜,手术治疗者术后继续应用1~3个月。③保持良好的姿势,避免久站、久坐,坐时避免双膝交叉过久,休息时抬高患肢。④保持排便通畅,防止腹压增高。

【护理评价】

经过治疗和护理,病人是否达到:①活动能力逐渐增加,增加活动量后无不适感。②未发生并发症或并发症得到及时发现与处理。

# 第四节　深静脉血栓形成病人的护理

深静脉血栓形成( deep venous thrombosis,DVT)是指血液在深静脉内不正常的凝结,阻塞管腔,导致静脉血液回流障碍。如血栓脱落,将造成病人肺、脑等重要脏器栓塞而导致死亡,也可造成慢性深静脉功能不全,影响生活和工作。全身主干静脉均可发生,多见于下肢。

【病因与发病机制】

血液呈高凝状态、血流缓慢、静脉壁损伤是深静脉血栓形成的主要因素,其中血液高凝状态是最重要的因素。

1. 血液高凝状态　血小板、凝血因子增加而抗凝因子活性降低,导致血小板聚集,血栓形成。多见于产后、手术后、创伤等病人。

2. 血流缓慢　血流缓慢时可在瓣窦内形成涡流,使瓣膜局部缺氧,引起白细胞黏附及迁移,促进血栓形成。多见于各种手术后、长期卧床及肢体活动受限的病人。

3. 静脉损伤　静脉损伤造成血管内皮脱落及内膜下胶原裸露,启动内源性凝血系统,导致血小板聚集、黏附,形成血栓。多见于手术、创伤和各种经静脉介入诊断或治疗的病人。

【病理生理】

静脉血栓有红血栓、白血栓和混合型血栓3种类型。头部为白血栓,体部为混合血栓,尾部为红血栓(图3-29-3)。静脉血栓形成引起静

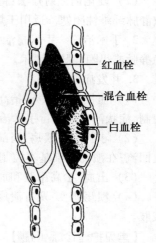

红血栓

混合血栓

白血栓

图 3-29-3　典型血栓形成

脉回流障碍,使阻塞远端静脉压增高,渗出增加引起肢体肿胀。深静脉回流障碍,引起交通支开放,致浅静脉扩张,并导致瓣膜功能不全。

【护理评估】

（一）健康史

评估病人年龄、性别,有无长期卧床、吸烟史;有无高血压、高血脂、心力衰竭、脑卒中等病史。

（二）身体状况

血栓可发生在下肢、上肢深静脉和上下腔静脉内,以下肢多见。

1. 上肢深静脉血栓形成　患侧上肢肿胀、疼痛、手指活动受限,肢体下垂时肿胀及疼痛加重。

2. 下肢深静脉血栓形成　可发生在下肢深静脉的任何部位,根据血栓形成的部位分为周围型、中央型和混合型 3 种(图 3-29-4)。

（1）周围型:股静脉和小腿深静脉血栓形成。股静脉血栓者表现为大腿肿痛,因髂-股静脉通畅,故小腿肿胀不明显。小腿深静脉血栓形成者表现为小腿肿胀、剧痛、有深压痛,患足不能着地,行走时症状加重,踝关节过度背伸试验可引起小腿剧痛,称 Homans 征阳性。

（2）中央型:髂-股深静脉血栓形成。多见于左侧,起病急,患肢明显肿胀,髂窝、股三角区疼痛和压痛,皮温增高,浅静脉扩张,可出现全身发热。

（3）混合型:全下肢深静脉血栓形成。全下肢明显肿胀、剧痛、皮肤苍白(股白肿),常伴体温升高、脉搏加快。如病情继续进展,肢体肿胀明显,下肢动脉受压及动脉痉挛,导致动脉血

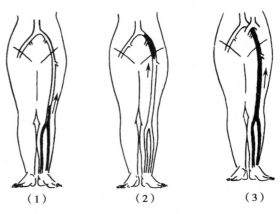

图 3-29-4　深静脉血栓形成的类型
(1)周围型;(2)中央型;(3)混合型

液供应障碍,足背动脉和胫后动脉搏动消失,皮肤出现水疱,皮温降低,皮肤呈青紫色(股青肿),如处理不及时,可发生肢体坏死。

3. 上、下腔静脉血栓形成　上腔静脉血栓形成表现为上腔静脉回流障碍,眼睑、面颈部肿胀,球结膜充血,颈、胸、肩部浅静脉扩张。下腔静脉血栓表现为下肢静脉回流障碍,躯干浅静脉扩张。

（三）辅助检查

1. 深静脉造影、多普勒超声检查　能显示静脉的形态、有无血栓、血栓的形态、位置、范围和侧支循环情况。

2. 放射性核素能检查　可进行高危病人的筛查。

（四）心理-社会支持状况

评估病人是否因肢体肿胀和疼痛产生紧张不安、焦虑和恐惧感;是否对病人的生活和工作造成严重的影响;评估家庭成员是否给予足够的帮助和支持。

（五）治疗原则与主要措施

1. 非手术治疗

（1）一般处理:卧床休息,抬高患肢,适当使用利尿剂,减轻肢体肿胀。

（2）溶栓治疗:主要采取肝素抗凝、链激酶、尿激酶、组织纤溶酶原激活剂等溶栓治疗。

（3）祛聚治疗:应用阿司匹林、右旋糖酐、双嘧达莫等药物治疗,降低血液黏稠度,防止血小板聚集。

2. 手术治疗　取栓术,常用于下肢深静脉血栓。取栓时机应在发病后 3 ~ 5 天,主要采用 Fogarty 导管取栓术,术后辅以抗凝、祛聚治疗 2 个月,以防复发。

图片:左下肢髂股静脉 Fogarty 球囊导管取栓术

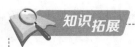

**知识拓展**

**Fogarty 球囊导管取栓术**

Fogarty 球囊导管取栓术用于髂股静脉血栓的治疗。通过健侧大隐静脉或其分支插入第一根 Fogarty 球囊导管直达下腔静脉,注入生理盐水使球囊充盈,暂时阻断下腔静脉血流,以防血栓脱落。同时从患侧股静脉插入第二根 Fogarty 管达血栓上方,此时可静脉注射肝素 50mg。第 2 根 Fogarty 导管球囊内注水充盈,并将第一根管囊内水放出,恢复血流通畅。将第二根 Fogarty 导管连同球囊缓慢拉出血栓。

【常见护理诊断/问题】

1. 疼痛 与深静脉回流障碍或手术创伤有关。

2. 潜在并发症:出血、小腿溃疡、肺栓塞。

【护理目标】

1. 肢体疼痛减轻。

2. 并发症能得到预防,并能及时发现与处理。

【护理措施】

1. 非手术/术前护理

(1) 活动与休息:急性期嘱病人绝对卧床休息 10~14 天,床上活动时避免幅度过大,禁止按摩和热敷患肢。

(2) 病情观察:观察患肢的疼痛和肿胀部位及程度、皮肤温度、颜色,动脉搏动情况,了解血管通畅情况。

(3) 缓解疼痛:抬高患肢,促进血液回流,减轻肿胀和疼痛。疼痛剧烈时遵医嘱应用止痛剂。

(4) 用药护理:应用抗凝、溶栓等治疗药物期间,避免碰撞、跌倒以免造成出血。刷牙时使用软毛刷并观察有无出血倾向。

(5) 饮食护理:宜进食低脂、纤维素丰富的食物,保持排便通畅,防止因便秘引起腹压增高而影响下肢静脉回流。

2. 术后护理

(1) 病情观察:观察生命体征、手术切口敷料有无渗血、渗液,观察患肢皮肤温度、颜色以及动脉搏动情况。

(2) 休息与活动:休息时患肢抬高 20~30cm,膝关节微屈,适当进行膝关节、踝关节的伸屈活动,促进侧支循环的建立。

3. 并发症的观察与护理

(1) 出血:病人在抗凝、溶栓、祛聚等治疗期间,严密观察牙龈、消化道、泌尿道、皮肤、黏膜、手术伤口等部位有无出血。如发现异常,立即通知医生,并遵医嘱应用鱼精蛋白或维生素 K 注射,必要时输新鲜血。

(2) 肺栓塞:血栓脱落可发生肺栓塞。观察病人有无胸痛、呼吸困难、血压下降等情况。一旦出现异常,立即嘱病人平卧,避免深呼吸、咳嗽及剧烈活动,并给予高浓度吸氧,配合医生抢救。

4. 心理护理 建立良好的护患关系,理解并安慰病人,鼓励病人身心放松,避免情绪激动,减轻焦虑和恐惧感。

5. 健康指导 ①禁止吸烟。②进食低脂、富含维生素的食物,防止便秘。③手术和长期卧床者应早期床上活动、深呼吸、下肢被动和主动活动,病情允许应尽早下床活动。④出院后 3~6 个月定期复查。

【护理评价】

经过治疗和护理,病人是否达到:①肢体疼痛减轻和缓解。②在他人的辅助下能够完成日常生活自我照料。③未发生出血、肺栓塞等并发症,或并发症被及时发现和处理。

(邹继华)

**思考题**

1. 李女士,65 岁。股骨颈骨折 3 年,行走不便,经常卧床,2 天前发现左下肢肿胀、疼痛,逐渐加重而就诊。体检:T 36.8℃,P 72 次/min,R 20 次/min,BP 150/90mmHg。左下肢肿胀、压痛,皮温升高,颜色潮红,足背动脉搏动良好。多普勒检查显示:左下肢深静脉血栓。病人入院后给予溶栓治疗,治疗期间病人起床排便后,突然发生呼吸困难,伴有明显胸痛,即刻给病人取平卧位并进行抢救。

请思考:

(1) 该病人可能发生了何种情况?

(2) 病人采取溶栓治疗时护士应如何观察和预防并发症的发生?

2. 王女士,48 岁,从事商场导购员工作 25 年。近 3 年来下班后经常感觉双下肢酸胀、沉重感,未引起重视。近 1 年发现小腿血管明显隆起、迂曲扩张,站立时更加明显,踝关节周围及足背肿胀,手指按压后呈凹陷状,小腿酸胀感、沉重感明显加重。

请思考:

(1) 该病人最可能的诊断是什么?

(2) 目前存在哪些主要护理问题?

(3) 针对该病人的情况,如何对病人进行健康指导?

思路解析

扫一扫、测一测

# 第四篇 消化系统疾病病人的护理

消化系统疾病包括食管、胃、肠、肝、胆、胰以及腹膜、肠系膜、网膜等脏器的疾病,临床上十分常见。在我国,胃癌和肝癌的死亡率分别位居恶性肿瘤的第二位和第三位;消化性溃疡是最常见的消化系统疾病之一;大肠癌、胰腺癌的发病率有明显的上升趋势。在诊疗手段方面,消化内镜技术的发展为消化系统疾病的诊断和治疗带来了革命性改变;幽门螺杆菌的发现和肝移植的广泛开展,使消化性溃疡和肝硬化成为可治愈的疾病。

## 第三十章 概述

**学习目标**

1. 掌握消化系统疾病病人的常用诊疗技术与护理。
2. 熟悉消化系统疾病病人的护理评估。
3. 了解消化系统的结构与功能。
4. 正确应用所学知识对消化系统疾病病人进行评估,实施诊疗操作前准备和操作后护理。
5. 具有良好的爱伤意识,团结协作的精神。

## 第一节 消化系统的结构与功能

消化系统由消化道和消化腺组成。消化道包括口腔、咽、食管、胃、小肠、大肠,临床上将口腔至十二指肠之间的消化道称为上消化道,空肠以下的消化道称为下消化道。消化腺包括唾液腺、肝、胰及消化管壁内的小消化腺。

消化系统的主要功能是摄取和消化食物、吸收营养和排泄废物。

1. 口腔(oral cavity) 包括口唇、颊部、腭、舌、牙、唾液腺等。通过咀嚼和分泌唾液对食物进行初步的消化。

2. 咽(pharynx) 消化道和呼吸道的共同通道,主要功能完成吞咽反射动作。吞咽时,食团刺激咽部,引起咽部肌群反射性的收缩,关闭声门及咽与气管之间的通道,避免食物进入呼吸道。

3. **食管(esophagus)**　是连接咽和胃的肌性管道,全长约 25cm。食管壁由黏膜、黏膜下层和肌层组成,没有浆膜层,故食管病变容易扩散至纵隔。食管有上、中、下三处狭窄,是肿瘤的好发部位。食管下括约肌可阻止胃内容物反流入食管,其功能失调可引起反流性食管炎和贲门失弛缓症。门静脉高压时,食管下段静脉曲张,破裂可引起大出血。

4. **胃(stomach)**　分为贲门部、胃底、胃体和幽门部。胃壁由黏膜层、黏膜下层、肌层和浆膜层组成。黏膜层腺体丰富,胃底和胃体具有壁细胞、主细胞和黏液细胞,胃窦部具有黏液细胞和 G 细胞。壁细胞分泌盐酸和内因子,盐酸能激活胃蛋白酶原和杀灭细菌,内因子促进维生素 $B_{12}$ 的吸收;主细胞分泌胃蛋白酶原;黏液细胞分泌碱性黏液,中和胃酸以保护胃黏膜;G 细胞分泌促胃液素。胃的主要功能为暂时储存食物和对食物进行初步消化;幽门括约肌可控制胃内容物进入十二指肠的速度,并阻止十二指肠内容物反流入胃;一餐混合性食物从胃排空需 4~6 小时。

5. **小肠(small intestine)**　由十二指肠、空肠和回肠构成。十二指肠球部是消化性溃疡好发部位。胆总管与胰管分别或汇合开口于十二指肠乳头。小肠液呈碱性,含多种消化酶,成人每天分泌 1~3L。小肠是食物消化和吸收的主要场所。

6. **大肠(large intestine)**　包括盲肠、阑尾、结肠、直肠。回肠末端与盲肠交界处形成回盲括约肌,可使回肠中的食物残渣间歇进入大肠,并阻止结肠内容物向回肠反流。大肠的主要功能是吸收水分和无机盐,为食物残渣提供暂时的储存场所。

7. **肝脏(liver)**　由门静脉和肝动脉双重供血,血流量约占心排血量的 1/4。肝脏的主要功能有:①参与物质代谢。肠道消化吸收的各种营养成分,通过肝脏加工转变为体内物质,供全身组织利用。②解毒。肝脏是人体内主要的解毒器官,外来的或体内产生的有毒物质均要经过肝脏去毒后随胆汁或尿液排出体外,多种激素如雌激素、醛固酮和抗利尿激素均在肝脏灭活。③生成胆汁。胆汁由肝细胞产生,消化期进入十二指肠,非消化期则流入胆囊储存,胆汁可促进脂肪的消化和吸收。

8. **胆道(biliary)**　开始于肝细胞间的毛细胆管,毛细胆管集合成小叶间胆管,然后汇合成左、右肝管。左、右肝管出肝后汇合成肝总管,并与胆囊管汇合成胆总管,开口于十二指肠乳头。胆道运输和排泄胆汁至十二指肠,胆囊浓缩胆汁和调节胆流。

9. **胰腺(pancreas)**　胰腺的输出管为胰管,自胰尾至胰头纵贯胰腺的全长,穿出胰头后与胆总管共同开口于十二指肠乳头。胰腺具有外分泌和内分泌两种功能。外分泌结构由腺泡细胞和腺管组成,腺泡分泌胰液。胰液分泌不足,影响食物的消化和吸收;胰液分泌受阻或分泌过多,使各种消化酶溢出胰管,则会发生胰腺炎。内分泌结构为散在于胰腺组织中的胰岛,其中 A 细胞分泌胰高血糖素,促进糖原分解和葡萄糖再生,使血糖升高;B 细胞分泌胰岛素,促进全身各种组织加速摄取、贮存和利用葡萄糖,使血糖降低;D 细胞分泌生长抑素,抑制 A、B 细胞的分泌。以上激素分泌紊乱,导致糖代谢紊乱,最常见的是糖尿病。

图片:部分胆胰管系统

# 第二节　消化系统疾病病人的护理评估

## 一、健康史

1. **现病史**　评估疾病的发生、发展过程,消化系统疾病一般发病缓慢,但消化道大出血、穿孔、肠梗阻等病情进展迅速,急性阑尾炎是最常见的急腹症。询问病人是否存在恶心、呕吐、腹痛、腹泻等症状及其特点,是否进行了内镜、影像学、粪便等相关检查,目前采取的治疗和护理措施及效果。

2. **既往史**　评估病人既往健康状况,是否患过胃炎、肝炎、消化道出血等疾病,是否有外伤史、手术史、食物及药物过敏史,是否接种乙肝疫苗等。

3. **其他**　评估病人的生活方式、饮食习惯、口腔卫生习惯。有无烟酒嗜好,对食物有无特殊喜好和禁忌,睡眠情况。病人是否到过疫区,直系亲属有无与其患相同的疾病和传染病,如消化性溃疡、病毒性肝炎、肝癌、胃癌等。

## 二、身体状况

1. 症状

（1）恶心（nausea）与呕吐（vomiting）：多数病人先出现恶心，继而呕吐，两者也可单独发生。不同疾病恶心、呕吐的特点不同。消化性溃疡并发幽门梗阻，呕吐常在餐后发生，呕吐量大，呕吐物含酸性发酵宿食；急性胰腺炎病人可出现频繁剧烈的呕吐，呕吐物甚至含有胆汁，呕吐后腹痛不减轻；上消化道出血时呕吐物呈咖啡色甚至鲜红色；低位肠梗阻时呕吐物带粪臭味。呕吐频繁且量大者可引起水电解质紊乱、代谢性碱中毒；长期呕吐伴厌食者可致营养不良；昏迷病人呕吐易发生误吸，引起肺部感染、窒息等。

（2）腹痛（abdominal pain）：腹痛多由腹腔脏器的炎症、肿瘤、梗阻、扭转、破裂及腹腔内血管阻塞等引起。全身性疾病及其他系统的疾病也可引起腹痛。腹痛可表现为钝痛、灼痛、胀痛、绞痛、刀割样痛、钻顶样痛等，可为持续性或阵发性疼痛，疼痛部位一般为病变所在部位。胃、十二指肠疾病引起的腹痛多为中上腹部隐痛、灼痛或不适感，伴厌食、恶心、呕吐、嗳气、反酸等。急性胰腺炎常出现上腹部剧烈疼痛，并向腰背部呈带状放射。小肠疾病多为脐周疼痛，并有腹泻、腹胀等表现。大肠病变所致的腹痛为腹部一侧或双侧疼痛。急性腹膜炎时疼痛弥漫全腹，并腹肌紧张，有压痛、反跳痛。

（3）腹泻（diarrhea）：指排便次数多于平日，粪质稀薄或含有黏液、脓血或不消化的食物。腹泻多由肠道疾病引起，全身性疾病、过敏、某些药物、理化因素也可引起腹泻。小肠病变引起的腹泻，粪便呈糊状或水样，可含有未完全消化的食物成分；大肠病变引起的腹泻，粪便可含黏液和脓血，病变累及直肠时可出现里急后重。大量腹泻易导致脱水和电解质紊乱，部分慢性腹泻病人可发生营养不良。

（4）黄疸（jaundice）：是由血清中胆红素升高，致使皮肤、黏膜和巩膜发黄的体征。肝细胞性黄疸和胆汁淤积性黄疸主要见于消化系统疾病，如肝炎、肝硬化、胆道阻塞等。溶血性黄疸见于各种原因引起的溶血，如阵发性睡眠性血红蛋白尿、血型不合的输血等。

（5）呕血（hematemesis）与便血（bloody）：上消化道出血可引起呕血和黑便。少量出血引起隐血便，大量出血且胃排空速度快，可有鲜血便，此时常伴有血容量不足的表现。常见的上消化道出血性疾病有消化性溃疡、食管与胃底静脉曲张破裂、急性胃黏膜病变等。下消化道出血可引起血便，往往呈暗红色。下段肠道溃疡、炎症、肿瘤可引起脓血便，阿米巴痢疾、肠套叠的粪便呈果酱色，直肠息肉、痔疮一般引起鲜血便。

2. 体征

（1）一般状态：评估病人的生命体征、精神、意识、营养状况等。消化道大出血的病人可出现周围循环衰竭，表现为脉搏加快、血压下降、呼吸急促，甚至休克等。肝性脑病病人可有行为改变、精神症状和意识障碍。慢性胃炎、消化性溃疡、消化道肿瘤病人常因消化吸收障碍和慢性失血，出现贫血、营养不良的表现。

（2）皮肤、黏膜：评估病人有无黄疸、出血倾向、肝掌、蜘蛛痣等肝胆疾病的表现；有无皮肤干燥、弹性减退等失水的表现，甚至四肢湿冷等循环衰竭的表现。

（3）腹部：评估腹部外形，有无膨隆或凹陷，有无胃、肠形及蠕动波，有无腹壁静脉曲张及曲张静脉分布与血流方向。判断肠鸣音有无亢进、减弱、消失，振水音是否阳性。评估移动性浊音是否阳性。触诊腹壁紧张度及有无腹肌紧张、压痛、反跳痛等，触诊肝脏、脾脏，判断其大小、硬度和表面情况。

3. 辅助检查

（1）粪便检查：包括粪便外观、显微镜、细菌学、寄生虫和隐血试验等，对腹泻与肠道感染的病原学和消化道隐性出血有重要的诊断价值。

（2）血液、尿液检查：①蛋白质代谢、血清酶学、胆红素代谢等检查用于肝胆疾病的诊断。②血、尿胆红素检查有助于鉴别黄疸的性质。③血沉增快提示炎症性肠病、肠结核和结核性腹膜炎处于活动期。④血、尿淀粉酶测定有助于急性胰腺炎的诊断。⑤各型肝炎病毒标志物的测定用于确定病毒性肝炎的类型。⑥甲胎蛋白用于原发性肝癌的诊断和疗效判断。

（3）内镜检查：包括胃镜、结肠镜、腹腔镜、超声内镜、胶囊内镜、推进式小肠镜、经内镜逆行胰胆管造影等。内镜检查可直接观察消化道管腔和腹膜腔的情况，直视下取活组织及进行治疗，如内镜下止血、胆总管取石、狭窄扩张、置入支架、胆囊切除等。

4. 影像学检查

（1）X线检查：腹部平片可观察腹腔内游离气体，肝、脾、胃等脏器的轮廓，以及肠曲内气体和液体。

（2）胃肠钡餐造影、钡剂灌肠造影：可发现食管、胃、小肠或结肠的炎症、溃疡、肿瘤、静脉曲张等。

（3）腹部B超：用于检查肝、胆、脾、胰等脏器的病变，以及腹腔内肿块、腹水。彩色多普勒超声可显示门静脉和下腔静脉的形态，协助门静脉高压的诊断。

（4）胆囊、胆道碘剂造影：可显示结石、肿瘤、胆囊浓缩和排空功能。

（5）计算机X线体层显像（CT）和磁共振显像（MRI）：敏感度和分辨力高，可显示轻微的密度改变而发现病变。

# 第三节　消化系统疾病常用诊疗技术与护理

## 一、纤维胃、十二指肠镜检查

纤维胃、十二指肠镜检查亦称胃镜检查，是临床应用最广、技术发展最快的内镜检查。通过此项检查可直接观察胃及十二指肠病变的部位、大小及范围，钳取活组织进行病理检查，以及进行镜下治疗。

【适应证】

1. 明显的上消化道症状，但病因不明者。

2. 上消化道肿瘤的病人。

3. 需要随访观察和内镜治疗的病人。

【禁忌证】

1. 严重的心、肝、肺、肾功能不全者。

2. 各种原因所致休克、昏迷、癫痫发作等危重病人。

3. 严重咽喉部疾病、主动脉瘤及严重的颈胸段脊柱畸形者。

4. 食管、胃、十二指肠穿孔，腐蚀性食管炎的急性期。

5. 神志不清、精神异常不能配合检查者。

【操作前准备】

1. 了解病史和体格检查　了解有无麻醉药过敏史，有无严重心、肺、肾疾病、消化道传染病等病史；进行体格检查，排除禁忌证。

2. 心理指导　介绍检查目的、方法及配合方式，消除病人紧张、恐惧感，并积极配合检查。

3. 肠道准备　检查前禁饮食8小时、禁烟12小时。有幽门梗阻者，应抽尽胃内容物，必要时洗胃；接受胃肠钡剂造影者，3天内不宜做胃镜检查。

4. 物品准备　备好检查和抢救需要的仪器和药品。

5. 麻醉和镇静　协助病人取下义齿并妥善保管，以免误吸或误咽。检查前5~10分钟，用2%利多卡因喷雾咽部2~3次，或吞服1%丁卡因糊剂10ml，进行咽喉部麻醉。过度紧张者，遵医嘱给予地西泮5~10mg。

【操作过程与配合】

1. 体位　协助病人取左侧卧位，头稍后仰，与肩同高，松开领口及腰带。

2. 协助插镜　病人口边置弯盘，嘱病人咬紧牙垫。协助医生将胃镜缓慢经病人口腔插入，插入15cm到达咽喉部时，嘱病人做吞咽动作，胃镜进入胃腔，要适量注气，使胃腔张开至视野清晰为止。

3. 协助检查及治疗　检查过程中，帮助病人保持头部位置不变，指导其将唾液流入弯盘，以免呛咳。病人出现恶心不适，嘱其深呼吸，放松全身肌肉。当镜面被黏液、血迹、食物遮挡时，应注水冲洗。

图片：胃肠镜检查

观察到可疑病变,遵医嘱进行摄像、取活组织、刷取细胞涂片及抽取胃液等。内镜下治疗时,配合医生做好辅助工作。全程注意观察病人面色、脉搏、呼吸等变化,出现异常立即停止检查并作相应处理。

4. 协助退镜　检查完毕,退出胃镜时尽量抽尽气体,防止腹胀,并手持纱布将镜身外黏附的黏液、血迹擦净。

5. 内镜消毒　清洁、消毒内镜及有关器械,妥善保管,避免交叉感染。

【操作后护理】

1. 避免呛咳和误吸　术后嘱病人不要吞咽唾液,禁食、水,以免因喉部麻醉作用未消失,引起呛咳或误吸。

2. 饮食护理　麻醉作用消失后,先饮少量水,无呛咳方可进食。当日以流质或半流质易消化的饮食为宜,行活检的病人应进温凉的饮食,以减少食物对胃黏膜创面的刺激造成出血。

3. 咽部护理　少数病人检查后出现咽痛、咽后壁异物感及声音嘶哑等,1~2天症状会自行消失,可用温水含漱,嘱病人勿用力咳嗽,以免损伤咽喉部黏膜。

4. 腹部护理　检查后部分病人可出现腹胀、腹痛,可嘱病人坐起哈气,亦可进行腹部按摩和热敷,促进肠道气体排出。

5. 并发症观察与处理　检查后数日内,病人可出现消化道穿孔、出血、感染等并发症。术后应密切观察病情变化,一旦出现并发症,及时协助医生进行处理。

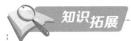

**胶囊内镜**

内镜技术曾被誉为医学史上的一次革命,具有划时代的意义。胶囊内镜的出现,使得小肠检查不再存有"盲区",也使内镜的诊断和治疗达到了真正的无孔不入。胶囊内镜由智能胶囊、图像记录仪和影像工作站三部分组成。智能胶囊是一种一次性使用的"数码相机",形如可吞服的胶囊。胶囊内镜检查具有操作简单、安全、无痛苦、无交叉感染等优点。其检查方法是让病人吞服一粒智能胶囊,胶囊随着消化道蠕动进入体内并拍摄图像,图像被传递到传感器中。传感器与数据记录仪连接,数据记录仪则挂在病人的腰部并保存数据信号。全程检查时间6~9小时,可摄近6万张图片,检查结束后,进行图像分析,并做出诊断。胶囊一般于检查后72小时内随粪便排出体外。检查期间,病人可正常日常活动,但避免剧烈运动、屈体、弯腰,切勿撞击腰带上的数据记录仪,远离任何强力电磁波区域。病人吞服胶囊2小时内禁水,4小时内禁食,4小时后可以进食少量干性食品,尽量少喝水。护士对病人优质的人性化服务及病人有效的肠道准备是保证检查安全、顺利进行的关键。

## 二、纤维结肠镜检查

【适应证】

1. 原因不明的慢性腹泻、便血、下腹疼痛及粪便隐血试验持续阳性者。

2. 钡剂灌肠有可疑病变,需进一步明确诊断者。

3. 结肠息肉性质待定或需做止血、息肉摘除等治疗者。

4. 结肠癌术前诊断、治疗后复查及随访。

【禁忌证】

1. 严重心肺功能不全、休克及身体极度衰竭者。

2. 急性重症结肠炎、急性腹膜炎、腹主动脉瘤和肠瘘者。

3. 肛门、直肠严重狭窄者。

4. 月经期及妊娠妇女。

5. 精神或心理原因不能合作者。

【操作前准备】

1. 心理指导　向病人讲解检查的目的、方法、注意事项,解除其顾虑,取得合作。

2. 肠道准备　嘱病人检查前 2~3 天进少渣饮食,检查前 1 天进流食,检查当日空腹。根据病情选择一种方法清洁肠道:①泻剂-灌肠法。检查前 1 天晚,服蓖麻油 25~30ml,同时饮水 1 000ml,检查前 1 小时用温开水 1 000ml 高位清洁灌肠。②导泻法。检查前 1 天晚,番泻叶 10g 沸水冲泡当茶饮;或检查前 3~4 小时口服 50%硫酸镁 50~60ml,同时饮水 1 500~2 000ml;或检查前 2~3 小时,口服 20%甘露醇 250ml,同时饮水 1 000~1 500ml;或检查前日晚和当日晨,口服聚乙二醇平衡盐溶液 2 000ml。甘露醇被肠内细菌分解,可产生易燃气体,行高频电凝治疗时应禁止使用,以免发生意外。

3. 物品准备　备齐检查器械和药品。

4. 建立静脉通道　以备术中用药和抢救。

5. 术前用药　遵医嘱术前给予地西泮、阿托品等解痉、镇痛药物。青光眼和明显前列腺肥大者忌用阿托品。

6. 直肠指诊　了解有无肿瘤、狭窄、痔疮、肛裂等。

【操作过程与配合】

1. 体位　协助病人取膝胸卧位或左侧卧位,腹部放松并屈膝,嘱病人检查时尽量不要摆动身体。

2. 协助进镜　润滑肠镜前端,嘱病人张口呼吸,放松肛门括约肌,以右手示指按物镜头,使镜头滑入肛门,然后按循腔进镜原则,将肠镜缓慢插入肠腔。

3. 协助检查　检查过程中,根据情况进行摄像、取活组织行细胞学等检查。同时密切观察病人反应,病人出现腹胀不适,嘱其做缓慢深呼吸;出现异常应停止插镜,并配合抢救。

4. 协助退镜　检查结束退镜时,再次观察病变情况,尽量抽气以减轻腹胀。

5. 消毒肠镜　清洗、消毒肠镜,妥善保管,避免交叉感染。

【操作后护理】

1. 病情观察与处理　检查结束后请病人稍事休息,观察 15~30 分钟再离去。腹胀明显者,可行内镜下排气;腹痛明显或排血便者应留院观察;剧烈腹痛、腹胀、面色苍白、心率增快、血压下降、大便次数增多呈黑色,提示肠出血、肠穿孔,应及时配合医师抢救。

2. 休息与饮食　嘱病人做好肛门清洁,注意休息。术后 3 天进少渣饮食,行息肉摘除、止血治疗者,给予半流食,并使用抗菌药物治疗。

### 三、腹腔穿刺术

【适应证】

1. 各种腹水病人,抽取腹水用于检验。

2. 疑有腹腔内出血者,如脾破裂、异位妊娠等。

3. 需要腹腔内注入药物或适量放腹水的病人。

4. 需要进行腹水浓缩回输术的病人。

【禁忌证】

1. 躁动不能合作者。

2. 棘球蚴病,卵巢肿瘤,中、晚期妊娠,粘连性腹膜炎者。

3. 严重腹腔胀气者。

【操作前准备】

1. 心理指导　向病人说明穿刺的目的、方法及注意事项,使其配合操作。

2. 物品准备　备好穿刺和抢救所需的用物及药物。

3. 病人准备　穿刺前测量腹围、血压、脉搏,以利观察病情。排空膀胱,以防穿刺时损伤。

【操作过程与配合】

1. 体位　协助病人取穿刺侧卧位。

2. 选择穿刺点　协助病人暴露腹部,注意保暖。常用的穿刺点有(图 4-30-1):①左下腹脐与髂前上棘连线中、外 1/3 交点。②脐与耻骨联合连线中点上方 1cm 偏左或偏右 1.5cm 处。③侧卧位,脐水平线与腋前线或腋中线相交处。④少量积液,需在 B 超引导下定位穿刺。

3. 穿刺　常规消毒穿刺部位,铺无菌孔巾,局部麻醉,在穿刺点缓慢进针穿刺,穿刺成功后抽取腹

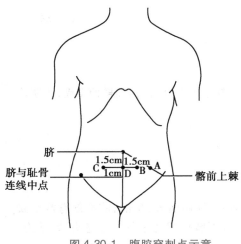

图 4-30-1 腹腔穿刺点示意

脐

脐与耻骨连线中点

1.5cm 1.5cm

1cm

C D B A

髂前上棘

水,留取标本送检。术毕,用无菌敷料覆盖穿刺点,按压 5~10min。

【操作后护理】

1. 体位 术后病人应平卧休息 8~12 小时,或卧向穿刺部位的对侧,防止腹水外溢。

2. 穿刺点护理 预防伤口感染,穿刺点如有腹水外溢,应及时更换敷料。

3. 放腹水病人的护理 放腹水过程中,护士应床旁护理,观察腹水的量和性质,控制放液不能过快、过多,一般放液速度控制在 60~80 滴/min,一次放液量不超过 3 000ml 为宜。

4. 观察生命体征 密切观察生命体征、神志的变化,防止诱发肝性脑病。大量放液后,需以多头腹带束紧,以防腹压骤降引起内脏血管扩张导致血压下降或休克。

## 四、胃酸分泌功能检查

收集病人空腹及应用刺激剂后的胃液标本,测定胃液量、胃液酸度及 pH,用以评价胃黏膜的分泌功能。检查项目包括基础胃酸排泌量(basic acid output,BAO)、最大胃酸排泌量(maximal acid output,MAO)和高峰胃酸排泌量(peak acid output,PAO)。

【适应证】

1. 辅助诊断促胃液素瘤、消化性溃疡、慢性萎缩性胃炎、胃癌。

2. 辅助诊断低胃酸或无胃酸的疾病,如恶性贫血、巨大胃黏膜肥厚症等。

3. 胃大部切除术和迷走神经切除术,术前估计手术的预期效果,或术后判定手术效果。

4. 制酸剂、抗胃液素等药物的疗效评价。

【禁忌证】

1. 食管肿瘤、狭窄或重度静脉曲张者。

2. 上消化道出血,止血不足 2 周者。

3. 心、肺功能不全,支气管哮喘发作者。

4. 鼻咽部有急性感染者。

【操作前准备】

1. 向病人说明检查的方法和意义,取得病人的合作。

2. 抽胃液前 24~48 小时,停用任何影响胃液分泌的药物。

3. 嘱病人检查前晚禁食,当日晨空腹。

4. 准备好胃管包、试管等物品。

【操作过程】

1. 插入胃管 见基础护理学。

2. 留取胃液

(1) 抽出全部胃液,记录总量,取 10ml 送检,测定总酸度。

(2) 继续抽吸 1 小时胃液量,测定 BAO。

(3) 给予五肽促胃液素 6μg/kg 肌注,然后每 15 分钟抽取胃液 1 次,各取 10ml 送检,共 4 次,测定刺激后 MAO 和 PAO。

(4) 每次留取标本注意标记标本号次。

【操作后护理】

1. 操作完毕,协助病人漱口、洗脸,并嘱病人卧床休息,不适缓解后可进食,饮食应根据病情决定。

2. 观察病人有无恶心、呕吐、呕血、黑便等现象,发现异常及时协助医生进行对症处理。

【结果分析】

正常人空腹 12 小时后的胃液为 20~100ml,胃液 pH 在 1.3~1.8。BAO 为 3.0~4.0mmol/h;MAO

笔记

为 16~18mmol/h;PAO 为 18~21mmol/h。

（赵　琼）

## 思考题

1. 赵先生,46 岁。胃溃疡病史 7 年,近来出现乏力、食欲缺乏 1 个月,排柏油样便 1 周,为明确诊断拟行胃镜检查。

请思考:

（1）胃镜检查前应禁食多长时间?

（2）检查时协助病人取什么体位?

（3）胃镜检查完毕是否能立即饮水?

2. 李先生,52 岁。肝硬化病史 5 年。病人神志清,精神差,肝病面容,颈部、前胸部有数个蜘蛛痣,心肺检查未见异常,腹部高度膨隆,移动性浊音阳性,双下肢指凹性水肿。自述头晕、乏力、腹胀。腹部 B 超示腹水。

请思考:

（1）病人目前最主要的护理诊断是什么?

（2）腹腔穿刺前是否需要排空膀胱?

（3）大量放腹水后为避免腹内压骤降最好的方法是什么?

思路解析

扫一扫、测一测

# 第三十一章　慢性胃炎病人的护理

31章 PPT

**情景导入**

李先生,38 岁,长途客车司机。以反酸、嗳气,上腹部饱胀、隐痛不适 3 年,加重 1 天入院。查体:贫血貌,有舌炎,上腹部压痛。实验室检查 Hb 为 80g/L,血清抗壁细胞抗体阳性,大便隐血试验阴性。

请问:

1. 该病人最可能的诊断是什么? 诊断的依据是什么?
2. 目前存在哪些主要护理问题?
3. 该病人发作时,护士应采取哪些护理措施?

慢性胃炎(chronic gastritis)是指各种病因引起胃黏膜的慢性炎症。临床上十分常见,占接受胃镜检查病人的 80%~90%。慢性胃炎分为非萎缩性胃炎、萎缩性胃炎和特殊类型胃炎三大类。慢性萎缩性胃炎又可再分为多灶萎缩性胃炎和自身免疫性胃炎两大类。

【病因与发病机制】

1. 幽门螺杆菌(Helicobacter pylori,Hp)感染　是慢性胃炎最主要的病因。可能的发病机制有:①Hp 具有鞭毛,可在胃黏液层自由活动,其分泌的黏附素与胃黏膜上皮细胞紧密接触,造成了胃黏膜的直接损伤。②Hp 分泌的尿素酶分解尿素,产生的氨能损伤胃黏膜,有利于 Hp 的定植。③Hp 能产生空泡毒素,造成黏膜损伤。④其菌体胞壁作为抗原诱导自身免疫反应,造成胃黏膜的免疫损伤。

笔记

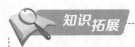

**知识拓展**

**幽门螺杆菌（Hp）的发现**

Hp 是人类最古老也是最亲密的伙伴之一，早在 1875 年，德国解剖学家就发现人类的胃黏膜层里存在一种螺旋菌，但因无法培养出纯系菌株而未受重视。

1979 年 4 月，澳大利亚珀斯皇家医院病理科医生 Robin Warren 在一份胃黏膜活体标本中，意外地发现一条奇怪的"蓝线"，他用高倍显微镜观察，发现"蓝线"竟然是由无数紧黏着胃上皮的细菌组成。此后，他发现在慢性胃炎近一半胃窦黏膜标本中见到这种细菌，因此 Robin Warren 认为这种细菌与胃炎和胃溃疡关系很密切。当时的医学界认为，压力和生活方式等是导致胃溃疡的主要原因，几乎没人支持他的观点。

1982 年 4 月 Robin Warren 与临床医师 Barry Marshall 合作，在微氧的条件下培养出 Hp。为了获得这种细菌致病的证据，Robin Warren 与另外一名医生自愿进行服食细菌的人体试验，并都发生了胃炎。Robin Warren 在 Barry Marshall 的配合下，最终于 1982 年确认了 Hp 的存在及其在胃炎、消化性溃疡等疾病中扮演的角色。这一发现改变了世人对胃炎等疾病的认识，大幅提高了胃炎、消化性溃疡病人彻底治愈的机会。

2. 十二指肠-胃反流　胃肠慢性炎症、消化吸收不良及动力异常可致十二指肠-胃反流，导致胃黏膜慢性炎症。

3. 自身免疫　是部分慢性萎缩性胃炎的病因。壁细胞损伤后可作为自身抗原刺激机体的免疫系统产生壁细胞抗体和内因子抗体，前者使胃酸分泌减少乃至缺失，后者可影响维生素 $B_{12}$ 吸收，导致巨幼细胞贫血，称恶性贫血。

4. 年龄和胃黏膜营养因子缺乏　老年人胃黏膜退行性病变，长期营养不良、食物单一、营养缺乏，可使胃黏膜修复再生功能降低，炎症慢性化，上皮增生异常及胃腺萎缩。

5. 其他因素　长期饮用浓茶、烈酒、咖啡，食用过热、过冷、过于粗糙的食物，以及服用大量非甾体类抗炎药和糖皮质激素均可造成胃黏膜的损伤，并为其他致病因素创造条件。心力衰竭、肝硬化门静脉高压、尿毒症等也可引起胃黏膜损伤，导致慢性胃炎。

【护理评估】

（一）健康史

询问是否存在腹痛、食欲缺乏、恶心、呕吐等慢性胃炎的表现及特点；有无长期进食粗糙、刺激性食物史；有无服用损伤胃黏膜药物史；有无心力衰竭、肝硬化门静脉高压、尿毒症等病史。

（二）身体状况

慢性胃炎病程迁延，进展缓慢，缺乏特异性症状。多数病人无明显症状，部分病人有上腹不适、饱胀、钝痛、烧灼痛等，也可有食欲缺乏、嗳气、泛酸、恶心等消化不良症状，少数病人可有少量上消化道出血。上述表现常与进食或食物种类有关。自身免疫性胃炎病人可出现明显厌食、贫血和体重减轻。体征多不明显，有时可有上腹部轻压痛。

（三）心理-社会支持状况

评估病人的精神、心理状态，是否存在紧张、焦虑、悲观等心理及疾病对病人日常生活和工作的影响。

（四）辅助检查

1. 胃镜检查　是诊断慢性胃炎最可靠的方法。非萎缩性胃炎可见黏膜充血、水肿、呈花斑状红白相间的改变，黏膜粗糙不平、可见出血点。萎缩性胃炎可见黏膜变薄、血管显露、色泽灰暗、皱襞细小、黏膜表面无炎症渗出物。

2. Hp 检查　$^{13}C$ 或 $^{14}C$ 尿素呼气试验是检测 Hp 常用的方法，并作为 Hp 根除治疗后疗效的评价。另外，可通过胃镜检查获取胃黏膜标本做培养、涂片、尿素酶试验及血清 HP 抗体测定，试验阳性提示炎症的活动性。

3. 血清学检查　自身免疫性胃炎血清促胃泌素水平明显升高，血清抗壁细胞抗体和抗内因子抗

图片:慢性胃炎诊断活检部位

笔记

体阳性,维生素 $B_{12}$ 浓度明显低下。

（五）治疗原则与主要措施

慢性胃炎波及黏膜全层或呈活动性,出现癌前状态如肠上皮化生、假幽门腺化生、萎缩及不典型增生时,需要治疗。

1. 根除 Hp 感染　目前多采用质子泵抑制剂（PPI）或胶体铋剂为基础加两种抗菌药的三联疗法（表 4-31-1）。

表 4-31-1　根除 Hp 的常用三联治疗方案

| 质子泵抑制剂或胶体铋 | 抗菌药物 |
| --- | --- |
| PPI 常规剂量的倍量/d<br>（埃索美拉唑或奥美拉唑 40mg/d） | 克拉霉素 1 000mg/d<br>阿莫西林 2 000mg/d |
| 枸橼酸铋钾 480mg/d<br>（选择一种） | 甲硝唑 800mg/d<br>（选择两种） |
| 上述剂量分 2 次服,疗程为 1~2 周 | |

2. 对症治疗　因非甾体抗炎药引起者,应停用该药并给予抗酸药和胃黏膜保护药。以反酸、腹痛为主要表现者,给予抑酸和保护胃黏膜药物治疗。抑酸药物包括 $H_2$ 受体拮抗剂和质子泵抑制剂两类,保护胃黏膜药物主要是硫糖铝。消化不良者,应用促胃肠动力药,如多潘立酮、莫沙必利等治疗。有胆汁反流者,可用氢氧化铝凝胶或硫糖铝中和胆盐,应用胃肠动力药防止反流。恶性贫血者,可给予维生素 $B_{12}$ 和叶酸治疗。

3. 癌前状态处理　COX-2 抑制剂塞来昔布对癌前状态有一定益处,也可补充复合维生素和含硒食物等。对药物无效的胃黏膜重度异型增生者,可选择预防性内镜下胃黏膜切除术。

【常见护理诊断/问题】

1. 疼痛:腹痛　与胃黏膜炎性病变有关。

2. 舒适度减弱　与反酸、嗳气、腹胀、腹痛等症状有关。

3. 营养失调:低于机体需要量　与厌食、消化吸收不良等有关。

4. 焦虑　与病情反复、病程迁延有关。

5. 潜在并发症:胃溃疡、胃癌。

【护理目标】

1. 疼痛减轻或消失,舒适度提高。

2. 养成规律的饮食习惯,体重恢复正常。

3. 能保持良好的心理状态,情绪稳定。

4. 未发生胃溃疡、胃癌等并发症。

【护理措施】

1. 休息与活动　保持环境安静、舒适,避免不良刺激。轻症病人可适当活动,注意劳逸结合。病情急性发作或伴上消化道出血时,应卧床休息,减少活动。

2. 饮食护理　以高热量、高蛋白、高维生素、易消化饮食为原则。避免粗糙、辛辣、过冷、过热等刺激性饮食,不吃霉变食物,减少烟熏、腌制、富含亚硝酸盐食物的摄入,多吃新鲜水果和蔬菜,戒烟、戒酒。少量、多餐,细嚼慢咽,忌暴饮暴食及餐后从事重体力活动。黏膜萎缩,胃酸低者,最好食用完全煮熟的食物,以利于消化吸收,并可给刺激胃酸分泌的食物,如肉汤、鸡汤等;胃酸高者,应避免进食浓肉汤、多脂肪和酸性食物,以免引起胃酸增加。

3. 用药护理　遵医嘱用药并注意观察药物的疗效及不良反应。

（1）质子泵抑制剂:不良反应包括头晕、头痛,恶心、腹泻,瘙痒、皮疹,肝功能异常等。轻度不良反应不影响继续用药,严重者应及时停药。

（2）胶体铋剂:因其在酸性环境中方起作用,故宜在餐前半小时服用,服用过程中可使牙、舌变黑,宜使吸管直接吸入,服药后出现便秘和粪便变黑,停药后可自行消失。少数病人有恶心、血清转氨酶升高等,极少出现急性肾衰竭。

（3）阿莫西林：服用前应询问病人有无青霉素过敏史,应用过程中观察有无变态反应。

（4）甲硝唑：可引起恶心、呕吐等胃肠道反应,应在餐后半小时服用,并可遵医嘱用甲氧氯普胺、维生素 $B_{12}$ 等拮抗。

4.心理护理　向病人及家属介绍慢性胃炎相关的知识。说明稳定的情绪、良好的心态对疾病预后的影响,使其积极乐观地面对疾病、配合治疗和护理。

5.健康指导　情绪稳定,心情愉快;规律生活,劳逸结合,避免不良生活习惯和诱发因素;合理饮食,保持口腔清洁,促进食欲;遵医嘱用药,避免或慎用损伤胃黏膜的药物,如阿司匹林、吲哚美辛、糖皮质激素等。观察病情,定期复诊,癌前状态者应定期复查胃镜。

【护理评价】

经过治疗和护理,评价病人是否达到:①疼痛减轻或消失。②养成规律的饮食习惯,体重恢复正常。③焦虑情绪缓解,自信心增强。④无并发症的出现或能够被及时发现和处理。

（赵　琼）

## 思考题

李先生,46 岁,公司经理,自述有慢性胃炎病史 5 年。因上腹部疼痛 2 天,呕吐咖啡样物 100ml 入院。近 1 周工作繁忙,饮食不规律,有多次饮酒病史。

请思考：

（1）为明确病人病情变化,应重点监测哪些临床征象?

（2）首先对该病人进行的健康指导内容是什么?

思路解析

扫一扫、测一测

32章 PPT

## 学习目标

1. 掌握急性腹膜炎的概念、急性腹膜炎病人的身心状况、护理要点。
2. 熟悉急性腹膜炎的治疗原则。
3. 了解急性腹膜炎的病因及发病机制。
4. 正确运用所学知识评估病人、提出护理问题、制订并实施护理措施和健康指导。
5. 具有良好的人文关怀精神和协作精神,体现慎独和精益求精的品德。

## 情景导入

杨先生,41岁。3小时前饱餐后突然出现上腹部剧烈疼痛,很快延及全腹,但以上腹部最为严重。伴恶心、呕吐,呕吐物为胃内容物。既往有十二指肠溃疡病史。

请问:

1. 你认为病人最主要的护理诊断是什么?
2. 作为一名护士,你应该如何处置病人?

急性腹膜炎(acute peritonitis)是腹膜的急性炎症,可由细菌、物理损伤或化学刺激物等因素引起,是外科常见的急腹症,发病急、病情变化快,严重时可以威胁生命。腹膜是一层薄而光滑的浆膜,分为壁层和脏层两部分。腹膜腔在男性是封闭的,在女性则经输卵管、子宫、阴道与体外相通。腹膜的生理功能有:①滑润作用。腹膜是双相的半渗透性薄膜,可渗出少量液体以滑润腹腔。②防御作用。当细菌和异物侵入腹腔时,腹腔渗出液中大量吞噬细胞将其吞噬包围和吸收,大网膜的防御作用尤为显著,可将感染局限,防止感染扩散。③渗出与吸收作用。腹膜可渗出大量液体以稀释毒素和减少对腹膜刺激的作用;也可吸收积液、血液、空气和毒素等。④修复作用。渗出液中的纤维蛋白沉积在病灶周围,产生粘连,使炎症局限并修复周围组织。

【病因与发病机制】

1. 病因

(1) 继发性腹膜炎(secondary peritonitis):是临床上最常见的急性腹膜炎,常继发于腹腔内的脏器损伤、破裂、穿孔、炎症和手术污染等。病原菌以大肠埃希氏菌最为多见,其次为厌氧杆菌、链球菌、变形杆菌等,大多为混合感染,毒性较强。引起继发性腹膜炎常见的原因如下(图4-32-1)。

(2) 原发性腹膜炎(primary peritonitis):又称为自发性腹膜炎,临床较少见,是指腹腔内无原发病

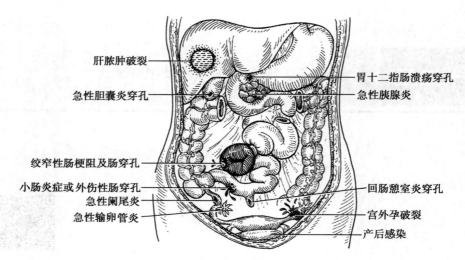

图 4-32-1　继发性腹膜炎的常见原因

灶,病原菌经血液循环、淋巴途径或女性生殖系感染直接扩散等方式侵入腹腔所引起的腹膜炎。致病菌多为溶血性链球菌、肺炎链球菌。多见于营养不良或抵抗力低下的病人,如肝硬化并发腹水的病人、儿童或肾病、猩红热等病人。原发性腹膜炎感染范围很大,与脓液的性质和细菌种类有关,常见的致病菌为溶血性链球菌的脓液稀薄、无臭味。

2. 发病机制　腹膜受到刺激后发生充血、水肿、渗出,一方面可以稀释腹腔毒素并减轻对腹膜的刺激;另一方面渗出液中大量的中性粒细胞、吞噬细胞可吞噬细菌及微细颗粒,对机体起保护作用。如渗出液中出现坏死组织、细菌和凝固的纤维蛋白,可使渗出液浑浊成为脓液。以大肠埃希氏菌为主的脓液常呈黄绿色,常与其他致病菌混合感染而变得稠厚,并有粪臭味。

腹膜炎的转归取决于病人全身和腹膜局部的防御能力及污染细菌的性质、数量和时间。轻者经大网膜包裹局限形成局限性腹膜炎或腹腔脓肿,重者可迅速扩散形成弥漫性腹膜炎,引起脱水和电解质紊乱;因毒素作用使肠蠕动减弱或消失,形成麻痹性肠梗阻,肠管膨胀可致膈肌升高,影响心肺功能;细菌及大量毒素吸收入血可致感染性休克,严重者可致死亡。腹膜炎治愈后,腹腔内多有不同程度的粘连,可造成粘连性肠梗阻。

【护理评估】

（一）健康史

询问病人有无胃十二指肠溃疡近期活动情况,有无腹部开放性损伤或手术,有无阑尾炎、肠梗阻、胆囊炎、胰腺炎发作及肝硬化腹水等。

（二）身体状况

腹膜炎病人的身体状况特点取决于病因的不同、感染的严重程度及病人的全身健康状况。

1. 症状

（1）腹痛:是最主要的临床表现。疼痛的程度与发病的原因、炎症的严重程度、年龄及身体素质等有关。疼痛剧烈,难以忍受,呈持续性。深呼吸、咳嗽、转动身体时疼痛加剧,病人大多不愿意改变体位。疼痛先从原发病变部位开始,随炎症扩散而延及全腹,但仍以原发病变部位最为显著。

（2）恶心、呕吐:早期恶心、反射性呕吐,呕吐物为胃内容物。若后期发生麻痹性肠梗阻时,呕吐物可含有黄绿色胆汁,甚至棕褐色粪样内容物。

（3）感染中毒症状:病人可出现寒战、高热、脉速、呼吸浅快、大汗、口干。若病情进一步发展,则可出现眼窝凹陷、皮肤干燥、面色苍白、口唇发绀、四肢发凉、呼吸急促、脉搏微弱、体温骤升或下降、血压下降,神志恍惚或不清等,表明已出现重度脱水、代谢性酸中毒及感染性休克。

（4）体温、脉搏变化:其变化与炎症严重程度有关。初始体温正常,后体温逐渐升高,脉搏加快。原发病如为炎症性,继发腹膜炎后体温将继续升高,但年老体弱者体温升高可不明显。多数病人脉搏会随着体温的升高而加快,如脉搏快但体温却反而下降,则提示病情加重。

2. 体征

（1）全身表现：病人呈急性面容，常静卧不动，膝关节屈曲。

（2）腹部体征：腹式呼吸减弱或消失，同时伴有腹胀是病情加重的标志。出现腹膜刺激征，即触诊腹部压痛、腹肌紧张和反跳痛是腹膜炎最重要的标志性体征。其中压痛、反跳痛是主要体征，以原发病灶部位最为显著。腹肌紧张程度随病因及病人全身情况而轻重不一，如胃肠道穿孔可引起强烈的腹肌紧张，甚至呈"板状腹"；而老年及虚弱病人腹肌紧张轻微。可有叩痛，常呈鼓音；腹腔渗出较多时，叩诊可呈移动性浊音。胃肠道穿孔引起的腹膜炎，因含有大量游离气体而使肝浊音界缩小。听诊肠鸣音减弱，肠麻痹时肠鸣音消失。

（3）直肠指检：直肠前窝饱满及触痛，提示盆腔感染或形成盆腔脓肿。

（三）心理-社会支持状况

评估病人情绪，对患病的认识及可能带来的危险；了解病人的直系亲属对病人患病后的关心程度及家庭经济情况。

（四）辅助检查

1. 实验室检查　白细胞计数及中性粒细胞常增高；血红蛋白及红细胞计数可因液体丢失而增高；血气分析测定了解有无代谢性酸中毒、呼吸性酸中毒、呼吸性碱中毒；血液细菌培养可帮助确定是否继发全身化脓性感染。

2. 影像学检查　腹部 X 线检查可见肠管扩张积气，有气液平面等肠麻痹现象；胃肠穿孔时，X 线多数可见膈下游离气体，具有重要诊断意义。B 超和 CT 对于腹腔脓肿和实质脏器病变有诊断意义。

3. 其他检查　腹腔穿刺可抽得脓性液体，涂片可见中性粒细胞；采集腹水可判断原发病灶部位与性质，如腹水呈黄绿色、浑浊或含胆汁常提示胃十二指肠穿孔，呈血性且淀粉酶高提示出血坏死性胰腺炎，呈草绿色透明液提示为结核性腹膜炎。

图片:腹穿抽出液性质判断腹膜炎病因

（五）治疗原则与主要措施

腹膜炎的治疗原则最重要的是去除病因，消除病灶。对病情较轻或病程较长已超过 24 小时、腹部体征已减轻或炎症有局限趋势以及原发性腹膜炎者，可行非手术治疗，以抗感染、纠正水电酸碱失衡以及观察病情变化为主。绝大多数继发性腹膜炎需行手术治疗，积极处理原发病灶，消除引起腹膜炎的病因，清理或引流腹腔，减少毒素吸收，控制炎症发展；形成脓肿者做脓腔引流。

【常见护理诊断/问题】

1. 急性疼痛　与腹膜受到炎症刺激、手术创伤有关。

2. 体液不足　与腹腔大量炎性液渗出、体液丢失过多、高热、禁食与呕吐有关。

3. 体温过高　与腹腔感染毒素吸收有关。

4. 焦虑/恐惧　与病情严重、躯体不适、担心术后康复与预后等有关。

5. 潜在并发症：休克、腹腔脓肿、切口感染、粘连性肠梗阻。

【护理目标】

1. 疼痛程度减轻。

2. 能维持水、电解质平衡，未发生酸碱失衡。

3. 体温恢复至正常水平。

4. 焦虑/恐惧程度减轻，情绪稳定，配合治疗和护理。

5. 未发生休克、腹腔脓肿、切口感染、粘连性肠梗阻等并发症。

【护理措施】

1. 一般护理及术前护理

（1）体位：取半坐卧位，有利于腹腔炎性渗出液积聚在盆腔，减少毒素吸收和减轻中毒症状，改善呼吸。休克时，取平卧位或中凹卧位，增加回心血量，改善循环功能。

（2）禁食、胃肠减压：胃肠道穿孔病人必须禁食，并留置胃管持续胃肠减压。胃肠减压的作用有：抽出胃肠道积气、积液，减少胃肠道内容物继续漏入腹腔，有利于控制感染，避免炎症的扩散；对腹膜炎引起的肠麻痹，排出积液积气，减轻肠管扩张，缓解腹胀；改善肠壁血液循环，防止肠管坏死；促进胃肠道蠕动的恢复，改善胃肠功能。禁食、胃肠减压期间应给予肠外营养支持，并做好口腔护理。

（3）维持体液平衡和有效循环血量：由于禁食、胃肠减压及腹腔内大量渗出，应迅速建立静脉通道，遵医嘱补充液体和电解质，以纠正水、电解质和酸碱失衡。病情严重者应输入血浆、清蛋白或全血，以改善因大量血浆渗出而引起的低蛋白血症和贫血。注意计算总补液量，安排好各类液体输注的顺序，根据病人的临床表现和监测指标及时调整输液的成分和速度。记录出入液量，维持每小时尿量达 30～50ml，保持体液平衡。同时注意能量和营养的补充。

（4）控制感染：急性腹膜炎病情危重且多为混合感染，致病菌主要为大肠埃希氏菌，遵医嘱合理使用抗生素，之后再根据细菌培养结果进行调整。用药时应注意配伍禁忌和不良反应。

（5）镇静、止痛：为减轻病人痛苦可适当地应用镇静止痛剂。对于诊断已经明确者，可使用哌替啶类止痛剂。对诊断未明或还须进行观察者，不宜使用止痛剂以免掩盖病情。

（6）观察病情：密切观察病人症状、腹部体征、相关的检查以及生命体征等全身情况，以判断病情发展和治疗效果。

（7）术前准备：在采取上述护理措施的同时，积极做好术前准备工作，如备皮、备血、药物过敏试验等。

2. 术后护理

（1）体位与活动：病人回病室后，给予去枕平卧位，头偏向一侧，注意呕吐情况，保持呼吸道通畅。硬膜外麻醉后 6 小时或全麻清醒后，若血压、脉搏平稳，改为半坐卧位，鼓励及早翻身、活动下肢，防止压疮和下肢深静脉血栓的形成。病情平稳后即叮嘱病人早期下床活动，防止肠粘连，但应注意病人安全，防止意外损伤。

（2）病情观察：密切监测生命体征变化，危重病人注意呼吸、循环、肾功能的监测和维护，观察并记录 24 小时出入液量，尤其是尿量的变化情况。观察腹部体征的变化，发现异常及时汇报并配合医师处理。观察引流及伤口愈合等情况。

（3）禁食、胃肠减压：术后需禁食及胃肠减压 2～3 天，待肠蠕动恢复，肛门排气后，予以拔除胃管，进食流质饮食，逐渐过渡到高蛋白、高热量、高维生素、易消化的普食。禁食期间做好口腔护理。

（4）补液和营养支持：合理补充水、电解质和维生素等各种营养素，必要时输全血、血浆并给予肠内、肠外营养支持，以促进术后机体康复和提高防御能力，术后继续使用抗生素。

（5）引流管护理：正确连接引流袋，引流袋位置要低于引流伤口，以避免逆行感染的发生。当病人存在多根腹腔引流管时，需逐一贴上标签并做注明。引流管妥善固定并经常捏挤以防血块或脓痂堵塞，必要时可用注射器负压抽吸，保持引流通畅，观察引流液的性状和量并记录，按时换药，适时协助医生拔管。一般引流液每天少于 10ml 且无脓性、血性，无发热、腹胀等表现，提示腹膜炎症已控制，可拔除引流管。

（6）并发症护理：急性腹膜炎最常见的并发症是腹腔脓肿和肠粘连。应特别注意观察有无腹腔脓肿的形成。腹腔脓肿是膈肌以下、盆底以上腹腔内任何部位脓肿的总称，可为一个或多个，以脓肿发生部位命名，其中盆腔脓肿、膈下脓肿最多见（图 4-32-2）。

1）盆腔脓肿：盆腔位于腹腔的最低位，炎性渗出极易集聚于此而形成脓肿。如术后出现典型的直肠刺激或膀胱刺激症状，里急后重、大便次数增多或尿频、排尿困难等，应怀疑盆腔脓肿，可结合直肠指检、后穹隆穿刺及影像学检查明确诊断。

2）膈下脓肿：多见于术后平卧时，脓液集聚于此。术后出现发热、乏力等全身中毒表现，肋缘下或剑突下持续性钝痛，深呼吸时加重，脓肿刺激膈肌可引起呃逆，可伴有反应性胸膜炎，超声、CT 检查可协助诊断。

3）肠间脓肿：脓液积聚在肠管、肠系膜与网膜之间，伴不同程度粘连性肠梗阻。表现为腹痛、腹胀、腹部压痛或扪及包块，可借助影像学检查明确诊断。

3. 心理护理　安慰、关心病人，向病人及家属解释急性腹膜炎的发病原因和不良后果，使病人对疾病有准确的认识，介绍手术治疗

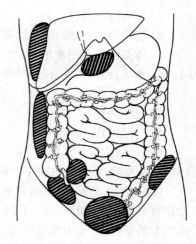

图 4-32-2　腹腔脓肿的常见部位

的必要性等,减轻病人的紧张、焦虑情绪。

4. 健康指导

（1）说明病人非手术期间禁食、胃肠减压、半坐卧位的重要性。

（2）解释病人术后早期活动的重要性,鼓励卧床期间床上翻身,尽早下床活动,以减轻腹胀,促进肠蠕动,防止肠粘连。

（3）解释保持引流管通畅的重要性,教会病人或家属学会观察并保持引流通畅。

（4）饮食指导。病人术后饮食从流质饮食逐步过渡到半流质饮食、软食和普食,鼓励其循序渐进、少量多餐,进食富含蛋白质、热量和维生素的食物,促进康复。

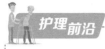

### 腹腔间隔室综合征

在正常情况下,腹腔内压力接近大气压,为 5～7mmHg,当腹内压 ≥12mmHg 时即为腹腔内高压。腹内压 ≥20mmHg 且伴有与腹腔内高压有关的器官功能衰竭时则称为腹腔间隔室综合征（ACS）。当腹腔内压增高到一定水平,发生腹腔内高压时,可因脏器灌注不足而导致多器官功能衰竭。容易引起 ACS 的临床情况为重症胰腺炎、严重的腹部创伤、腹部感染等,需密切关注腹腔内压力的变化情况。而目前最常用的测定方法为 Foley 尿管经尿道测量膀胱压力或直接穿刺膀胱置管测压。

【护理评价】

经过治疗和护理,评价病人是否达到:①疼痛程度减轻。②水、电解质、酸碱平衡得以维持。③体温恢复正常,舒适感增加。④焦虑/恐惧程度减轻,情绪稳定,配合治疗和护理。⑤无并发症的出现或能够被及时发现和处理。

（杨京儒）

### 思考题

黄先生,37 岁。既往有胃十二指肠溃疡病史多年,3 小时前饱餐后突然出现上腹部刀割样疼痛,很快蔓延至全腹,伴恶心、呕吐。医疗诊断为胃十二指肠穿孔并发急性腹膜炎,准备急诊手术治疗。

请思考:

（1）该病人术前准备中哪项护理措施最为重要?

（2）该病人术后护理的重点是什么?

思路解析

扫一扫、测一测

## 学习目标

1. 掌握腹部损伤的概念、分类和护理要点。
2. 熟悉腹部空腔脏器和实质性脏器损伤临床表现的异同。
3. 了解腹部损伤的病因和发病机制。
4. 正确运用所学知识评估病情、提出护理问题、制订并实施护理措施和健康指导。
5. 具有良好的急救意识与团队协作的职业素养。

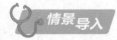

王先生,35 岁。因半小时前从脚手架上坠落,上腹部剧烈疼痛急诊入院。体格检查:T 36.3℃,P 118 次/min,R 28 次/min,BP 80/50mmHg。面色苍白,四肢湿冷,腹部膨隆。

请问:

1. 该病人最可能的诊断是什么? 应首选什么检查方法?
2. 该病人目前最主要的护理诊断有哪些?
3. 护士应如何对该病人实施抢救?

腹部损伤(abdominal injury)是指由各种原因所致的腹壁和(或)腹腔内脏器的损伤。是常见的外科急腹症,其发生率占平时各种损伤的 0.4%~1.8%。腹部损伤常伴有严重的内脏损伤,腹腔实质性脏器或大血管损伤时,可因大出血而导致死亡;空腔脏器受损破裂时,可因发生严重的腹腔感染而威胁生命。早期正确的诊断和及时合理的处理,是降低腹部损伤死亡的关键。

【病因与发病机制】

1. 根据腹腔是否与外界相通分类

(1) 开放性损伤:多因刀具、枪弹等各种锐器或火器所引起;腹部有伤口和出血,可根据伤口部位、伤口渗出物的性质(血液、胆汁、胃肠内容物、粪便)和腹腔脱出组织等而被早期发现和及时处理。

(2) 闭合性损伤:绝大多数是由钝性暴力引起,常见的有坠落、碰撞、冲击、挤压等,损伤可仅仅累及腹壁,也可以累及腹腔内脏器,但体表无伤口,要判断有无内脏损伤较困难,容易漏诊而贻误手术时机。

2. 根据损伤的腹腔内脏器性质分类

(1) 实质性脏器损伤:常发生在位置固定、组织结构脆弱、血供丰富的肝、脾、肾、胰腺等器官,损伤排序依次为脾、肾、肝和胰腺。实质性脏器损伤常因暴力造成脏器内血管或血窦破坏出现腹腔内出血,造成有效循环血容量骤降、组织灌注不足,引起缺血缺氧等病理生理改变。实质性脏器肝、脾损伤时如伴有胆管或胰管破裂,既有内出血,又有胆汁、胰液引起的化学性腹膜炎。

（2）空腔脏器损伤:在充盈状态下更易发生,损伤排序依次是小肠、胃、结肠、膀胱等。空腔脏器损伤时,消化液、尿液和细菌等进入腹腔,引起继发性腹膜炎,病情进一步发展,可引起脓毒症,甚至并发感染性休克。

【护理评估】

（一）健康史

详细了解受伤时的情形,锐器伤还是钝器伤,暴力的强度、速度、着力部位、作用方向,病人的受伤类型、程度、受伤时空腔脏器的充盈情况以及有无其他合并伤等。若病人意识障碍或因其他情况不能回答问话时,可询问现场目击者或护送人员以做判断。

（二）身体状况

随受伤器官、损伤部位和程度不同而异,实质性脏器损伤以失血性休克为主,空腔脏器以弥漫性腹膜炎、感染性休克为主。

1. 实质性脏器或大血管损伤　主要表现为腹腔内出血。病人可出现面色苍白、脉搏细速、脉压变小、血压下降甚至出现失血性休克。腹痛多呈持续性,一般不剧烈,腹胀不明显;合并腹膜后血肿时,可表现为腹胀;肝破裂、胰腺损伤伴大量胆汁、胰液流入腹腔时,可出现剧烈的腹痛。大量出血者可有腹胀和移动性浊音。

2. 空腔脏器损伤　主要表现为弥漫性腹膜炎。病人可出现持续性剧烈腹痛,伴有恶心、呕吐等胃肠道症状,稍后出现体温升高、脉率加快、呼吸急促等感染中毒的表现,严重者可发生感染性休克。常有典型的腹膜刺激征,腹肌强壮者可出现板状腹。空腔脏器破裂时有气体进入腹腔内,致肝浊音界缩小或消失。因肠麻痹出现腹胀,肠鸣音减弱或消失。

（三）心理-社会支持状况

由于突遭意外损伤,病人常因疼痛、害怕残障等因素,多表现为紧张、痛苦、悲哀、恐惧等心理变化,家属也因突发意外情况一时束手无策,常出现恐慌、焦虑等不良情绪,不能提供有效的家庭支持。应了解病人及家属对腹部损伤的认知程度、心理和家庭经济承受能力等。

（四）辅助检查

1. 实验室检查　红细胞计数、血红蛋白、血细胞比容等数值明显下降者提示实质性脏器破裂大出血;外周血白细胞总数和中性粒细胞明显升高者可能为空腔脏器破裂;血、尿淀粉酶升高提示胰腺或十二指肠损伤。血尿则提示泌尿系统损伤。

2. 影像学检查

（1）X线检查:胃肠破裂或穿孔时腹部透视可显示膈下新月形阴影（游离气体）。右膈肌升高及右下肋骨骨折,提示有肝破裂的可能;左膈肌升高及左下肋骨骨折,提示有脾破裂的可能。腹膜后积气提示腹膜后十二指肠或结直肠穿孔。但若腹腔内脏器损伤诊断已确定且伴有休克者,应尽快处理,不必再行X线检查,以免延误治疗。

（2）超声检查:主要用于诊断肝、脾、胰、肾等实质性脏器的损伤,从包膜的完整性可判断是真性破裂还是假性破裂,能提示脏器有无损伤、损伤的部位和程度,以及周围积血、积液情况。

（3）CT检查:对确定实质性脏器损伤的部位、范围和程度有重要诊断价值。可清晰显示肝、脾、胰、肾的大小、形态结构及损伤的范围,用以判断严重程度,特别对胰腺、肾损伤具有更重要的临床意义。

（4）其他:选择性血管造影适用于经上述检查方法未能证实,但仍可疑肝、脾、胰、肾、十二指肠等脏器损伤者。MRI检查对血管损伤和某些特殊部位的血肿,如十二指肠壁间血肿有较高的诊断价值。

3. 诊断性腹腔穿刺术和腹腔灌洗术　腹腔穿刺术诊断阳性率可达90%以上,可用于帮助判断腹腔内有无脏器损伤和脏器损伤类型。穿刺点宜选在左或右髂前上棘与脐连线的中、外1/3交界处或经脐水平线与腋前线相交处（图4-33-1）。将有多个侧孔的细塑料管经针管缓慢送入腹腔深处,进行抽吸（图4-33-2）,抽得液体后进行肉眼观察或显微镜下检查,必要时做涂片检查或测定淀粉酶含量。如

图片:消化道穿孔致膈下游离气体呈新月形

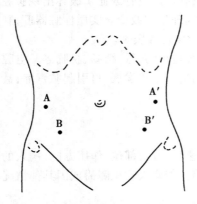

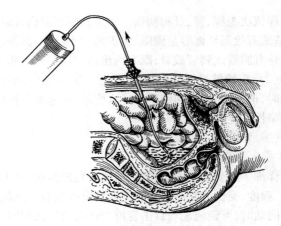

图 4-33-1　诊断性腹腔穿刺术的进针点　　　　图 4-33-2　诊断性腹腔穿刺抽液方法

抽出不凝固的血液,提示腹腔内实质性脏器破裂出血,抽出胃肠内容物提示胃肠破裂,穿刺液淀粉酶增高则说明胰腺损伤。因此,腹腔穿刺对腹部损伤病人损伤部位的判断具有重要的诊断意义,必要时可重复穿刺或改行腹腔灌洗术。

腹腔灌洗术对腹腔内少量出血者的诊断较腹腔穿刺术更为可靠,有助于早期诊断并提高确诊率。检查结果符合以下任何一项,即为阳性:肉眼见灌洗液为血性、含胆汁、胃肠内容物或证明是尿液,显微镜下红细胞计数超过 $100×10^9/L$ 或白细胞计数超过 $0.5×10^9/L$,淀粉酶超过 100Somogyi 单位,灌洗液中发现细菌。

4. 腹腔镜检查　可直接观察损伤脏器的确切部位、性质及损伤程度,判断出血的来源,适用于一般状况良好而不能明确有无或何种腹腔内脏器损伤的病人。

（五）治疗原则与主要措施

单纯性腹壁损伤的治疗同一般软组织损伤的处理。病情诊断不明者应严密观察病情变化,不随便搬动病人,防治休克,必要时可重复做诊断性腹腔穿刺术。对于已确诊或高度怀疑内脏损伤者的处理原则是做好术前准备,力争尽早手术。手术治疗包括全面探查、止血、修补、切除有关病灶、冲洗腹腔,渗血渗液多、腹腔污染严重者,放置腹腔引流管。

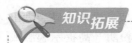

**损伤控制性复苏**

伤后失血性休克是严重创伤病人最主要的可预防性死因。失血性休克(hemorrhagic shock,HS)的基本病理生理改变是凝血障碍、低温、酸中毒引发的"致死三角"。传统复苏方法以快速大量输液为根本,旨在维持重要器官的灌注,但液体超负荷不可避免地造成器官损伤,直接影响病人预后。损伤控制性复苏(damage control resuscitation,DCR)是近年来发展的新技术,2006 年,在损伤控制性手术(damage control surgery,DCS)的基础上,由美军创伤外科顾问 Holcomb 上校正式提出 DCR 概念,其理论基础为纠正恶性病理生理循环。DCR 强调复苏与手术同等重要,应早期和全程对严重创伤病人进行非手术性复苏。DCR 的实施包括 3 个关键环节,即允许性低压复苏、止血性复苏和损伤控制性手术。

【常见护理诊断/问题】

1. **体液不足**　与腹腔内出血、大量渗液、呕吐和禁食有关。
2. **急性疼痛**　与腹腔内器官破裂及腹膜受到炎症刺激有关。
3. **焦虑/恐惧**　与剧烈疼痛、出血、手术和担心预后等有关。
4. **潜在并发症**:休克、损伤器官再出血、多器官衰竭等。

【护理目标】

1. 体液能维持平衡,生命体征平稳。

2. 疼痛症状有所缓解或消除。

3. 能保持情绪稳定,配合检查治疗。

4. 并发症未发生或被及时监测并处理。

【护理措施】

1. 急救处理　腹部损伤可合并多发性损伤,在急救时应分清轻重缓急。首先处理危及生命的情况,如心脏骤停、窒息、大出血、张力性气胸等。对已发生休克者应迅速建立静脉通路,及时输液、输血;对开放性腹部损伤者,妥善处理伤口,及时止血,若有肠管脱出,可用消毒或清洁的器皿覆盖保护,切勿现场强行还纳,以免加重腹腔污染。但大量肠管脱出时,应尽量还纳后暂行包扎,以免腹部伤口收缩致肠管受压缺血或因肠系膜过度牵拉而加重休克。

2. 一般护理及术前护理

（1）休息与体位:病人应绝对卧床休息,不随便搬动病人,协助病人取舒适体位,待病情稳定后可改为半卧位。

（2）禁食、胃肠减压:胃肠道穿孔或肠麻痹者应禁食、胃肠减压,以减轻腹胀和减少胃肠液外漏。禁食期间及时补充足量液体,注意防止水、电解质和酸碱平衡失调。待病情好转,肠蠕动功能恢复、肛门排气后,可停止胃肠减压,进流质饮食。

（3）应用抗生素:遵医嘱应用广谱抗生素,预防和治疗腹腔内感染。

（4）病情观察:每15~30分钟测量一次体温、脉搏、呼吸、血压;每30分钟进行一次腹部体征的评估,了解腹膜刺激征的程度、范围,有无移动性浊音等。观察期间禁用吗啡类止痛剂,以免掩盖病情。怀疑胃肠破裂者禁止灌肠,以免加重病情。观察期间有下列情况之一者,及时进行剖腹探查术:①腹痛和腹膜刺激征有进行性加重或范围扩大者。②肠蠕动减弱、消失或出现明显腹胀者。③全身情况呈恶化趋势,出现口渴、烦躁或体温及白细胞计数上升者。④血红蛋白及红细胞计数进行性下降者。⑤积极救治休克而情况不见好转或继续恶化者,血压由稳定转为不稳定甚至下降者。⑥消化道出血者。

（5）术前准备:按腹部手术常规进行术前准备,有失血性休克者,边输血抗休克,边积极进行手术准备;空腔脏器损伤出现休克者,可先抗休克,待病情平稳后再进行手术。

3. 术后护理

（1）病情观察:严密监测生命体征、尿量和中心静脉压的变化,及时做好记录。发现异常情况,及时告知医生,并积极配合处理。

（2）体位与活动:硬膜外麻醉术后平卧6小时及全麻清醒后,血压、脉搏平稳者可取半卧位,以利腹腔引流,改善病人呼吸功能,减轻腹部肌肉张力,有利于切口愈合。鼓励病人早期下床活动,可减轻腹胀,促进肠蠕动恢复,防止术后肠粘连。

（3）饮食:术后2~3天肠功能恢复、拔除胃管后,可进流质饮食,并根据病情逐渐改为半流质及软食,逐步过渡到普食,注意高热量、高蛋白等营养素的补充。

（4）补液及抗感染治疗:术后继续补液,防治水、电解质紊乱,纠正酸碱平衡失调;使用有效抗生素,防治腹腔感染。

（5）引流管护理:妥善固定引流管和引流袋,防止病人变换体位时引流管受压或脱出。保持引流通畅,定时挤压引流管,及时检查管腔有无阻塞或引流管有无脱出。观察引流液颜色、量、性质等,准确记录24小时引流液总量。观察引流管周围皮肤有无红肿、破损,引流液是否外漏或渗出。定期更换引流袋及敷料,严格执行无菌技术操作。

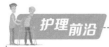

## 护理前沿

### 快速康复外科理念在指导腹部手术病人术后活动中的应用

快速康复外科(fast track surgery,FTS)也称之为术后促进康复计划,是近年来出现的一种新的外科模式,是将麻醉学、疼痛控制及外科手术方式等方面的新技术与传统术后护理方法的改进相结合,加速病人术后康复,以达到缩短术后住院时间和减少住院费用的目的。

鼓励病人早期活动是 FTS 术后护理重点,要很好地计划与组织,制订护理计划表,确定每天的康复治疗目标。充分止痛是早期下床活动的重要前提保证。术后第 1 天护士协助、督促病人下床活动,对胃肠道反应严重的可做好解释、宣教与疏导工作。术后第 2 天病人可进行基本正常的活动。

4. 心理护理 关心病人,向病人解释腹部损伤后可能出现的并发症、预后及相关知识,告知各项相关检查、治疗和护理操作的目的、注意事项,使病人解除焦虑、恐惧心理,保持情绪稳定,积极配合治疗。

5. 健康教育

(1) 加强安全教育,避免发生意外损伤;普及急救知识,遭遇意外事件后能进行简单救助或自救。

(2) 适当休息和体育锻炼,预防术后肠粘连。

(3) 术后鼓励病人食用易消化、营养丰富的食物,保持大便通畅,预防便秘、腹痛、腹胀。

(4) 指导病人定期门诊复查,如有腹胀、腹痛等不适,应及时就诊。

【护理评价】

经过治疗和护理,评价病人是否达到:①体液维持平衡,生命体征平稳。②疼痛症状有所缓解或消失,舒适度增加。③未发生出血、感染、休克等并发症或发生后被及时发现并处理。

(唐　珊)

## 思考题

刘先生,35 岁。自诉 1 天前不慎被自行车撞伤右侧腹部,感腹部剧烈疼痛不适急诊入院。查体:神清,急性痛苦面容,面色苍白,四肢湿冷,即测 BP 80/50mmHg,P 120 次/min,R 28 次/min,腹肌紧张,全腹明显压痛及反跳痛,以右上腹为甚,移动性浊音(+),肠鸣音消失。

请思考:

(1) 为进一步明确诊断,应首选什么检查方法?

(2) 病人首要的护理诊断是什么?

(3) 针对病人目前状况,应采取什么措施?

思路解析

扫一扫、测一测

# 第三十四章 消化性溃疡病人的护理

## 学习目标

1. 掌握消化性溃疡病人的身体状况、主要护理措施。
2. 熟悉消化性溃疡的概念、治疗原则、辅助检查。
3. 了解消化性溃疡的病因和发病机制。
4. 能全面准确地评估病人，做出正确的护理诊断，制订合理的护理计划、实施恰当的护理措施并对病人及其家属进行健康指导。
5. 具有良好的人文关怀精神和协作精神，体现慎独和精益求精的品德。

## 情景导入

张先生，45岁，平时工作压力大、进餐不规律，常在餐后出现上腹部疼痛。昨夜在晚餐聚会后突发剧烈腹痛、恶心呕吐，由亲友送至医院。急诊护士小李接诊后查体发现体温升高，脉搏、呼吸加快，全腹肌紧张，压痛、反跳痛明显。

请问：

1. 该病人最主要的护理诊断/问题是什么？
2. 为配合医生抢救，护士应采取哪些护理措施？

消化性溃疡（peptic ulcer）指发生于胃肠道黏膜的慢性溃疡，多位于胃和十二指肠，其形成与胃酸和胃蛋白酶的消化作用有关。十二指肠溃疡（duodenal ulcer，DU）好发于青壮年，胃溃疡（gastric ulcer，GU）的发病年龄较迟，平均晚10年。DU多发生于十二指肠球部，GU多发生于胃角和胃窦小弯。临床以十二指肠溃疡多见。

【病因与发病机制】

1. 病因 消化性溃疡的病因尚不明确，一般认为与下列因素有关：

（1）幽门螺杆菌（helicobacter pylori，Hp）感染：是消化性溃疡的主要病因。90%以上的十二指肠溃疡与近80%胃溃疡病人中检出Hp感染；清除幽门螺杆菌可以明显降低溃疡的复发率。

（2）非甾体抗炎药：抑制环氧化酶活性，干扰胃、十二指肠黏膜内源性前列腺素合成，使黏膜失去前列腺素保护作用。

（3）胃酸分泌过多：溃疡只发生于与胃酸相接触的黏膜。胃酸分泌过多，破坏黏膜屏障，加强胃蛋白酶的消化作用。

（4）其他：应激和心理因素，如长期处于紧张状态、工作负担过重、悲伤、沮丧、愤怒等。遗传、吸烟、饮食不节等因素均可诱使溃疡的发生。

2. 发病机制　消化性溃疡的发生可概括为两种力量之间的抗衡。一是对黏膜损伤的侵袭力，包括胃酸/胃蛋白酶、胆盐、胰酶、药物、酒精等；二是黏膜自身的防卫力，包括黏膜屏障、黏液 $HCO_3^-$ 屏障、前列腺素、细胞更新、表皮生长因子和黏膜血流量等。当侵袭力超过防卫力时，就会发生溃疡。十二指肠溃疡的发生与侵袭力增强有关，胃溃疡的发生与防御力削弱有关。

【护理评估】

（一）健康史

询问是否存在相关病因和诱因，如饮食不规律、暴饮暴食、喜食酸辣等刺激性及粗糙食物；有无应用非甾体抗炎药和皮质类固醇药物；有无吸烟、饮酒史；有无精神负担过重、过度劳累和紧张、焦虑、抑郁等心理问题；家族中有无消化性溃疡病人。

（二）身体状况

消化性溃疡呈现以下特点：①慢性过程。病史可达几年或十几年。②周期性发作。发作期与缓解期交替。发作有季节性，常发生于秋冬或冬春之交。③节律性上腹痛。疼痛与进食有密切关系。

1. 症状

（1）腹痛：上腹部疼痛是本病的主要症状，可为钝痛、灼痛、胀痛甚至剧痛，或呈饥饿样不适感。疼痛多位于上腹中部、偏右或偏左。多数病人疼痛有典型的节律：十二指肠溃疡的疼痛常在餐后 3～4 小时开始出现，如不服药或进食则持续至下次进餐后才缓解，即疼痛-进餐-缓解，故又称空腹痛。约半数病人于午夜出现疼痛，称夜间痛。胃溃疡的疼痛多在餐后 0.5～1 小时出现，至下次餐前自行消失，即进餐-疼痛-缓解。

（2）其他：部分病人无典型症状，仅表现为无规律性上腹隐痛不适，伴胀满、厌食、嗳气、反酸等症状，多见于胃溃疡病人。

2. 体征　发作时剑突下可有固定而局限的压痛点，缓解期无明显体征。

3. 特殊类型消化性溃疡的临床表现

（1）无症状性溃疡：约15%消化性溃疡病人无任何症状，而以出血、穿孔等并发症为首发症状，以老年人多见。

（2）老年人消化性溃疡：临床表现多不典型，常无任何症状或症状不明显，疼痛多无规律，食欲缺乏、恶心、呕吐、消瘦、贫血等症状较为突出。

（3）幽门管溃疡：上腹痛的节律不明显，呕吐较多见，对抗酸药反应差，易发生幽门梗阻、穿孔、出血等并发症。

（4）球后溃疡：指发生于十二指肠球部以下的溃疡，多位于十二指肠乳头的近端。具有十二指肠溃疡的特点，但夜间痛和背部放射痛多见，较易并发出血。

（5）复合性溃疡：指胃溃疡与十二指肠溃疡同时存在，其临床症状并无特异性，幽门梗阻的发生率较高。

4. 并发症

（1）出血：是消化性溃疡最常见的并发症，也是上消化道出血最常见病因。十二指肠溃疡较胃溃疡多见。主要临床表现为呕血和柏油样便。呕血前常有恶心，便血前后可有心悸、眼前发黑、乏力等。如出血速度缓慢则血压、脉搏变化不明显，若短期内出血量超过 1 000ml，病人可出现休克症状。

（2）穿孔：十二指肠溃疡发生率高于胃溃疡，多由饮酒、劳累、服用阿司匹林等因素诱发。穿孔多在夜间空腹或饱食后突然发生，表现为突发上腹部刀割样剧痛，迅速波及全腹，病人疼痛难忍，常伴面色苍白、出冷汗、血压下降等表现。体检时有全腹压痛、反跳痛、腹肌紧张，叩诊肝浊音界缩小或消失。X 线检查可见膈下新月状游离气体影。

（3）幽门梗阻：主要由十二指肠溃疡或幽门管溃疡引起。表现为餐后上腹饱胀，疼痛加重，大量呕吐后症状减轻，呕吐物含发酵酸性宿食。严重呕吐可致失水、低氯低钾性碱中毒、营养不良和体重减轻。体检可见胃型和胃蠕动波，闻及振水音。

图片：溃疡出血

图片：幽门梗阻

笔记

（4）癌变:少数胃溃疡可发生癌变,癌变率在1%以下,十二指肠溃疡则极少见。对于有长期慢性胃溃疡病史,年龄在45岁以上,症状顽固,经严格内科治疗8周无效,大便隐血试验持续阳性者,应怀疑是否癌变,需进一步检查。

（三）心理-社会支持状况

评估病人有无因病情反复发作及对并发症的担忧而产生的紧张、焦虑、恐惧等心理问题。了解病人及家属对疾病的认知程度、社会支持情况及能得到的社会保健资源和服务情况。

（四）辅助检查

1. 胃镜和胃黏膜活组织检查　是确诊消化性溃疡的首选方法。可直接观察溃疡部位、病变大小、性质,尤其是胃后壁溃疡和十二指肠巨大溃疡,并可取活组织病理检查。

2. 上消化道钡餐检查　溃疡无并发症时,可见一周围光滑、整齐的龛影,有时可见到十二指肠球部激惹或变形、胃大弯痉挛性切迹。

3. Hp检查　可做$^{13}$C或$^{14}$C尿素呼气试验,测血中抗Hp抗体或检测活检标本确定有无Hp感染。

4. 胃液分析　胃溃疡病人胃酸分泌正常或稍低于正常,1/4~1/3的十二指肠溃疡病人有胃酸分泌增高,以基础分泌(BAO)和夜间最大排酸量(MAO)最明显。

5. 血常规检查　溃疡并发大出血时,红细胞、血红蛋白、血细胞比容均下降。溃疡穿孔、腹腔感染后可有白细胞计数及中性粒细胞比例升高。

6. 大便隐血试验　隐血试验阳性提示溃疡有活动性,治疗后1~2周内应转阴。如胃溃疡病人大便隐血试验持续阳性,应怀疑癌变的可能。

（五）治疗原则与主要措施

消化性溃疡的治疗原则在于去除病因、控制症状、促进溃疡愈合、防止复发及防治并发症。

1. 药物治疗

（1）抑制胃酸药物:包括抗酸和减少胃酸分泌的药物。抗酸药能中和胃酸、缓解疼痛,常用的有碳酸氢钠、氢氧化铝凝胶、镁乳等。但因副作用较多,临床已较少单独使用。减少胃酸分泌的药物包括H$_2$受体拮抗剂(H$_2$RA)和质子泵抑制剂(PPI),前者如雷尼替丁,后者如奥美拉唑和兰索拉唑等,分别通过选择性竞争结合H$_2$受体和抑制H$^+$-K$^+$-ATP酶,减少胃酸分泌。

（2）保护胃黏膜药物:包括枸橼酸铋钾(CBS)、硫糖铝和米索前列醇。CBS在酸性环境中,与溃疡面渗出的蛋白质结合,形成一层防止胃酸和胃蛋白酶侵袭的保护屏障,并可促进上皮细胞分泌黏液和HCO$_3^-$,促进前列腺素合成和抗幽门螺杆菌。硫糖铝可形成一层覆盖溃疡面的保护膜,阻止胃酸和胃蛋白酶侵袭溃疡面。米索前列醇可降低基础及刺激后的胃酸分泌,增强胃黏膜的防御能力。

（3）抗幽门螺杆菌药物:目前多采用PPI或CBS协同抗菌药物联合治疗。常用三联疗法。如奥美拉唑(40mg/d)或枸橼酸铋钾(480mg/d)加上克拉霉素(500~1 000mg/d)和阿莫西林(1 000mg/d)或者甲硝唑(800mg/d)等。

2. 手术治疗　消化性溃疡以非手术治疗为主,对于大出血经内科紧急治疗无效、急性穿孔、瘢痕性幽门梗阻、内科治疗无效的顽固性溃疡以及胃溃疡疑有癌变者可行手术治疗。手术方法包括胃大部切除术和穿孔缝合术。

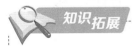

**知识拓展**

### 胃大部切除术治疗消化性溃疡的原理

胃大部切除术是我国治疗胃十二指肠溃疡的首选术式。其治疗溃疡的原理是:①切除含有大量主细胞和壁细胞的远端胃体,减少了胃酸和胃蛋白酶的分泌。②切除胃窦部,减少G细胞分泌的胃泌素所引起的体液性胃酸分泌。③切除了溃疡本身及溃疡好发部位。其切除范围是远端2/3~3/4的胃组织,并包括幽门、近胃侧部分十二指肠球部。

（1）胃大部切除术：是治疗消化性溃疡的首选手术方法。根据胃肠道重建方式不同，将其术式分为：①毕Ⅰ式，切除远端胃大部后，将残胃与十二指肠吻合（图4-34-1）。多适用于胃溃疡。②毕Ⅱ式，切除远端胃大部后，缝闭十二指肠残端，将胃与空肠吻合（图4-34-2）。它适用于各种胃及十二指肠溃疡，特别是十二指肠溃疡。③胃空肠Roux-en-Y术式，胃大部切除后关闭十二指肠残端，在距Treitz韧带10~15cm处切断空肠，远端与残胃吻合，近端与距前胃肠吻合口45~60cm的远端空肠行端侧吻合（图4-34-3）。该方法可防止术后胆胰液进入残胃。

（2）穿孔缝合术：适用于胃或十二指肠溃疡急性穿孔。

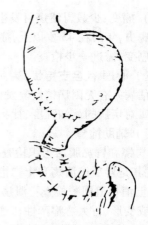

图4-34-1 毕Ⅰ式胃大部切除术

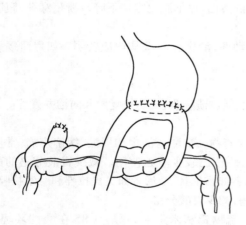

图4-34-2 毕Ⅱ式胃大部切除术

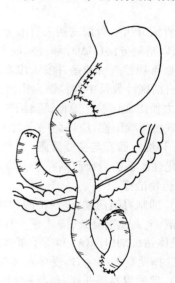

图4-34-3 胃空肠Roux-en-Y式吻合术

**迷走神经切断术**

迷走神经切断术能阻断迷走神经对壁细胞的刺激，消除神经性胃酸分泌；同时阻断迷走神经引起的胃泌素分泌，减少体液性胃酸分泌。因此成为治疗十二指肠溃疡的另一类手术方式。最早由Dragstedt于1942年提出并应用于临床。此后，各国学者对其进行了深入研究和改良，目前常用术式有：迷走神经干切断术、选择性迷走神经切断术、高选择性迷走神经切断术和保留交感神经的壁细胞迷走神经切断术，其中尤以高选择性迷走神经切断术最为突出。因其具有创伤小、病死率低、并发症少等优点，在欧美国家作为治疗十二指肠溃疡的首选术式。我国并未得到广泛推广，主要原因是高选择性迷走神经切断术后溃疡复发率高，可能与迷走神经切断不全有关。

【常见护理诊断/问题】

1. 急性/慢性疼痛：上腹痛　与胃酸分泌过多引起胃黏膜损伤有关。

2. 潜在并发症：出血、穿孔、幽门梗阻、癌变。

3. 知识缺乏：缺乏消化性溃疡预防、药物治疗及手术前后配合的知识。

【护理目标】

1. 能正确应用缓解疼痛的方法和技巧，疼痛减轻或消失。

2. 未发生出血、穿孔、幽门梗阻等并发症,或发生时被及时发现和处理。

3. 能正确描述消化性溃疡的防治知识。

【护理措施】

1. 一般护理

(1) 休息与活动:首先要确保病人充分休息和情绪稳定。通过培养和发展娱乐方式、锻炼方式、放松技巧,减轻身心压力,减少胃酸的分泌,促进溃疡组织的修复。精神紧张、情绪波动时可用镇静剂如氯氮(利眠宁)、地西泮(安定),以稳定情绪、解除焦虑,但不宜长期应用。

(2) 饮食护理:饮食上强调进餐的规律性,鼓励细嚼慢咽,避免粗糙、过冷过热和刺激性强的饮食,如粗粮、坚果、多纤维食物、油炸食物、辛辣刺激食物、浓茶、咖啡、汽水等。症状严重者可暂时进流食或半流食,少食多餐,以减轻对胃部的刺激。十二指肠溃疡病人可在餐后 2~4 小时进食抑酸性食物如苏打饼干等,预防空腹痛的发生。

2. 并发症的观察和护理

(1) 出血:对大出血病人应积极补充血容量并采取有效止血措施,防止失血性休克。

1) 观察、记录呕血、便血情况,定时测量脉搏、血压,计算 24 小时出入液量,观察有无口渴、肢冷、尿少等循环血容量不足的表现,判断失血量。

2) 指导病人取平卧位、吸氧、镇静、暂禁食。

3) 建立静脉通道,根据失血量补充血容量,必要时可行深静脉穿刺输液。

4) 留置胃管,用生理盐水冲洗胃管,清除血凝块,直至胃液变清,持续低负压吸引。可经胃管灌注冰生理盐水 200ml 加去甲肾上腺素 8mg,每 4~6 小时一次。

5) 做好胃镜检查的准备。急诊纤维胃镜可明确诊断,并采用电凝、激光、注射药物或喷洒药物、钛夹夹闭血管等局部止血。

6) 按时应用止血药物,以治疗休克和纠正贫血。

7) 若经止血、输血而出血仍在继续或止血后又复发,60 岁以上伴血管硬化,近期发生过类似大出血或合并其他并发症,应做好急症手术准备。

(2) 穿孔:对于一般情况良好且症状和体征较轻的空腹小穿孔、穿孔超过 24 小时且腹膜炎已经局限、穿孔已经封闭无其他并发症的病人,可采用非手术治疗并加强护理。

1) 严密观察病人生命体征、腹痛、腹膜刺激征、肠鸣音变化等。

2) 禁食、禁饮、持续胃肠减压,减少胃肠内容物继续流入腹腔。

3) 伴有休克者应平卧,无休克或休克改善后改半卧位,利于胃肠漏出物向下腹部及盆腔处引流,减轻腹痛和减少有毒物质的吸收。

4) 迅速建立静脉通道,输液,维持水、电解质平衡。

5) 遵医嘱应用抗生素。对于非手术治疗 6~8 小时后病情加重或急性穿孔病人应立即进行手术治疗。

(3) 幽门梗阻

1) 观察病人呕吐物的量、性质、气味,准确记录出入液量,并注意监测电解质变化。

2) 完全梗阻者手术前禁食。非完全梗阻者可予无渣半流质饮食,以减少胃内容物潴留。

3) 静脉输液,每天 2 000~3 000ml,纠正营养不良及低氯、低钾性碱中毒。

4) 留置管径较粗的鼻胃管,术前 3 天每晚 300~500ml 温生理盐水洗胃,至洗出液澄清,以减轻胃壁水肿和炎症,缓解梗阻症状。若上述处理后仍无缓解应做好手术准备。

(4) 癌变:参见第四十五章第二节"胃癌病人的护理"。

3. 用药护理　遵医嘱用药并注意观察药物的疗效和不良反应。

(1) 抗酸药物:餐后 1 小时和睡前服用。片剂应嚼服,乳剂给药前充分摇匀。抗酸药应避免与乳制品、酸性食物及饮料同时服用。

(2) $H_2R$:餐中或餐后即刻服用,或一天剂量于夜间服用,但勿与抗酸药同时服用。因静脉滴注速度过快可致低血压和心律失常,应控制滴速。药物可从乳汁排出,用药期间应停止哺乳。雷尼替丁可增加抗凝剂、普萘洛尔、苯妥英钠的作用,亦可降低硫糖铝的药效,要分开给药。服药后可出现头痛、头晕、疲倦、腹泻、皮肤潮红或皮疹等反应。

（3）PPI：抑酸作用强，缓解疼痛症状迅速，是抑酸首选药物。奥美拉唑可引起头晕，特别是用药初期，应嘱病人避免开车或从事必须注意力高度集中的工作。还可延缓地西泮及苯妥英钠的代谢与排泄，同时应用时需慎重。

（4）其他药物：因 CBS 在酸性环境发挥作用，故应餐前服用。向病人说明服药时会出现舌、牙发黑，可用吸管直接吸入；告知病人服药后可能会出现黑便，停药后会自行消失。硫糖铝宜在餐前 1h 服用，不良反应主要有便秘、口干、嗜睡，因其含糖量较高，血糖异常者应慎用。由于铝能被少量吸收，肾衰竭者不宜长期应用。阿莫西林使用前应做皮肤过敏试验，并注意有无迟发性变态反应的表现如皮疹等。甲硝唑可引起恶心、呕吐等胃肠道症状，遵医嘱用甲氧氯普胺、维生素 $B_6$ 等拮抗。

4. 手术护理

（1）手术前护理

1）告知病人有关疾病和手术的知识以及术前、术后的配合，增强对手术治疗的信心。

2）择期手术病人在手术的当天留置胃管，便于术中操作。

3）无严重并发症者应给予高蛋白、高热量、高维生素、易消化和无刺激性食物。有并发症者需根据情况给予禁饮食，禁食期间遵医嘱给予静脉输液，改善病人营养状况。

（2）手术后护理

1）一般护理：术后病人取平卧位，待血压稳定后取半卧位。卧床期间每 2 小时翻身 1 次，除年老体弱和病情较重者，应早期下床活动。

2）禁食、胃肠减压：手术后肠蠕动未恢复前需要禁食、胃肠减压，可减轻胃肠道张力，促进吻合口的愈合。妥善固定胃肠减压管，防止松动和脱出；保持引流通畅，观察引流液的性质和量。术后 24 小时可由胃管引流出少量血液或咖啡样液体 100~300ml。若有较多鲜血，应警惕吻合口出血，并及时通知医生处理。术后 3~4 天，引流液的量逐渐减少，在肠蠕动恢复后可拔除胃管。在此期间，应加强病人的口腔护理，同时给予超声雾化吸入，以减轻病人的咽痛并使痰液易于咳出。

3）饮食管理：胃管拔除的当天可给予少量水或米汤，每次约 60ml，1~2 小时一次；第 2 天给予少量流质饮食，并逐渐增加流食量；若进食后无腹痛、腹胀等不适，术后 1 周可进半流质饮食；第 10~14 天可进软食。术后应少食多餐，开始时每天 5~6 餐，以后逐渐减少进餐次数并增加每餐进食量。避免生、冷、硬、辛辣及不易消化或产气食物。

（3）术后并发症的观察和护理

1）术后出血：包括胃肠腔内出血和腹腔内出血，多与术中止血不彻底或血管结扎不牢固有关。前者可不断从胃管引流出鲜血，甚至有呕血或黑便；后者可以通过腹腔穿刺抽的不凝血或腹腔引流液性状判断。术后严密观察生命体征，加强对引流液量、色的观察。怀疑术后出血者遵医嘱给予止血药、抗酸药、输新鲜血等治疗。若经非手术治疗不能制止出血，需再次手术止血。

2）术后胃瘫：为手术后以胃排空障碍为主的综合征。多发生于术后 2~3 天，发生在饮食由禁食改为流质或流质改为半流质时。病人出现上腹部持续性饱胀、钝痛，并呕吐带有胃液和胆汁的食物，多数病人经保守治疗可以好转。护理时应注意：①持续负压吸引保持引流通畅，做好引流管护理，观察记录引流液的量、性质和颜色。②保持水、电解质平衡，可给予全胃肠外营养或做空肠造瘘行管饲以补充必要的营养。③遵医嘱应用促胃动力药物，如甲氧氯普胺（灭吐灵）、多潘立酮（吗丁啉）。

3）胃肠壁缺血坏死、吻合口破裂或瘘：术后残留胃、十二指肠残端或空肠袢可因血供不足导致缺血坏死；吻合口处张力过大、低蛋白血症、组织水肿等使组织愈合不良而发生吻合口破裂和瘘。一旦吻合口破裂引起典型的腹膜炎症状，须立即手术处理。形成局部脓肿或外瘘或无腹膜炎的病人，进行局部引流。护理时应注意：①禁食、胃肠减压。②充分引流。③给予肠外营养。④遵医嘱应用抗生素。

4）十二指肠残端破裂：多发生在术后 3~6 天，由十二指肠残端处理不当或毕Ⅱ式输入袢梗阻引起。病人表现为右上腹突发剧痛、腹膜炎体征，需立即行手术治疗，关闭十二指肠残端并行十二指肠造瘘和腹腔引流。护理时应注意：①禁食、胃肠减压。②肠外营养支持，维持水、电解质和酸碱平衡。

③应用抗生素抗感染,用氧化锌软膏保护引流管周围皮肤。

5)术后梗阻:根据梗阻部位分输入袢梗阻、输出袢梗阻、吻合口梗阻。①输入袢梗阻:有急慢性两种类型。急性梗阻表现为突发上腹剧痛和频繁呕吐,呕吐物不含胆汁,呕吐后症状不缓解。上腹部有压痛,有时可扪及包块。因其易发生肠绞窄,应紧急手术治疗。慢性梗阻病人进食半小时左右上腹胀痛或绞痛,并喷射状呕吐大量含胆汁液体,几乎不含食物,呕吐后症状消失。此类病人应给予禁食、胃肠减压及营养支持,若病情无缓解,可再次行手术治疗。②输出袢梗阻:表现为上腹部饱胀,呕吐食物和胆汁。经上述非手术方法治疗无效,需再次手术解除梗阻。③吻合口梗阻:主要表现为进食后上腹胀痛、呕吐,呕吐物为食物,多无胆汁。需暂时禁食、胃肠减压、静脉输液,保持水、电解质平衡和营养供给。若病人经过 2 周治疗无改善,可手术解除梗阻。

6)倾倒综合征(dumping syndrome):分早期和晚期两种。①早期倾倒综合征:指进食后半小时内,突感剑突下不适、心悸、乏力、头晕、恶心、呕吐,伴肠鸣音亢进和腹泻等。发生的原因是胃切除术后丧失了幽门括约肌,大量未经胃液稀释的高渗液体和食物快速排入上段空肠,使大量的细胞外液转移至肠腔,导致循环血量骤减,肠管膨胀,蠕动亢进,排空加速。同时肠道受刺激后释放多种激素,如5-羟色胺、血管活性肽、神经紧张素等,引起血管舒缩功能的紊乱。应指导病人采取正确的进食方式,少食多餐,进食高蛋白食物,避免过甜、过咸、过浓流质饮食的刺激,进餐时限制饮水,进食后平卧 10~20 分钟。②晚期倾倒综合征:又称低血糖综合征,指在餐后 2~4 小时,由于高渗食物迅速进入小肠,快速吸收,引起高血糖,导致胰岛素大量释放,继而发生反应性低血糖。病人可有心悸、无力、眩晕、嗜睡等症状,此时稍进饮食,尤其是糖类食物即可缓解。

7)碱性反流性胃炎:主要表现为上腹部或胸骨后持续性烧灼痛,进食后加重,呕吐胆汁液体,体重减轻或贫血。症状轻者可遵医嘱应用胃黏膜保护剂、胃动力药及胆汁酸结合药物进行治疗,严重者需手术治疗。

8)吻合口溃疡:多发生于术后 2 年内,主要表现为溃疡病症状重现,可有腹痛及消化道出血。纤维胃镜检查可明确诊断,可采用药物治疗,若无效可行二次手术治疗。

9)营养性并发症:因手术后胃容量减少,使摄入量不足且铁、维生素 $B_{12}$ 吸收障碍,引起营养不良、贫血。同时由于食物不能与胆胰液充分混合,可影响脂肪吸收,引起腹泻、脂肪泻。部分病人还可因钙磷代谢紊乱,出现骨质疏松、骨软化。护理中应注意术后饮食调节,给予高蛋白、低脂肪饮食,补充铁、钙及足量维生素,必要时可用药物预防和治疗。

10)残胃癌:胃十二指肠溃疡病人行胃大部切除术 5 年以上,残余胃发生的原发癌称为残胃癌。病人有上腹不适、进食后饱胀、消瘦、贫血等症状,胃镜及活检可明确诊断,需手术治疗。

5. 心理护理 说明紧张、焦虑可增加胃酸分泌,诱发和加重溃疡。指导病人保持乐观情绪,并教会其转移注意力、听轻音乐等放松技术。积极协助病人取得家庭和社会的支持,以缓解其焦虑、急躁情绪,促进溃疡的愈合。向病人说明,经过正规治疗和积极预防,溃疡是可以痊愈的。向对疾病认识不足的病人及家属说明疾病的危害,取得合作,以减少疾病的不良后果。

6. 健康指导

(1)疾病知识指导:讲解引起溃疡病的主要病因,以及加重和诱发溃疡病的有关因素。

(2)生活指导:合理安排休息时间,保证充足的睡眠,生活要有规律,避免精神过度紧张,长时间脑力劳动后要适当活动,保持良好的心态。规律进食,少量多餐,戒烟、酒,避免摄入刺激性的食物。

(3)用药指导:慎用或勿用阿司匹林、咖啡因、泼尼松、利血平等致溃疡药物。遵医嘱服药并教会其正确的服药方法,说明随便停药的危害,提高病人的治疗依从性。

(4)病情监测指导:定期复诊,如上腹疼痛节律发生变化并加剧,或者出现呕血、黑便时应立即就医。

【护理评价】

经过治疗和护理,评价病人是否达到:①疼痛减轻。②未发生并发症或发生时被及时发现和处理。③能说出引起溃疡的原因并避免诱发因素。

(赵 琼)

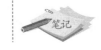

**思考题**

张先生,43 岁。慢性周期性节律性上腹痛 5 年,每次疼痛多发生于餐后 0.5~1 小时,伴有反酸、上腹部饱胀不适等症状。3 小时前饱餐后,上腹痛突然加重,难以忍受来医院就诊。

请思考:

(1) 该病人的护理诊断/问题是什么?

(2) 护士应指导病人进行哪些辅助检查?

(3) 该病人可能发生的并发症是什么?

思路解析

扫一扫、测一测

# 第三十五章　病毒性肝炎病人的护理

35章PPT

## 学习目标

1. 掌握病毒性肝炎的概念及护理评估要点。
2. 熟悉病毒性肝炎的流行病学、辅助检查及治疗原则。
3. 了解病毒性肝炎的病因及发病机制。
4. 正确运用所学知识观察病情、提出护理问题、采取适当的护理措施。
5. 具有科学严谨的工作态度和爱岗敬业精神。

## 情景导入

张先生是一名销售人员,29 岁。上腹不适、恶心、食欲缺乏 1 周,尿色加深 2 天入院。体格检查:T 37.8℃,皮肤、巩膜明显黄染,肝肋下 1.5cm,质软,压痛。病人因业务需要经常在饭馆进餐,否认近 1 个月疫区接触史。实验室检查:尿胆红素(+),尿胆原(+)。肝功能:ALT 升高。乙肝五项:HBsAg (+)、抗 HBs(-)、抗 HBc IgM(+)、HBeAg(+)、抗 HBe(-)。

请问:

1. 该病人最可能的诊断是什么? 诊断的依据是什么?
2. 目前存在哪些主要护理问题?
3. 针对该病人护士应采取哪些护理措施?

病毒性肝炎(viral hepatitis)是由多种肝炎病毒引起的以肝脏损害为主的一组传染病。目前确定的肝炎病毒有甲型、乙型、丙型、丁型、戊型共五型。各型病原体不同,但临床表现基本相似,以疲乏、无力、食欲缺乏、肝大、肝功能异常为主要表现,部分病例出现黄疸。甲型和戊型主要由粪-口传播,表现为急性肝炎,乙型、丙型和丁型由血液和体液传播,易转为慢性肝炎并可发展为肝硬化,与肝癌的发生也有密切关系。

【病因与发病机制】

1. 病因　目前已经证实,导致病毒性肝炎的肝炎病毒有甲、乙、丙、丁、戊五种。

(1) 甲型肝炎病毒(hepatitis A viral,HAV):属于小 RNA 病毒科的嗜肝病毒属。感染后在肝细胞内复制,通过胆汁从粪便中排出。HAV 对外界抵抗力较强,耐酸碱,可耐 60℃ 30 分钟,室温下可生存 1 周,在贝壳类动物、海水、污水、泥土中可存活数月,在 100℃ 加热 1 分钟可使病毒灭活。对紫外线、氯、3%甲醛等敏感。

（2）乙型肝炎病毒（hepatitis B viral,HBV）：属于嗜肝 DNA 病毒科。HBV 抵抗力强,对热、低温、干燥、紫外线及一般浓度的消毒剂均能耐受,在血清中 30~32℃ 可保存 6 个月。但煮沸 10 分钟、65℃ 10 小时或高压蒸汽消毒可使病毒灭活,对 0.2% 苯扎溴铵及 0.5% 过氧乙酸敏感。

（3）丙型肝炎病毒（hepatitis C viral,HCV）：属于黄病毒科丙型肝炎病毒属。目前可将 HCV 分为 6 个不同基因型,1、2、3 型可再分亚型。我国以 1 型为主,基因分型有助于指导抗病毒治疗。10% 氯仿、煮沸、紫外线可使病毒灭活。

（4）丁型肝炎病毒（hepatitis D viral,HDV）：HDV 是一种缺陷 RNA 病毒,在血液中必须有 HBV 或其他嗜肝 DNA 病毒辅助才能复制、表达抗原及引起肝损害。

（5）戊型肝炎病毒（hepatitis E viral,HEV）：是单股正链 RNA 病毒,HEV 主要在肝细胞内复制,通过胆道排出。HEV 在碱性环境下较稳定,对高热、氯仿、氯化铯敏感。

2. 发病机制 各型病毒性肝炎的发病机制目前尚未完全明了。

（1）甲型肝炎：HAV 经口进入体内后,由肠道进入血流,引起短暂的病毒血症,继而侵入肝脏,在肝细胞内增生,随后通过胆汁排入肠道并出现在粪便中。病毒侵犯的主要器官是肝脏。一般认为 HAV 不直接引起肝细胞病变,肝脏损害是 HAV 感染肝细胞的免疫病理反应所引起的。

（2）乙型肝炎：HBV 进入机体后,迅速通过血液到达肝脏和其他器官,包括胰腺、胆管、肾小球基膜、血管等肝外组织,引起肝脏及肝外相应组织的病理改变和免疫功能改变,多数以肝脏病变最突出。目前认为,HBV 不直接引起明显的肝细胞损伤,而是通过免疫反应引起,即机体的免疫反应在清除 HBV 过程中造成的肝细胞损伤。

（3）丙型肝炎：HCV 引起肝细胞损伤的机制与 HCV 的直接致病作用及免疫损伤有关。HCV 的直接致病作用可能是急性丙型肝炎中肝细胞损伤的主要原因,慢性丙型肝炎以免疫损伤为主。

（4）丁型肝炎：目前认为 HDV 本身及其表达产物对肝细胞有直接损伤作用。

（5）戊型肝炎：细胞免疫是引起肝细胞损伤的主要原因,病毒进入血液也可导致病毒血症。

【流行病学】

1. 甲型肝炎

（1）传染源：甲型肝炎无病毒携带状态,传染源为急性期病人和隐性感染者,尤其以后者多见,由于其数量多,又不易识别,是最重要的传染源。病人在发病前 2 周和起病后 1 周,从粪便中排出的病毒最多,传染性最强。

（2）传播途径：主要经粪-口传播。污染的水源、食物可导致暴发流行,日常生活密切接触大多为散发性发病,极少见输血传播。

（3）人群易感性：抗 HAV 阴性者均易感。6 个月以下的婴儿从母体获得了抗 HAV 抗体而不易感染,6 个月以后抗体逐渐消失而成为易感者。在我国,大多在幼儿、儿童、青少年时期获得感染,以隐性感染为主,成人抗 HAV IgG 的检出率达 80%。甲型肝炎的流行率与居住条件、卫生习惯及教育程度有密切关系,农村高于城市,发展中国家高于发达国家。随着社会发展和卫生条件改善,感染年龄有后移的趋向。感染后可产生持久免疫。

2. 乙型肝炎

（1）传染源：主要是急、慢性乙型肝炎病人和病毒携带者,慢性病人和 HBsAg 携带者是最主要的传染源,其中 HBsAg、HBV DNA 阳性的病人传染性最强。

（2）传播途径：

1）血液、体液传播：血液中 HBV 含量很高,微量的污染血进入人体即可造成感染,血液传播是主要的传播方式,包括不洁注射、针刺、输注含肝炎病毒的血液和血液制品、手术、拔牙、血液透析、器官移植等。随着一次性注射用品的普及,医源性传播有下降趋势。现已证实唾液、汗液、精液、阴道分泌物、乳汁等体液含有 HBV,密切的生活接触、性接触等亦是获得 HBV 感染的可能途径。

2）母婴传播：包括宫内感染、围生期传播、分娩后传播。宫内感染主要经胎盘获得,约占 HBsAg 阳性母亲的 5%,可能与妊娠期胎盘轻微剥离有关。围生期传播或分娩过程是母婴传播的主要方式,婴儿因破损的皮肤或黏膜接触母血、羊水或阴道分泌物而传染。分娩后传播主要由于母婴间密切接触。在我国,母婴传播显得特别重要,人群中 HBsAg 阳性的 HBV 携带者中 30% 以上是由其传播积累而成。

（3）人群易感性:抗 HBs 阴性者均易感。婴幼儿期是获得 HBV 感染最危险的时期。HBsAg 阳性母亲的新生儿、同住者中有 HBsAg 阳性者、反复输血或血制品者、多个性伴侣者、血液透析病人、静脉药瘾者及接触血液的医务工作者、职业献血员均是高危人群。感染或接种疫苗后出现抗 HBs 者具有免疫力。

3. 丙型肝炎

（1）传染源:急、慢性病人和病毒携带者,尤以病毒携带者有重要意义。

（2）传播途径:与乙型肝炎相似。①血液传播:是主要的感染方式,包括输血和血制品、不洁注射、使用未经严格消毒的医疗器械、内镜、侵袭性操作和针刺、共用剃须刀和牙刷、纹身等。②性接触传播。③母婴传播。

（3）人群易感性:各个年龄组均普遍易感。目前检测到的抗 HCV 并非保护性抗体。

4. 丁型肝炎　传染源与传播途径与乙型肝炎相似。人类对 HDV 普遍易感,感染有混合感染和重叠感染两种形式。抗 HDV 不是保护性抗体。

5. 戊型肝炎　传染源与传播途径与甲型肝炎相似。散发为主,暴发流行均由粪便污染水源所致。春冬季高发,隐性感染为主。发病者主要见于成年人。

【护理评估】

（一）健康史

1. 评估有无与肝炎病人日常生活的接触,注意询问有无不洁饮食或饮水情况等。

2. 评估是否为血液病病人,有无输血及血制品史,是否是职业献血者,有无注射吸毒史,有无接受过医疗器械的诊疗史。

3. 询问家庭成员病毒性肝炎的感染情况,家庭成员的密切接触可导致病毒性肝炎的传播,尤其是配偶密切的生活接触。

4. 评估重型肝炎病人有无诱因,如病后未良好休息及嗜酒、营养不良、妊娠、合并各种感染或应用损害肝脏药物（异烟肼、利福平、吡嗪酰胺）等。

（二）身体状况

潜伏期:甲型肝炎 2~6 周,平均 4 周;乙型肝炎 1~6 个月,平均 3 个月;丙型肝炎 2 周~6 个月,平均 40 天;丁型肝炎 4~20 周;戊型肝炎 2~9 周,平均 6 周。甲型和戊型肝炎主要表现为急性肝炎。乙、丙、丁型肝炎可表现为急性肝炎外,慢性肝炎更常见。5 种肝炎病毒之间可重叠感染或混合感染,致病情加重。

1. 急性肝炎　分为急性黄疸型肝炎和急性无黄疸型肝炎两型。

（1）急性黄疸型肝炎:典型的临床表现分 3 期,病程 2~4 个月。

1）黄疸前期:平均 5~7 天。表现为畏寒、发热、疲乏及全身不适等病毒血症;食欲缺乏、厌油腻、恶心、呕吐、腹胀、腹痛和腹泻等消化系统症状;部分乙型肝炎病人可出现荨麻疹、斑丘疹、血管神经性水肿和关节痛等。病期末出现尿黄。肝功能改变主要为丙氨酸氨基转移酶（ALT）、天门冬氨酸转移酶（AST）升高。

2）黄疸期:持续 2~6 周,前期症状好转,黄疸逐渐加深,尿液呈浓茶色,巩膜、皮肤黄染,1~3 周达到高峰。体检常见肝大、质软,有轻压痛及叩击痛。部分病人有轻度脾大。血清胆红素和转氨酶升高,尿胆红素阳性。

3）恢复期:本期平均持续 4 周,症状消失,黄疸逐渐消退,肝脾回缩,肝功能恢复正常。

（2）急性无黄疸型肝炎:较黄疸型肝炎多见。主要表现为消化道症状,多较黄疸型肝炎轻。因不易被发现而成为重要传染源。恢复较快,病程多在 3 个月内。

2. 慢性肝炎　急性肝炎病程超过半年,或原有乙、丙、丁型肝炎或 HBsAg 携带史,本次又因同一病原再次出现肝炎症状、体征及肝功能异常者可以诊断为慢性肝炎。根据病情轻重分为轻度、中度和重度。

（1）轻度慢性肝炎:反复出现疲乏、纳差、厌油腻、肝区不适、肝大伴轻压痛,也可有轻度脾大。部分病人无症状、体征,肝功能指标仅 1 或 2 项异常。病情迁延,少数发展为中度。

图片:肝炎症状

视频:扑翼样震颤

组图:蜘蛛痣

（2）中度慢性肝炎：介于轻度和重度之间。

（3）重度慢性肝炎：有明显或持续的肝炎症状、体征，如乏力、纳差、厌油腻、腹胀、腹泻，伴有肝病面容、肝掌、蜘蛛痣或肝脾大。肝功能持续异常。

3. 重型肝炎（肝衰竭）　是最严重的临床类型。各种肝炎均可引起肝衰竭，病因及诱因复杂。

（1）临床表现：①黄疸迅速加深，血清胆红素高于 171μmol/L。②肝脏进行性缩小，出现肝臭。③出血倾向。④迅速出现腹水、中毒性鼓肠。⑤肝性脑病。⑥肝肾综合征。

（2）肝衰竭分型：①急性肝衰竭。起病较急，早期即出现上述肝衰竭临床表现。②亚急性肝衰竭。急性黄疸型肝炎起病 15 天～26 周内出现肝衰竭临床表现，此期病程可长达数月。首先出现Ⅱ度以上肝性脑病者，称脑病型；首先出现腹水及其相关症候（包括胸腔积液等）者，称为腹水型。晚期可有难治性并发症，病程较长，常超过 3 周至数月，容易转化为慢性肝炎或肝硬化。③慢加急性肝衰竭。在慢性肝病基础上出现的急性肝功能失代偿。④慢性肝衰竭。在慢性肝炎或肝炎后肝硬化基础上出现的肝衰竭。

4. 淤胆型肝炎　以肝内胆汁淤积为主要改变的一种特殊临床类型，又称毛细胆管炎型肝炎。病程较长，可达 2～4 个月或更长时间。临床表现类似急性黄疸型肝炎，但自觉症状常较轻，黄疸较深，具有全身皮肤瘙痒，粪便颜色变浅或灰白色等梗阻性特征。

5. 肝炎后肝硬化　是肝炎发展的结果，表现为肝功能异常及门静脉高压。

（三）心理-社会支持状况

病毒性肝炎病程较长，且有传染性，担心传染给家人而心情焦虑；又因食欲不佳、全身皮肤黄染、乏力及肝区疼痛不适，害怕转为慢性肝炎而影响工作和生活，导致病人精神紧张、抑郁，使病情加重；重症肝炎病人，因病情重、并发症多、痛苦大，常导致情绪低落、焦虑、恐惧，对治疗效果不抱太大的希望，悲观消极，有时表现烦躁易怒，不配合治疗。不同知识阶层的病人对患病有不同的判断偏差，影响其战胜疾病的自信心。

（四）辅助检查

1. 血清酶检测　丙氨酸氨基转移酶（ALT）在肝细胞损伤时释放入血，是目前临床上反映肝细胞功能最常用的指标。急性黄疸型肝炎和慢性肝炎病人 ALT 升高；肝衰竭时大量肝细胞坏死，ALT 随黄疸迅速加深反而下降，称为胆-酶分离。ALT 升高时，天门冬氨酸氨基转移酶（AST）也升高。

2. 血清清蛋白检测　清蛋白由肝脏合成，球蛋白由浆细胞和单核-吞噬细胞系统合成。慢性肝病可出现清蛋白下降、球蛋白升高和清蛋白/球蛋白（A/G）比值下降。

3. 血清和尿胆红素检测　黄疸型肝炎尿胆原和尿胆红素明显增加，淤胆型肝炎尿胆红素增加，尿胆原减少或阴性。黄疸型肝炎直接和间接胆红素均升高，淤胆型肝炎以直接胆红素升高为主。

4. 凝血酶原活动度（PTA）检查　PTA 与肝脏损害程度成反比，可用于肝衰竭临床诊断和预后判断。

5. 血氨检测　肝衰竭时清除氨的能力减退或丧失，导致血氨升高。血氨升高常见于重型肝炎，提示肝性脑病存在。

6. 肝炎病毒病原学（标志物）检测

（1）甲型肝炎：①血清抗 HAV IgM。是 HAV 近期感染指标，是确诊甲型肝炎最主要的标志物。②血清抗 HAV IgG。为保护性抗体，见于疫苗接种后或既往感染 HAV 的病人。

（2）乙型肝炎

1）表面抗原（HBsAg）与表面抗体（抗 HBs）：HBsAg 阳性见于 HBV 感染者。抗 HBs 为保护性抗体，阳性表示有免疫力，主要见于乙肝疫苗接种后或既往感染 HBV 并产生免疫力的恢复者。

2）e 抗原（HBeAg）与 e 抗体（抗 HBe）：HBeAg 一般只出现在阳性的血清中，HBeAg 阳性提示 HBV 复制活跃，传染性较强。抗 HBe 抗体在 HBeAg 消失后出现，抗 HBe 阳性有两种可能：一是 HBV 复制的减少或停止，此时病人的病情趋于稳定；二是 HBV 前 C 区基因发生变异，HBV 复制活跃，有较强传染性。

3）核心抗原（HBcAb）与其抗体（抗 HBc）：HBcAb 主要存在于受感染的肝细胞核内，常规方法不能检出。抗 HBc 抗体出现在 HBsAg 出现后的 3~5 周，抗 HBc IgM 存在于急性期或慢性乙型肝炎急性发作期，抗 HBc IgG 是过去感染的标志，可保持多年。

笔记

4）乙型肝炎病毒脱氧核糖核酸（HBV DNA）：位于 HBV 的核心部分，是反映 HBV 感染最直接、最特异和最灵敏的指标。

（3）丙型肝炎

1）丙型肝炎病毒脱氧核糖核酸（HCV DNA）：在病程早期可出现，是病毒感染和复制的直接标志。

2）丙型肝炎病毒抗体（抗 HCV）：是 HCV 感染的标记而不是保护性抗体。

（4）丁型肝炎：血清或肝组织中的 HDV Ag 和（或）HDV RNA 阳性有确诊意义。

（5）戊型肝炎：抗 HEV IgM 及抗 HEV IgG 均可作为近期感染的指标。

（五）治疗原则与主要措施

病毒性肝炎目前仍无特效治疗。治疗原则为综合性治疗，以休息、营养为主，辅以药物治疗，避免使用损害肝脏的药物。

1. 急性肝炎

（1）一般治疗及支持疗法：急性肝炎一般为自限性，多可完全康复。以一般治疗及对症支持治疗为主，急性期应进行隔离。

（2）护肝药物：病情轻者口服维生素类、葡醛内酯（肝泰乐）等。

（3）抗病毒治疗：急性甲、戊型肝炎为自限性疾病，不需要抗病毒治疗。成人急性乙型肝炎多数可以恢复，不需抗病毒治疗。急性丙型肝炎应早期应用干扰素。

（4）中医中药治疗：可用清热利湿方药辨证施治。

2. 慢性肝炎　根据病人具体情况采用综合性治疗方案，包括合理的休息和营养，心理平衡，改善和恢复肝功能，调节机体免疫，抗病毒，抗纤维化等治疗。

（1）保肝药物和支持疗法：①补充维生素，如复合维生素 B。②促进解毒的药物，如还原型谷胱甘肽（TAD）、葡醛内酯等。③促进能量代谢的药物，如肌苷、ATP、辅酶 A 等。④退黄药物：丹参、茵栀黄。⑤改善微循环的药物，如山莨菪碱、低分子右旋糖酐。⑥输注清蛋白或血浆。

（2）降转氨酶的药物：可选用五味子类药物或垂盆草冲剂。

（3）免疫调节药物：可选用胸腺肽、猪苓多糖、转移因子、特异性免疫核糖核酸等。

（4）抗病毒药物：①干扰素。联合使用利巴韦林可提高疗效。干扰素一般用于 10~65 岁病人，有严重心肾功能不全、自身免疫性疾病、肝功能失代偿期、孕妇禁用。②核苷类似物。拉夫米定、阿德福韦酯、替比夫定等已用于慢性乙型肝炎抗病毒治疗，但在临床上有少见、罕见严重不良反应的发生，应引起关注。

（5）中医中药治疗：①活血化瘀药物，丹参、赤芍、毛冬青等。②抗纤维化治疗，丹参等。

3. 肝衰竭

（1）一般治疗及支持疗法：卧床休息，减少蛋白摄入；静脉输注清蛋白、血浆；保持水电解质平衡，防治低血钾；静滴葡萄糖，补充维生素。

（2）促进肝细胞再生：选用肝细胞生长因子、前列腺素 $E_1$、干细胞移植等。

（3）防治并发症

1）出血防治：静脉滴注垂体后叶素、生长抑素或口服凝血酶、去甲肾上腺素或云南白药等止血药物；给予新鲜血浆或凝血因子复合物；必要时可内镜直视下止血；出现 DIC 时，根据情况补充凝血成分，慎用肝素。

2）肝性脑病防治：参见第四篇第三十五章“肝性脑病病人的护理的治疗原则与主要措施”。

3）继发感染的防治：重症肝炎常伴多菌种多部位感染，当使用广谱抗生素时间过长，易出现二重感染。治疗可选用半合成青霉素如哌拉西林、头孢菌素如头孢噻肟。厌氧菌感染时可用甲硝唑，真菌感染时加用氟康唑等抗真菌药物。

4）肝肾综合征的防治：避免使用损害肾脏的药物；少尿时可选用低分子右旋糖酐、血浆或清蛋白等补充血容量的药物；使用扩张肾血管药物，如小剂量多巴胺等；可应用呋塞米等利尿药。

（4）人工肝（artificial liver，AL）：人工肝是指借助一个体外的机械、理化或生物反应装置，清除病人血中的毒性物质及补充生物活性物质，暂时辅助或替代已丧失的肝功能。包括非生物型人工肝、生物型人工肝和混合型人工肝,目前临床应用较成熟的是非生物型人工肝。非生物型人工肝常用到的净化技术包括血浆置换、血液滤过、血液透析等。

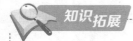

### 血 浆 置 换

血浆置换是现代生物医学工程领域中净化血液的重要手段之一。其基本原理是利用血细胞分离机,在体外将病人的血液分离成血浆和血细胞成分(红细胞、白细胞、血小板)。弃去含有害致病物质的血浆,补充等量的新鲜冷冻血浆或人血清蛋白等置换液,再把血细胞成分和血浆置换液一起回输到病人的体内,这样便可以清除病人体内的各种代谢毒素和致病因子,从而达到治疗目的。

血浆置换法不仅可以清除体内中、小分子的代谢毒素,还清除了蛋白、免疫复合物等大分子物质,因此对有害物质的清除率远比血液透析、血液滤过、血液灌流好,同时又补充了体内所缺乏的清蛋白、凝血因子等必需物质,较好地替代了肝脏某些功能。

(5)中医中药:可用茵栀黄注射液辅助治疗。

(6)肝移植:目前该技术基本成熟。由于肝移植价格昂贵、供肝来源困难、排异反应、继发感染(如巨细胞病毒)等阻碍其广泛应用。

【常见护理诊断/问题】

1. 活动无耐力 与病毒对肝脏的损害造成能量代谢障碍、营养不良有关。

2. 营养失调:低于机体需要量 与恶心、呕吐、食欲缺乏、消化和吸收功能减退有关。

3. 潜在并发症:出血、干扰素治疗的不良反应、肝性脑病、肾衰竭。

4. 有皮肤完整性受损的危险 与皮肤表面胆盐沉积,刺激皮肤神经末梢引起瘙痒、腹水、长期卧床有关。

5. 有感染的危险 与免疫功能低下有关。

【护理目标】

1. 活动耐力增加,进行日常活动时不感到疲乏。

2. 能遵循饮食计划,保证营养物质的摄入,营养状况有所改善。

3. 未发生出血、肝性脑病、肾衰竭、干扰素治疗的不良反应等并发症或能被及时发现和处理。

4. 能保持皮肤完整性,无破损,瘙痒减轻或消失。

5. 未发生感染或感染能被及时发现和处理。

【护理措施】

1. 一般护理

(1)休息与活动 急性肝炎、重型肝炎、慢性肝炎活动期、ALT升高者应卧床休息,以减轻肝脏负担,增加肝脏血流量,利于肝细胞修复。症状好转、黄疸消退、肝功能改善后,逐渐增加活动量,以不感到疲劳为度。肝功能正常1~3个月后可恢复日常活动及工作。注意不宜过度劳累。

(2)饮食与营养

1)急性期病人宜用清淡、易消化、富含维生素的流质饮食,保证摄入足够的热量、维生素。如进食量不能满足生理需要,可遵医嘱静脉补充葡萄糖、脂肪乳和维生素。

2)黄疸消退期:食欲好转后,可逐渐增加饮食,少食多餐,避免暴饮暴食。适当增加蛋白质摄入,每天1.5~2.0g/kg,以优质蛋白为主,如牛奶、鸡蛋、瘦肉、鱼等;碳水化合物300~400g/d,保证足够的热量;多食水果、蔬菜等富含维生素的食物。

3)肝炎后肝硬化、重症肝炎:血氨升高时饮食原则参见第四篇第三十七章"肝性脑病病人的护理的饮食护理"。

4)饮食禁忌:不宜长期摄入高糖、高热量饮食,尤其是有糖尿病倾向者和肥胖者,以防诱发糖尿病和脂肪肝。腹胀者减少产气食品的摄入。禁忌饮酒。禁食腌制食品,因其含有较多亚硝酸盐,易引起肝功能损害。

（3）皮肤护理：每天早晚用温水擦身 1 次，勤剪指甲，必要时戴手套以防抓伤。可用炉甘石洗剂擦拭瘙痒部位。

2. 病情观察　密切观察生命体征及性格、行为变化，注意观察有无消化道出血、肝性脑病等并发症的出现。

3. 用药护理　遵医嘱给予抗病毒药物、保肝药物、免疫调控药物、降转氨酶药物等。

（1）干扰素：使用干扰素的病人应在医生的指导下用药，治疗过程中应定期监测血常规、生化学指标（ALT、AST）、病毒学标志（HBsAg、HBeAg、抗 HBe 和 HBV DNA）、甲状腺功能、血糖和尿常规等指标，定期评估精神状态。

干扰素常见的不良反应及处理措施：①发热反应。一般在注射的最初 3~5 次发生，以第 1 次注射后 2~3 小时发热最明显，可伴有头痛、肌痛、疲乏无力等，随治疗次数增加而减轻。应嘱病人多饮水，卧床休息，可在睡前注射，或同时服用解热镇痛药物。②骨髓抑制。白细胞计数降低较常见，白细胞低于 $3.0×10^9$/L 或中性粒细胞≤$0.75×10^9$/L，或血小板≤$50×10^9$/L，可减少干扰素的剂量，甚至停药。③精神神经症状。极少数病人在疗程后期出现忧郁、焦虑等，严重者可减量或停药。④肝功能损害。极少数病人发生肝功能损害，酌情减量或停药。⑤脱发。疗程的中、后期出现脱发，停药后可恢复。⑥胃肠道反应。部分病人出现恶心、呕吐、食欲缺乏、腹泻等胃肠道症状，可对症处理，严重者停药。⑦诱发自身免疫性疾病。如甲状腺炎、血小板减少性紫癜等，应停药。

（2）拉米夫定：长期用药（6 个月以上）产生耐药性，出现 HBV DNA 反跳。

4. 预防传染

（1）管理传染源：①隔离和消毒。肝炎急性期应住院治疗，甲型及戊型肝炎自发病日算起隔离 3 周；乙型及丙型肝炎隔离至病情稳定后可以出院。各型肝炎宜分室住院治疗。对病人的分泌物、排泄物、血液以及污染的医疗器械及物品均应进行消毒处理。②献血员管理。献血员应在每次献血前进行体格检查，检测 ALT 及 HBsAg，肝功能异常、HBsAg 阳性者不得献血。有条件时应开展抗 HCV 测定，抗 HVC 阳性者不得献血。③HBsAg 携带者和管理。HBsAg 携带者不能献血，可照常工作和学习，但要加强随访，应注意个人卫生以及行业卫生，个人食具、刮刀修面用具、漱洗用品等应与健康人分开，HBeAg 阳性者不可从事饮食行业，饮用水卫生管理及托幼工作。

（2）切断传播途径：①甲型和戊型肝炎应预防消化道传播，重点在于加强粪便管理，保护水源，严格饮用水消毒，加强食品卫生和食具消毒。②乙、丙、丁型肝炎预防重点在于防止通过血液和体液传播，对供血者进行严格筛查，做好血源检测。推广一次性注射用具，重复使用的医疗器械要严格消毒灭菌。注意个人卫生，不共用剃须刀和牙具等用品。

（3）保护易感人群：①甲型肝炎流行期间，易感者可接种甲型肝炎减毒活疫苗，接触者可接种人血清免疫球蛋白。②乙型肝炎疫苗全程需接种 3 针，接种按照 0、1、6 个月程序（接种第 1 针疫苗后，间隔 1 个月及 6 个月注射第 2 及第 3 针疫苗）。新生儿接种乙肝疫苗要求在出生后 24 小时接种，越早越好。HBsAg 阳性的产妇所产婴儿，出生后须立即注射高效价抗 HBV IgG，同时接种乙肝疫苗，提高阻断母婴传播的效果。

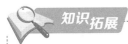

**知识拓展**

### 乙型肝炎病毒意外暴露后预防措施

当有破损的皮肤或黏膜意外暴露 HBV 感染者的血液和体液后，可按照以下方法处理：

1. 血清学检测　应立即检测 HBV DNA、HBsAg、抗-HBs、HBeAg、抗-HBc、丙氨酸氨基转移酶和天门冬氨酸氨基转移酶，并在 3 个月和 6 个月内复查。

2. 主动和被动免疫　如已接种过乙型肝炎疫苗，且已知抗-HBs 阳性者，可不进行特殊处理。如未接种过乙型肝炎疫苗，或虽接种过乙型肝炎疫苗，但抗-HBs<10IU/L 或抗-HBs 水平不详，应立即注射乙型肝炎免疫球蛋白（HBIG）200～400IU，并同时在不同部位接种 1 针乙型肝炎疫苗，于 1 个月和 6 个月后分别接种第 2 和第 3 针乙型肝炎疫苗。

5. **心理护理**　指导病人保持豁达、乐观心情,增强战胜疾病的信心。做好咨询工作,回答病人及其亲属提出的有关肝炎防治的一切问题,耐心讲解疾病的相关知识,解除病人的顾虑,消除误解,调整因隔离带来的孤独、紧张等不良心理反应,以积极的心态配合治疗和护理。鼓励病人家庭成员、同事朋友给予病人精神支持。

6. **健康指导**

（1）疾病知识指导:告知病人充足的休息、合理的营养是治疗各型肝炎的主要方法,指导其制订合理的休息与活动计划及正确的饮食调配方案。

（2）疾病预防指导:告知病人和亲属病毒性肝炎的传播途径、介绍隔离的目的及隔离的方法,指导病人要物品专用、家中实行分餐制,注意对食具、用具、衣被、排泄物的消毒。

（3）生活指导:告知病人及家属病毒性肝炎的家庭护理和自我保健知识,避免酗酒、劳累、不合理用药、不良情绪等诱因,减少复发的机会。

（4）用药指导与病情监测:指导病人遵医嘱进行抗病毒治疗,明确用药剂量、使用方法、不规则用药或自行停药的风险。告知病人出院第 1 个月复查一次,以后每 1~2 个月复查一次,半年后每 3 个月复查一次,定期复查 1~2 年。

【护理评价】

经过治疗和护理,评价病人是否达到:①活动耐力增加,日常活动时不感到疲乏。②能遵循饮食计划,保证营养物质的摄入。③皮肤完整,瘙痒减轻。④无并发症的出现或并发症能够被及时发现和处理。

（郭　磊）

## 思考题

王先生,28 岁。因全身倦怠无力、食欲缺乏、厌油腻、恶心、呕吐、腹胀、肝区疼痛 1 周,巩膜、皮肤黄染 2 天入院。入院前 3 天曾至小诊所就诊,给予感冒药治疗。体格检查:T 37.3℃ ,P 84 次/min,R 20 次/min,BP 120/88mmHg,营养中等。肝功能检查 ALT 120U,总胆红素（TBIL）60μmol/L。查 HbsAg（+）、HbeAg（+）、抗 HBc-IgM（+）、HBV DNA（+）。既往身体健康,无肝炎病史,弟弟患有乙肝。

请思考:

（1）该病人可能的临床诊断是什么?

（2）该病人存在哪些护理诊断/问题,应如何进行护理?

（3）简述对该病人健康指导的主要内容。

思路解析

扫一扫、测一测

# 第三十六章　肝硬化病人的护理

## 学习目标

1. 掌握肝硬化的概念及护理评估要点。
2. 熟悉肝硬化的病因、辅助检查及治疗原则。
3. 了解肝硬化的发病机制。
4. 正确运用所学知识观察病情、提出护理问题、采取适当的护理措施。
5. 具有良好的人文关怀精神和协作精神,体现慎独和精益求精的品德。

## 情景导入

急诊科收入一名"肝硬化合并上消化道出血"的男性病人,值班护士询问得知,病人在家中呕有鲜血,自述呕血半痰盂,便血 2 次,伴心慌、头晕、出冷汗。病人一年前出现腹胀、双下肢水肿,伴乏力、食欲缺乏,诊断为"肝硬化"。查体:P 135 次/min,R 28 次/min,BP 70/50mmHg,神志恍惚,精神差。

请问:

1. 为配合医生抢救,护士应采取哪些护理措施?
2. 病人病情平稳后,应对其进行哪些方面的健康指导?

肝硬化(hepatic cirrhosis)是一种由不同病因引起的慢性进行性弥漫性肝病,是各种慢性肝病发展的晚期阶段。病理特点为广泛的肝细胞变性坏死、弥漫性肝脏纤维化、肝小叶结构破坏、再生结节和假小叶形成。临床早期症状不明显,后期主要表现为肝功能损害和门静脉高压,晚期常出现上消化道出血、肝性脑病等严重并发症。肝硬化是我国常见疾病,发病年龄高峰在 35～50 岁,青壮年男性多见。

【病因与发病机制】

1. 病因

(1) 病毒性肝炎:是我国肝硬化最常见的病因,常由慢性肝炎演变而来,主要为乙型、丙型和丁型肝炎病毒感染,乙型和丙型或丁型肝炎病毒的重叠感染可加速病情进展。甲型和戊型病毒性肝炎不发展为肝硬化。

(2) 慢性酒精中毒:长期大量饮酒,酒精及其代谢产物(乙醛)损害肝细胞,引起酒精性肝炎,最终可发展为肝硬化。酗酒所致的长期营养失调也对肝脏有一定的损害作用。

(3) 营养障碍:长期食物中营养摄入不足或不均衡、慢性疾病导致消化吸收不良、肥胖或糖尿病等导致的非酒精性脂肪性肝炎,都可发展为肝硬化。

（4）胆汁淤积：持续肝内胆汁淤积或肝外胆管阻塞时，高浓度的胆酸和胆红素引起肝细胞损害，导致胆汁性肝硬化。

（5）化学毒物或药物：长期接触磷、砷、四氯化碳等化学毒物或服用异烟肼、双醋酚汀、甲基多巴等药物，引起中毒性肝炎可发展为肝硬化。

（6）肝静脉回流受阻：慢性心力衰竭、缩窄性心包炎、肝静脉阻塞综合征等引起肝脏长期淤血缺氧，肝细胞坏死，最终发展为肝硬化。

（7）遗传和代谢性疾病：由于先天性酶缺陷疾病，代谢产物不能被正常代谢而沉积于肝脏，引起肝脏损害发展成肝硬化，如肝豆状核变性（铜沉积）、血色病（铁沉积）、半乳糖血症等。

（8）免疫疾病：自身免疫性肝炎及累及肝脏的免疫性疾病可演变为肝硬化。

（9）寄生虫病：反复或长期感染血吸虫，虫卵及毒性产物沉积于汇管区，导致肝纤维化和门静脉高压，称为血吸虫病性肝硬化。华支睾吸虫寄生于肝内、外胆管，引起胆道梗阻及炎症（肝吸虫病），可进展为肝硬化。

（10）隐源性肝硬化：发病原因不确定的肝硬化，占5%～10%。

2. 发病机制　各种病因的肝硬化，其病理变化和发展演变过程是基本一致的。特征为广泛的肝细胞变性坏死，正常肝小叶结构破坏，残存肝细胞形成再生结节，纤维结缔组织增生使汇管区之间或汇管区-肝小叶中央静脉之间纤维间隔相互连接，形成假小叶，假小叶形成是肝硬化的标志。假小叶无正常的血液供应系统，可再发生肝细胞缺氧、坏死和纤维组织增生。这些病理变化逐步进展，造成肝内血管扭曲、受压、闭塞而致血管床缩小，肝内门静脉、肝静脉和肝动脉小分支之间发生异常吻合而形成短路，导致肝血液循环紊乱。严重的肝内血液循环障碍是形成门静脉高压的病理基础，且使肝细胞营养障碍加重，促使肝硬化病变进一步发展。

肝脏受到损伤时，肝星状细胞激活，在多种细胞因子的参与下转化成纤维细胞，合成过多胶原，细胞外基质过度沉积。细胞外基质的过度沉积以及成分改变是肝纤维化的基础，肝纤维化时胶原含量可较正常时增加4~7倍。胶原在窦状间隙沉积以及肝窦内皮形成连续的基底膜被称为肝窦毛细血管化。肝窦毛细血管化及肝窦弥漫性屏障形成，与肝细胞损害密切相关。早期的肝纤维化是可逆的，有再生结节形成时不可逆。

【护理评估】

（一）健康史

询问与疾病相关的病因，包括有无输血史、慢性肝炎、心力衰竭及胆道疾病史；有无长期大量饮酒史，饮酒量及饮酒时间；有无非酒精性脂肪性肝炎史；有无长期服用某些药物或反复接触某些化学毒物对肝脏造成损害；有无遗传和代谢疾病；有无在血吸虫病流行区生活史等。

（二）身体状况

肝硬化起病缓慢，症状隐匿，临床上根据病人肝脏功能的代偿情况将肝硬化分为肝功能代偿期和失代偿期。

1. 代偿期肝硬化　早期无症状或症状轻，多数病人早期出现乏力、食欲缺乏、低热，可伴有恶心、厌油腻、腹胀不适及腹泻等。症状多呈间歇型，常因劳累或伴发病而出现，经休息或治疗可缓解。病人营养状况一般或消瘦，肝脏轻度大、质偏硬，脾脏轻到中度大。肝功能多正常或轻度异常。

2. 失代偿期肝硬化　主要为肝功能减退和门静脉高压症（portal hypertension）的表现。

（1）肝功能减退的临床表现

1）全身表现：乏力为早期症状，病人一般情况和营养状况较差，随病情进展体重下降明显，可有精神不振、面色灰暗黝黑（肝病病容）、皮肤干枯粗糙、水肿、舌炎、口腔溃疡等。肝细胞有进行性或广泛性坏死时可出现黄疸，如黄疸呈持续性或进行性加深提示预后不良。部分病人有不规则发热，常与病情活动或感染有关。

2）消化系统症状：食欲缺乏为最常见症状，可有恶心、呕吐、腹胀，进油腻饮食易发生腹泻。上述症状的出现与胃肠道淤血水肿、消化吸收功能紊乱和肠道菌群失调等因素有关。部分病人有腹痛，多为肝区隐痛，常与肝大累及包膜有关，脾大、脾周围炎可引起左上腹疼痛。

3）出血和贫血：常可发生牙龈出血、鼻出血、皮肤紫癜、胃肠出血等，女性表现月经过多。出血倾

图片：黄疸

笔记

向与肝脏合成凝血因子减少、脾功能亢进和毛细血管脆性增加有关。由于营养不良、肠道吸收障碍、脾功能亢进和胃肠道失血等因素,病人可有不同程度的贫血。

4）内分泌失调:肝功能减退对雌激素的灭活减少,雌激素水平增高,男性可有性功能减退、乳房发育,女性可发生闭经、不孕。部分病人出现肝掌和蜘蛛痣。肾上腺皮质激素减少,颜面部及其他暴露部位皮肤有色素沉着。因肝脏对胰岛素灭活减少,致糖尿病患病率增加,肝功能严重减退时因肝糖原储备减少,易发生低血糖。

图片:蜘蛛痣

（2）门静脉高压的临床表现:肝硬化时,门静脉血流量多且门静脉阻力升高,导致门静脉压力增高。正常时门静脉压力为 $13 \sim 24cmH_2O$,平均为 $18cmH_2O$。门静脉高压时,压力可高达 $30 \sim 50cmH_2O$。门静脉高压的三大临床表现是脾大、侧支循环的建立与开放、腹水。

1）脾大及脾功能亢进:门静脉高压致脾静脉压力增高,半数病人可触及肿大的脾脏,常为轻、中度,有时可为巨脾,后期可出现脾功能亢进,脾对血细胞破坏增加,表现为外周血中红细胞、白细胞和血小板均减少。

图片:肝掌

2）侧支循环的建立与开放:正常情况下,门静脉系统与腔静脉之间存在许多细小的交通支,血流量很少。门静脉高压时,来自消化器官和脾脏的回心血流在肝脏受阻,导致交通支的开放和扩张,侧支循环建立（图 4-36-1）。临床上主要的侧支循环有食管下段和胃底静脉曲张、腹壁静脉曲张和痔静脉曲张。

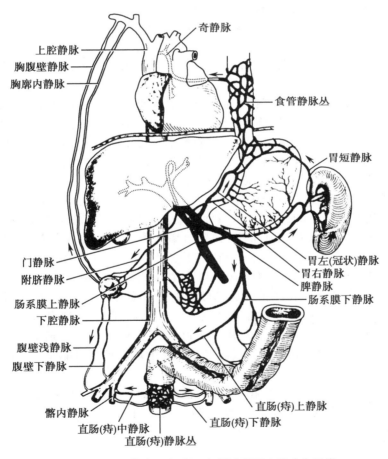

图 4-36-1　门静脉回流受阻时,侧支循环血流方向示意

图片:痔静脉曲张

食管下段和胃底静脉曲张主要是门静脉系的胃冠状静脉和腔静脉系的食管静脉、脐静脉等沟通开放,在粗糙食物损伤或腹内压骤升的情况下,易发生破裂出血,是肝硬化合并上消化道出血的重要原因。腹壁静脉曲张是由于门静脉高压时脐静脉重新开放,与附脐静脉、腹壁静脉等连接,在脐周和腹壁可见迂曲的以脐为中心向上及下腹壁延伸。痔静脉曲张为门静脉系的直肠上静脉与下腔静脉系的直肠中、下静脉吻合扩张形成,破裂时可引起便血。

笔记

图片:大量腹水

视频:肝硬化病人——腹水、脐疝

3）腹水:是失代偿期最突出的表现。腹水出现前,病人腹胀症状常加重。大量腹水时,病人腹部膨隆,可发生脐疝;膈肌抬高,出现呼吸困难、心悸。腹水形成的主要因素有以下几个方面:门静脉压力升高,内脏毛细血管床静水压增高,使液体进入组织间隙;血浆胶体渗透压降低,原因是肝硬化病人清蛋白合成减少、蛋白质摄入吸收障碍,出现低蛋白血症,使血浆胶体渗透压降低;有效循环血容量不足使肾血流量减少,同时激活肾素-血管紧张素-醛固酮系统,抗利尿激素分泌增多,使肾小球滤过率下降及水钠重吸收增加,引起水钠潴留;肝静脉回流受阻时,肝内淋巴液生成增多,大量淋巴液自肝包膜下漏入腹腔。

（3）肝脏情况:失代偿早期肝脏增大,表面尚平滑,质地中等硬度;晚期肝脏缩小,表面呈结节状、质硬,多无压痛。但当肝细胞进行性坏死或并发炎症时可有压痛与叩击痛。

3. 并发症

（1）上消化道出血:为最常见的并发症。因食管下段和胃底静脉曲张破裂所致,常在恶心、呕吐、咳嗽、负重等使腹内压突然升高,或因粗糙食物机械损伤、胃酸反流腐蚀损伤时,引起突然大量的呕血和（或）黑便,常因大量出血引起失血性休克,可诱发肝性脑病。

（2）感染:由于病人抵抗力低下、门静脉侧支循环开放等原因,易并发感染,如自发性细菌性腹膜炎、肺炎、胆道感染、尿路感染。自发性细菌性腹膜炎是腹腔内无脏器穿孔的腹膜急性细菌性感染。其主要原因是肝硬化时单核-吞噬细胞的噬菌作用减弱,肠道内细菌异常繁殖并经由肠壁进入腹膜腔,带菌的淋巴液渗入腹腔以及腹水抗菌能力下降引起感染,病原菌多为革兰氏阴性杆菌,表现为发热、腹痛、腹膜刺激征、腹水迅速增长或持续不减,少数病例发生低血压或中毒性休克、难治性腹水或进行性肝衰竭。

（3）肝性脑病:是晚期肝硬化最严重的并发症,也是肝硬化病人最常见的死亡原因,主要表现为性格行为失常、意识障碍、昏迷。

（4）电解质和酸碱平衡紊乱:①低钠血症。与长期钠摄入不足、长期利尿或大量放腹水、抗利尿激素增多致稀释性低钠有关。②低钾低氯血症与代谢性碱中毒。进食少、呕吐、腹泻、长期应用利尿药或高渗葡萄糖液、继发性醛固酮增多可引起低钾低氯,导致代谢性碱中毒,诱发肝性脑病。

（5）原发性肝癌:病人若短期内出现病情迅速恶化、肝脏进行性增大、持续性肝区疼痛或发热、腹水增多且为血性等,应考虑癌变的可能,需做进一步检查以明确诊断。

（6）肝肾综合征:指发生在严重肝病基础上的肾衰竭,但肾脏本身并无器质性损害,故又称功能性肾衰竭。是肝硬化终末期最常见的严重并发症之一。主要由于有效循环血容量减少、肾血管收缩和肾内血液重新分布,导致肾皮质缺血和肾小球滤过率下降,肾髓质血流量增加、髓袢重吸收增加引起。常在难治性腹水、进食减少、呕吐、腹泻、利尿剂应用不当、自发性细菌性腹膜炎及肝衰竭时诱发,表现为自发性少尿或无尿,氮质血症和血肌酐升高,稀释性低钠血症和低尿钠。

（7）肝肺综合征:是指发生在严重肝病基础上的低氧血症,主要与肺内血管扩张相关,而过去无心肺疾病史。肝硬化时内源性扩血管药物如一氧化氮、胰高血糖素增加,使肺内毛细血管扩张,肺间质水肿,肺动静脉分流,以及胸腹水压迫引起通气障碍,造成通气/血流比例失调和气体弥散功能下降。临床表现为顽固性低氧血症和呼吸困难。吸氧只能暂时缓解症状,但不能逆转病程。

（8）门静脉血栓形成:与门静脉梗阻时门静脉血流缓慢等因素有关,如血栓局限可无临床症状,如发生门静脉血栓急性完全性梗阻,表现为腹胀、剧烈腹痛、呕血、便血、休克、脾脏迅速增大、腹水加速形成,且常诱发肝性脑病。

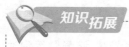
知识拓展

**肝硬化病人 Child-Pugh 分级标准**

Child-Pugh 分级标准（表 4-36-1）是临床常用的对肝硬化病人肝脏储备功能进行量化评估的分级标准,最早由 Child 于 1964 年提出。分级标准将病人 5 个指标的不同状态计分,根据总分多少将肝脏储备功能分为 A、B、C 三级,预示三种不同严重程度的肝脏损害。总分越高,预后越差。

笔记

表 4-36-1　Child-Pugh 分级标准

| 临床或生化指标 | 1 分 | 2 分 | 3 分 |
| --- | --- | --- | --- |
| 肝性脑病（期） | 无 | 1~2 | 3~4 |
| 腹水 | 无 | 轻度 | 中重度 |
| 总胆红素/（g/L） | <34 | 34~51 | >51 |
| 血清清蛋白浓度/（g/L） | >35 | 28~35 | <28 |
| 凝血酶原时间/s | <4 | 4~6 | >6 |

注：总分：Child-Pugh A 级<7 分，B 级 7~9 分，C 级>9 分

（三）心理-社会支持状况

评估肝硬化病人有无因病情进展逐渐丧失工作，长期住院治疗造成家庭经济负担沉重而产生焦虑、抑郁、悲观、绝望等情绪，应与肝性脑病相鉴别。评估病人有无过分依赖医护人员或不配合治疗的情况。了解病人家庭经济及社会支持情况。

（四）辅助检查

1. 血常规　代偿期多正常，失代偿期可有不同程度贫血。脾功能亢进时全血细胞减少。

2. 尿常规　代偿期多正常，失代偿期可有蛋白尿、血尿、管型尿。出现黄疸时可有尿胆红素阳性、尿胆原增加。

3. 肝功能试验　代偿期肝功能大多正常或仅有轻度异常，失代偿期多有异常。转氨酶可轻、中度升高，肝细胞受损时谷丙转氨酶（ALT）升高较显著，但肝细胞严重坏死时谷草转氨酶（AST）常高于ALT。血清总蛋白正常、降低或增高，但清蛋白下降、球蛋白升高，清蛋白/球蛋白的比值降低或倒置。重症病人可有胆红素升高。

4. 血清免疫学检查　乙、丙、丁病毒性肝炎血清标记物有助于分析肝硬化病因，甲胎蛋白（AFP）明显升高提示合并原发性肝细胞癌。

5. 腹水检查　一般为漏出液。如腹水呈血性应高度怀疑癌变，细胞学检查有助诊断。

6. 影像学检查　食管静脉曲张时食管吞钡 X 线检查显示虫蚀样或蚯蚓状充盈缺损，纵行黏膜皱裂增宽，胃底静脉曲张时可见菊花瓣样充盈缺损。超声显像可显示肝脾大小、门静脉高压、腹水。肝早期增大，晚期萎缩，肝实质回声增强、不规则、反射不均。CT 和 MRI 检查可显示肝、脾、肝内门静脉、肝静脉、侧支血管形态改变、腹水。

7. 内镜检查　可发现食管胃底静脉曲张及严重程度。并发上消化道出血时，急诊胃镜检查可判明出血部位和病因，并进行止血治疗。

8. 肝穿刺活组织检查　B 超引导下肝穿刺活组织检查可作为诊断肝硬化的金标准，有助于明确肝硬化的病因。

9. 腹腔镜检查　能直接观察肝、脾等腹腔脏器及组织，可在直视下取活检，对诊断困难者有价值。

（五）治疗原则与主要措施

目前尚无特效治疗方法。治疗原则在于早期诊断，积极治疗原发病，预防或阻止肝硬化进一步发展，如乙型肝炎肝硬化者抗病毒治疗、酒精性肝硬化者需戒酒，注意一般治疗，以缓解病情，延长代偿期和保持劳动力。使用保护肝脏药物（如还原型谷胱甘肽、S-腺苷蛋氨酸、维生素），不宜滥用护肝药物，避免应用对肝有损害的药物。

失代偿期主要是对症治疗、改善肝功能和处理并发症，有手术适应证者慎重选择时机手术治疗，终末期只能依靠肝移植改善肝功能。

1. 腹水治疗

（1）限制钠和水的摄入：限钠可加速腹水消退，钠摄入量限制在 60~90mmol/d（相当于食盐 1.5~2g/d）。限钠饮食和卧床休息是腹水的治疗基础。部分病人通过限钠可发生自发性利尿。如血钠<125mmol/L 时，需限制水的摄入，摄入水在 500~1 000ml/d。。

（2）利尿剂：是目前临床应用最广泛的治疗腹水的方法。常用保钾利尿剂螺内酯和排钾利尿剂

呋塞米,目前主张两药合用,可减少电解质紊乱。

（3）提高血浆胶体渗透压:定期输注清蛋白、血浆或新鲜血,提高胶体渗透压,促进腹水消退。

（4）难治性腹水的治疗:腹水量多,持续时间长(>3个月),使用最大剂量利尿剂治疗无效或很快复发的腹水称为难治性腹水。治疗方法包括:①大量放腹水加输注清蛋白。病人如无感染、上消化道出血、肝性脑病等并发症、肝代偿功能尚可,凝血功能正常,可选用此法。一般每放腹水1 000ml,输注清蛋白8~10g,该方法可短时间内缓解症状,但易诱发肝肾综合征、肝性脑病。②自身腹水浓缩回输。将抽出的腹水经浓缩处理(超滤或透析)后再经静脉回输,感染性或癌性腹水不能回输。③经颈静脉肝内门体分流术(TIPS)。以血管介入的方法在肝内的门静脉分支与肝静脉分支间建立分流通道,用于治疗门静脉压增高明显的顽固性腹水,但易诱发肝性脑病,不宜作为治疗首选。

2. 手术治疗 治疗门静脉高压的方法有各种分流术及断流术、脾切除术等,目的是切断或减少曲张静脉的血流来源、降低门静脉压力和消除脾功能亢进,主要用于食管胃底静脉曲张破裂大出血各种治疗无效时,或者是曲张静脉破裂出血后预防再次出血。肝移植是各种原因引起的晚期肝硬化的最佳治疗方法。

3. 并发症的治疗

（1）消化道出血的抢救与治疗:本病出血量大、死亡率高,需要迅速补血和止血。

1）积极补充血容量:迅速建立有效的静脉通道,尽快补充血容量。可先输平衡液或葡萄糖盐水补充血容量。尽快输血,可输浓缩红细胞或全血。

2）药物止血:血管加压素为常用药物,其作用机制是收缩内脏血管,减少门静脉血流量,降低门静脉压力;生长抑素及其拟似物能选择性地减少内脏血流量,尤其可减少门静脉及侧支循环血流量,有效控制出血,临床常用14肽天然生长抑素和奥曲肽等药物。

3）内镜直视下止血:包括食管曲张静脉硬化剂治疗、皮圈套扎治疗或组织黏合剂注射,可以止血并防止早期再出血,是目前治疗食管胃底静脉曲张破裂出血的重要手段。

4）三(四)腔二囊管压迫止血:三腔二囊管压迫止血效果肯定,但因病人痛苦、并发症多、早期再出血率高,故不推荐做首选止血治疗,主要用于药物不能控制出血时暂时使用,以争取时间准备内镜止血等治疗措施。该管的两个气囊分别为胃囊和食管囊,三腔管内的三个腔分别通往两个气囊和病人的胃腔,四腔管较三腔管多了一条食管囊上方开口的管腔,用以抽吸食管内积聚的分泌物和血液。

（2）自发性细菌性腹膜炎:易诱发肝肾综合征、肝性脑病等严重并发症,故需早期诊断、积极治疗。选用肝毒性小,主要针对革兰氏阴性杆菌并兼顾革兰氏阳性球菌的抗生素,如头孢哌酮或喹诺酮类药物。

（3）肝肾综合征:积极预防或消除肝肾综合征的诱发因素,如感染、上消化道出血、电解质紊乱、过度利尿、使用肾毒性药物等。治疗措施包括输注清蛋白以扩充有效血容量,应用血管活性药物(特利加压素)、外科治疗包括经颈静脉肝内门体分流术及肝移植。

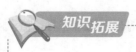

**干细胞移植治疗肝硬化**

随着对细胞研究认识的深入及分子生物学和细胞生物工程技术的发展,干细胞移植成为近年来兴起的治疗肝硬化的新方法,与传统肝脏移植治疗方法相比,干细胞技术不存在免疫排斥及伦理问题,且疗效显著、操作简便、损伤及不良反应少。

干细胞移植治疗法首先用专用的干细胞分离器采集、分离病人外周血或骨髓血干细胞,在无菌细胞实验室进行纯化、分离、鉴定和培养,最后通过静滴或介入的方法,将干细胞经肝动脉或门静脉输入到肝脏内,干细胞逐渐分化为肝脏细胞,替代坏死的肝细胞,恢复肝脏功能,达到治疗目的。

【常见护理诊断/问题】

1. 营养失调:低于机体需要量 与肝功能减退、门静脉高压引起的食欲缺乏、消化和吸收障碍等

视频:TIPS

视频:门静脉高压食管静脉曲张破裂出血急诊内镜套扎止血术

因素有关。

2. 体液过多　与门静脉高压、低蛋白血症引起的水钠潴留有关。

3. 潜在并发症:上消化道出血、肝性脑病。

4. 有皮肤完整性受损的危险　与营养不良、皮肤瘙痒、水肿、长期卧床等因素有关。

5. 有感染的危险　与机体抵抗力低下、门静脉侧支循环的建立与开放等因素有关。

【护理目标】

1. 能遵循饮食计划,保证营养物质的摄入,营养状况有所改善。

2. 腹水和水肿减轻,身体舒适感增强。

3. 未发生上消化道出血、肝性脑病等并发症或能被及时发现和处理。

4. 皮肤完整,无压疮发生。

5. 未发生感染。

【护理措施】

1. 一般护理

(1) 休息与活动:代偿期病人宜适当活动,以不感到疲劳为度;失代偿期需卧床休息,平卧位有利于增加肝、肾血流量,改善肝细胞营养,提高肾小球滤过率。大量腹水者应取半卧位或坐位,使膈肌下降,改善呼吸状况。

(2) 饮食护理:饮食治疗原则是高热量、高蛋白、维生素丰富、易消化的饮食,严禁饮酒,适当摄入脂肪,动物脂肪不宜过多摄入,并根据病情变化及时调整。①蛋白质是肝细胞修复和维持血浆清蛋白的重要物质基础,应保证其摄入量。但血氨偏高者限制或禁止蛋白质摄入,待病情好转后再逐渐增加蛋白质的摄入量,并应选择植物蛋白。②摄入新鲜的蔬菜和水果,保证维生素的摄取。③有腹水者应低盐或无盐饮食,限制钠水摄入量,有腹水者应限制摄入钠盐 500~800mg/d,进水量 1 000ml/d 以内,如有低钠血症,应限制在 500ml/d 左右。④食管胃底静脉曲张者,应进食无渣饮食,如菜泥、肉末、软食,进餐时细嚼慢咽,片剂药物磨成粉末后再服用,避免进食粗糙、坚硬、带骨渣或鱼刺、过烫、油炸及辛辣的食物,防止食管黏膜损伤,诱发出血。⑤必要时遵医嘱给予静脉补充营养,如高渗葡萄糖液、复方氨基酸、清蛋白或新鲜血等。

(3) 皮肤护理:①保持皮肤清洁,每天用温水擦浴,避免水温过高、用力搓拭或使用有刺激性的肥皂和沐浴液。②衣着宽松柔软,床铺平整洁净。③定时协助病人更换体位,水肿部位和骨隆突处垫棉垫或气垫床,防止压疮发生。④皮肤瘙痒者给予止痒处理,嘱病人勿用手抓搔,以免皮肤破损和感染。

2. 病情观察　严密观察病情变化,防止并发症的发生。

(1) 观察病人腹水和下肢水肿的消长情况,准确记录 24 小时出入液量、测量腹围及体重。测量腹围时应在同一时间、同一体位、同一位置上进行测量,体重测量在空腹、衣着相同的情况下进行,保证测量的准确性。

(2) 有无进食量不足、呕吐、腹泻,监测血生化与肾功能的变化,及时发现水、电解质、酸碱失调与肝肾综合征的发生。

(3) 有无呕血及黑便,皮肤、黏膜有无出血点,及时发现上消化道等部位的出血。

(4) 注意观察病人的精神、行为、言语变化,监测脑电图,观察有无肝性脑病的发生。

3. 用药护理　避免应用损害肝脏的药物。应用利尿剂时,利尿速度不宜过快,理想的利尿效果为每天体重减轻不超过 0.5kg(无水肿者),有下肢水肿者每天体重减轻不超过 1kg。短时间内快速大量利尿会导致水电解质紊乱,严重者诱发肝性脑病和肝肾综合征,应用利尿剂时应监测体重变化及血生化指标。如长期使用氢氯噻嗪、呋塞米可引起低钾血症,长期使用螺内酯、氨苯蝶啶可引起高钾血症,须按医嘱间歇、交替、联合用药。

4. 腹水护理

(1) 体位:卧床休息,大量腹水者可取半卧位,以使膈肌下降,有利于呼吸运动。

(2) 避免腹内压骤增:大量腹水时,应避免使腹内压突然剧增的因素,如剧烈咳嗽、打喷嚏等,保持大便通畅,避免用力排便。

(3) 限制钠和水的摄入。

（4）用药护理：遵医嘱使用利尿药物。

（5）腹腔穿刺放腹水的护理：术前向病人解释操作过程及注意事项，测量体重、腹围、生命体征，排空膀胱以免误伤；术中及术后监测生命体征，观察有无不适；术后用无菌敷料覆盖穿刺部位，观察穿刺部位是否有溢液，如有溢液可用明胶海绵处置；术毕绑紧腹带，防止腹腔内压力骤降；记录腹水的量、性状、颜色，腹水培养接种应在床旁进行，每个培养瓶至少接种 10ml 腹水，标本及时送检。

5. 并发症的观察和护理

（1）消化道出血

1）评估病人呕血、便血的诱因，呕血的颜色、量、性状和伴随症状，既往史及个人史。监测病人意识及生命体征变化，记录液体出入量。

2）置病人于急救室，大出血时病人取平卧位并将下肢略抬高，保证脑部供血；呕吐时头偏向一侧，防止窒息或误吸；保持呼吸道通畅；吸氧；及时清理呕吐物，做好口腔护理。

3）立即建立静脉通道，遵医嘱输血、输液及其他止血剂，迅速补充血容量。肝病病人忌用吗啡、巴比妥类药物；宜输新鲜血，因库存血含氨量高，易诱发肝性脑病。备好抢救用物和药品，如三腔二囊管、止血药物、吸引器和静脉切开包等。

4）活动性出血者应禁食，止血后 1~2 天渐进高热量、高维生素流质饮食，限制钠和蛋白质摄入，避免粗糙、坚硬、刺激性食物。

5）用药护理：应用血管加压素时，可引起腹痛、血压升高、心律失常、心绞痛等不良反应，严重者可发生心肌梗死。应注意静脉滴注速度，观察药物作用及不良反应。如病人患冠心病、高血压应忌用血管加压素。

6）三（四）腔二囊管的应用与护理（图 4-36-2）

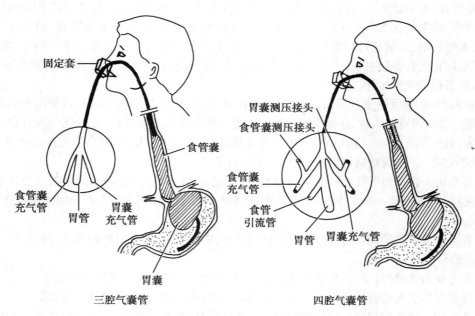

食管囊充气管　胃管　胃囊充气管　固定套　食管囊　胃囊

三腔气囊管

胃囊测压接头　食管囊测压接头　食管囊充气管　食管引流管　胃管　胃囊充气管

四腔气囊管

图 4-36-2　三（四）腔二囊管示意

插管前仔细检查，确保三（四）腔二囊管通畅无漏气。经鼻腔或口腔插入三（四）腔二囊管，先注气入胃囊 150~200ml（囊内压约 50mmHg），向外加压牵引，用以压迫胃底，如病人仍有呕血，再注气入食管囊 100ml（囊内压为 40mmHg），压迫食管曲张静脉，管外端连接 0.5kg 沙袋，进行持续牵引。观察记录胃肠减压引流液，判断出血是否停止。气囊压迫过久会导致黏膜糜烂，故持续压迫时间不应超过 24 小时，应每 12 小时放气 20~30 分钟，使胃黏膜局部血液循环暂时恢复，然后重新注气。出血停止后，放松牵引，放出囊内气体，保留管道继续观察 24 小时，未再出血可考虑拔管。

（2）肝性脑病：评估病人的意识状态；对精神错乱、行为异常的病人有专人陪伴，做好安全防范工作。

6. 心理护理　鼓励病人说出心中的感受和忧虑,加强与病人交流,引导病人家属从情感上多关心病人。对表现出严重抑郁的病人,应加强巡视并及时进行干预,以免发生意外。

7. 健康指导

（1）疾病知识指导:掌握肝硬化相关知识、自我护理方法及并发症的预防方法。避免不良因素的影响,禁酒,注意保暖和个人卫生,防止便秘。

（2）活动与休息指导:代偿期病人可适当活动,以不加重疲劳感为度,失代偿期卧床休息。

（3）饮食指导:遵循饮食原则,防止诱发上消化道出血,避免加重腹水。

（4）用药指导:介绍药物的剂量、用法、疗效和不良反应,介绍对肝脏有害的药物,切勿滥用保肝药物。

【护理评价】

经过治疗和护理,评价病人是否达到:①能遵循饮食计划,保证营养物质的摄入,营养状况有所改善。②腹水和水肿减轻,身体舒适感增强。③未发生上消化道出血、肝性脑病等并发症或能被及时发现和处理。④皮肤完整,无压疮发生。⑤未发生感染。

（郭　磊）

## 思考题

李先生,49 岁。腹胀 2 个月,加重 1 周入院。病人于 2 个月前无明显诱因出现下腹饱胀,近 1 周来,腹胀较前明显加重,且每于进餐油腻食物后,发生腹泻。病人自发病以来,食欲缺乏,睡眠不佳。既往乙肝病史十余年。病人及亲属对所患疾病的有关知识了解较少。查体:T 37℃,P 92 次/min,R 26 次/min,BP 118/75mmHg。面色晦暗,可见肝掌及蜘蛛痣,移动性浊音（+）,脾肋下 5cm,双下肢水肿。肝功能检查:丙氨酸氨基转移酶 315U/L,清蛋白 28g/L,球蛋白 40g/L。血常规检查:白细胞 8.5×10⁹/L,血红蛋白 92g/L,血小板 93×10⁹/L。

请思考:

（1）该病人可能的主要临床诊断是什么?

（2）该病人存在哪些护理诊断/问题,应如何进行护理?

（3）简述对该病人健康指导的主要内容。

思路解析

扫一扫、测一测

# 第三十七章　肝性脑病病人的护理

**学习目标**

1. 掌握肝性脑病的概念及护理评估要点。
2. 熟悉肝性脑病的病因、诱因、辅助检查及治疗原则。
3. 了解肝性脑病的发病机制。
4. 正确运用所学知识观察病情、提出护理问题、采取适当的护理措施。
5. 具有良好的人文关怀精神和协作精神，体现慎独和精益求精的品德。

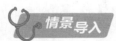

**情景导入**

　　王先生，早餐食鸡蛋后出现神志恍惚、答非所问，来院就诊。询问家属得知病人有乙肝病史多年，一周前出现夜间失眠、白天昏睡。查体：消瘦，慢性肝病面容，巩膜黄染，双下肢水肿、四肢可见瘀斑，腹壁静脉曲张，脾肋下 2cm，腹部移动性浊音（＋）。嗜睡，对答不切题，注意力及计算力减退，扑翼样震颤（＋）。
　　请问：
　　1. 该病人最主要的护理诊断是什么？
　　2. 引发该病的病因和诱因是什么？
　　3. 护士应采取哪些护理措施？

　　肝性脑病（hepatic encephalopathy，HE），指由严重肝病或门-体分流引起的、以代谢紊乱为基础的中枢神经系统功能失调综合征，轻者临床表现仅为轻微智力损害，严重者表现为意识障碍、行为失常和昏迷。肝性脑病常以精神和情绪改变为首发症状，有时被误诊为精神疾病。
　　若肝性脑病是由于门静脉高压，肝门静脉与腔静脉间侧支循环的存在，使大量门静脉血绕过肝脏流入体循环所致，称为门体分流性脑病（porto-system encephalopathy，PSE）。有严重肝病尚无明显肝性脑病的症状，用精细的智力测验或电生理检测才可发现异常者，称为轻微肝性脑病。
　　【病因与发病机制】
　　1. 病因　由各型肝硬化引起，其中肝炎后肝硬化是最常见的病因，还可因门体分流手术、原发性肝癌、重症肝炎、暴发性肝功能衰竭、妊娠急性脂肪肝及严重胆道感染等引起。
　　2. 诱因　常见的有：①上消化道出血，摄入过多含氮食物（高蛋白质饮食）或药物，感染，便秘，低钾导致代谢性碱中毒等使氨的生成、吸收增加。②低血糖或使用安眠、镇静、麻醉药，如苯二氮䓬类药

图片：肝脏疾病与肝性脑病的关系

笔记

300

物等抑制大脑呼吸中枢,造成缺氧。③应用大量排钾利尿和放腹水导致低血容量减低引起肾前性氮质血症,血氨升高。④门体静脉分流术或自然分流使肠源性氨进入体循环。

3. 发病机制　肝性脑病的发病机制尚未完全明了,目前关于其发病机制主要有以下学说。

（1）氨中毒:氨是触发肝性脑病最主要的神经毒素,氨代谢紊乱引起氨中毒是肝性脑病,特别是门体分流性脑病的重要发病机制。

血氨主要来自肠道、肾和骨骼肌生成的氨,其中胃肠道是氨生成的主要部位。正常人胃肠道每天产氨约 4g,主要以非离子型氨($NH_3$)在结肠部位弥散进入肠黏膜。游离的 $NH_3$ 有毒性,能透过血脑屏障;$NH_4^+$ 则相对无毒,不能透过血脑屏障,两者受 pH 梯度改变的影响而相互转化($NH_3+H^+\leftrightarrow NH_4^+$)。当结肠内 pH>6 时,$NH_3$ 大量弥散入血;pH<6 时,以 $NH_4^+$ 形式从血液转至肠腔,随粪便排出。健康的肝脏可将门静脉输入的氨转变为尿素及谷氨酰胺,使之极少进入体循环。

当肝功能衰竭时,肝脏对氨的代谢能力明显减退,使血氨升高,如果存在门体分流,肠道来源的氨不经肝脏解毒而直接进入体循环,并通过血脑屏障进入中枢系统。氨可干扰脑细胞三羧酸循环,使大脑细胞的能量供应不足;导致脑神经元细胞肿胀,是肝性脑病时脑水肿发生的重要原因;使脑对中性氨基酸的摄取增加,如酪氨酸、苯丙氨酸、色氨酸的摄取,它们对脑功能具有抑制作用;氨可直接干扰神经的电活动,最终导致大脑发生代谢紊乱。

图片:胃肠道氨代谢

（2）神经递质变化

1）γ-氨基丁酸/苯二氮䓬(GABA/BZ)神经递质:γ-氨基丁酸(GABA)是脑内重要的抑制性神经递质,肝功能衰竭时,大脑神经元表面 GABA 受体与 BZ 受体及巴比妥受体紧密相连,组成 GABA/BZ 复合体,共同调节氯离子通道。复合体中任何一个受体被激活均可促使氯离子内流而使神经传导被抑制。弥散入大脑的氨可上调脑星形胶质细胞 BZ 受体表达,引发肝性脑病。

2）假性神经递质:神经冲动的传导通过递质来完成,神经递质分兴奋和抑制两类,正常时两类神经递质保持生理平衡。食物中的芳香族氨基酸如酪氨酸、苯丙氨酸等经肠菌脱羧酶的作用分别转变为酪胺和苯乙胺,经肝脏分解清除。肝功能衰竭时,清除发生障碍进入脑组织,在脑内形成 β-羟酪胺和苯乙醇胺,后两者的化学结构与正常神经递质去甲肾上腺素相似,但不能传递神经冲动或作用很弱,称为假性神经递质。当假性神经递质被脑细胞摄取取代突触中的正常递质,神经冲动传导障碍,兴奋冲动不能正常地传入大脑皮质而产生抑制,可出现意识障碍及昏迷。

3）色氨酸:正常情况下色氨酸与清蛋白结合,不易进入血脑屏障。肝功能衰竭时清蛋白合成降低,游离色氨酸增多,可通过血脑屏障在大脑中生成抑制性神经递质。

【护理评估】

（一）健康史

询问疾病有关的诱因和病因,如是否患有肝硬化,是否做过门体静脉分流术,有无重症肝炎、中毒性肝炎、药物性肝病等肝病史。询问病人近期有无消化道出血、大量放腹水、进食大量动物蛋白,有无大量应用排钾利尿剂,有无使用安眠、镇静、麻醉药,有无感染、手术创伤、便秘等情况,有无长期使用损害肝脏的药物或嗜酒等。

（二）身体状况

肝性脑病的表现与原有肝病、肝功能损害严重程度及诱因有关。主要表现为高级神经中枢的功能紊乱(如性格改变、智力下降、行为失常、意识障碍等)以及运动和反射异常(如扑翼样震颤、肌阵挛、反射亢进和病理反射等)。根据意识障碍程度、神经系统体征和脑电图改变,可将肝性脑病的临床过程分为 5 期(表 4-37-1)。

1. 0 期(潜伏期)　又称轻微肝性脑病,病人仅在进行心理或智力测试时表现出轻微异常,无性格、行为异常,无神经系统病理征,脑电图正常。

2. 1 期(前驱期)　轻度性格改变和行为异常,如焦虑、欣快激动、淡漠、睡眠倒错、健忘等,应答尚准确,但吐词不清楚且较缓慢。可有扑翼样震颤,其为肝性脑病最具有特征性的体征。脑电图多数正常。此期临床表现不明显,易被忽略。

3. 2 期(昏迷前期)　嗜睡、行为异常(如衣冠不整或随地大小便)、言语不清、书写障碍及定向力障碍,对时间、地点、人物的概念混乱,不能完成简单的计算和智力构图;有明显神经体征,如腱反射亢

视频:扑翼样震颤

笔记

进、肌张力增高、踝阵挛及 Babinski 征阳性等神经体征;有扑翼样震颤;脑电图有明显异常。

4. 3 期(昏睡期)　昏睡,但可唤醒,醒时尚可应答,但常有神志不清和幻觉。各种神经体征持续或加重,锥体束征常阳性。扑翼样震颤仍可引出,脑电图明显异常。

5. 4 期(昏迷期)　昏迷,不能唤醒。浅昏迷时,对疼痛等强刺激尚有反应,腱反射和肌张力亢进,扑翼样震颤无法引出;深昏迷时,各种反射消失,肌张力降低。脑电图明显异常。

表 4-37-1　肝性脑病的临床分期及主要表现

| 脑病表现 | 0 期 | 1 期<br>(前驱期) | 2 期<br>(昏迷前期) | 3 期<br>(昏睡期) | 4 期(昏迷期) | |
| --- | --- | --- | --- | --- | --- | --- |
| | | | | | 浅昏迷 | 深昏迷 |
| 主要表现 | 心理或智力测试时表现出轻微异常 | 轻度性格改变和行为异常 | 嗜睡、行为异常、言语不清、书写障碍及定向力障碍 | 昏睡,可唤醒 | 昏迷,不能唤醒 | |
| 扑翼样震颤 | 无 | 可有 | 有 | 有 | 无 | 无 |
| 腱反射亢进 | 无 | 无 | 有 | 有 | 有 | 无 |
| 锥体束征阳性 | 无 | 无 | 有 | 有 | 有 | 无 |
| 脑电图改变 | 无 | 无 | 有 | 有 | 有 | 有 |

(三)心理-社会支持状况

病人意识障碍时,可通过家属了解病人的心理状况,神志恢复后评估病人是否出现悲观、失望的心理状态。同时,应评估家属对疾病的认识程度,对病人当前所处健康状况的看法、态度以及家庭经济情况等。

(四)辅助检查

1. 血氨检查　慢性肝性脑病尤其是门体分流性脑病病人多有血氨升高,急性肝性脑病病人血氨多正常。

2. 脑电图检查　正常人的脑电图呈 α 波,每秒 8~13 次。肝性脑病病人的脑电图表现为节律变慢,呈 δ 波或三相波,每秒 4~7 次;昏迷时呈高波幅的 δ 波,每秒少于 4 次。脑电图的特征性改变对肝性脑病的诊断和判断预后有一定意义。

3. 心理智能测验　一般将木块图试验、数字连接试验及数字符号试验联合应用,适合于肝性脑病的诊断和轻微肝性脑病的筛选。方法简便,但易受年龄、教育程度的影响。

4. 影像学检查　行头颅 CT 或 MRI 检查。急性肝性脑病病人可发现脑水肿,慢性肝性脑病病人可发现不同程度的脑萎缩。

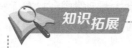

**心理智能测验**

1. 木块图试验　由 9 块正立方体木块组成,每个正立方体各有两面分别涂上红、白或半红半白,另有一本图案卡片册。测验时,让受试者用积木在规定的时间内把图卡上的图案拼出来。主要测量分析综合能力、知觉组织及视觉运动的协调能力。

2. 数字连接试验　分 AB 两型,A 型由数字 1~25 组成,B 型由数字 1~13 和英文字母 A~L 组成。它们均以无规律的方式散列,要求受试者以用笔划线的方式把不同位置上的数码(和字母)按顺序连接起来,计算完成试验所需要的时间。根据中国国情,有学者将中文数字"一~十二"取代"A~L"英文字母,并根据年龄及文化程度制订了正常参考值范围。

3. 数字符号试验　由 1~9 个数字及每个数字相对应的符号所组成,要求受试者按照这种对应方式,尽快在每个数字空格内填写相应的符号。主要测量人的一般的学习能力、知觉辨别能力及灵活性等。

图片:肝硬化肝性脑病的处理步骤

（五）治疗原则与主要措施

主要措施包括防治诱因、保护肝脏功能、治疗氨中毒及调节神经递质。

1. 及早识别及去除肝性脑病发作的诱因　慎用镇静药及损伤肝功能的药物,纠正电解质和酸碱平衡紊乱,止血和清除肠道积血,预防和控制感染,防治便秘,门体静脉分流者应避免进大量蛋白质饮食,警惕低血糖发生,一旦发生及时纠正。

2. 减少肠内氮源性毒物的生成与吸收

（1）清洁肠道:灌肠或导泻,适用于上消化道出血或便秘病人,可用乳果糖、乳梨醇或25%硫酸镁口服或鼻饲导泻,生理盐水或弱酸液（如稀醋酸溶液）清洁灌肠。对急性门体静脉分流性脑病昏迷者用乳果糖500ml加水500ml灌肠作为首选治疗。

（2）乳果糖:乳果糖口服后在结肠被细菌分解为乳酸、乙酸,可以降低肠道pH,抑制肠道细菌生长,使产氨减少,还可减少氨的吸收,促进血氨从肠道排出。

（3）口服抗生素:抑制肠道产尿素酶的细菌,减少氨的生成。常用新霉素、甲硝唑、利福昔明等。

（4）益生菌制剂:维护肠道正常菌群,抑制有害菌的生长,减少氨的生成。

3. 促进体内氨的代谢　临床上常用的有谷氨酸钠、谷氨酸钾、门冬氨酸钾镁及盐酸精氨酸,但均为经验用药,疗效仍有争议。目前有效的最常用的降氨药物为L-鸟氨酸-L-门冬氨酸,其能促进体内尿素循环而降低血氨。

4. 调节神经递质　①GABA/BZ复合受体拮抗剂:氟马西尼可拮抗内源性苯二氮䓬所致的神经抑制,对部分三、四期病人具有催醒作用。②减少或拮抗假性神经递质:支链氨基酸是以亮氨酸、异亮氨酸、缬氨酸等为主的复合氨基酸,可竞争性抑制芳香族氨基酸进入大脑,减少假性神经递质的形成,对于不能耐受蛋白质的营养不良者,有助于改善氮平衡。

5. 人工肝　临床上有多种人工肝支持治疗方式,如血浆置换、血液透析、分子吸附剂再循环系统（molecular absorbent recycling system,MARS）及生物人工肝等。

6. 肝移植　肝移植是治疗各种终末期肝病的一种有效手段,严重和顽固性的肝性脑病有肝移植指征者。

7. 并发症治疗　重度病人常并发脑水肿和多器官功能衰竭,应置病人于重症监护病房,严密监护并积极防治各种并发症。注意纠正电解质失衡,维护有效循环血容量,保证能量供应及避免缺氧;保持呼吸道通畅,深昏迷者,应做气管切开,排痰给氧;可用冰帽降低颅内温度,保护脑细胞功能;静脉滴注高渗葡萄糖、甘露醇等脱水药,防治脑水肿。

【常见护理诊断/问题】

1. 意识障碍　与血氨增高,导致大脑功能紊乱有关。

2. 营养失调:低于机体需要量　与代谢紊乱、限制蛋白质摄入有关。

3. 活动无耐力　与肝功能减退、营养摄入不足有关。

4. 有感染的危险　与长期卧床、营养失调、抵抗力低下有关。

【护理目标】

1. 意识逐渐恢复正常,有准确的定向力。

2. 能按要求进食,体重保持稳定,各项营养指标正常。

3. 疲乏减轻,活动耐力增加。

4. 未发生感染。

【护理措施】

1. 一般护理

（1）休息与活动:卧床休息,尽量安排专人护理。对意识障碍者去除义齿、发夹,加床挡,必要时应用约束带,以防坠床及撞伤等意外发生。对曾经发生过肝性脑病而目前意识清醒的病人,应加强巡视。

（2）饮食护理:①给予高热量饮食,保证每天热量供应在1 200～1 600kcal,因热量不足时,蛋白分解代谢增强,氨基酸生成及产氨过多,增加肝性脑病发生的危险性。每天入液总量以不超过2 500ml为宜,肝硬化腹水病人控制入液量,每天入液量在1 000ml左右。②意识障碍者禁食蛋白质,可鼻饲或静脉补充葡萄糖。意识清醒后蛋白质从20g/d开始逐渐增加,以后每3~5天增加10g,逐渐增加至1g/(kg·d),植物性蛋白较好,因其支链氨基酸较多,有利氨的排出。③不宜用维生素$B_6$,因其在周围神经处可使多巴转为多巴胺,影响多巴进入脑组织,减少中枢神经系统的正常传导递质。

2. 病情观察

(1) 及时发现肝性脑病的早期征象:注意病人有无冷漠或欣快、理解力和近期记忆的减退,有无行为失常(哭泣、当众便溺等)以及扑翼样震颤,一旦发现应立即报告医生,并协助给予相应的治疗和护理。

(2) 观察意识障碍的程度:通过刺激或定期唤醒等方法评估意识障碍程度。

(3) 监测生命体征和瞳孔,观察水、电解质和酸碱平衡,记录出入液量。

(4) 定期复查血氨、肝、肾功能。

3. 去除和避免诱发因素

(1) 清除胃肠道积血,减少氨的吸收。上消化道出血者用生理盐水或弱酸溶液清洁灌肠,禁用肥皂水。

(2) 避免快速利尿和大量放腹水,防止有效循环血量减少、水电解质紊乱和酸碱失衡、蛋白质大量丢失。放腹水同时应补充血浆清蛋白。

(3) 慎用镇静催眠药、麻醉药。病人如有明显烦躁不安或抽搐,可遵医嘱减量使用地西泮、异丙嗪、氯苯那敏(扑尔敏)等,一般用常量的1/3~1/2。禁用吗啡、水合氯醛、哌替啶及巴比妥类药物。

(4) 防止及控制感染,发现感染应及时、准确地选用对肝损害小的广谱抗生素,静脉给药。

(5) 保持大便通畅,防止便秘。

4. 用药护理

(1) 乳果糖在肠内产气较多,可引起腹胀、腹痛、恶心、呕吐及电解质紊乱,宜从小剂量开始服用;有轻泻作用,需观察服药后的排便次数。

(2) 长期使用新霉素可致耳毒性和肾毒性,用药不宜超过1个月,做好听力和肾功能监测。甲硝唑常出现胃肠道不良反应,故饭后服用。

(3) 应用谷氨酸钾和谷氨酸钠时,谷氨酸钾、钠比例应根据血清钾、钠浓度和病情而定。病人尿少时少用钾剂,明显腹水和水肿时慎用钠剂。谷氨酸盐为碱性,使用前可先注射3~5g维生素C,碱血症者不宜使用。

(4) L-鸟氨酸-L-门冬氨酸:不良反应为恶心、呕吐,停药后自动消失。

(5) 大量输注葡萄糖的过程中,须警惕低钾血症、心力衰竭等。

5. 昏迷病人的护理

(1) 病人仰卧位,头略偏向一侧,以防止舌后坠阻塞呼吸道。

(2) 保持呼吸道通畅,吸氧,深昏迷病人做气管切开排痰。

(3) 保持床褥干燥、平整,定时协助病人翻身,预防压疮。眼睑闭合不全、角膜外露的病人可用生理盐水纱布覆盖眼部。

(4) 尿潴留病人给予留置导尿,记录尿量、颜色、气味。

(5) 给病人做肢体被动运动,防止肌肉萎缩及静脉血栓形成。

6. 心理护理 针对病人的心理问题,护士给予耐心地解释和劝导,解除其顾虑及不安情绪。对家属给予关心和信任,了解困难,增强家属信心,帮助其适应照顾者角色。

7. 健康指导

(1) 疾病知识指导:介绍肝性脑病的基本知识、诱因及预防措施,避免诱发因素。

(2) 用药指导:介绍药物的用法、不良反应,并定期复诊。

(3) 照顾者指导:指导家属识别肝性脑病的早期征象,观察病人思维、性格、行为、睡眠等方面的改变,及时就诊,尽早治疗。

【护理评价】

经过治疗和护理,评价病人是否达到:①意识逐渐恢复正常,有准确的定向力。②能按要求进食,体重保持稳定,各项营养指标正常。③疲乏减轻,活动耐力增加。④未发生感染。

(郭　磊)

## 思考题

　　李先生,56 岁。肝硬化病史 7 年,因腹水入院治疗。给予大量利尿放腹水后,病人出现意识障碍,呈昏睡状态,可唤醒,对答不切题,定向力障碍。查体:T 36.4℃,P 88 次/min,R 22 次/min,BP 130/80mmHg。扑翼样震颤(+),肌张力增加,锥体束征阳性。实验室检查:血氨增高,肝肾功能减退;脑电图检查异常。

　　请思考:
　　(1)该病人可能的临床诊断是什么?
　　(2)该病人存在哪些护理诊断/问题,应如何进行护理?
　　(3)简述对该病人健康指导的主要内容。

思路解析

扫一扫、测一测

# 第三十八章　急性胰腺炎病人的护理

## 学习目标

1. 掌握急性胰腺炎的概念及护理评估要点。
2. 熟悉急性胰腺炎的辅助检查及治疗原则。
3. 了解急性胰腺炎的病因及发病机制。
4. 正确运用所学知识观察病情、提出护理问题、采取适当的护理措施。
5. 具有良好的人文关怀精神和协作精神,体现慎独和精益求精的品德。

## 情景导入

李先生于晚餐进食大量肉类食物后,出现上腹部疼痛,次日晨起病人上腹部疼痛逐渐加剧,呈持续性绞痛不适,难以忍受,伴恶心、呕吐、大汗淋漓及心慌、气促。查血清淀粉酶193U/L,白细胞计数$20.29×10^9$/L。

请问:

1. 该病人最主要的护理诊断是什么?
2. 为配合医生抢救,护士应采取哪些护理措施?

急性胰腺炎(acute pancreatitis,AP)是多种病因导致胰酶被激活后产生胰腺组织自身消化、水肿、出血甚至坏死的化学性炎症。临床以急性上腹痛、恶心、呕吐、发热、血和尿淀粉酶增高等为特点,重症常继发感染、腹膜炎和休克等多种并发症,是消化系统疾病中常见的急症之一。

【病因与发病机制】

1. 病因　急性胰腺炎有多种致病因素,在我国以胆道疾病为常见病因,西方国家则以大量饮酒引起者多见。

(1)胆道疾病:国内胆石症、胆道感染或胆道蛔虫病是急性胰腺炎发病的主要原因,又称胆源性胰腺炎,其中胆石症最为常见。上述原因导致壶腹部狭窄、Oddi括约肌水肿、痉挛,胆汁反流进入胰管,损伤胰腺;此外,胆石损伤胆总管、壶腹部或胆道炎症也可引起Oddi括约肌松弛,十二指肠液反流损伤胰管;胆道炎症时细菌毒素、游离胆酸等扩散到胰腺,可激活胰酶引起胰腺炎。

(2)大量饮酒和暴饮暴食:大量饮酒、暴饮暴食可促使胰液分泌增加,刺激Oddi括约肌痉挛和十二指肠乳头水肿,胰液排出受阻,引发急性胰腺炎。长期嗜酒者常有胰液内蛋白沉淀而形成的蛋白栓,导致胰液排出障碍。

（3）胰管阻塞：常见病因为胰管结石。胰管阻塞时，胰液分泌使胰管内压增高，胰管小分支和胰腺泡破裂，胰液与消化酶渗入间质引起急性胰腺炎。

（4）手术与创伤：腹腔手术特别是胰胆或胃手术、腹部钝挫伤等可直接或间接损伤胰腺组织与胰腺的血液供应引起胰腺炎。

（5）内分泌与代谢障碍：高钙血症或高脂血症，可通过胰管钙化或胰液内脂质沉着引发胰腺炎。

（6）感染：某些急性传染性疾病如流行性腮腺炎、肺炎衣原体和柯萨奇病毒感染等可引起继发性胰腺炎，症状多较轻，感染痊愈可自行消退。

（7）药物：某些药物如噻嗪类利尿药、糖皮质激素、四环素、磺胺类、硫唑嘌呤等可直接损伤胰腺组织。

（8）其他：有 5%～25% 急性胰腺炎病因不明，称为特发性胰腺炎。

上述各种病因导致胰腺腺泡内酶原激活，发生胰腺自身消化的连锁反应；胰腺导管内通透性增加，活性胰酶渗入胰腺组织，发生或加重胰腺炎症。

2. 发病机制　各种致病因素导致胰管内高压，腺泡细胞内 $Ca^{2+}$ 水平显著上升，溶酶体在腺泡细胞内提前激活酶原，大量活化的胰酶消化胰腺自身。①损伤腺泡细胞，激活炎症反应的枢纽分子 NF-κB，它的下游系列炎症介质如肿瘤坏死因子 α、白介素-1、花生四烯酸代谢产物（前列腺素、血小板活化因子）、活性氧等均可增加血管通透性，导致大量炎性渗出。②胰腺微循环障碍使胰腺出血、坏死。炎症过程中参与的众多因素可以正反馈方式相互作用，使炎症逐级放大，当超过机体的抗炎能力时，炎症向全身扩展，出现多器官炎性损伤及功能障碍。

急性胰腺炎从病理上可分为急性水肿型及急性出血坏死型胰腺炎两型。

【护理评估】

（一）健康史

评估病人的饮食习惯，发病前有无酗酒及暴饮暴食；既往有无胆道疾病史；近期有无胰胆手术、胆道检查、腹部外伤、感染及用药等诱发因素。

（二）身体状况

急性胰腺炎常在暴饮暴食或饮酒后发生，病变程度轻重不等。轻者以胰腺水肿为主，预后良好，又称为轻症急性胰腺炎（mild acute pancreatitis，MAP）。少数重症急性胰腺炎的胰腺有出血坏死，病情危重，常继发感染、腹膜炎和休克等多种并发症，病死率高，称为重症急性胰腺炎（severe acute pancreatitis，SAP）。

1. 症状

（1）腹痛：为本病的主要症状和首发症状，起病突然，腹痛剧烈，多为持续性、刀割样疼痛或绞痛。疼痛多由进油腻饮食、饱食过量或饮酒等诱发。疼痛多位于中上腹部偏左，胆源性胰腺炎腹痛可始于右上腹，逐步向左侧转移，可呈带状放射到腰背部，取弯腰抱膝位可减轻疼痛，进食后疼痛加剧。水肿型腹痛 3～5 天即缓解，坏死型病情发展较快，腹部剧痛延续较长，可引起全腹痛。

（2）恶心、呕吐及腹胀：发病初期可有频繁、剧烈的恶心、呕吐，呕吐物为食物和胆汁，呕吐后腹痛不减轻。常伴有腹胀，甚至可出现麻痹性肠梗阻，是病情恶化的征兆。

（3）发热：水肿型可不发热或轻度发热，重症型病人如持续发热一周以上或白细胞计数增高者应怀疑有胰腺脓肿或胆道炎症等继发感染。

（4）低血压或休克：重症胰腺炎常发生。病人烦躁不安，皮肤苍白、湿冷等；极少数病人可突然出现休克，甚至发生猝死。主要原因为有效血容量不足，胰腺坏死释放心肌抑制因子、并发感染和消化道出血等。

（5）水、电解质、酸碱平衡紊乱：多有脱水、低血钾，频繁呕吐者可有代谢性碱中毒。严重者可有明显脱水与代谢性酸中毒，伴低镁、低钙血症。部分可有血糖增高，偶可发生糖尿病酮症酸中毒或高渗昏迷。

2. 体征

（1）轻症急性胰腺炎：腹部体征较轻，可有腹胀和肠鸣音减弱，多数中上腹有压痛，无腹肌紧张和

图片：十二指肠乳头周围憩室

反跳痛。

（2）重症急性胰腺炎：病人呈急性重病面容，脉搏增快、呼吸急促、血压下降。上腹或全腹压痛明显，有腹肌紧张和反跳痛，麻痹性肠梗阻者有明显腹胀，肠鸣音减弱或消失。少数病人因胰酶、坏死组织及出血沿腹膜间隙与肌层渗入腹壁下，在腰部、季肋部、腹部出现大片青紫色瘀斑，称 Grey-Turner 征；脐周围皮肤青紫，称 Cullen 征。合并胆道系统疾病及胰头水肿压迫胆总管时可出现黄疸。病人低血钙时可引起手足搐搦。

3. 并发症

（1）局部并发症：主要表现为胰腺脓肿和假性囊肿。①胰腺脓肿：重症胰腺炎起病 2~3 周后，胰腺及胰周坏死继发感染而形成脓肿。出现高热、腹痛、上腹肿块和中毒症状。②假性囊肿：常在病后 3~4 周形成，可压迫邻近组织引起相应症状。

（2）全身并发症：重症胰腺炎常并发不同程度的多器官功能衰竭。可在病后数天出现，如急性呼吸衰竭、急性肾衰竭、心力衰竭与心律失常、消化道出血、败血症及真菌感染、高血糖等。

（三）心理-社会支持状况

本病起病急，尤其重症病人病情凶险、预后差，护士应评估病人是否有恐惧感甚至死亡威胁感。评估家属的配合及对病人的支持情况，家庭经济条件是否能支付较多的治疗费用。

（四）辅助检查

1. 血常规　多有白细胞及中性粒细胞增多，并可出现核左移。

2. 血、尿淀粉酶测定　血清淀粉酶在起病后 2~12 小时开始升高，持续 3~5 天。血清淀粉酶超过正常值 3 倍可确诊为本病，其升高程度与病变程度不成正相关。尿淀粉酶在发病后 12~14 小时开始升高，持续 1~2 周，受病人尿量的影响较大。

3. 血清脂肪酶测定　在起病后 24~72 小时开始升高，持续 7~10 天，对就诊较晚的病人有诊断价值，特异性较高。

4. C-反应蛋白（CRP）　CRP 是组织损伤和炎症的非特异性标志物，在胰腺坏死时 CRP 明显升高。

5. 生化检查　暂时性低钙血症常见于重症急性胰腺炎，若血钙低于 2mmol/L 以下，提示预后不良。持久的空腹血糖高于 11.2mmol/L 反映胰腺坏死，提示预后不良。

6. 影像学检查　B 超可见胰腺肿大，胰内及胰周围回声异常。CT 对急性胰腺炎的诊断和鉴别诊断、严重程度评估以及附近器官是否累及具有重要价值。

（五）治疗原则与主要措施

治疗原则为减轻腹痛、减少胰腺分泌、防治并发症。重症胰腺炎必须采取综合性措施，积极抢救治疗。

1. 轻症急性胰腺炎治疗

（1）禁食及胃肠减压：食物是胰液分泌的天然刺激物，起病后短期禁食及胃肠减压，可减少胰液分泌，同时减轻腹胀。

（2）维持水、电解质平衡：静脉输液，补足血容量，维持水电解质和酸碱平衡。伴有休克者，应给予清蛋白、新鲜血或血浆代用品。

（3）止痛：给予解痉止痛剂，如阿托品等，疼痛剧烈者可给予哌替啶。由于吗啡可增加 Oddi 括约肌压力，胆碱能受体拮抗剂如阿托品可诱发或加重肠麻痹，故不宜使用。

（4）预防和控制感染：可口服硫酸镁和芒硝导泻，以清洁肠道，减少肠腔内细菌过量生长，促进肠蠕动。常规使用抗生素，预防胰腺坏死合并感染，防止病情恶化。

（5）减少胰液分泌：胃液可促进胰液分泌，适当抑制胃酸可减少胰液量，缓解胰管内高压，多应用 $H_2$ 受体拮抗剂或质子泵抑制剂，抑酸胃酸分泌；生长抑素具有抑制胰液和胰酶分泌、胰酶合成的作用，还可用生长抑素类似物奥曲肽。

2. 重症急性胰腺炎治疗　除上述治疗措施外，还应采取的措施如下。

（1）监护：转入重症监护病房（ICU）进行病情监测。从炎症反应到器官功能障碍至器官衰竭，可经历时间不等的发展过程，病情变化较多，应予细致的监护。

（2）营养支持：重症胰腺炎病人给予全胃肠外营养，如无肠梗阻病人尽早进行空肠插管，过渡到肠内营养，可增强肠道黏膜屏障。

（3）抑制胰酶活性：仅用于重症胰腺炎的早期。常用药物有抑肽酶和加贝酯。

3. 其他治疗

（1）中医中药：对急性胰腺炎有一定疗效，常用复方清胰汤。

（2）择期内镜、腹腔镜或手术去除病因：胆总管结石、胰腺分裂、胰管先天性狭窄、胆囊结石、慢性胰腺炎、壶腹周围癌、胰腺癌等多在急性胰腺炎恢复后择期手术，尽可能选用微创方式。

（3）手术治疗：清除胰液及胰腺周围坏死组织、渗出液，处理胆道梗阻性病变，去除原发灶。适用于急性出血坏死型胰腺炎经内科治疗无效，或并发胰腺脓肿、胰腺假性囊肿、胆道梗阻或感染、肠穿孔、肠梗阻及肠麻痹坏死者。采用内镜下 Oddi 括约肌切开术（EST）、胃造瘘、空肠造瘘、胆道引流术等。

【常见护理诊断/问题】

1. 疼痛：腹痛　与胰腺及其周围组织的炎症、水肿或出血坏死有关。

2. 潜在并发症：低血容量性休克、急性肾衰竭、ARDS。

3. 体温过高　与胰腺炎症或并发胰腺脓肿有关。

4. 知识缺乏：缺乏有关本病的病因和防治知识。

【护理目标】

1. 能正确应用缓解疼痛的方法和技巧，疼痛减轻或消失。

2. 未发生低血容量性休克、急性肾衰竭、ARDS 等并发症，或发生时能及时发现和处理。

3. 体温逐渐恢复到正常范围。

4. 能正确描述急性胰腺炎的常见病因、防治知识。

【护理措施】

1. 一般护理

（1）休息与活动：病人应绝对卧床休息，减轻胰腺负担，协助病人选择舒适体位以减轻疼痛，如屈膝侧卧位、弯腰前倾坐位等。因剧痛辗转不安者，应注意保护病人，防止坠床。

（2）禁食和胃肠减压：轻症急性胰腺炎禁食 3~5 天，明显腹胀和禁食腹痛无缓解者行胃肠减压，当疼痛减轻、发热减退、白细胞计数和血、尿淀粉酶降至正常后，可先给予少量无脂流质饮食。腹痛和呕吐基本缓解后以及术后饮食恢复期间，应从少量低脂、低糖流食逐步恢复饮食。避免刺激性强、产气多、高脂肪和高蛋白饮食，严禁饮酒。

（3）加强营养支持：禁食期间应给予胃肠外营养，保持水、电解质的平衡。进行完全胃肠外营养时应维持 24 小时匀速滴注，避免脱管、堵管等情况的发生，病情平稳后逐步过渡到肠内营养和经口进食。也可考虑在 X 线引导下经鼻腔置空肠营养管，实施肠内营养。

2. 病情观察　观察生命体征、意识和尿量的变化；观察腹痛的程度、性质等；留置引流管的病人，应观察记录引流液的量、颜色、有无沉淀物，导管是否有滑脱、扭曲和堵塞等现象；准确记录 24 小时出入液量；监测白细胞计数、血清和尿淀粉酶等变化。

3. 用药护理　腹痛剧烈者，可遵医嘱给予哌替啶等止痛药，但哌替啶反复使用可致成瘾。禁用吗啡，以防引起 Oddi 括约肌痉挛，加重病情。应用抑制胰液和胰酶的药物时，注意观察药物的治疗效果和副作用。

4. 防治低血容量性休克护理　如病人有意识改变、血压下降、脉搏细弱、尿量减少、皮肤与黏膜苍白、冷汗等低血容量性休克的表现时，应积极配合医生进行抢救。

（1）迅速准备好抢救用物如静脉切开包、输液用物、人工呼吸机、气管切开包等。

（2）病人取平卧位或中凹卧位，注意保暖，给予氧气吸入。

（3）迅速建立静脉通路，必要时静脉切开，按医嘱静脉输入液体、血浆或全血，补充血容量。如血压仍不上升，按医嘱给升压药物，使用升压药时要根据血压调整给药速度，必要时测定中心静脉压，以决定输液量和速度。

（4）维持水、电解质、酸碱平衡。

（5）如循环衰竭持续存在，按医嘱给予升压药。注意病人血压、神志及尿量的变化。

**5. 腹腔灌洗引流的护理**

（1）持续腹腔灌洗：冲洗液速度以每分钟 20~30 滴为宜，现用现配。

（2）观察记录引流液的颜色、性质和量：腹腔灌洗引流 2~3 天后引流液由暗红色浑浊逐渐变清；记录冲洗液和引流量，维持冲洗和引流量的平衡；监测引流液中淀粉酶变化。

（3）保护局部皮肤：及时更换浸湿的敷料，必要时涂氧化锌软膏或用凡士林油纱保护引流管周围皮肤。

**6. 手术病人护理**

（1）手术前护理：①告知病人有关疾病和手术的知识以及术前、术后的配合，增强对手术治疗的信心。②禁食、禁水和胃肠减压，减少对胰腺的刺激，减轻胰腺负担。

（2）手术后护理

1）一般护理：术后生命体征平稳后给予半卧位。肠蠕动恢复前严格禁食、禁水、胃肠减压。禁食期间营养支持同非手术病人的护理。

2）引流管的护理：术后放置胃管、尿管、胰腺引流管、胃造瘘管、胆囊造瘘管、空肠造瘘管、腹腔冲洗管等多根引流管，引流管护理要注意：①分别标记每根引流管并固定好，防止其受压、扭曲、滑脱和堵塞。②密切观察各种引流液的颜色、性质和量，发现异常及时报告。③每天更换引流瓶、引流袋，倾倒引流液时要注意无菌操作，对引流管接口处严格消毒，防止逆行感染。④护理胰腺引流管及腹腔引流管时，注意引流管在腹腔内的位置，连接好冲洗管与引流管，保证注入液体有效地吸出。

（3）术后并发症的观察和护理

1）肠瘘：如术后 1 周左右病人出现腹胀、发热及腹膜炎症状，腹壁切口或腹腔引流管流出较多带有粪臭味的液体，应注意肠瘘的发生，及时通知医生。发生肠瘘者，应禁食、胃肠减压，腹壁切口内或腹腔引流管负压吸引，及时清除溢出的肠液，保持引流管通畅，避免脱落。

2）胰瘘：术后如出现腹痛、腹胀、发热症状，引流液淀粉酶明显增高，应警惕胰瘘的发生，及时通知医生。长期大量胰瘘常伴有不同程度的营养障碍及水、电解质失衡，遵医嘱静脉补充营养、水和电解质，同时给予抑制胰液分泌的药物。

3）胆瘘：术后如见胆汁自腹腔引流管内或腹壁切口流出，T 型管引流突然减少，病人出现发热、腹痛、胆汁性腹膜炎症状，瘘口周围皮肤出现疼痛、糜烂，应警惕胆瘘的发生。术后应保持 T 型管引流通畅，观察腹壁切口、腹腔引流管是否有胆汁样液。如发生胆瘘，局部涂复方氧化锌油膏保护瘘口周围皮肤。采用轻度持续负压吸引，多可自愈；长期大量胆瘘者，应禁食，行胃肠减压，给予完全胃肠外营养，必要时考虑手术治疗。

**7. 心理护理**　护士应经常巡视病人，仔细了解其护理要求并及时做出回应，向病人说明禁食、禁水的重要性，解释引起疼痛的原因等，取得病人的配合，促使病情恢复。术后病人在 ICU 治疗时间较长，常会产生恐惧、悲观等消极情绪，护士应多向病人讲解有关疾病和康复知识，帮助病人树立战胜疾病的信心。

**8. 健康指导**

（1）疾病知识指导：介绍本病的主要诱发因素、预后及并发症知识，积极治疗胆道、十二指肠疾病。

（2）生活指导：掌握饮食卫生知识，规律进食，避免暴饮暴食、戒酒。进食低脂、低糖、易消化、无刺激性食物，避免高脂、高蛋白饮食，戒烟戒酒，防止本病复发。

【护理评价】

经过治疗和护理，评价病人是否达到：①疼痛减轻或消失。②无并发症发生或能及时发现和处理。③体温恢复正常。④能说出急性胰腺炎的常见病因、防治知识。

（郭　磊）

**思考题**

　　赵先生,48岁。聚餐时饮酒并进食大量肉食,1小时前出现上腹部偏左持续性剧烈疼痛,呈刀割样,向腰背部放射,平卧时加剧,蜷曲位时略减轻,伴恶心、呕吐,呕出胃内容物,呕吐后腹痛不减轻,故来急诊。查体:T 38.9℃,P 105次/min,R 24次/min,BP 100/65mmHg。全腹明显压痛、反跳痛、腹肌紧张。血淀粉酶5 620U/L,血白细胞13.1×10⁹/L,中性粒细胞0.82。

　　请思考:

　　(1) 该病人可能的临床诊断是什么?

　　(2) 该病人存在哪些护理诊断/问题,应如何进行护理?

　　(3) 简述对该病人健康指导的主要内容。

思路解析

扫一扫、测一测

# 第三十九章 炎症性肠病病人的护理

## 学习目标

1. 掌握炎症性肠病的概念及护理评估要点。
2. 熟悉炎症性肠病的辅助检查及治疗原则。
3. 了解炎症性肠病的病因及发病机制。
4. 正确运用所学知识观察病情、提出护理问题、采取适当的护理措施。
5. 具有良好的人文关怀精神和协作精神,体现慎独和精益求精的品德。

## 情景导入

赵女士,21岁,间断发作性下腹部疼痛,伴腹泻2年,每天腹泻3~4次,为黏液脓血便,常有里急后重感,排便后腹痛缓解。近日,由于工作繁忙,劳累后病情加重。

请问:

1. 该病人最可能的诊断是什么? 诊断的依据是什么?
2. 目前存在哪些主要护理问题?
3. 护士应如何指导病人饮食与用药?

炎症性肠病(inflammatory bowel disease,IBD)是指一类多种病因引起的、异常免疫介导的肠道慢性及复发性炎症,有终身复发倾向。主要包括溃疡性结肠炎(ulcerative colitis,UC)和克罗恩病(Crohn disease,CD)。UC和CD是同一疾病的不同亚型,组织损伤的基本病理过程相似,但可能由于病因及发病机制上的差异,导致病理表现不同。

溃疡性结肠炎又称非特异性溃疡性结肠炎,是一种病因不明的直肠和结肠的慢性炎症性疾病。溃疡性结肠炎病变主要限于大肠的黏膜与黏膜下层。临床表现为腹泻、黏液脓血便和腹痛,病情轻重不一,呈反复发作的慢性病程。多发年龄是20~40岁,男女发病率无明显差别。

克罗恩病又称肉芽肿性肠炎、节段性或局限性肠炎,是一种病因未明的胃肠道慢性炎症性肉芽肿性疾病。克罗恩病病变多见于末段回肠和邻近结肠,但从口腔至肛门各段消化道均可受累,呈节段性或跳跃式分布。临床表现以腹痛、腹泻、瘘管形成和肠梗阻为特点,可伴有发热、营养障碍等全身表现以及关节、皮肤、眼、口腔黏膜、肝等肠外损害。重症病人迁延不愈,预后不良。疾病好发年龄为15~30岁,但首次发作可出现在任何年龄组,男女发病率无明显差异。本病在欧美国家多见,我国近年克罗恩病发病率逐渐增多。

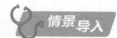

图片:溃疡性结肠炎的内镜特点

笔记

312

【病因与发病机制】

是由环境、遗传、感染、免疫多因素相互作用的结果。

1. 环境因素　炎症性肠病的发病率有明显的地域差异,提示环境因素与本病的发病有关,如饮食、吸烟、卫生条件、生活方式或暴露于某些不明因素等。近几十年来,全球 IBD 的发病率持续增高,尤其是北美、北欧。该病以往在我国少见,现已成为常见疾病。

2. 遗传因素　炎症性肠病有明显的家族聚集性和种族差异,是一种多基因遗传性疾病。病人一级亲属发病率显著高于普通人群,而其配偶的发病率不增加。单卵双胞胎的发病率显著高于双卵双胞胎。

3. 感染因素　多种微生物参与了 IBD 的发生发展。IBD 是针对自身正常肠道菌群的异常免疫反应性疾病。有研究认为副结核分枝杆菌及麻疹病毒与克罗恩病有关,但证据不足。

4. 免疫因素　一般认为炎症性肠病与免疫异常有关,参与免疫炎症过程的因子和介质很多,但相互作用的机制还不完全清楚。

总之,IBD 是环境因素作用于遗传易感者,在肠道菌群的参与下,启动了难以停止的、发作与缓解交替的肠道天然免疫及获得性免疫反应,导致肠黏膜屏障损伤、溃疡经久不愈、炎性增生等病理改变。

【护理评估】

（一）健康史

评估病人有无腹泻、腹痛症状,有无精神刺激、劳累、饮食失调、感染等诱发因素;了解病程长短,治疗和护理经过,药物、食物等过敏史,病人家族中有无炎症性肠病或其他疾病。

（二）身体状况

1. 溃疡性结肠炎　起病多为亚急性,少数急性起病,偶见急性暴发起病。病程长,呈慢性经过,常有发作期与缓解期交替,少数症状持续并逐渐加重。

（1）症状

1）消化系统表现:主要表现为腹泻、黏液脓血便和腹痛。①腹泻、黏液脓血便:见于绝大多数病人。腹泻主要与炎症导致大肠黏膜对水钠吸收障碍及结肠运动功能失常有关。粪便中的黏液脓血为炎症渗出和黏膜糜烂及溃疡所致。黏液脓血便是本病活动期的重要表现。轻者每天排便 2~4 次;重者每天排便可达 10 次以上,大量脓血,甚至呈血水样粪便。病变局限在直肠和乙状结肠的病人,偶有腹泻与便秘交替的现象,与病变直肠排空功能障碍有关。②腹痛:轻者或缓解期病人多无腹痛或仅有腹部不适,活动期有轻或中度腹痛,位于左下腹或下腹,亦可涉及全腹,呈阵发性,有疼痛—便意—便后缓解的规律,多伴有里急后重。③其他症状:可有食欲缺乏、恶心、呕吐、腹胀等表现。

2）全身表现:中、重型病人活动期有低热或中等度发热,高热伴全身毒血症状多提示有并发症或见于急性暴发型。重症病人可出现衰弱、消瘦、低蛋白血症、水和电解质平衡紊乱等表现。

3）肠外表现:可伴有口腔黏膜溃疡、结节性红斑、外周关节炎、坏疽性脓皮病、巩膜外层炎、前葡萄膜炎等。

（2）体征:病人呈慢性病容,精神状态差,重者呈消瘦贫血貌。轻者仅有左下腹轻压痛,有时可触及痉挛的降结肠或乙状结肠。重症者常有明显腹部压痛和鼓肠。若有腹肌紧张、反跳痛、肠鸣音减弱等表现提示并发肠穿孔、中毒性结肠扩张。

（3）并发症:可并发中毒性巨结肠、直肠结肠癌变、大出血、急性肠穿孔、肠梗阻。约 5% ICU 病人可出现中毒性巨结肠,结肠病变广泛而严重,累及肌层与肠肌神经丛,肠壁张力减退,结肠蠕动消失,肠内容物与气体大量积聚,致急性结肠扩张,一般以横结肠为最严重。临床表现为病情急剧恶化,毒血症明显,有脱水与电解质平衡紊乱,出现肠型、腹部压痛,肠鸣音消失。血白细胞显著升高。X 线腹部平片可见结肠扩大,结肠袋形消失。

（4）临床分型:①根据病情严重程度分型。分为轻型、中型和重型。轻型多见,轻型表现为腹泻每天 4 次以下,便血轻或无,无发热,贫血轻或无,血沉正常;重型表现为腹泻每天 6 次以上,有明显黏液脓血便,体温>37.5℃,脉搏>90 次/min,血红蛋白<100g/L,血沉>30mm/h;中型介于轻型和重型之间。②根据病变部位分型。直肠炎、直肠乙状结肠炎、左半结肠炎、广泛性或全结肠肠炎。③根据病情分期。分为活动期和缓解期,部分病人在缓解期可因饮食失调、劳累、精神刺激、感染等加重症状,

图片:坏疽性脓皮病

图片:肠外表现

图片:巩膜外层炎

笔记

使疾病转为活动期。

2. 克罗恩病　本病临床表现存在较大的个体差异,多数起病隐匿、缓慢。病程呈慢性、长短不等的活动期与缓解期交替以及有终身复发倾向。少数急性起病,可表现为急腹症。腹痛、腹泻和体重下降三大症状是本病的主要临床表现。

（1）症状

1）消化系统表现:最常见的症状是腹痛,多位于右下腹或脐周,间歇性发作,与肠内容物经过炎症狭窄的肠段而引起局部肠痉挛有关。多为痉挛性阵痛伴肠鸣音增强,常于餐后加重,排便或肛门排气后缓解。若腹痛持续,则提示腹膜炎症或腹腔内脓肿形成。腹泻是常见的症状,多数每天 2~6 次,粪便呈糊状,一般无黏液和脓血。

2）全身表现:发热,与肠道炎症活动及继发感染有关,呈间歇性低热或中度热,少数呈弛张高热多提示有毒血症,部分病人以发热为首发和主要症状。因慢性腹泻、食欲缺乏及慢性消耗有关,表现为消瘦、贫血、低蛋白血症和维生素缺乏等。

3）肠外表现:与溃疡性结肠炎的肠外表现相似,但发病率较高。

（2）体征:病人可呈慢性病容,精神状态差,重者呈消瘦贫血貌。轻者仅有右下腹或脐周轻压痛,重症者常有全腹明显压痛,部分病人可触及腹部包块,多位于右下腹与脐周,由于肠粘连、肠壁增厚、肠系膜淋巴结肿大所致。固定的腹块提示有粘连,多已有内瘘形成。瘘管形成是克罗恩病的特征性体征,因透壁性炎性病变穿透肠壁全层至肠外组织或器官而成。部分病人可见肛门直肠周围瘘管、脓肿形成及肛裂等肛门周围病变,有时这些病变可为本病的首发或突出的临床表现。

（3）并发症:肠梗阻最常见,其次是腹腔内脓肿,偶可并发急性穿孔或大量便血。累及直肠结肠者可发生癌变。

（4）临床分型:根据病情程度分为轻型、中型和重型;根据病变部位分为小肠型、结肠型、左半结肠炎、广泛性或全结肠肠炎。

（三）心理-社会支持状况

评估病人有无紧张、焦虑等情绪。对炎症性肠病相关知识的了解程度,对疾病的反应及应对方法,家庭护理能力、经济承受能力等。

（四）辅助检查

1. 溃疡性结肠炎

（1）结肠镜检查:是最重要的诊断手段之一。溃疡性结肠炎的病变多从直肠开始,呈连续性、弥漫性分布;黏膜血管模糊、充血、水肿及附有脓性分泌物,呈细颗粒状;严重病变呈弥漫性糜烂和多发溃疡。

（2）X 线钡剂灌肠:①结肠黏膜紊乱和(或)颗粒样改变,结肠袋形加深。②多发性浅溃疡,表现为肠壁外廓毛刺或锯齿状及龛影。也可有由息肉引起的多个小的圆形或卵圆形充盈缺损。③晚期结肠缩短,结肠袋消失,管壁强直呈铅管状,管腔狭窄。

（3）实验室检查:贫血常见。活动期血沉和 C 反应蛋白增高。重症病人可有血清清蛋白下降、电解质紊乱等。粪便肉眼可见黏液脓血,显微镜镜检可见红细胞、脓细胞和巨噬细胞。

2. 克罗恩病

（1）结肠镜检查:表现为阶段性、非对称性分布的黏膜炎症,纵行溃疡,鹅卵石样改变,肠腔狭窄僵硬等改变。

（2）X 线钡剂灌肠:表现为黏膜皱襞粗乱、纵行性溃疡或裂沟、卵石征、假息肉、肠道僵硬、瘘管形成等,病变呈节段性分布,单发或多发性不规则狭窄和扩张。

（五）治疗原则与主要措施

1. 溃疡性结肠炎　治疗目的是控制急性发作,愈合黏膜,缓解病情,减少复发,防治并发症。

（1）控制炎症反应

1）5-氨基水杨酸:柳氮磺吡啶是治疗本病的常用药物,适用于轻、中度病人或经糖皮质激素治疗已缓解的病人,可口服或睡前保留灌肠,美沙拉嗪、奥沙拉嗪和巴柳氮是控释剂型,副作用较少,但价格较贵。

2）糖皮质激素:适用于急性发作期及对氨基水杨酸制剂疗效不佳的病人,特别适用于重度病人及急性暴发型的病人,可口服或静脉给药,也可保留灌肠。

3）免疫抑制剂:对激素治疗效果不佳或对激素依赖的病人可应用免疫抑制剂,如硫唑嘌呤或巯嘌呤。

（2）对症治疗:及时纠正水、电解质平衡紊乱,贫血者可输血,低蛋白血症者应补充清蛋白。病情严重应禁食,并予完全胃肠外营养治疗。对腹痛、腹泻的对症治疗,要权衡利弊,使用抗胆碱能药物或止泻药如地芬诺酯或洛哌丁宜慎重,在重症病人应禁用,因有诱发中毒性巨结肠的危险。抗生素治疗对一般病例并无指征。但对重症有继发感染者,应积极抗菌治疗,给予广谱抗生素,静脉给药,合用甲硝唑对厌氧菌感染有效。

2. 克罗恩病

（1）氨基水杨酸制剂:适用于病变局限在结肠的轻度病人,美沙拉嗪能在回肠末段、结肠定位释放,适用于轻度回结肠型及轻度结肠型病人。

（2）糖皮质激素:适用于活动期病人,是目前控制病情活动最有效的药物,初量要足、疗程充分。其作用机制为非特异性抗炎和抑制免疫反应。

（3）免疫抑制剂:硫唑嘌呤或巯嘌呤适用于对激素治疗无效或对激素依赖的病人,加用这类药物后可逐渐减少激素用量乃至停用。

（4）对症治疗:纠正水、电解质平衡紊乱;贫血者可输血,低蛋白血症者输注入血清清蛋白;重症病人酌用要素饮食或全胃肠外营养;腹痛、腹泻者必要时可酌情使用抗胆碱能药物或止泻药;合并感染者静脉途径给予广谱抗生素。

（5）手术治疗:手术适应证主要是针对并发症,包括完全性肠梗阻、瘘管与腹腔脓肿、急性穿孔或不能控制的大量出血。

【常见护理诊断/问题】

1. 腹泻　与肠道炎症导致肠黏膜对水钠吸收障碍以及结肠运动功能失调有关。

2. 疼痛:腹痛　与肠道炎症、溃疡有关。

3. 营养失调:低于机体需要量　与长期腹泻及吸收障碍有关。

4. 有体液不足的危险　与肠道炎症致长期频繁腹泻有关。

5. 潜在并发症:中毒性巨结肠、直肠结肠癌变、大出血、肠梗阻。

6. 焦虑　与病情反复、迁延不愈有关。

【护理目标】

1. 腹泻次数减少或排便恢复正常。

2. 腹痛逐渐减轻或消失。

3. 营养状况改善,体重逐渐增加,恢复到平时水平。

4. 未发生中毒性巨结肠、直肠结肠癌变、大出血、肠梗阻等并发症或能被及时发现和处理。

5. 焦虑情绪得到缓解。

【护理措施】

1. 一般护理

（1）休息与活动:提供安静、舒适的休息环境。重症病人应卧床休息,轻症病人应适当休息,减少活动,避免劳累。

（2）饮食护理:指导病人食用质软、易消化、少渣、足够热量的食物,以利于吸收、减轻对肠黏膜的刺激并供给足够的热量,以维持机体代谢的需要。避免食用冷饮、水果、多纤维的蔬菜及其他刺激性食物,忌食牛乳和乳制品。急性发作期病人,应进流质或半流质饮食,病情严重者应禁食,按医嘱给予静脉高营养,以改善全身状况。应注意给病人提供良好的进餐环境,避免不良刺激,增进病人食欲。

2. 病情观察　严密观察腹痛的特点及生命体征的变化,以了解病情的进展情况。观察每天排便的次数,粪便的量、性状,监测血红蛋白及电解质的变化。对病人进行营养监测,观察病人进食情况,定期测量体重,监测血红蛋白、血清电解质和清蛋白的变化,了解营养状况。如病人腹痛性质突然改变应注意是否合并大出血、肠梗阻、肠穿孔等并发症,应配合医生积极抢救。

3. 用药护理　遵医嘱给予柳氮磺吡啶(SASP)、糖皮质激素、免疫抑制剂等治疗,以控制病情,使腹痛缓解。注意观察药物的疗效及不良反应。柳氮磺吡啶可出现恶心、呕吐、皮疹、粒细胞减少及再生障碍性贫血等不良反应。应嘱病人餐后服药,服药期间定期复查血象。应用糖皮质激素者,要注意激素的不良反应,糖皮质激素对胃肠道有刺激,长期应用可引起高血压、高血糖、水钠潴留、向心性肥胖等,不可随意停药,防止反跳现象。应用硫唑嘌呤或硫嘌呤时病人可出现骨髓抑制的表现,注意监测白细胞计数。

4. 对症护理　腹泻病人注意腹部保暖,可用热水袋进行腹部热敷,以减少腹部不适;做好肛周皮肤护理,排便后用清水清洗肛周,必要时涂抹凡士林或抗生素软膏;保持清洁卫生,及时清理污染的衣服及床上物品,维护病人的尊严。腹痛病人应指导其放松、分散注意力、局部热疗等,以减轻腹痛;腹痛剧烈者,遵医嘱给予止痛药物,用药后注意观察止痛效果及有无口干、恶心、呕吐等不良反应。

5. 心理护理　介绍疾病的相关知识,做好长期治疗准备。进行心理疏导,使病人学会自我控制不良情绪,减少精神因素对疾病的影响。

6. 健康指导

(1) 生活指导:指导病人合理休息与活动。在急性发作期或病情严重时均应卧床休息,缓解期适当休息,注意劳逸结合。指导病人合理选择饮食。

(2) 用药指导:嘱病人坚持治疗,不要随意更换药物或停药。教会病人识别药物的不良反应,出现异常情况如疲乏、头痛、发热、手脚发麻、排尿不畅等症状要及时就诊,以免耽误病情。

【护理评价】

经过治疗和护理,评价病人是否达到:①腹泻次数是否已经减少或已恢复正常。②腹痛有无减轻或消失,生活能否自理。③能否合理选择食物,保证营养物摄入,体重是否逐渐增加,恢复到平时水平。④无并发症的出现或并发症能够被及时发现和处理。⑤焦虑情绪减轻。

(郭　磊)

## 思考题

李先生,42 岁。间断腹泻、黏液脓血便 7 年,再发 1 个月入院。病人 7 年前劳累后出现腹泻,初为黄色糊状便,数日后变成黏液脓血便,5~6 次/d,便前有腹痛,便后可缓解,伴里急后重。未正规治疗,症状反复出现。1 个月前病人饮酒后症状再发,从黄色糊状便逐渐变为暗红色血便,20 余次/d,每次量不多,伴里急后重,腹痛较前加重,以左下腹为著,便后不能完全缓解,自觉乏力明显。查体:T 37.8℃,P 89 次/min,R 16 次/min,BP 100/60mmHg。左下腹压痛(+)。大便常规检查:红细胞(+++),白细胞(++++)。结肠镜检见全结肠黏膜充血、水肿,散在溃疡,回盲部未见异常。

请思考:

(1) 病人最可能的医疗诊断是什么?

(2) 病人目前存在的护理诊断/护理问题是什么?

(3) 应提供哪些护理措施?

思路解析

扫一扫、测一测

## 学习目标

1. 掌握急性阑尾炎的相关概念、急性阑尾炎病人的身心状况、护理要点。
2. 熟悉急性阑尾炎的治疗原则。
3. 了解急性阑尾炎的病因及发病机制。
4. 正确运用所学知识评估病人、提出护理问题、制订并实施护理措施和健康指导。
5. 具有良好的人文关怀精神和协作精神,体现慎独和精益求精的品德。

## 情景导入

　　李先生,25 岁。主诉右下腹剧烈疼痛,腹痛开始于脐周,然后转移至右下腹。查体:T 39.1℃,P 113 次/min,BP 120/85mmHg;右下腹压痛、肌紧张、反跳痛、肠鸣音减弱;腰大肌试验阳性。实验室检查:白细胞计数 $12.5×10^9$/L,中性粒细胞 0.82。

　　请问:

1. 应对病人进行哪些方面的病情观察?
2. 应采取哪些护理措施?

　　急性阑尾炎(acute appendicitis)可发生于各个年龄阶段和不同人群,多发生于青壮年,男性发病率高于女性。

【病因与发病机制】

1. 病因

(1) 阑尾管腔阻塞:是急性阑尾炎最常见的病因。引起阻塞的常见原因有:①淋巴滤泡的明显增生,约占60%,多见于年轻人。②粪石阻塞,约占35%。③异物、炎性狭窄、食物残渣、蛔虫、肿瘤等,较少见。④阑尾的解剖结构异常,如管腔细长、开口狭小等。

(2) 细菌入侵:由于阑尾管腔阻塞、细菌繁殖、分泌内毒素和外毒素,使黏膜上皮受损并形成溃疡,细菌经溃疡面侵入阑尾肌层。阑尾壁间质压力升高,影响血流,造成阑尾缺血,甚至引起梗阻和坏疽。致病菌多为肠道内的各种革兰氏阴性杆菌和厌氧菌。

2. 病理类型　根据急性阑尾炎的病理变化可分为四种病理类型。

(1) 急性单纯性阑尾炎(acute simple appendicitis):为轻型阑尾炎或病变早期,病变多只限于黏膜和黏膜下层。

图片:阑尾体表投影

（2）急性化脓性阑尾炎（acute suppurative appendicitis）：常因急性单纯性阑尾炎发展而来。阑尾明显肿胀，浆膜高度充血，阑尾腔积脓，表面附有脓性渗出物，又称急性蜂窝织炎性阑尾炎。阑尾周围的腹腔内有稀薄脓液，形成局限性腹膜炎。

（3）坏疽性阑尾炎（gangrenous appendicitis）及穿孔性阑尾炎（perforated appendicitis）：是一种重型阑尾炎。阑尾管壁坏死，呈暗紫色或黑色。严重者可发生穿孔，多发生于阑尾根部和近端的系膜缘对侧。如穿孔后未被包裹，感染继续扩散，可引起急性弥漫性腹膜炎。

（4）阑尾周围脓肿（periappendiceal abscess）：急性阑尾炎化脓、坏疽或穿孔后，大网膜和邻近肠管可移至右下腹将阑尾包裹、粘连，形成炎性肿块或阑尾周围脓肿。阑尾炎时如细菌经静脉到门静脉，则可引起门静脉炎。

【护理评估】

（一）健康史

了解病人的年龄，既往病史，尤其注意有无急性阑尾炎发作史，了解病人发病前是否有剧烈活动、不洁饮食等诱因。

（二）身体状况

1. 症状

（1）腹痛：典型表现为转移性右下腹痛，疼痛发作常始于上腹部，逐渐移向脐周，6~8小时后疼痛转移并局限于右下腹。70%~80%病人具有典型的转移性右下腹痛的特点。部分病例发病开始即出现右下腹痛。腹痛特点因不同病理类型而有差异：单纯性阑尾炎表现为轻度上腹部或脐部隐痛；化脓性阑尾炎呈阵发性胀痛和剧痛，并逐渐加重；坏疽性阑尾炎则表现为持续性剧烈腹痛；穿孔性阑尾炎因阑尾腔内压力骤减，腹痛可暂时减轻，但出现腹膜炎后，腹痛又会持续加剧且范围扩大。

（2）胃肠道症状：发病早期可有厌食，恶心、呕吐，呕吐多为反射性，程度较轻。晚期并发弥漫性腹膜炎时，可致麻痹性肠梗阻而出现持续性呕吐、腹胀和排气排便减少。部分病人可发生腹泻。盆腔位阑尾炎时，炎症刺激直肠和膀胱，可引起排便次数增多、里急后重等症状。

（3）全身表现：病变早期病人常乏力。炎症加重时出现全身中毒症状，可表现为低热、心率加快。阑尾穿孔形成腹膜炎者，可出现寒战、高热、烦躁不安、反应迟钝等。若发生门静脉炎可出现寒战、高热及轻度黄疸。

2. 体征

（1）右下腹压痛：是急性阑尾炎最常见的重要体征。发病早期腹痛尚未转移至右下腹时，右下腹便出现固定压痛。压痛点可随阑尾位置变化而变化，但始终固定在一个位置，通常位于麦氏点（图4-40-1）。其他常见的压痛部位有Lanz点（左右髂前上棘连线的右、中1/3交点上）、Morris点（右髂前上棘与脐连线和腹直肌外缘交汇点）。压痛程度与病变程度相关。当阑尾炎症波及周围组织时，压痛范围亦相应扩大，但仍以阑尾所在部位的压痛最为明显。

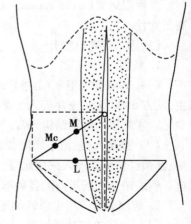

（2）腹膜刺激征：压痛、反跳痛（rebound tenderness）及腹肌紧张，这是壁腹膜受炎症刺激出现的防御性反应，提示阑尾炎症加重，出现化脓、坏疽或穿孔等病理改变。但老人、小儿、孕妇、肥胖和虚弱者或盲肠后位阑尾炎时，腹膜刺激征不明显。

（3）右下腹包块：阑尾炎性肿块或阑尾周围脓肿形成时，右下腹可扪及压痛性包块，边界不清，位置固定。

（4）特殊体征：①结肠充气试验（rovsing sign）。病人仰卧位，检查者一手压迫右下腹降结肠部，另一手按压近端结肠，结肠内气体可传至盲肠和阑尾，引起右下腹疼痛者为试验结果阳性。②腰大肌试验（psoas sign）。病人左侧卧位，右大腿向后过伸，引起右下腹疼痛

图4-40-1　阑尾炎的压痛点

者为阳性,常提示阑尾位于腰大肌前方,为盲肠后位或腹膜后位。③闭孔内肌试验(obturator sign)。病人仰卧位,右髋和右膝均屈曲90°,然后被动向内旋转,引起右下腹疼痛者为阳性,提示阑尾靠近闭孔内肌。④直肠指检。盆腔位阑尾炎常在直肠右前方有触痛。如阑尾穿孔,炎症波及盆腔时直肠前壁有广泛触痛;触及肿块提示盆腔脓肿形成。

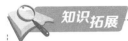

### 知识拓展

#### 特殊类型急性阑尾炎

1. 新生儿急性阑尾炎　较少见。早期可仅有厌食、恶心、呕吐、腹泻及脱水等症状,无明显发热。由于新生儿不能提供病史,早期诊断困难,穿孔率和死亡率均高,腹胀和右下腹压痛是重要体征,应早期手术治疗。

2. 小儿急性阑尾炎　儿童常见急腹症之一。因大网膜发育不全,难以通过大网膜移动包裹阑尾局限炎症。其临床特点有:①病情重发展快,早期即可出现高热、呕吐等症状。②右下腹体征不明显,但有局部压痛和肌紧张。③穿孔及并发症发生率高,应尽早手术。

3. 妊娠期急性阑尾炎　较常见,中期妊娠发病率略高。其临床特点有:①因妊娠期盲肠和阑尾被增大的子宫推挤向右上腹移位,压痛点上移。②因腹壁被抬高,压痛、肌紧张和反跳痛均不明显。③大网膜不易包裹。④腹膜炎不易被局限,易在上腹部扩散。⑤炎症刺激子宫,易引起流产或早产。宜外科和妇产科医师合作,对不同妊娠期病人进行评估,早期手术。

4. 老年人急性阑尾炎　老年人对疼痛感觉迟钝,腹肌薄弱,防御功能减退。其临床特点有:①症状、体征不典型,体温和血常规改变不明显。②临床表现轻,病理改变重。③阑尾壁萎缩变薄,淋巴滤泡退化消失,阑尾腔变细,且多伴有动脉硬化等,易导致阑尾缺血坏死或穿孔。④大网膜萎缩,穿孔后炎症不易局限,常发生弥漫性腹膜炎。⑤常伴发心血管疾病、糖尿病等,使病情复杂严重。一旦确诊,应及时手术。

5. AIDS/HIV感染病人的急性阑尾炎　常因免疫功能缺陷或异常,症状、体征不典型,血常规改变不明显,易被误诊。确诊后应早期手术否则易穿孔,不应将其视为手术禁忌。

（三）心理-社会支持状况

评估病人情绪,对疾病的认识及可能带来的危险;了解亲属对病人患病后的关心程度及家庭经济情况等。

（四）辅助检查

1. 实验室检查　大多数急性阑尾炎病人血常规检查有白细胞计数和中性粒细胞比例增高。白细胞计数可高达$(10\sim20)\times10^9/L$,可发生核左移现象。部分单纯性阑尾炎或老年病人可无明显升高。

2. 影像学检查　腹部X线检查、超声检查、CT检查等可发现肿大的阑尾或脓肿及其与邻近组织的关系。

3. 其他检查　阑尾穿孔时,腹腔穿刺可抽得脓性液体。

（五）治疗原则与主要措施

绝大多数阑尾炎一经确诊,应早期进行手术治疗。对诊断不甚明确、症状较轻者,或病程已超过72小时、炎性肿块或阑尾周围脓肿已经形成等有手术禁忌者,可采用非手术治疗,治疗措施主要为使用有效的抗生素和补液治疗等。

手术治疗可根据不同的病理类型选择不同手术。急性单纯性阑尾炎行阑尾切除术。急性化脓性或坏疽性阑尾炎行阑尾切除术,如腹腔已有脓液,则应仔细清除。穿孔性阑尾炎,行阑尾切除术,清除腹腔脓液或冲洗腹腔后,根据情况放置引流管。阑尾周围脓肿,如尚未破溃穿孔时按急性化脓性阑尾炎处理;若已形成阑尾周围脓肿且病情稳定者,应用抗生素治疗或同时联合中药治疗,促进脓肿吸收消退,也可在超声引导下置管引流或穿刺抽脓;如脓肿无局限趋势,可行超声检查确定切口后行切开引流术,如阑尾显露方便应切除阑尾,否则待3个月后再行阑尾切除术。

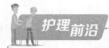

**腹腔镜阑尾切除术（laparoscopic appendectomy）**

腹腔镜自1987年发明并应用于胆囊切除术以来,目前不仅可以用于阑尾切除术,对于阑尾炎诊断不肯定者,也可帮助进行诊断。但对曾行下腹部手术、局部有粘连者并不适用。行腹腔镜阑尾切除术的病人除了减少创伤和疼痛外,炎性的阑尾可自套管中取出,完全不触及伤口,降低了伤口感染概率,缩短了术后康复时间。

图片:腹腔镜化脓性阑尾切除术

视频:腹腔镜阑尾切除术

视频:开放式阑尾切除术

【常见护理诊断/问题】

1. 急性疼痛　与阑尾炎症刺激壁腹膜、手术创伤有关。

2. 体温过高　与阑尾炎症、腹腔感染毒素吸收有关。

3. 焦虑　与起病急、担心手术等有关。

4. 潜在并发症:急性腹膜炎、出血、切口感染等。

【护理目标】

1. 疼痛减轻或缓解。

2. 体温下降或恢复正常,舒适感增加。

3. 焦虑减轻,情绪平稳,配合治疗和护理。

4. 未发生急性腹膜炎、出血、切口感染等并发症。

【护理措施】

1. 一般护理及术前护理

（1）一般护理:非手术治疗期间,病人须禁食,必要时胃肠减压,同时给予肠外营养;取半坐卧位;遵医嘱补液、维持水电解质平衡,应用抗生素控制感染。禁用镇静剂,如吗啡等,以免掩盖病情。禁服泻药及灌肠,防止肠蠕动加快、肠内压增高,导致阑尾穿孔或炎症扩散。

（2）病情观察:观察病人的生命体征、腹部症状和体征,尤其注意腹痛的变化。如体温升高,脉搏、呼吸加快,提示炎症较重或已有扩散;如腹痛加剧,出现腹膜刺激征,则提示病情加重。在非手术治疗期间,出现右下腹疼痛加剧,发热,白细胞计数和中性粒细胞比例增高,应做好急诊手术的准备。

（3）并发症护理

1）腹腔脓肿:阑尾炎未经及时治疗的后果。以在阑尾周围形成的阑尾周围脓肿最为常见,也可在腹腔其他部位形成脓肿,常见部位有盆腔、膈下或肠间隙等处。临床表现有麻痹性肠梗阻所致腹胀、压痛性肿块,也可出现直肠、膀胱刺激症状和全身感染中毒症状等。可在超声引导下穿刺抽脓、冲洗或置管引流,必要时做好急诊手术的准备。

2）内、外瘘形成:阑尾周围脓肿如未及时引流,少数病例可向小肠或大肠内穿破,亦可向膀胱、阴道或腹壁穿破,形成各种内瘘或外瘘,此时脓液可经瘘管排出。

3）门静脉炎:急性阑尾炎时,细菌栓子脱落进入阑尾静脉中,可沿肠系膜上静脉至门静脉,导致化脓性门静脉炎。临床表现为寒战、高热、肝大、剑突下压痛、轻度黄疸等。虽少见,如病情加重会发生感染性休克和脓毒症,治疗延误可发展为细菌性肝脓肿。应做好急诊手术的准备,并遵医嘱使用大剂量抗生素。

（4）术前准备:做好血、尿、便常规检查,出凝血时间及肝、肾、心、肺功能等检查,清洁皮肤,遵医嘱行手术区备皮。

笔记

2. 术后护理

（1）休息与活动：腹腔炎性渗出物较多者,待术后血压、脉搏平稳后可改为半坐卧位,利于引流（腹腔置引流管）及渗液积聚到盆腔,减轻中毒症状。膈肌下降,利于改善呼吸和循环。术后 24 小时鼓励病人在床上翻身、活动肢体,鼓励早期下床活动,防止肠粘连。

（2）饮食护理：病人手术当日禁食,待 1~2 天肠蠕动恢复、肛门排气后,可进食少量流质饮食,若进食后无不适,可改为半流质,逐步过渡到易消化的普食。少数病情重的坏疽、穿孔性阑尾炎,术后进食时间适当延后。

（3）遵医嘱术后应用有效抗生素,防治并发症。

（4）切口和引流管的护理：保持切口敷料清洁、干燥,及时更换渗血、渗液污染的敷料;观察切口愈合情况,及时发现出血及切口感染的征象。对于腹腔引流的病人,应注意保持引流管通畅,经常从近端至远端方向挤压引流管,防止因血块或脓液而堵塞;妥善固定引流管,防止扭曲、折叠、受压;观察并记录引流液的量、颜色、性状等。当引流液量逐渐减少、颜色逐渐变淡至浆液性,病人体温及血常规正常时,可考虑拔管。

（5）术后并发症的预防和护理

1）切口感染：是阑尾术后最常见的并发症。多见于化脓或穿孔性阑尾炎,表现为术后 3~5 天体温升高,切口胀痛或跳痛,红肿、压痛,形成脓肿时局部出现波动感,可拆除缝线引流,排出脓液,定期换药。

2）粘连性肠梗阻：阑尾切除术后的常见并发症,多与局部炎性渗出、手术损伤、切口异物和术后长期卧床等因素有关。应鼓励病人术后早期下床活动。不完全性肠梗阻行胃肠减压。完全性肠梗阻,应协助医生行术前准备。

3）出血：多因阑尾系膜的结扎线松脱,从而引起系膜血管出血。主要表现为腹痛、腹胀和失血性休克等。一旦发生,应立即遵医嘱输血、补液,并做好紧急手术止血的准备。

4）阑尾残株炎：阑尾切除时若残端保留超过 1cm,术后残株易复发炎症,症状表现同阑尾炎,症状重者需再次手术切除阑尾残端。

5）肠瘘、粪瘘：较少见,原因多样,多因残端结扎线脱落,盲肠原有结核、癌肿等病变,或术中因盲肠组织水肿脆弱而损伤所致。

3. 心理护理　病人因疼痛不适等产生焦虑、抑郁等情绪,也可能产生对疾病的担心或对手术的担心、恐惧等情绪,需要护理人员细心观察、给予相关知识的讲解,缓解病人的紧张、焦虑情绪,以更好地配合治疗和护理。

4. 健康指导

（1）非手术治疗的病人：应向其解释禁食的目的和重要性,教会病人自我观察腹部症状和体征变化的方法。

（2）手术治疗的病人：向病人介绍术后早期离床活动的意义,鼓励病人尽早下床活动,以促进肠蠕动恢复,防止术后肠粘连。

（3）出院指导：阑尾周围脓肿未切除阑尾病人 3 个月后来医院行手术治疗。

【护理评价】

经过治疗和护理,评价病人是否达到：①疼痛减轻或缓解。②体温恢复正常,舒适感增加。③焦虑减轻或消失,能积极配合治疗和护理。④无并发症出现或并发症能够被及时发现和处理。

（杨京儒）

**思考题**

张先生,23 岁。上腹部疼痛,伴恶心、呕吐 6 小时,现右下腹有压痛。血常规：白细胞计数 $12 \times 10^9/L$,中性粒细胞 0.85。

请思考：

（1）该病人可能的医疗诊断，并说出诊断要点。

（2）该病人的一般护理及术前护理要点有哪些？

思路解析

扫一扫、测一测

# 第四十一章 急性肠梗阻病人的护理

 **学习目标**

1. 掌握肠梗阻的概念、急性肠梗阻病人的身心状况、护理要点。
2. 熟悉急性肠梗阻的治疗原则。
3. 了解肠梗阻的病因及发病机制。
4. 正确运用所学知识评估病人、提出护理问题、制订并实施护理措施和健康指导。
5. 具有良好的人文关怀精神和协作精神,体现慎独和精益求精的品德。

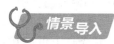 **情景导入**

王女士,48 岁。诊断为肠梗阻,入院后行保守治疗,安置胃肠减压管,医嘱给予静脉输液。病人仍然主诉腹痛。

请问:

1. 作为护理人员,应该观察哪些病情?
2. 哪项护理措施最重要?

肠梗阻(intestinal obstruction)是指肠内容物不能正常运行或顺利通过肠道,是常见的外科急腹症之一。

【病因与发病机制】

1. 病因

(1) 按梗阻的原因可分为

1) 机械性肠梗阻(mechanical intestinal obstruction):在临床上最常见,由于各种机械因素导致的肠腔狭窄或闭塞、肠内容物通过障碍。主要原因包括:①肠腔内堵塞。如结石、粪块、寄生虫、异物等。②肠管外受压。如肠粘连(图 4-41-1)、肠扭转、嵌顿性疝或受肿瘤压迫等。③肠壁病变。如肠肿瘤、肠套叠、先天性肠道闭锁等。

2) 动力性肠梗阻(dynamic intestinal obstruction):无器质性肠腔狭窄,主要由于神经反射或毒素刺激所引起肠壁肌层功能紊乱,肠蠕动消失或肠管痉挛所致肠内容物不能运行。又可分为:①麻痹性肠梗阻(paralytic ileus)。亦称无动力性肠麻痹。常见于急性弥漫性腹膜炎、低钾血症及某些腹部手术后。②痉挛性肠梗阻(spastic ileus)。较少见,可继发于尿毒症、慢性铅中毒和肠功能紊乱等。

3) 血运性肠梗阻(vascular intestinal obstruction):肠管无机械性阻塞,由于肠管局部血液循环障碍

图片:肠套叠

图片:肠套叠致肠梗阻

图片:蛔虫性肠梗阻

笔记

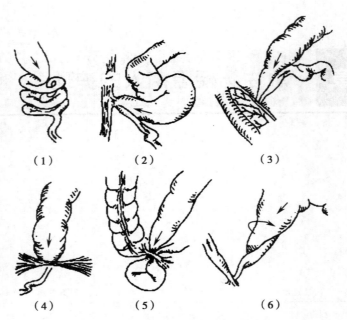

（1）　　　　　　（2）　　　　　　（3）

（4）　　　　　　（5）　　　　　　（6）

图 4-41-1　各种类型的粘连性肠梗阻

致肠功能受损,肠内容物通过障碍。见于肠系膜血管血栓或栓塞,较少见。

（2）按肠壁血供有无障碍可分为

1）单纯性肠梗阻:仅有肠腔阻塞而无肠壁血供障碍。

2）绞窄性肠梗阻(strangulated intestinal obstruction):肠梗阻时同时伴有肠壁血供障碍。

（3）其他肠梗阻:根据梗阻部位还可以分为高位(如空肠上段)和低位肠梗阻(如回肠末段和结肠);根据梗阻的程度可分为完全性和不完全性肠梗阻;根据梗阻发展的快慢分为急性和慢性肠梗阻。当发生肠扭转、结肠肿瘤等时,病变肠袢两端完全阻塞,称为闭袢性肠梗阻。

上述肠梗阻的类型并不是固定不变的,随着病情的发展,某些类型的肠梗阻在一定条件下可以互相转换。

2. 发病机制　肠梗阻病理生理改变的严重程度视梗阻部位的高低、梗阻时间的长短以及肠壁有无血液供应障碍而不同。

（1）肠管的局部变化:单纯性机械性肠梗阻早期,梗阻以上的肠管蠕动增强以克服障碍,使肠内容物通过。肠腔内因积液积气扩张、膨胀;梗阻以下的肠管则瘪陷、空虚或仅存少量粪便。急性完全性肠梗阻时,肠管膨胀,肠壁变薄,肠腔内压力升高,可使肠壁血供障碍,最初为静脉回流受阻,肠壁充血、水肿、增厚、呈暗红色;毛细血管通透性增加,有渗出液渗入肠腔和腹腔;继之出现动脉血供受阻,最终缺血坏死而破溃、穿孔。慢性不完全性肠梗阻局部改变主要是由于长期肠蠕动增强,梗阻近端肠壁代偿性肥厚和肠腔膨胀,远端肠管则变细、肠壁变薄。痉挛性肠梗阻多为暂时性,肠管多无明显病理改变。

（2）全身变化

1）水、电解质、酸碱平衡失调:小肠梗阻时,可在短时间内丧失大量的液体,引起严重的水、电解质、酸碱平衡失调。高位肠梗阻时早期频繁呕吐,更易出现脱水,同时丢失大量胃酸和氯离子,故容易发生代谢性碱中毒。低位肠梗阻丢失大量的碱性消化液,加之组织灌注不良、酸性代谢产物增加、尿量减少等极易引起严重的代谢性酸中毒。

2）感染和中毒:以低位性肠梗阻表现显著。梗阻以上的肠腔内细菌繁殖并产生大量毒素以及肠壁血供障碍导致其通透性增加,易引起腹腔感染,并经腹膜吸收引起全身性感染或中毒。

3）休克和多器官功能障碍:体液的大量丧失、血容量减少、电解质紊乱、酸碱平衡失调以及细菌大量繁殖、毒素的释放等均可引起休克,可引起严重的低血容量性休克和中毒性休克。肠腔内大量积气、积液引起腹内压升高,膈肌上抬,影响肺的通气或换气功能;同时腹内压增高阻碍了下腔静脉回流,从而导致呼吸、循环功能障碍或衰竭。

【护理评估】

（一）健康史

了解病人的年龄,有无饮食不洁、驱虫不当、饱餐后剧烈活动、便秘等诱因,以往有无腹部手术、损伤或腹膜炎病史。

（二）身体状况

不同类型肠梗阻的临床表现有其自身的特点,但腹痛、腹胀、呕吐、停止排便排气是其共同症状。

1. 症状

（1）腹痛:单纯性机械性肠梗阻病人表现为阵发性腹部绞痛,是由梗阻部位以上的肠管强烈蠕动所引起。绞窄性肠梗阻表现为持续性阵发性加剧的腹痛。麻痹性肠梗阻时表现为持续性胀痛或不适。肠扭转所致闭袢性肠梗阻多表现为突发腹部持续性绞痛并阵发性加剧。而肠蛔虫堵塞多为不完全性肠梗阻,以阵发性脐周疼痛为主。

（2）呕吐:梗阻早期为反射性呕吐,吐出物多为胃内容物。呕吐与梗阻部位、类型有关。高位肠梗阻呕吐发生早且频繁,呕吐物主要为胃及十二指肠内容物;低位肠梗阻呕吐出现晚而少,呕吐物初期为胃内容物,后期可呈粪样;结肠梗阻时,早期可无呕吐,以腹胀为主,晚期才出现呕吐;麻痹性肠梗阻呕吐呈溢出性;绞窄性肠梗阻时呕吐物呈棕褐色样或血性。

（3）腹胀:发生时间较腹痛、呕吐晚,其程度与梗阻部位有关。高位肠梗阻由于呕吐频繁多无明显腹胀;低位肠梗阻及麻痹性肠梗阻常有显著的全腹膨胀;肠扭转等闭袢性肠梗阻,腹部隆起不对称。

（4）停止排便排气:见于急性完全性肠梗阻。但梗阻初期、高位梗阻、不全性梗阻可有肛门排便排气。某些绞窄性肠梗阻如肠套叠、肠系膜血管栓塞或血栓形成,可见血性黏液样便。

（5）全身症状:单纯性肠梗阻病人一般无明显的全身症状,严重者可有脱水、低血钾等症状。绞窄性肠梗阻病人早期即有虚脱,很快出现休克。伴有腹腔感染者,腹痛持续并扩散至全腹,同时有畏寒、发热、白细胞计数增高等感染和毒血症表现。

2. 体征　单纯性机械性肠梗阻可见腹胀、肠型和蠕动波,肠扭转时腹胀多不对称。单纯性肠梗阻可有轻度压痛,但无腹膜刺激征。绞窄性肠梗阻者可有固定压痛和腹膜刺激征,可扪及痛性包块。肠套叠时可扪及腊肠样肿块。绞窄性肠梗阻腹腔内有渗液,移动性浊音阳性。机械性肠梗阻时肠鸣音亢进,有气过水音或金属音。麻痹性肠梗阻或绞窄性肠梗阻后期并发腹膜炎时,肠鸣音减弱或消失。

3. 常见肠梗阻的特点

（1）粘连性肠梗阻:系肠粘连或肠管被腹膜腔粘连带压迫所致的肠梗阻,为最常见的机械性肠梗阻。常有腹腔手术、创伤、感染等病史,多有肠功能紊乱诱因,多为单纯性和不完全性肠梗阻。一般发生在小肠,结肠梗阻者少见。

图片:肠型

（2）肠扭转:指一段肠管沿其系膜长轴旋转而造成的闭袢性肠梗阻,因有肠管的梗阻,同时有肠系膜血液循环受阻,是肠梗阻中病情凶险、发展迅速的一类,属绞窄性肠梗阻。最常发生于小肠,其次为乙状结肠。

1）小肠扭转:多见于男性青壮年,常在饱餐后立即进行剧烈活动而突然发病。表现为突然发作脐周剧烈绞痛,常为持续性疼痛、阵发性加剧。腹痛可放射到腰背部,呕吐频繁,腹胀以某一部位特别明显,病人早期即可发生休克。腹部检查可扪及压痛的扩张肠袢,肠鸣音减弱,可闻及气过水声。X线有时可见空肠和回肠换位,或排列形成多种形态的小跨度蜷曲肠袢等特有的征象。

2）乙状结肠扭转:多见于老年人,既往有便秘史。表现为腹部持续胀痛,腹胀显著,可见肠形,呕吐不明显。腹部压痛及肌紧张不明显。X线显示马蹄状巨大的双腔充气肠袢(图4-41-2)。钡剂灌肠X线检查在扭转部位钡剂受

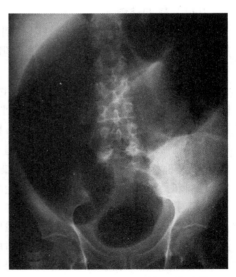

图4-41-2　乙状结肠扭转X线平片

图片：CT 上的"鸟嘴"征

阻,钡影尖端呈"鸟嘴"形。

（3）肠套叠:指一段肠管及其系膜套入相邻肠腔内而引起的肠梗阻。多见于 2 岁以内的儿童,以回结肠型(回肠末端套入结肠)最多见(图 4-41-3),成人多继发于肠管肿瘤。肠套叠的三大典型症状是腹痛、血便和腹部肿块。常为突然发作剧烈的阵发性腹痛,伴有呕吐和果酱样血便,腹部可触及腊肠形、表面光滑、稍可活动、有压痛的肿块。X 线空气或钡剂灌肠检查,可见"杯口状"阴影。

（4）肠腔堵塞:由于蛔虫或粪石引起肠腔堵塞,多为单纯性不完全性肠梗阻。蛔虫致肠腔堵塞多见于儿童,驱虫不当常为诱因;粪石堵塞者多有便秘病史。表现为脐周阵发性绞痛和呕吐,腹胀不明显,腹部可扪及变形、变位的条索状团块;B 超与 X 线检查见肠腔内有虫团。

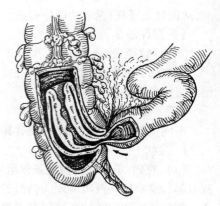

图 4-41-3　回结肠套叠

知识拓展

### 术后拔出胃管最佳时机的选择

留置胃管进行持续胃肠减压是肠梗阻和胃肠道手术后的重要治疗措施。传统方法采用观测每天胃液量变化,并结合肠鸣音及肛门排气情况来判断拔除胃管的时机。但拔管后仍有腹胀、恶心、呕吐等症状而再次插管,给病人带来痛苦,并增加费用。肠梗阻和胃肠道手术的病人,由于肠道吸收能力下降和胃肠动力学障碍,导致肠液、十二指肠液大量反流入胃,因此检测胃液中胆汁反流情况可获得阳性结果。当肠梗阻因素去除,梗阻缓解后,肠道重吸收能力、胃排空能力及十二指肠蠕动功能逐渐恢复,反流入胃的胆红素也逐渐减少,当胃肠恢复到正常状态后,检测胃液中的胆红素就会获得阴性结果,从而提示肠梗阻已完全缓解或胃肠手术后胃肠功能已恢复,可拔除胃管。因此,检测肠梗阻和胃肠手术病人胃液中胆红素水平,可以更确切地了解胃肠道通畅程度和功能恢复状况。由于胃液中胆红素水平受胃管放置的位置和手术方式的影响,因此在实际操作中应结合病人的病情进行分析,确定拔管最佳时机。

（三）心理-社会支持状况

病人对肠梗阻引起的腹痛、腹胀、呕吐等症状,或对诊断过程中所需的各种检查产生烦躁不安、焦虑及恐惧等情绪。了解亲属对病人患病后的关心程度及家庭经济情况等。

（四）辅助检查

1. 实验室检查　单纯性肠梗阻后期,血常规白细胞计数增加;血液浓缩后,红细胞计数增加、血细胞比容增加、尿比重增高。绞窄性肠梗阻早期即有白细胞计数增加。水电解质紊乱时可伴有血清 $K^+$、$Na^+$、$Cl^-$ 等改变。

2. 影像学检查　一般在肠梗阻发生 4~6 小时,腹部 X 线可见胀气肠袢及多个气液平面;空肠梗阻可见"鱼肋骨刺"状的环形黏膜纹。回肠扩张的肠袢多,可见阶梯状的液平面。绞窄性肠梗阻时可见孤立、胀大的肠袢。麻痹性肠梗阻时,胃泡影增大,小肠、结肠全部胀气。怀疑肠套叠、乙状结肠扭转或结肠肿瘤时,可行钡剂灌肠或 CT 检查,以明确梗阻的部位和性质。

3. 其他检查　直肠指检若见指套染血,应考虑绞窄性肠梗阻;若触及肿块,可能为直肠肿瘤等。腹腔穿刺时绞窄性肠梗阻时可抽出血性液。

（五）治疗原则与主要措施

肠梗阻的治疗原则是纠正因肠梗阻所引起的生理紊乱和解除梗阻;治疗方法的选择要根据肠梗阻的原因、性质、部位以及全身情况和病情严重程度而定。

1. 一般治疗　适用于单纯性粘连性肠梗阻、麻痹性或痉挛性肠梗阻、蛔虫或粪块堵塞引起的肠梗阻,可通过胃肠减压、补液等措施使肠管得到休息,症状缓解。

2. 手术治疗　适用于绞窄性肠梗阻,肿瘤、先天性肠道畸形引起的肠梗阻,以及经非手术治疗无效的肠梗阻病人。原则是在最短时间内,以最简单的方法解除梗阻或恢复肠腔的通畅。方法包括粘连松解术、肠短路吻合术、肠扭转复位术和肠造口术等。肠管坏死时须行肠切除术。

【常见护理诊断/问题】

1. 急性疼痛　与肠管痉挛或肠壁缺血有关。

2. 体液不足　与呕吐、腹腔及肠腔积液、胃肠减压等有关。

3. 体温过高　与感染毒素吸收有关。

4. 潜在并发症:肠坏死穿孔、腹腔感染、肠瘘。

【护理目标】

1. 疼痛减轻。

2. 能维持水、电解质平衡,未发生酸碱失衡。

3. 体温恢复至正常水平。

4. 未发生肠坏死穿孔、腹腔感染、肠瘘等并发症。

【护理措施】

1. 一般护理及术前护理

(1) 胃肠减压:胃肠减压是治疗肠梗阻的重要措施之一。有效的胃肠减压对单纯性肠梗阻和麻痹性肠梗阻可达到解除梗阻的目的。通过持续胃肠减压,吸出胃肠道内的积气积液,减轻腹胀、减少肠腔内的细菌和毒素,改善肠壁的血液循环,从而有利于改善局部和全身情况。胃肠减压期间应注意观察和记录引流液的颜色、性状和量,如发现有血性液体,应考虑有绞窄性肠梗阻的可能。肠梗阻病人应禁食,同时做好口腔护理。

(2) 纠正水、电解质紊乱和酸碱失衡:输液所需的种类和量应根据呕吐情况、胃肠减压量、缺水体征、尿量、血清钠、钾、氯和血气分析结果而定。准确记录输入的液体量,同时记录胃肠引流管的引流量、呕吐及排泄的量、尿量,并估计出汗及呼吸的排出量等,为临床治疗提供依据。

(3) 严密观察病情变化:定时测量记录体温、脉搏、呼吸、血压,严密观察腹痛、腹胀、呕吐及腹部体征情况。如出现下列情况之一时,应考虑有绞窄性肠梗阻的可能:①腹痛发作急骤,初起即为持续性剧烈疼痛,或在阵发性加重之间仍有持续性剧烈疼痛,肠鸣音可不亢进,呕吐出现早、剧烈而频繁。②病情发展迅速,早期出现休克,抗休克治疗后改善不显著。③有明显腹膜刺激征,体温升高,脉率增快,白细胞计数增高。④腹胀不对称,腹部有局部隆起或触及有压痛的肿块。⑤呕吐物、胃肠减压抽出液、肛门排出物为血性,或腹腔穿刺抽出血性液体。⑥经积极非手术治疗而症状、体征无明显改善。⑦腹部 X 线检查结果符合绞窄性肠梗阻的特点。此类病人病情危重,多处于休克状态,一旦发生需紧急做好术前准备,为抢救病人争取时间。

(4) 防治感染和毒血症:应用抗生素可防治细菌感染,减少毒素产生。

(5) 体位:卧床休息,待生命体征平稳后可取半坐卧位,使膈肌下降,有利于改善呼吸和循环功能。

(6) 对症护理

1) 缓解疼痛:通常不使用止痛剂,以避免影响病情观察。在确定无肠绞窄或肠麻痹后,可应用阿托品类抗胆碱药物,以解除胃肠道平滑肌痉挛,缓解病人腹痛。

2) 呕吐的护理:病人呕吐时应取坐位或将头偏向一侧,及时清除口腔内呕吐物,以防误吸发生吸入性肺炎或窒息;观察记录呕吐物的颜色、性状和量。呕吐后及时漱口,保持口腔清洁。

3) 缓解腹胀:除行胃肠减压外,可热敷或按摩腹部,针灸双侧足三里穴;如无绞窄性肠梗阻,也可从胃管注入液状石蜡,每次 20~30ml,可促进肠蠕动。

2. 术后护理

(1) 体位与活动:根据麻醉要求,安置病人适当体位,麻醉苏醒、血压平稳后取半坐卧位。鼓励病人早期下床活动,如病情稳定,术后 24 小时即可开始下床活动,促进肠蠕动以减少肠粘连的发生。

(2) 饮食护理:术后禁食,禁食期间应给予补液。肠蠕动恢复并有排气后,可开始进少量流质饮食,无不适,逐步过渡至半流质饮食;肠管切除术行肠吻合术者进食时间应适当推迟。

（3）胃肠减压和腹腔引流管的护理：胃肠减压期间应妥善固定胃管,保持胃肠通畅和减压装置有效。如有腹腔引流时,应观察记录引流液颜色、性状及量。

（4）观察病情变化：术后定时观察生命体征变化,准确记录24小时出入液量。观察有无腹痛、腹胀、呕吐及排气等变化,发现异常及时报告。

（5）术后并发症的观察：绞窄性肠梗阻术后,如出现腹部胀痛、持续发热、白细胞计数增高、腹部切口处红肿、继而流出较多带有恶臭味液体,应警惕腹腔内感染及肠瘘的可能,积极配合医师处理。观察有无腹腔脓肿的发生。鼓励病人术后在床上翻身、活动肢体,注意保暖,经常拍背、鼓励咳嗽以预防坠积性肺炎。

3. 心理护理　向病人解释肠梗阻发生的原因及有关治疗护理的知识,取得病人配合。消除其不良的心理反应,增强疾病康复的信心。

4. 健康指导　告知病人注意饮食卫生,避免暴饮暴食,避免腹部受凉和饭后剧烈活动;嘱病人出院后进食易消化食物,少食刺激性食物,保持大便通畅;老年便秘者应及时服用缓泻剂。出院后若有腹痛、腹胀、停止排气排便等情况,应及时就诊。

【护理评价】

经过治疗和护理,评价病人是否达到：①疼痛减轻。②能维持水、电解质平衡,未发生酸碱失衡。③体温恢复至正常水平。④无并发症的出现或并发症能够被及时发现和处理。

（杨京儒）

**思考题**

1. 陈女士,60岁。因阵发性腹痛、腹胀、肛门无排气排便4天住院。8年前因十二指肠球部溃疡穿孔手术。查体：T 38.5℃,P 112次/min,BP 100/70mmHg;腹部膨隆、不对称,可见肠型蠕动波,腹部压痛、反跳痛,无腹水征,肝浊音界缩小,肠鸣音亢进,有气过水声及金属音。腹部X线检查示：中下腹处见小肠有数个气液平面,盲肠胀气。诊断：急性低位性完全性机械性肠梗阻。

请思考：

（1）导致该病人肠梗阻的可能病因是什么？

（2）对该病人术前病情观察的重点内容有哪些？

2. 周先生,36岁。因腹痛、腹胀、停止排气、排便2天入院。曾于5年前行胃大部切除术。查体：心肺无异常,腹膨隆,可见肠型,全腹轻度压痛、无反跳痛、肌紧张,叩诊呈鼓音,肠鸣音亢进,偶可闻气过水声。立位腹部平片可见多个液平面。

请思考：

（1）该病人最可能患什么疾病？诊断依据是什么？

（2）治疗原则是什么？

（3）如何对病人进行出院健康指导？

思路解析

扫一扫、测一测

## 学习目标

1. 掌握痔、直肠肛管周围脓肿、肛瘘、肛裂的概念、病人的身心状况、护理要点。
2. 熟悉痔、直肠肛管周围脓肿、肛瘘、肛裂的治疗原则。
3. 了解痔、直肠肛管周围脓肿、肛瘘、肛裂的病因及发病机制。
4. 正确运用所学知识评估病人、提出护理问题、制订并实施护理措施和健康指导。
5. 具有良好的人文关怀精神和协作精神,体现慎独和精益求精的品德。

## 情景导入

王先生,50岁。近来出现排便后肛门疼痛,昨日突然加剧,伴局部有肿物突出2小时而入院就诊。
请问:
1. 为缓解疼痛症状,护士可以采取何种措施?
2. 如何对病人进行健康教育?

直肠肛管疾病是临床常见病、多发病,包括痔、直肠肛管周围脓肿、肛瘘、肛裂等。

痔(hemorrhoid)是直肠末端黏膜下和肛管皮肤下静脉丛淤血、扩张和迂曲所形成的静脉团。在直肠肛管疾病中发生率最高,任何年龄都可发病,随着年龄增长发病率增高。痔可分为内痔、外痔和混合痔。直肠肛管周围脓肿(perianorectal abscess)是直肠肛管周围软组织或其周围间隙发生的急性化脓性感染,并形成脓肿。脓肿破溃或切开引流后常形成肛瘘。肛瘘(anal fistula)是指直肠远端或肛管与肛周皮肤间形成的肉芽肿性管道,由内口、瘘管、外口三部分组成,任何年龄都可发病,多见于男性青壮年。肛裂(anal fissure)是齿状线以下肛管皮肤层裂伤后形成的小溃疡,多见于青中年人。

【病因与发病机制】

1. 痔 病因尚未完全明确,可能与多种因素有关。发病机制目前主要有以下学说。

(1)肛垫下移学说:肛垫是位于肛管黏膜下的一层环状的由静脉(或静脉窦)、平滑肌、弹性组织和结缔组织组成的肛管血管垫,简称肛垫,起闭合肛管、节制排便的作用。正常情况下,肛垫疏松地附着在肛管肌壁上,排便时主要受到向下的压力被推向下,排便后凭借自身的收缩作用缩回到肛管内。若存在经常便秘、妊娠等引起腹内压增高的因素,则肛垫中的纤维间隔逐渐松弛,向远侧移位,弹性回缩减弱,肛垫则充血、下移,从而形成痔。

(2)静脉曲张学说:认为痔的形成与静脉扩张淤血相关。门静脉系统及其分支直肠静脉都无静脉瓣;直肠上下静脉丛管壁薄、位置浅;末端直肠黏膜下组织松弛等因素都容易导致血液淤积和静脉扩张。静脉丛是形成肛垫的主要结构,直肠肛管位于腹腔最下部,引起直肠静脉回流受阻的因素又很多,如长期的站立、便秘、妊娠、前列腺肥大等因素均可致直肠静脉回流受阻、淤血、扩张而形成痔。另外,长期饮酒和进食大量刺激性食物可使局部充血。肛周感染可引起静脉周围炎,使静脉失去弹性而扩张。营养不良可使局部组织萎缩无力。以上因素都可诱发痔的发生。

根据痔所在部位的不同分为内痔(internal hemorrhoid)、外痔(external hemorrhoid)及混合痔(mixed hemorrhoid)。内痔是肥大、移位的肛垫而不是曲张的直肠上静脉终末支。肛垫内正常纤维弹力结构破坏伴有肛垫内静脉的曲张和慢性炎症纤维化,肛垫出现病理性肥大并向远侧移位后形成痔,表面覆盖直肠黏膜。内痔好发部位为截石位3、7、11点。外痔由齿状线下方的直肠下静脉丛形成,表面覆盖肛管皮肤;分为血栓性外痔、结缔组织性外痔(皮赘)、静脉曲张性痔,其中血栓性外痔最常见。混合痔由内痔通过静脉丛和相应部位外痔静脉丛互相吻合并扩张而成。位于齿状线上、下,表面被直肠黏膜和肛管皮肤覆盖。内痔发展到Ⅲ度以上时多形成混合痔(图4-42-1)。

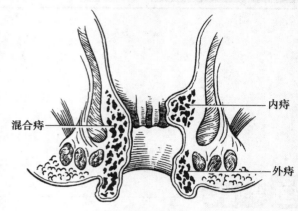

图 4-42-1　痔的分类

图片:直肠肛门周围脓肿

2. 直肠肛管周围脓肿　绝大部分由肛腺感染引起,肛腺开口于肛窦,位于内、外括约肌之间,腹泻、便秘时易引起肛窦炎,感染沿肛腺体的管状分支或联合纵肌纤维向上、下、外三处扩散到周围间隙引起感染,又因直肠肛管周围间隙为疏松的结缔组织,感染极易蔓延、扩散,形成不同部位的脓肿。多数脓肿可穿破皮肤或者切开引流后形成肛瘘。在直肠肛管周围炎症病理过程中,急性期表现为脓肿,慢性期表现为肛瘘。另外,直肠肛管周围脓肿也可继发于肛周皮肤感染、损伤、肛裂、内痔、药物注射、骶尾骨骨髓炎等。克罗恩病、溃疡性结肠炎及血液病病人易并发直肠肛管周围脓肿(图4-42-2)。

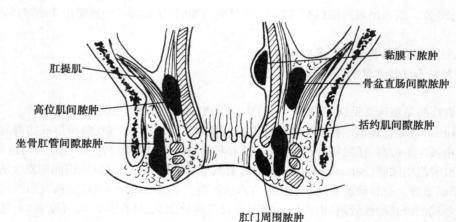

图 4-42-2　直肠肛管周围脓肿的位置

图片:肛瘘分类

3. 肛瘘　绝大部分由直肠肛管脓肿引起,脓肿破溃或切开排脓引流形成外口,位于肛周皮肤。由于外口生长较快,肿块常假性愈合,导致脓肿反复发作破溃或切开,形成多个瘘管和外口,使单纯性肛瘘(一个瘘管)发展为复杂性肛瘘(多个瘘口和瘘管)。按瘘管位置高低,瘘管位于外括约肌深部以上的为高位肛瘘,位于外括约肌深部以下的为低位肛瘘。按瘘管和括约肌的关系,瘘管可分为肛管括约肌间型、经肛管括约肌型、肛管括约肌上型和肛管括约肌外型。

4. 肛裂　病因尚不清楚,可能和多种因素有关(图4-42-3)。长期便秘、粪便干结引起的排便时机械性损伤是大多数肛裂形成的直接原因。肛门外括约肌浅部在肛管后方形成的肛尾骶韧带较坚硬,

笔记

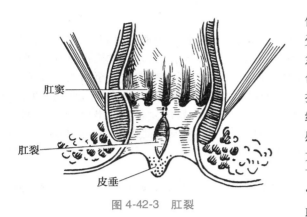

图 4-42-3　肛裂

肛窦

肛裂

皮垂

伸缩性差,此区域供血亦差,而排便时肛管后壁承受的压力最大,因此,肛裂好发于肛管后正中线。急性肛裂大多病程短,裂口新鲜,边缘齐整,底浅、色红并有弹性,未形成瘢痕;而慢性肛裂则因反复损伤与感染,基底深且不整齐,呈灰白色,质硬,边缘纤维化增厚。肛裂常为单发的纵行、梭状溃疡或感染裂口。裂口上端的肛瓣和肛乳头水肿,形成肥大乳头;下端皮肤因炎症水肿,形成的袋状皮垂向下突出于肛门外,形似外痔,称为"前哨痔"。肛裂、"前哨痔"、肛乳头肥大常同时存在,称为肛裂"三联征"。

图片:肛裂

【护理评估】

（一）健康史

询问病人近期有无腹泻、便秘病史,是否出现肛周瘙痒、疼痛等病史。询问病人发病前有无直肠肛管周围脓肿反复发作病史。询问病人工作性质;有无便秘、腹泻,以及肛周慢性感染病史;有无长期饮酒及辛辣饮食嗜好;有无门静脉高压病史。

（二）身体状况

1. 痔

（1）内痔:主要表现是便血及痔脱出。其便血的特点是无痛性间歇性便后出鲜血。若发生血栓、感染及嵌顿时,可伴有肛门剧痛。内痔的分度:①Ⅰ度。便时带血、滴血或喷射状出血,便后出血可自行停止,无痔脱出,肛门镜检查可见齿状线以上直肠柱结节状突出。②Ⅱ度。便血常见,排便时痔脱出,便后可自行回纳。③Ⅲ度。偶有便血,劳累、步行过久、负重、咳嗽或排便时痔脱出,需用手回纳。④Ⅳ度。偶有便血,痔长期脱出于肛门外,无法回纳或回纳后又立即脱出。

（2）外痔:主要表现是肛门不适感,常有黏液分泌物流出,有时伴局部瘙痒。若发生血栓性外痔,疼痛剧烈,咳嗽或排便时加剧,数日后可减轻,肛周可见暗紫色椭圆形肿物,表面皮肤水肿、质硬、压痛明显。

（3）混合痔:兼有内痔及外痔的临床表现。严重时呈环状脱出肛门外,在肛周呈梅花状,称环状痔。痔脱出时若发生嵌顿,可引起充血、水肿甚至坏死。

2. 直肠肛管周围脓肿　按发生部位的深浅分为肛门周围脓肿、坐骨肛管间隙脓肿及骨盆直肠间隙脓肿。

（1）肛门周围脓肿:最常见,脓肿多位于肛门周围皮下,位置浅,一般不大。表现为肛门周围持续性跳痛,随排便、咳嗽时加重,而全身感染中毒症状较轻。初起时肛周皮肤红肿、发硬,痛明显;局限化脓后则有波动感,常自行破溃。

（2）坐骨肛管间隙脓肿（坐骨肛门窝脓肿）:位于肛提肌以下,坐骨与肛管间隙内,此间隙较大,形成的脓肿常较大而深。发病时患侧肛周持续性胀痛,逐渐加重,继之为持续性跳痛,排便、行走时疼痛,可有排尿困难和里急后重,全身感染中毒症状明显,如头痛、寒战、发热、乏力、食欲缺乏、恶心等。早期局部体征不明显,后期出现患侧肛周红肿,局部触诊或肛门指诊患侧有深压痛,局限性隆起,脓肿形成后有波动感,脓肿破溃后形成肛瘘。

（3）骨盆直肠间隙脓肿（骨盆直肠窝脓肿）:较少见,多由肛腺感染或坐骨直肠间隙脓肿向上穿破肛提肌引起;位置较深,间隙较大,引起全身感染症状较重,早期即有明显全身中毒症状;局部症状不明显,可仅有直肠坠胀感、便意不尽,排便不适,常伴有排尿困难。直肠指诊可在直肠壁上触及肿块、压痛和波动感。

3. 肛瘘　病人常有肛周脓肿病史,肛门周围可见一个或数个外口,排出少量脓性、血性或黏液性分泌物,刺激肛周皮肤使其潮湿、瘙痒,甚至发生湿疹。较大较高位的肛瘘,常有粪便或气体从外口排出。当外口阻塞或假性愈合而暂时封闭时,可再次形成脓肿,出现直肠肛管周围脓肿症状;脓肿破溃后脓液流出,则症状缓解。上述症状反复发作是肛瘘的特点。肛周皮肤可见单个或多个乳头状突起的外口,挤压时可有少量脓液或血性分泌物排出,直肠指检在内口处有轻微压痛,若瘘管位置表浅时

331

可触及硬结样内口和条索状瘘管。

4. 肛裂 主要症状为疼痛、便秘和出血。疼痛剧烈,有典型的周期性。排便干时刺激裂口内神经末梢,称为排便时疼痛;出现肛管烧灼样或刀割样疼痛,便后数分钟可缓解,称为间歇期;随后因肛门括约肌收缩痉挛再次出现剧烈疼痛,常持续半小时到数小时,称为括约肌挛缩期。直至括约肌疲劳、松弛后疼痛缓解,但再次排便时又发生疼痛。病人因惧怕疼痛而不愿排便,常引起或加重便秘,便秘又加重肛裂,导致恶性循环。排便时,粪便擦伤溃疡面或撑开肛管撕拉裂口会有少量出血,可见粪便表面带有鲜血或滴血。典型的体征是肛裂的"三联征",若在肛门检查时发现此体征,即可明确诊断。肛裂病人行肛门检查时,常会引起剧烈疼痛,有时需在局麻下进行。

（三）心理-社会支持状况

由于感染部位特殊,部分病人因性别原因不愿与医护人员交流,妨碍病情观察和治疗。因疼痛及有难闻气味而影响了日常交往,病人常烦躁不安、焦虑等。

（四）辅助检查

1. 实验室检查 直肠肛管周围脓肿可出现白细胞计数和中性粒细胞比例增高。

2. 影像学检查 碘油瘘管造影检查可明确瘘管分布。

3. 肛门指检 痔可触及质软肿块,肛周脓肿可触及压痛包块,肛瘘可触及条索状肿块。肛裂病人因疼痛禁忌做直肠指检。肛门检查最常用卧位为膝胸卧位。

（五）治疗原则与主要措施

1. 非手术治疗

（1）痔:治疗方法目前很多,治疗遵循3个原则。①无症状无需治疗。②有症状旨在减轻及消除症状,而非根治。③首选非手术治疗,治疗失败或不宜保守治疗时才考虑手术治疗。非手术治疗主要包括一般治疗、注射疗法、胶圈套扎疗法、多普勒超声引导下痔动脉结扎术。一般治疗的主要措施有饮食调整、温水坐浴、肛管内用药、手法痔块回纳。

（2）直肠肛管周围脓肿:非手术治疗的原则是控制感染,缓解疼痛,促进排便。具体方法有使用抗生素、温水坐浴、局部理疗、口服缓泻剂。

（3）肛瘘:由于无法自愈,必须及时治疗以避免反复发作。非手术治疗可用堵塞法和挂线疗法。挂线疗法指利用橡皮筋或有腐蚀性作用的药线的机械性压迫使被结扎的肌肉组织缺血、坏死,从而缓慢切开肛瘘,可防止肛门失禁。适用于有内外口的低位或高位单纯性肛瘘,或作为复杂性肛瘘切开、切除的辅助治疗。挂线同时还能引流瘘管,排出瘘管内的渗液。

（4）肛裂:处理原则是解除括约肌痉挛、保持排便通畅、促进溃疡愈合。非手术治疗原则是软化大便,保持大便通畅;解除肛门括约肌痉挛,缓解疼痛,中断恶性循环,促进局部创面愈合。具体措施有服用缓泻剂、局部坐浴、扩肛疗法。

2. 手术治疗

（1）痔:手术治疗适用于非手术治疗失败或不适宜非手术治疗的病人,包括痔切除术、吻合器痔上黏膜环切除术、血栓外痔剥除术。

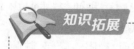

**知识拓展**

### 吻合器痔上黏膜环切术

吻合器痔上黏膜环切术,也称吻合器痔上黏膜环切钉合术(stapled hemorrhoidopexy),主要适用于Ⅲ度、Ⅳ度内痔、非手术疗法治疗失败的Ⅱ度内痔和环状痔,直肠黏膜脱垂也可采用。主要方法是通过专门设计的管状吻合器环行切除距离齿状线2cm以上的直肠黏膜2~4cm,使下移的肛垫上移固定。该术式在临床上通用名称为PPH(procedure for prolapse and hemorrhoids)手术,是近年来Ⅲ~Ⅳ期内痔及环状混合痔的主流手术方法之一,手术创伤小、疼痛少、恢复快、符合肛肠科微创化治疗趋势。需注意的是,PPH术中可能出现出血,术后可能出现出血、疼痛、尿潴留、肛门坠胀及急便感,甚至吻合口狭窄等并发症,故严格掌握适应证、娴熟的手术操作、密切关注术后并发症的发生并及时处理是手术成败的关键。

图片:痔上黏膜环切钉合术

笔记

（2）直肠肛管脓肿：脓肿形成后应早期切开引流,可采取脓肿切开引流并挂线术,使脓肿完全敞开并引流通畅,还可避免形成肛瘘后的二次手术。

（3）肛瘘：处理原则是切开瘘管,敞开创面,促进愈合。手术方式有：①瘘管切开术。将瘘管全部切开,靠肉芽组织生长使切口愈合。适用于低位肛瘘,术后不会出现大便失禁。②肛瘘切除术。将瘘管壁及其周围部分健康组织一起切除,使其逐渐愈合。适用于低位单纯性肛瘘。

（4）肛裂：手术治疗适用于经久不愈和保守治疗无效且症状较重的肛裂。手术方式有：①肛裂切除术,目前已较少使用。②肛管内括约肌切断术,治愈率高,但有导致肛门失禁的可能。

【常见护理诊断/问题】

1. 急性疼痛　与肛裂排便疼痛有关。

2. 舒适度减弱　与肛周分泌物、粪便刺激有关。

3. 体温过高　与肛周感染毒素吸收有关。

4. 潜在并发症：肛门狭窄、出血、感染。

【护理目标】

1. 疼痛减轻或缓解。

2. 舒适感增加。

3. 体温下降或恢复正常。

4. 未发生肛门狭窄、出血、感染等并发症。

【护理措施】

1. 一般护理及术前护理

（1）饮食与活动：少食或禁食辛辣刺激食物,嘱病人多饮水,摄入有助于促进排便的食物,如新鲜蔬菜、水果、蜂蜜等,鼓励病人排便。对于惧怕排便疼痛者,给予缓泻剂。保持心情愉快及规律的生活起居,养成定时排便的习惯。适当增加运动量,促进肠蠕动,忌久坐、久站、久蹲。

（2）体位：病人采取舒适体位,避免局部受压加重疼痛。

（3）温水坐浴：温水坐浴能促进炎症吸收,缓解肛门括约肌痉挛。指导病人用1∶5 000高锰酸钾溶液3 000ml坐浴,温度为40~45℃,每天2~3次,每次20~30分钟。

（4）控制感染：应用抗生素,并根据药物敏感试验结果选择和调整用药。

（5）术前准备：关心、体贴病人,缓解病人紧张情绪。指导病人少渣饮食,术前排空粪便,必要时灌肠。做好会阴部皮肤准备及药敏试验。及时纠正贫血。尽量避免术后3天内排便,有利于切口愈合。

2. 术后护理

（1）饮食护理：术后1~2天应以无渣或少渣流质、半流质饮食为主,如稀饭、烂面条等。

（2）排便护理：痔的手术后3天内尽量避免排便,以利于切口愈合。其余均应保持排便通畅。可口服液状石蜡或其他缓泻剂保持排便通畅,禁忌灌肠,避免用力排便,减少对伤口的刺激。可行温水坐浴,以改善局部血液循环,预防并发症。

（3）观察并发症：出血为直肠肛管疾病最常见的并发症,应注意观察有无出血及伤口渗血,注意观察局部切口敷料、病人的生命体征,必要时拔出压迫止血纱布观察有无出血。观察病人的排尿情况,有无因麻醉及局部手术而影响排尿,如发生尿潴留,可诱导排尿。

（4）对症处理：病人可因填塞纱布而有疼痛,可用止痛剂止痛。肛瘘病人行挂线疗法时,应注意观察挂线有无松动,如已松动需再次绞紧。

（5）预防肛门狭窄：术后注意观察病人有无排便困难及大便变细,因为病人多因术后瘢痕痉挛而致肛门狭窄,要排除肛门狭窄,应定期做扩肛治疗。肛门括约肌松弛者,术后3天可指导病人进行提肛运动。

3. 心理护理　保护病人隐私,安慰、关心病人,向病人及家属解释肛周脓肿的发病原因和不良后果,使病人对疾病有准确的信息,介绍挂线治疗的优点等,从而减轻病人的紧张、焦虑情绪。

4. 健康指导

（1）嘱病人多饮水,多吃新鲜蔬菜、水果,多吃粗粮,少饮酒,少吃辛辣刺激食物。

（2）保持心情愉快及规律的生活起居，养成定时排便习惯。

（3）适当增加运动量，切忌久站、久坐、久蹲。

（4）保持便后局部清洁舒适，必要时用温水坐浴，以预防病情进展及并发症。

【护理评价】

经过治疗和护理，评价病人是否达到：①疼痛减轻或缓解。②舒适感增加。③体温下降或恢复正常。④未发生并发症或并发症被及时发现并有效处理。

（杨京儒）

## 思考题

江先生，40岁。7年前始出现大便带血，鲜红色，量少，覆盖于粪便表面，曾于当地医院就诊，考虑"内痔"并做治疗，具体不详。近一年来，病人觉排便后肛门口有肿物脱出，有时能自行回纳，但有时需用手回纳，并伴不适、肛周皮肤瘙痒等。数日前感肛门肿物增大，无法用手回纳，且疼痛剧烈难忍。肛门检查：肛周皮肤红肿，肛门口见一4cm×5cm×5cm大小痔团脱出，明显充血、水肿，无法回纳，触痛明显。诊断"混合痔并嵌顿"。

请思考：

（1）病人入院后应做哪些处理？

（2）病人经以上处理后症状缓解，若拒绝进一步治疗，护理人员应给予哪些出院指导？

（3）若病人行手术治疗，术后如何控制排便？

思路解析

扫一扫、测一测

# 第四十三章　胆道疾病病人的护理

43章 PPT

## 学习目标

1. 掌握胆道疾病的相关概念、胆道疾病病人的身心状况、护理要点。
2. 熟悉胆道疾病的辅助检查和治疗原则。
3. 了解胆道疾病的病因及发病机制。
4. 正确运用所学知识评估病人、提出护理问题、制订并实施护理措施和健康指导。
5. 具有良好的人文关怀精神和协作精神,体现慎独和精益求精的品德。

## 情景导入

张先生,39 岁。病人晚餐进食油腻食物后突然出现右上腹疼痛,阵发性加剧约 3 小时,并向右肩部放射。同时伴恶心、呕吐,呕吐物为胃内容物及黄色苦味液体。

请问:

1. 作为接诊护士你考虑如何处置病人?
2. 病人存在哪些护理问题?

　　胆石症(cholelithiasis)、胆道感染和胆道蛔虫病是常见的胆道系统疾病。胆石症包括胆囊结石和肝内、外胆管结石。胆道感染包括胆囊炎和不同部位的胆管炎。胆石症与胆道感染互为因果,且常合并存在。我国胆石症约占胆道疾病的 60%,女性较男性多 2~3 倍。胆结石按化学成分分为胆固醇类结石、胆色素类结石和其他结石。随着生活水平的提高、饮食习惯的改变和卫生条件的改善,胆固醇结石的比例已明显高于胆色素结石。胆固醇类结石是胆固醇在结石中的含量超过 70%,分为胆固醇结石和混合性结石。胆色素类结石是胆固醇在结石中的含量低于 40%,分为胆色素钙结石和黑色素结石。其他如以碳酸钙、磷酸钙或棕榈酸钙等为主要成分的结石,较少见。肝外胆管结石多为胆固醇类结石或黑色素结石。肝内胆管结石多数为胆色素钙结石。胆道蛔虫病(biliary ascariasis)是指由于饥饿、胃酸降低、驱虫不当等因素,致使肠道内的蛔虫上行钻入胆道而引起一系列临床症状。

　　【病因与发病机制】

　　1. 病因

　　(1)胆道感染:包括急性胆囊炎、慢性胆囊炎、急性梗阻性化脓性胆管炎等。胆道感染主要由胆汁淤滞或胆道梗阻造成,大肠埃希氏菌产生的 β-葡萄糖醛酸酶和磷脂酶能水解胆汁中的脂质,使可溶性的胆红素水解为非结合胆红素,后者再与钙离子结合为不溶于水的胆红素钙,沉淀后成为胆色素结石。

　　(2)胆道梗阻:胆道梗阻引起胆汁滞留,滞留于胆汁中的胆色素在细菌作用下分解为非结合胆红

图片:结石

图片: Mirizz 综合征

笔记

335

素,形成胆色素结石。胆道结石是导致胆道梗阻最主要的原因,胆道反复感染又可促进胆石形成并进一步加重胆道梗阻。感染与梗阻互为因果,相互促进。

（3）胆道异物:菌落、虫卵、成虫尸体成为结石的核心。胆道手术后的缝线线结或 Oddi 括约肌功能紊乱时,食物残渣随肠内容物反流入胆道也可成为结石形成的核心。

（4）代谢因素:如胆汁中胆固醇浓度明显增高,胆汁酸盐和卵磷脂含量相对减少,不足以转运胆汁中的胆固醇,使胆汁中的胆固醇呈过饱和状态并析出、沉淀、结晶,从而形成结石。

（5）胆囊功能异常:胆囊收缩功能减退,胆囊内胆汁淤滞亦有利于结石形成。胃大部或全胃切除术后、迷走神经干切断术后、长期禁食或完全肠外营养治疗者,可因胆囊收缩减少,胆汁排空延迟而发生结石。

（6）其他:雌激素可促进胆汁中胆固醇过饱和,与胆固醇类结石形成有关。遗传因素亦与胆结石形成有关。

2. 发病机制　胆囊结石是综合性因素作用的结果,主要与胆汁中胆固醇过饱和、胆固醇成核过程异常及胆囊功能异常有关。胆囊结石如不发生梗阻,则无临床症状。饱餐、进食油腻食物后胆囊收缩,或睡眠时体位改变致结石移位并嵌顿于胆囊颈部,胆汁排出受阻,胆囊强烈收缩则发生胆绞痛。结石长时间持续嵌顿和压迫胆囊颈部,或排入并嵌顿于胆总管,可出现胆囊炎、胆管炎或梗阻性黄疸。结石还可引起胰腺炎、胆囊十二指肠瘘或胆囊结肠瘘、胆石性肠梗阻。胆囊穿孔时,可引起弥漫性腹膜炎。结石及炎症长期刺激可诱发胆囊癌。

胆管结石有无临床表现与结石是否引起梗阻有关。当胆道梗阻时,梗阻部位以上胆管扩张、管壁增厚,胆管黏膜充血、水肿,甚至形成溃疡;细菌经胆汁逆行进入血液,引起全身化脓性感染,大量的细菌毒素引起全身炎症反应、多器官功能衰竭。

【护理评估】

（一）健康史

询问病人有无类似发作情况,有无胆道疾病史或手术史,发病前是否进食油腻饮食等。有无胆管结石史、内镜逆行性胰胆管造影术（endoscopic retrograde cholangiopancreatography,ERCP）检查史等。

（二）身体状况

1. 胆囊结石与胆囊炎

（1）症状:胆囊结石指发生在胆囊内的结石,主要为胆固醇结石、混合性结石或黑色素结石,常与急性胆囊炎并存。单纯胆囊结石大多数病人可无症状,称为无症状胆囊结石。典型症状为胆绞痛,只有少数病人出现,表现为上腹或右上腹阵发性疼痛,或持续性疼痛阵发性加剧,疼痛可放射至右肩、肩胛部、背部。常在饱餐、进食油腻食物后或于夜间发作,可伴有恶心、呕吐。多数病人仅在进食油腻食物、工作紧张或疲劳时感觉上腹部或右上腹隐痛,或有胃胀不适、嗳气、呃逆等,常被误诊为"胃病"。胆囊结石长期嵌顿或阻塞胆囊管但未合并感染时,胆囊黏膜吸收胆汁中的胆色素,并分泌黏液性物质,导致胆囊积液,积液呈无色透明,称为白胆汁。如出现寒战、高热,提示病情严重,如胆囊化脓、坏死穿孔或合并急性胆管炎。

（2）体征:右上腹触及肿大的胆囊。若合并感染,右上腹可有明显压痛、反跳痛或肌紧张,提示炎症波及壁腹膜;脓肿形成时,可形成固定压痛的包块;如发生穿孔则出现弥漫性腹膜炎表现。墨菲（Murphy）征阳性:检查者将左手平放于病人右肋部,拇指置于肋弓下缘胆囊区,嘱病人深吸气,病人因疼痛而屏住呼吸,这是深呼吸时随膈肌运动的胆囊被刺激而出现疼痛所致。

知识拓展

**Mirizzi 综合征**

Mirizzi 综合征是一种特殊类型的胆结石（图 4-43-1）引起一系列的临床表现。临床特点是反复发作的胆囊炎及胆管炎,明显的梗阻性黄疸。其解剖因素是胆囊管与肝总管伴行过长或胆囊管与肝总管汇合位置过低,持续嵌顿于胆囊颈部的结石或较大的胆囊管结石压迫肝总管,引起肝总管狭窄;反复的炎症发作可导致胆囊肝总管瘘管,胆囊管消失、结石部分或全部堵塞肝总管。胆道影像学检查可见胆囊增大、肝总管扩张、胆总管正常。

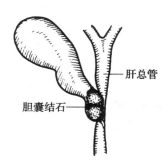

图 4-43-1　Mirizzi 综合征

2. 胆管结石与胆管炎　本病起病急骤,病情进展迅速,可分为肝外、肝内结石。其临床表现取决于结石是否造成梗阻和继发感染的严重程度。

（1）症状:当结石造成胆管梗阻时可出现腹痛或黄疸,如继发感染,可表现为典型的夏柯（Charcot）三联征,即腹痛、寒战高热和黄疸。腹痛发生于右上腹和剑突下,呈阵发性绞痛或持续性疼痛阵发性加重,多在进食油腻饮食或改变体位后出现,向右肩、背部放射,常伴恶心、呕吐。寒战、高热,体温可高达 40℃ 以上,呈弛张热。黄疸是胆管梗阻后胆红素反流入血所致。黄疸的程度与胆管的梗阻程度、部位等有关。如病情进一步发展,在典型的夏柯三联征的基础上又出现休克和中枢神经系统受抑制表现,称之为雷诺（Reynolds）五联征,是急性梗阻性化脓性胆管炎（acute obstructive suppurative cholangitis，AOSC）的典型临床特点,是急性胆管炎的严重阶段,又称急性重症胆管炎,病情发展迅速,如不及时抢救,可在短时间内死亡。

（2）体征:平时无发作时可无阳性体征,或仅有剑突下和右上腹深压痛。如合并胆管炎时,可有局限性腹膜炎征象,主要在右上腹,严重时可出现腹膜刺激征,并有肝区叩痛,胆囊或可触及,有触痛。

3. 胆道蛔虫　"症征不符"是本病的特点,即剧烈的腹痛和较轻的腹部体征不相称。常突发剑突下钻顶样剧烈疼痛,呈阵发性加剧,常向肩部及背部放射。同时病人辗转不安、呻吟不止、大汗淋漓,可伴有恶心、呕吐甚至吐出蛔虫。腹痛可骤然缓解,间歇期可全无症状。疼痛可反复发作,持续时间不一。如合并胆道感染,症状同急性胆管炎,如有黄疸一般较轻。严重者表现同梗阻性化脓性胆管炎。

（三）心理-社会支持状况

胆囊结石、胆囊炎和胆道蛔虫常反复发作,病人难以忍受剧烈疼痛,严重影响工作和生活。胆管结石、胆管炎病情较重,且缺乏有效的治疗手段,部分病人经多次手术仍不能恢复健康,从而对治疗失去信心,常感悲观、失望。

（四）辅助检查

1. 实验室检查　血常规检查白细胞计数、中性粒细胞比例升高。肝功能不同程度损害,血清转氨酶、碱性磷酸酶升高;胆道梗阻时,血清总胆红素、结合胆红素均升高。动脉血气分析可有 $PaO_2$ 下降、氧饱和度降低、pH 降低,提示代谢性酸中毒。

2. 影像学检查

（1）B 超:能够发现胆囊结石及胆总管结石,较大的肝内胆管结石也可发现,安全、简便、经济,是临床首选检查方法。检查前 1 天晚餐进清淡饮食,检查当日禁食、禁饮。

（2）内镜超声（endoscopic ultrasonography，EUS）:检查前 4~6 小时禁食,如有活动性义齿应先取下。检查中取左侧屈膝卧位。检查后禁食 2 小时,待咽部局部麻醉药物作用消失后方可进食。

（3）CT 和 MRI、磁共振胰胆管造影（magnetic resonance cholangiopancreatography，MRCP）检查:具有成像无重叠,对比分辨力高的特点,能清楚显示肝内外胆管扩张和范围,结石的分布,肿瘤的部位、大小,胆管梗阻的情况以及胆囊病变等,CT 和 MRI 检查无损伤、安全、准确,但费用较高。磁共振胰胆管造影（MRCP）可显示整个胆道系统的影像,对胆道阻塞、狭窄等胆道内异常具有极高的特异性和敏感性,为非侵入性检查,但费用较高,与内镜逆行胰胆管造影（endoscopic retrograde cholangiopancreatography,ERCP)联合在诊断良、恶性胆胰疾病中发挥重要作用。

（4）经皮肝穿刺胆管造影(percutaneous transhepatic cholangiography,PTC)：在 X 线或超声监视下，经皮穿入肝内胆管，再将造影剂直接注入胆道而使肝内外胆管迅速显影，可显示肝内外胆管病变部位、范围、程度和性质等。也可通过经皮肝穿刺胆管引流(percutaneous transhepatic cholangiography drainage,PTCD)或放置胆管内支架用做治疗。PTC 为有创操作，可发生胆汁渗漏、出血、脓毒血症等并发症。在评估肝内外胆管时，PTC 已经完全被非侵入性的影像学技术所取代。检查前应查凝血酶原时间、血小板计数；有出血倾向者予以注射维生素 $K_1$，待出血倾向纠正后再行检查。检查前 1 晚口服缓泻剂或灌肠，检查前 4~6 小时禁食；检查开始前做碘过敏试验并排空膀胱；根据病情应用抗生素。检查后护理应为平卧 4~6 小时，卧床休息 24 小时；严密观察生命体征、腹部体征；给予低脂饮食；保持引流管道通畅；应用抗生素及止血药。

（5）内镜逆行胰胆管造影(ERCP)：是在纤维十二指肠镜直视下经十二指肠乳头开口处插至胆管或胰管逆行造影，适用于低位胆管梗阻的诊断。可诱发急性胰腺炎、胆管炎等并发症，诊断性 ERCP 已部分为磁共振胰胆管造影(MRCP)所替代。ERCP 检查前需禁食 6~8 小时，检查开始前口服咽部局麻药，肌内注射或静脉滴注镇静药，联合使用镇痛药。检查后应注意观察生命体征、腹部体征及消化道有无出血症状；禁食，监测血清淀粉酶；根据病情应用抗生素；鼻胆管引流者观察引流液的量、颜色和性状。

3. 胆管造影 胆道手术中可经胆囊管插管、胆总管穿刺或置管行胆道造影。对胆总管下端病变显示优于 B 超检查，术前需做碘过敏试验，禁食、禁饮。行胆总管 T 型管引流或其他胆管置管引流者，拔管前常规行胆道造影。

（五）治疗原则与主要措施

胆囊炎、胆囊结石病人急性发作期可采用保守治疗，即非手术治疗，予以禁食、解痉止痛、应用抗生素、营养支持、纠正水电解质和酸碱平衡紊乱等措施。胆囊炎、胆囊结石病人如病情严重，采用保守治疗无效，宜在发病 48 小时以内实施急诊手术。

胆管炎病人需及时手术，如发展为急性梗阻性化脓性胆管炎，常需急诊手术，有效解除胆道梗阻并置管引流，及时降低胆道压力和减轻感染。胆管结石与胆管炎者在非发作期间可择期进行手术。原则为取尽结石，解除胆道梗阻，去除感染灶，通畅引流胆汁，预防结石复发。

胆道蛔虫的治疗原则为解痉止痛、抗感染治疗、利胆、驱虫。驱虫药物的应用应放于晚上睡前。

胆道疾病的常用手术治疗方法包括腹腔镜胆囊切除术，开腹胆囊切除术，胆囊造口术，胆总管切开取石、引流术，胆肠吻合术等。对于 AOSC 者，可行经皮肝穿刺胆管引流(PTCD)缓解梗阻性黄疸，改善肝功能，为择期手术做好准备。

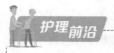

**机器人辅助下腹腔镜技术的应用**

机器人系统被认为是目前微创手术最先进的代表，通过借助计算机技术使得手术的安全性及精准性得到提高，手术操作更加稳定、微创化，是未来外科发展的方向。2003 年 Giulianotti 等报道了机器人辅助下腹腔镜肝切除术，取得了巨大成功。同年 Roreyen 报道了首例机器人辅助下胆道探查术，并取得很好的效果。随后机器人手术系统在肝胆外科逐渐发展，Alkhamesi 等报道机器人辅助下复杂胆道结石的胆管探查，因其精准、灵活的特点，可安全、有效地处理复杂胆道结石，但由于器械昂贵，操作要求高，我国目前应用和相关病例报道均较少。

【常见护理诊断/问题】

1. 急性疼痛 与胆绞痛有关。
2. 体温过高 与腹腔感染毒素吸收有关。
3. 潜在并发症：休克、多器官衰竭。

【护理目标】

1. 疼痛缓解或消失。

2. 体温能恢复至正常水平。

3. 未发生休克、多器官衰竭等并发症。

【护理措施】

1. 一般护理及术前护理

（1）体位：结石梗阻和急性炎症期间应注意卧床休息，根据病情可采取舒适体位，并发腹膜炎者应采取半坐卧位，感染性休克者可采取中凹卧位。

（2）饮食护理：给予低脂、富含维生素、易消化的饮食。有腹胀、呕吐者，应暂禁食，必要时行胃肠减压。禁食期间应静脉补充热量及各种营养素，维持水电解质平衡。做好口腔护理。

（3）病情观察：密切观察病人生命体征、意识状态及腹痛等变化。注意腹痛部位性质、持续时间，是否存在腹膜刺激征。有无黄疸及出现的时间、程度，是否伴有皮肤瘙痒，有无粪便颜色变化等。

（4）控制感染：胆道疾病基本都和胆道感染有关，因此抗感染治疗尤为重要。胆道感染主要致病菌为革兰氏阴性杆菌，以大肠埃希氏菌最为常见，应遵医嘱使用抗生素。

（5）解痉镇痛：先给予解痉剂扩张胆管，使胆汁得以引流而减轻梗阻。对诊断明确的病人，可给予止痛剂。可注射阿托品、山莨菪碱，必要时可用哌替啶。禁止单独使用吗啡止痛，因吗啡会引起 Oddi 括约肌痉挛，妨碍胆汁排出。

（6）术前准备：在采取上述护理措施的同时，积极做好术前准备工作如禁食、胃肠减压、备皮、配血等。对于急性重症胆管病人炎应迅速建立静脉通道，补充血容量，纠正酸碱失衡，急诊手术行胆总管切开减压。

2. 术后护理

（1）体位与活动：麻醉苏醒、血压平稳后给予半坐卧位。术后嘱病人早期下床活动，术后第 1 天可适当坐起，第 2 天可扶着床沿下床适当活动。

（2）饮食护理：术后禁食、持续胃肠减压，待肠蠕动恢复并有排气后，给予清淡流质饮食，3~5 天后给予低脂肪、高蛋白、高维生素易消化食物，禁油腻饮食。

（3）观察病情变化：术后定时观察生命体征、腹痛、黄疸、意识状态、饮食、排便等变化。准确记录各项指标，观察引流液的颜色、性质和量。发现异常及时报告，并积极配合医师进行处理。

（4）防治感染：术后遵医嘱继续给予抗生素治疗，观察病人体温变化，并做好药物疗效及不良反应的观察。

（5）T 型管引流的护理：胆管切开后，常规放置 T 型管。其作用为降低胆管内压力，促进切开胆管愈合；避免胆汁外漏；支撑胆道，防止术后胆管狭窄及引流残余结石（图 4-43-2）。

1）妥善固定：将 T 型管妥善固定于腹壁外，防止翻身、活动、搬动时牵拉造成 T 型管脱出。对躁动不安的病人应有专人守护或适当加以约束，避免将 T 型管拔出。

2）保持引流通畅：引流袋应置于低位，防止胆汁反流引起感染。防止 T 型管扭曲、折叠、受压。引流液中有血凝块、絮状物、泥沙样结石时要定时挤捏，防止管道阻塞。必要时用生理盐水低压冲洗或用 50ml 注射器负压抽吸，操作时注意避免诱发胆管出血。

3）引流管观察：观察并记录引流液的颜色、性状和量。正常成人每天分泌胆汁 800~1 200ml，呈黄绿色、清亮、无沉渣，且有一定黏性。术后 24 小时内引流量300~500ml，常呈淡红色血性或褐色、深绿色，恢复饮食后可增至每天 600~700ml，以后逐渐减少至每天 200ml

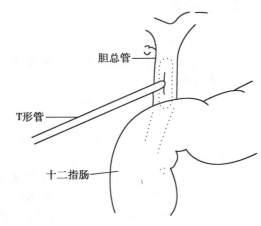

图 4-43-2　T 型引流管

左右。量过少可能因 T 型管阻塞或肝功能衰竭所致;量过多表示胆总管下端有梗阻的可能。如胆汁浑浊应考虑感染或结石未完全控制。若胆汁流出过量,影响病人食欲,术后数日可适当抬高引流管。观察病人的食欲、体温、黄疸及粪便颜色,可判断远端胆管胆汁引流是否通畅。

4)预防感染:长期带管者,应定期更换引流袋,更换时严格无菌操作。平卧时引流管的远端不可高于腋中线,坐位、站立或行走时不可高于引流管出口平面,以防胆汁反流引起感染。引流管口周围皮肤覆盖无菌纱布,以保持局部干燥,防止胆汁浸润皮肤引起红肿、糜烂。行 T 型管造影后,应立即接好引流袋进行引流,以减少造影剂对胆道的刺激和继发胆道感染,造影后常规应用抗生素 2~3 天。

5)拔管护理:一般术后 2 周以上才能拔管,还应该根据病人年龄、营养等情况进行调整。在以下情况下可考虑拔管:①病人无腹痛、发热,黄疸已消退;血常规、血清黄疸指数正常。②胆汁引流量减少至 200ml 以下,引流液呈黄色、清亮、无沉渣。③胆道造影或经胆道镜证实胆管无狭窄、结石、异物,通畅良好;试夹管 1~2 天无不适。拔管前引流管应开放 2~3 天,使造影剂完全排出。如胆道通畅,无结石或其他病变,再次夹管 1~2 天,病人无不适可拔管。年老体弱、低蛋白血症、长期使用激素者可适当延长 T 型管留置时间,待窦道成熟后再拔出,避免胆汁渗漏至腹腔而引起胆汁性腹膜炎。拔管后残留窦道用凡士林纱布填塞,1~2 天内可自行愈合。拔管后 1 周内,应警惕胆汁外漏甚至发生腹膜炎,需观察病人体温、有无黄疸和腹痛再发作,以便及时处理。若胆道造影发现有结石残留,则需保留 T 型管 6 周以上,再做取石或其他处理。

3. 心理护理 针对病人的思想情况,做细致地解释和安慰。根据病人不同文化程度和疾病情况,说明病情、手术的重要性及必要性。为病人创造舒适安静的环境,必要时夜间可适当给予镇静药物,促进睡眠。

4. 健康指导

(1)养成良好卫生习惯,不喝生水,蔬菜洗净煮熟,水果洗净或削皮,饭前便后要洗手。

(2)选择低脂、高碳水化合物、高蛋白质、高维生素易消化饮食,避免暴饮暴食。养成良好的饮食和休息习惯。

(3)对带 T 型管出院的病人须告知出院后的注意事项,妥善固定引流管,按时更换引流袋,注意观察引流液的颜色、性质和量,发现异常及时就诊。

【护理评价】

经过治疗和护理,评价病人是否达到:①疼痛缓解或消失。②体温恢复至正常。③无并发症的出现或并发症能够被及时发现和处理。

(杨京儒)

## 思考题

1. 姜女士,36 岁。间断右上腹疼痛伴呕吐 3 个月,腹痛向右肩背部放射。查体:巩膜无黄染,心肺(-),右上腹压痛、无反跳痛和肌紧张,Murphy 征(+),叩诊呈鼓音,肠鸣音正常。

请思考:

(1)该病人最可能的诊断是什么?诊断依据是什么?

(2)说出术后护理要点。

2. 向先生,43 岁。无明显诱因突然出现剑突下、右上腹胀痛,继之出现寒战、高热、呕吐等症状,入院后病人很快出现神志淡漠、谵妄。以往有胆管结石病史。体检示:T 41.5℃,P 128 次/min,BP 85/50mmHg。右上腹有压痛、肌紧张,反跳痛。实验室检查:白细胞 $21×10^9$/L,中性粒细胞 0.83,可见中毒颗粒。血清总胆红素 $102\mu$mol/L,谷丙转氨酶 165U/L。B 超检查示:胆管内可见强光团伴声影,近端胆管扩张。临床诊断:急性梗阻性化脓性胆管炎。

请思考:

(1)针对该病人的处理原则是什么?

（2）应采取哪些针对性护理措施？

思路解析

扫一扫、测一测

44章 PPT

**学习目标**

1. 掌握腹外疝的概念、病因、病理生理、病人的身体状况。
2. 熟悉腹股沟斜疝与腹股沟直疝的区别。
3. 了解腹外疝的治疗原则。
4. 正确运用所学知识评估病情、提出护理问题、制订并实施护理措施和健康指导。
5. 具有良好的人文关怀精神和协作精神,体现精益求精的专业素养。

**情景导入**

王大爷,63 岁。发现右侧腹股沟可复性肿块 3 年。5 小时前,用力排便时突感疝块明显增大,腹痛难忍,呕吐数次,伴发热、全身不适。入院时查体:右腹股沟及阴囊可扪及肿块,张力高,有明显触痛。全腹有压痛、反跳痛及腹肌紧张。辅助检查:血常规示:Hb 150g/L,WBC $15×10^9$/L,中性粒细胞 0.82。

请问:

1. 病人入院后,护士评估的重点应关注什么?
2. 该病人目前主要的护理诊断有哪些?
3. 如何对病人及家属进行健康指导以预防疾病复发?

腹外疝(abdominal external hernia)是指腹腔内脏器或组织通过腹壁先天性或后天性缺损、薄弱区或孔隙向体表突出,在局部形成的肿块。腹外疝是腹部外科最常见的疾病之一,并以突出的解剖部位命名,其中以腹股沟疝发生率最高,占 90% 以上,股疝次之,占 5% 左右,较常见的腹外疝还有切口疝、脐疝等。

【病因与发病机制】

腹壁强度降低和腹内压力增高是腹外疝发生的两个主要原因。

1. 腹壁强度降低 是疝发生的基础。先天性因素如精索或子宫圆韧带穿过腹股沟管,股动静脉穿过股管区,脐血管穿过脐环以及腹白线发育不全等。后天性因素则包括手术切口愈合不良、腹壁外伤及感染、腹壁神经损伤、老年、久病、肥胖所致肌萎缩等。

2. 腹内压力增加 为腹外疝形成的重要诱因。常见的有慢性咳嗽、慢性便秘、晚期妊娠、腹水、排尿困难(如良性前列腺增生、膀胱结石)、负重等。正常人虽时有腹内压增高的情况,但若腹壁强度正

笔记

常,则不会发生疝。

【病理与分类】

典型的腹外疝由疝囊、疝内容物和疝外被盖组成。疝囊是壁腹膜的憩室样突出部,由疝囊颈和疝囊体组成。疝囊颈是疝囊比较狭窄的部分,是疝环所在的部位,也是疝突向体表的门户,又称疝门,亦即腹壁薄弱区或缺损所在。各种疝通常以疝门部位作为命名依据,如腹股沟疝、股疝、脐疝、切口疝等。疝内容物是进入疝囊的腹内脏器或组织,以小肠最为多见,大网膜次之。盲肠、阑尾、乙状结肠、横结肠、膀胱等均可作为疝内容物进入疝囊,但较少见。疝外被盖是指疝囊以外的各层组织,通常由筋膜、皮下组织和皮肤等组成。

根据疝内容物进入疝囊的状况,腹外疝可分为下列 4 种临床类型:

1. 易复性疝(reduciblehernia)　最为常见。在病人站立、行走、负重等腹内压增高时可见肿块突出,平卧、休息或用手向腹腔推送时很容易回纳入腹腔的,称为易复性疝。

2. 难复性疝(irreducible hernia)　疝内容物不能回纳或不能完全回纳入腹腔内,但并不引起严重症状者,称为难复性疝。常见原因是由于疝内容物反复突出,致疝囊颈受到摩擦损伤而发生粘连所致,此类疝的内容物多数为大网膜。如果内脏器官随腹膜下降构成疝囊壁的一部分,称为滑动性疝,常见的疝内容物有盲肠(包括阑尾)、乙状结肠、膀胱等。难复性疝的内容物并无血供障碍,也无严重的临床症状。

3. 嵌顿性疝(incarcerated hernia)　当疝环较小,而腹内压突然增高时,疝内容物强行扩张囊颈而进入疝囊,随后因囊颈的弹性收缩将内容物卡住,使其不能回纳至腹腔,称为嵌顿性疝。如嵌顿的内容物为肠管,肠壁及其系膜在疝环处受压,使静脉回流受阻,导致肠壁淤血和水肿,肠壁及其系膜逐渐增厚,颜色由正常的淡红逐渐转为深红,囊内可有淡黄色渗液积聚,加重肠管受压使其更难回纳。肠管嵌顿时可扪及肠系膜内动脉的搏动,若能及时解除嵌顿,病变肠管可恢复正常。

4. 绞窄性疝(strangulated hernia)　肠管嵌顿若不及时解除,肠壁及其系膜受压情况会不断加重,使其动脉血流减少,最后导致完全阻断,即为绞窄性疝。此时肠系膜动脉搏动消失,肠壁逐渐失去光泽、弹性和蠕动能力,最终变黑坏死,疝囊内渗液变为淡红色或暗红色,如继发感染,疝囊内的渗液则为脓性。

嵌顿性疝和绞窄性疝是一个病理过程的两个阶段,临床上很难截然区分。肠管嵌顿或绞窄时,可导致急性机械性肠梗阻,但有时嵌顿的内容物仅为部分肠壁,系膜侧肠壁及其系膜并未进入疝囊,肠腔并未完全梗阻。

【护理评估】

（一）健康史

详细了解病人的一般情况,有无慢性咳嗽、长期便秘、排尿困难、腹水、多次妊娠、从事重体力劳动等引起腹内压增高的情况;有无腹壁薄弱或先天的缺损,有无腹部手术、外伤、手术切口感染等病史。

（二）身体状况

腹外疝的临床特点多与病人具体的病理类型相关。常见腹外疝有腹股沟斜疝、腹股沟直疝、股疝、切口疝、脐疝。

易复性斜疝除腹股沟区有肿块和偶有胀痛外,并无其他症状。肿块常在站立、行走、咳嗽或劳动时出现,如病人平卧休息或用手将肿块向腹腔推送,肿块可向腹腔回纳而消失。难复性斜疝除胀痛稍重外,其主要是疝块不能完全回纳。嵌顿性疝表现为疝块突然增大,且伴有明显疼痛,强力劳动或排便等腹内压骤增是其主要原因。若嵌顿内容物为肠袢,则伴有腹部绞痛、恶心、呕吐、停止排便排气、腹胀等机械性肠梗阻的临床表现,如不及时处理,将发展为绞窄性疝。绞窄时间较长者,由于疝内容物发生感染,侵及周围组织,引起疝外被盖组织的急性炎症,严重者可发生脓毒症。

### 1. 腹股沟疝

（1）腹股沟斜疝（indirect inguinal hernia）：疝囊经过腹壁下动脉外侧的腹股沟管深环突出，向内、向下、向前斜行经过腹股沟管，再穿出腹股沟管浅环，并可进入阴囊（图 4-44-1）。

（2）腹股沟直疝（direct inguinal hernia）：疝囊经腹壁下动脉内侧的直疝三角区直接由后向前突出，不经过内环，也不进入阴囊（表 4-44-1）。

表 4-44-1 腹股沟斜疝和直疝的鉴别

|  | 斜疝 | 直疝 |
| --- | --- | --- |
| 发病年龄 | 多见于儿童及青壮年 | 多见于老年 |
| 突出途径 | 经腹股沟管突出，可进阴囊 | 由直疝三角突出，不进入阴囊 |
| 疝块外形 | 椭圆或梨形，上部成蒂柄状 | 半球形，基底较宽 |
| 回纳疝块后压住深环 | 疝块不再突出 | 疝块仍可突出 |
| 精索与疝囊的关系 | 精索在疝囊后方 | 精索在疝囊前外方 |
| 疝囊颈与腹壁下动脉的关系 | 疝囊颈在腹壁下动脉外侧 | 疝囊颈在腹壁下动脉内侧 |
| 嵌顿机会 | 较多 | 极少 |

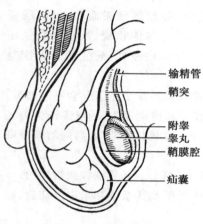

输精管
鞘突

附睾
睾丸
鞘膜腔

疝囊

图 4-44-1 后天性腹股沟斜疝结构

2. 股疝（femoral hernia） 疝囊通过股环、经股管向卵圆窝突出的疝。多见于 40 岁以上妇女，易发生嵌顿，一旦嵌顿又可迅速发展为绞窄性疝。

3. 切口疝（incisional hernia） 是发生于腹壁手术切口处的疝。手术操作不当和切口愈合不良是导致切口疝的重要原因，其主要症状是腹壁切口处逐渐膨隆，有肿块出现，通常在站立或用力时更为明显，平卧休息时缩小或消失。较大的切口疝有腹部牵拉感，伴食欲缺乏、恶心、便秘、腹部隐痛等表现。切口疝的疝环一般比较宽大，很少发生嵌顿。

4. 脐疝（umbilical hernia） 疝囊通过脐环突出的疝。成人脐疝较为少见，多数是中年经产妇女，由于疝环狭小，发生嵌顿或绞窄者较多。

（三）心理-社会支持状况

评估病人有无因腹外疝的肿块反复突出影响其正常工作和日常生活，从而焦虑不安；有无接受手术治疗的心理准备；了解病人及家属对腹外疝相关知识的认知程度；了解病人的家庭、社会支持情况等。

（四）辅助检查

1. 实验室检查 疝内容物继发感染时，血常规示白细胞计数增高和中性粒细胞比例升高；大便常规显示隐血试验阳性或可见白细胞。

2. 影像学检查 疝嵌顿或绞窄时，腹部 X 线可见肠梗阻征象。

3. 其他检查 腹股沟斜疝做阴囊透光试验呈阴性，与睾丸鞘膜积液以此鉴别。

（五）治疗原则与主要措施

1. 非手术治疗 适用于年老体弱或伴有其他严重疾病而禁忌手术者。年老体弱或伴有其他严重疾病而禁忌手术者，可在回纳疝内容物后，将医用疝带一端的软压垫顶住疝环，防止疝块突出。嵌顿性疝发生时间在 3~4 小时以内，局部压痛不明显，也无腹部压痛或腹肌紧张等腹膜刺激征者，可试行手法复位，复位后择期手术治疗；手法复位不成功或怀疑有绞窄者，需紧急手术治疗。

2. 手术治疗 最有效的治疗方法是手术修补。如有慢性咳嗽、排尿困难、严重便秘、腹水等腹内

笔记

压力增高的情况,或合并糖尿病等,手术前应先予以处理,以避免和减少术后复发。疝修补术常用的手术方法有以下三种:

(1) 疝囊高位结扎术:为单纯疝囊颈高位结扎,并切去疝囊。仅适用于绞窄性斜疝因肠坏死而局部有严重感染、暂不宜行疝修补术者。

(2) 传统的疝修补术:加强或修补腹股沟管管壁,是最常用的治疗方法。

(3) 无张力疝修补术:利用人工高分子材料网片,在无张力的情况下进行疝修补术,具有术后疼痛轻、恢复快、复发率低等优点。但人工高分子修补材料是异物,有潜在的排异和感染的风险。

(4) 经腹腔镜疝修补术:属微创手术,基本原理是从腹腔内部用合成纤维网片加强腹壁缺损处或用钉(缝线)使内环缩小。具有创伤小、术后疼痛轻、恢复快、复发率低、无局部牵扯感等优点。

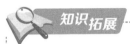

**3D 打印补片在腹外疝的临床应用**

3D 打印是应用组织工程技术,将供体经过特定化处理,去除引起排斥反应的细胞成分,保留胶原和弹性纤维等成分,应用 3D 打印机逐层打印补片,再生的组织随着植入部位不同具有与正常组织相同的结构和功能,补片内具有与正常的组织分布等同的细胞与血管,含有较强壮以及排列整齐的胶原基质,并具有一定韧性和抗张强度,更容易植入到腹外疝的缺损部分,而不需要解剖变形的空间。个性化、高精度的 3D 打印补片,可以迅速、快捷地依据病人的个体病变缺损,制造出个性化的补片,避免了免疫排斥反应以及其他术后并发症的发生,减少费用,减轻病人的负担,为完成腹外疝疾病的个体化治疗奠定基础。

【常见护理诊断/问题】

1. 急性疼痛 与疝内容物嵌顿或绞窄、肠壁缺血、手术创伤有关。

2. 知识缺乏:缺乏预防腹内压增高及促进术后康复的有关知识。

3. 潜在并发症:切口出血、腹腔感染、术后阴囊水肿。

【护理目标】

1. 疼痛症状有所减轻或缓解。

2. 能说出预防腹内压增高及促进术后康复的有关知识。

3. 并发症未发生或并发症被及时监测并处理。

【护理措施】

1. 一般护理及术前护理

(1) 消除腹内压增高的因素:对慢性咳嗽、便秘、排尿困难等有腹内压增高因素的病人必须积极治疗原发病,待症状控制后再行手术,否则术后易复发。

(2) 皮肤准备:术前为病人清洁阴囊及会阴部区域皮肤的毛发和污物,尤其注意清洁病人脐孔内的污垢,避免手术后切口感染。

(3) 嵌顿性或绞窄性疝:观察病人的生命体征、疼痛部位、性质及伴随症状,伴有急性肠梗阻的病人,同肠梗阻病人术前准备。不伴肠梗阻的病人,常规急诊手术准备,如备皮、抗生素皮试等。

2. 术后护理

(1) 体位:麻醉清醒后,鼓励病人采取平卧屈膝位,膝下垫一软枕,以降低腹股沟切口的张力和减少腹腔内压力,有利于切口愈合和减轻病人切口疼痛。

(2) 饮食:根据麻醉方式及病人情况给予饮食指导。若无恶心、呕吐等不适,在局部麻醉下行无张力疝修补术的病人术后即可进软食或普食;经腹腔镜疝修补术的病人术后6~12小时进流质饮食,次日进软食或普食。行肠切除吻合术的病人术后应禁食,待肠蠕动恢复后,予以流质饮食,再逐渐过渡到半流质、普食。

（3）活动:病人卧床时间长短,依据疝的部位、大小、腹壁缺损程度及手术方式而定,传统疝修补术后3~5天下床活动。采用无张力疝修补术的病人一般术后当日或次日即可下床活动。

（4）预防阴囊水肿:因阴囊比较松弛、位置低,渗血、渗液易积聚于此。为避免阴囊内积血、积液和促进淋巴回流,术后可用丁字带将阴囊托起,同时密切观察阴囊肿胀情况。

（5）预防切口感染:切口感染是导致疝复发的重要原因。观察切口愈合情况,术后切口一般不需用砂袋压迫,有切口血肿时应予以适当加压;保持切口敷料干燥、清洁,发现敷料脱落或污染应及时更换;术后遵医嘱合理应用抗生素。

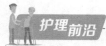
**护理前沿**

### 巧用橡胶手套护理阴囊水肿

腹外疝病人术后易发生阴囊水肿并发症,严重的阴囊水肿很容易发生皮肤破损、感染等,加重病情,增加护理难度。采用橡胶手套制成水枕阴囊托,预防阴囊破损,操作简单,价格低廉,使用方便,效果良好。

取一次性橡胶手套1只,向内注入38℃的清洁温水(水量多少根据阴囊肿胀程度决定,以能托住阴囊为宜),然后将手套开口处打死结,检查无漏水即可。同时准备一块与水枕大小相当的棉布包裹住水枕后,轻柔地置于阴囊下方,将肿胀的阴囊置于水枕上。水枕不仅可减少受压皮肤的压力,形成的水波还能按摩受压部位皮肤,促进受压部位的血液循环。

3. 心理护理　向病人及家属解释腹外疝的发病原因、治疗方法及手术治疗的必要性,使病人对疾病有所了解,从而减轻病人的紧张、焦虑情绪,积极配合治疗和护理。

4. 健康教育

（1）避免引起腹内压增高的因素,及时治疗慢性咳嗽、便秘、排尿困难等,积极处理慢性支气管炎、前列腺增生等疾病,防止复发。

（2）手术病人出院后注意休息,逐渐增加活动量,术后2周可从事一般活动,但3个月内避免重体力活动或提举重物。

（3）宜进食营养丰富、高维生素、富含粗纤维素的食物,养成良好的排便习惯,保持大便通畅,预防便秘,必要时可适当口服缓泻剂,避免用力排便。

【护理评价】

经过治疗和护理,评价病人是否达到:①疼痛症状有所减轻或缓解。②能说出预防腹内压增高及促进术后康复的有关知识。③阴囊水肿、切口感染得以预防,或发生后被及时发现并处理。

（唐　珊）

**思考题**

王先生,68 岁。有慢性便秘多年,近半年来发现,站立时阴囊出现肿块,呈梨形,平卧时可还纳。局部检查,触诊发现外环扩大,嘱病人咳嗽指尖有冲击感,手指压迫内环处,站立咳嗽,肿块不再出现,考虑腹外疝,准备手术治疗。

请思考:

（1）该病人腹外疝属于哪种类型?

（2）手术前、后应采取哪些主要护理措施?

（3）如何对病人进行健康教育?

思路解析

扫一扫、测一测

**学习目标**

1. 掌握消化系统肿瘤病人的护理评估要点、护理措施。
2. 熟悉消化系统肿瘤的治疗原则。
3. 了解消化系统肿瘤的病因和发病机制。
4. 能全面准确地评估病人、做出正确的护理诊断、制订合理的护理计划、实施恰当的护理措施并对病人及其家属进行健康指导。
5. 具有良好的人文关怀和团结协作精神,体现慎独和精益求精的品格。

## 第一节 食管癌病人的护理

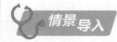

张女士,45 岁。进食后胸骨后刺痛并有哽噎感 2 个多月入院。既往身体健康,无药物过敏史,喜事烫热食品。X 线钡餐检查显示中段食管黏膜皱襞增粗和断裂 3cm,体格检查未见异常。

请思考:

1. 该病人的护理评估要点有哪些?
2. 目前存在哪些主要护理问题?
3. 该病人主要的护理措施有哪些?

食管癌(esophageal cancer)是指发生于食管黏膜上皮的恶性肿瘤。食管癌是一种常见的上消化道恶性肿瘤,在恶性肿瘤的死亡率中仅次于胃癌,居第二位。发病年龄多在 40 岁以上,男性多于女性。我国是世界上食管癌的高发地区之一。

【病因与发病机制】

与食管癌发病相关的一些因素有以下几种。

1. **化学性因素** 长期进食亚硝胺含量较多的食物。亚硝胺是目前被公认的化学致癌物,尤其与消化道肿瘤的发生关系密切。

2. **不良的饮食习惯** 长期吸烟、酗酒,进食的食物过硬、过热、过快等,导致食管黏膜反复的损伤与修复。

3. **食物中微量元素的缺乏** 食物中长期缺乏某些微量元素,如钼、铁、锌、氟、硒等;或缺乏维生素

A、维生素 B$_2$、维生素 C 以及动物蛋白等。

4. 食管的慢性病变 如反流性食管炎、食管良性狭窄、食管白斑,尤其是后者恶变程度很高。

5. 家族遗传病史 食管癌的高发地区,家族遗传尤其明显,可达 27%~60%。

【病理】

1. 食管解剖 食管分颈部、胸部、腹部三段。胸段又分上、中、下三段,其中胸上段为胸廓上口至气管分叉平面;胸中段为气管分叉至贲门口全长的上一半;胸下段为气管分叉至贲门口全长的下一半(图 4-45-1)。食管癌多发生于胸部中段。

2. 病理分型 按病理形态食管癌可分为以下四型。

(1) 髓质型:管壁明显增厚并向腔内外扩展,占食管癌的大多数,恶性程度高。

(2) 蕈伞型:瘤体呈蘑菇样向腔内突出,表面凹凸不平。

(3) 缩窄型:瘤体沿食管周径形成明显的环形狭窄,较早出现梗阻症状。

(4) 溃疡型:瘤体的表面呈深陷而不规则的溃疡灶,深入肌层,阻塞症状较轻。

3. 扩散及转移 癌肿最早向黏膜下层扩散,继而向上、下及全层浸润,突破管壁侵犯邻近的组织器官。食管癌转移主要是通过淋巴途径,血行转移发生较晚。

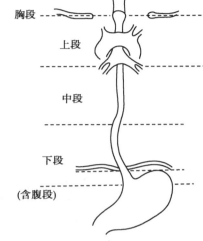

图 4-45-1 食管的分段

【护理评估】

(一)健康史

询问病人居住地区是否为食管癌的高发区域,饮食爱好与食物的种类,有无不良饮食习惯,如长期饮酒、吸烟、食物过硬、过热、进食过快等,有无食管癌的家族史和食管的良性病变及癌前病变。

(二)身体状况

1. 症状 食管癌的早期症状不明显,常在吞咽粗硬食物时有不同程度的不适感,如咽下哽噎感、停滞感、胸骨后烧灼样、针刺感或食管内异物感。哽噎停滞感常通过吞咽水后缓解消失。症状时轻时重,进展缓慢,不被重视。中晚期食管癌的典型症状为进行性吞咽困难,先是难咽干的食物,继而半流质甚至水和唾液也不能咽下。此外,病人逐渐消瘦、脱水、无力、贫血及营养不良、恶病质。癌肿压迫喉返神经,可引起声音嘶哑;压迫颈交感神经,可产生 Horner 综合征;侵入主动脉,可导致大量呕血;癌肿侵入气管,可形成食管气管瘘,引起进食呛咳及肺部感染。

2. 体征 中晚期食管癌的病人常可触及锁骨上淋巴结肿大,为转移所致,左侧多于右侧。有时还会出现肝大、腹水和胸腔积液等远处转移体征。

(三)心理-社会支持状况

食管癌病人在精神及生理上会受到很大的刺激,加上经济负担,使病人承受较大的心理压力,产生不同程度的焦虑、恐惧、悲哀和绝望等心理变化。

(四)辅助检查

1. 食管吞钡 X 线造影

(1) 早期食管癌的 X 线征象为:①局部食管黏膜皱襞紊乱、粗糙或中断。②浅在的充盈缺损。③小的龛影。④局限性食管壁僵硬,蠕动中断。

(2) 中晚期有明显的不规则的狭窄和充盈缺损。

2. 细胞学检查 我国首创应用的带网气囊食管细胞采集器,做食管拉网脱落细胞学检查,是一种简便易行的普查筛选诊断方法。

3. 食管镜检查及活检 适用于有症状可疑食管癌但未明确诊断的病人。

4. CT 检查 能显示癌肿向腔外扩展的范围、深度以及有无腹腔内器官和淋巴结转移。

5. 超声内镜检查 近年来开展的一种检查方法,可判断食管的浸润层次,有无纵隔淋巴结转移或腹腔内脏器转移,对手术有一定的帮助。

（五）治疗原则与主要措施

　　食管癌的治疗临床上以手术治疗为主,辅助以放射治疗和化学药物治疗的综合治疗。早期的食管癌首选根治性手术,切除包括肿块在内的上下至少5cm的食管,食管切除后可用胃、结肠或空肠来代替(图4-45-2、图4-45-3)。对于晚期食管癌,或已有远处转移的,不能进行根治术且有吞咽困难的,可行姑息性手术,以减轻病人痛苦,延长生命。如食管腔内置管术、食管胃转流吻合术、食管结肠转流吻合术和胃造瘘术。

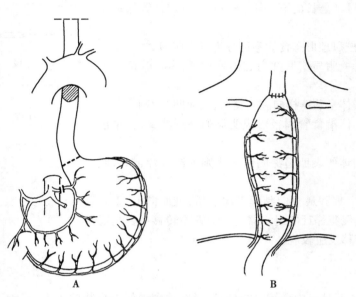

图4-45-2　食管癌切除后胃代食管术

A.上、中段食管癌的切除食管范围;B.胃代食管,颈部吻合术

 知识拓展

**非开胸食管癌切除术**

　　非开胸食管癌切除术包括:①食管内翻剥脱术,主要适用于下咽及颈段食管癌。②经裂孔食管癌切除术,可用于胸内各段食管癌,肿瘤无明显外侵的病例。③颈胸骨部分劈开切口,用于主动脉弓下缘以上的上胸段食管癌。这几种术式在切除肿瘤及食管后,采用胃或结肠经食管床上提至颈部与食管或咽部吻合。这类手术具有创伤小、对心肺功能影响小等特点,但不能行纵隔淋巴结清扫。

　　近年来,电视胸腔镜下食管切除已用于临床,微创的优势明显,但长期疗效尚需验证。

【常见护理诊断/问题】

1. 营养失调:低于机体需要量　与长期进食困难、癌肿消耗有关。

2. 体液不足　与进食困难、摄入不足、术后禁食有关。

3. 焦虑　与对疾病进展不了解、担心预后有关。

4. 潜在并发症:吻合口出血、吻合口瘘、乳糜胸等。

【护理目标】

1. 营养状况能得到改善,体重增加。

2. 体液能维持平衡。

3. 情绪稳定。

4. 未发生并发症或并发症能得到及时地发现和处理。

【护理措施】

1. 一般护理

（1）心理护理:鼓励并安慰病人,对病人体贴照顾,树立其战胜疾病的信心,配合医疗护理工作。

 笔记

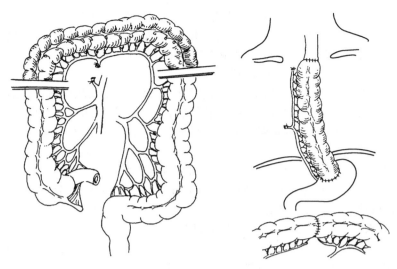

图 4-45-3　食管癌切除术后结肠代食管术

（2）观察病情：监测病人的生命体征，精神、意识状态，营养状况等。

（3）改善营养状况：能进食者应给予高热量、高蛋白、富含维生素的流食或半流食；进食困难者可行肠内营养如空肠造瘘或行胃肠外营养；必要时给予输血、输血浆或清蛋白。通过营养支持，改善病人的营养不良及纠正水、电解质紊乱。

2. 手术护理

（1）术前护理

1）呼吸道准备：术前至少戒烟 2 周，练习腹式呼吸和有效的咳嗽排痰，预防术后并发肺炎和肺不张。

2）消化道准备：①食管癌出现梗阻和炎症者，术前 1 周每餐后嘱病人口服抗生素液，起到局部抗感染作用。②术前 3 天改流质饮食，术前 1 天禁食。③术前 1 天晚遵医嘱予生理盐水 100ml 加抗生素冲洗食管及胃，可减轻局部充血、水肿、减少术中污染，防止吻合口瘘。④拟行结肠代食管的病人，术前 3 天口服肠道抗生素，如甲硝唑、新霉素；术前 2 天无渣流质饮食，术前晚行清洁灌肠或全肠道灌洗。⑤留置胃管：术前酌情留置胃管，梗阻严重的可于术中直视下留置胃管。

（2）术后护理

1）生命体征观察：术后严密监测生命体征，每 15～30 分钟 1 次，血压、脉搏平稳后，改为每 2 小时测 1 次。

2）呼吸道护理：保持呼吸道通畅，食管癌术后的病人易发生呼吸困难、缺氧及肺炎和肺不张，甚至呼吸衰竭。①麻醉清醒，血压、脉搏平稳后取半卧位，增加肺通气。②术后密切观察呼吸型态、频率和节律，听诊呼吸音是否清晰，评估病人肺的功能。③术后第 1 天，每 1～2 小时鼓励病人做深呼吸、使用深呼吸训练器，促使肺尽快膨胀。术后 1～2 天内，应给予持续的低流量吸氧。④痰多、痰液黏稠者定时雾化吸入，咳痰无力时，应立即行鼻导管深部吸痰，必要时行支气管镜吸痰或气管切开吸痰，保持呼吸道通畅。

3）饮食护理：①术后 3～4 天，禁食、禁饮，避免咽下唾液。②肛门排气拔除胃管，24 小时后，若无呼吸困难、胸内剧痛、患侧呼吸音减弱及高热等吻合口瘘症状时，先试饮少量温水。③5～6 天内给少量清流质饮食，每 2 小时给 100ml，每天 6 次。④术后 2 周可进半流食。⑤术后 3 周若无特殊不适可进普食，但应注意少食多餐，细嚼慢咽，进食不宜过多、过快。避免进食生、冷、硬及粗糙的食物，以免导致晚期的吻合口瘘。⑥食管胃吻合术后的病人，由于胃部分拉入胸腔、肺受压出现胸闷、进食后可出现呼吸困难，少食多餐，1～2 个月后，症状多缓解。

4）引流管的护理：①胸腔闭式引流管的护理。保持引流的通畅，观察记录引流液的量、颜色及性状。术后 3 小时引流量>100ml/h，且颜色鲜红，提示有活动性出血；引流液中有食物残渣，提示吻合口瘘；引流液量多，由清亮逐渐浑浊，提示乳糜胸发生。②胃肠减压的护理。行胃代食管术后容易发生

351

胃内积气积液,可增加吻合口张力,并在胸腔内直接压迫心脏和肺,影响呼吸和循环功能,故术后应持续胃肠减压,保持胃管通畅,妥善固定胃管,防止脱出,严密观察并记录引流液的颜色、量、性状。术后6～12小时内可从胃管内抽吸出少量血性液或咖啡色液,以后颜色将逐渐变浅,转为正常胃液。待病人肠蠕动恢复、肛门排气后,可停止减压或拔除胃管。

5）胃造瘘术后护理:①妥善固定造瘘管,防止脱落、阻塞。②注意观察瘘管周围敷料有无渗出液或胃液漏出,及时更换敷料并在瘘口周围涂抹氧化锌软膏或凡士林纱布保护瘘口周围皮肤,防止皮炎发生。③术后第一次灌注饮食前,应先灌注少量温的5%葡萄糖液,如无不适或漏出可逐渐增量,每次喂养后用少量温水冲洗喂养管。

6）结肠代食管术后护理:①密切观察腹部体征,发现异常情况应立即通知医生。②若从减压管内吸出大量血性液体或病人呕吐较多的咖啡色液体并伴全身中毒症状,应考虑代食管的结肠坏死,及时通知医生并配合抢救。③结肠代食管术后,由于结肠的逆行蠕动,病人常可嗅到粪臭味,需向病人解释原因,并指导病人注意口腔卫生,半年后逐渐缓解。

7）并发症的护理:①吻合口瘘。吻合口瘘是最严重的并发症,多发生在术后5～10天。表现为呼吸困难、胸膜腔积液、全身中毒症状,如高热、寒战、白细胞计数增高,甚至休克。护理措施包括:嘱病人立即禁食,直至吻合口愈合。行胸膜腔闭式引流。遵医嘱使用抗生素及营养支持。严密观察病情,出现休克积极抗休克治疗。需要再次手术的,积极配合医生完成术前准备。②乳糜胸。多由于术中损伤胸导管所致,常发生于术后2～10天,胸腔闭式引流管引流出大量由清亮变浑浊的液体。护理措施包括:严密观察病情,注意有无乳糜胸的症状,发现后立即报告医生。行有效的胸膜腔闭式引流,充分引流出胸膜腔内的乳糜液,改善呼吸功能。嘱病人低脂饮食或无脂饮食,必要时禁食,给予肠外营养支持。输血、血浆及清蛋白,纠正营养失衡,纠正水、电解质紊乱。

3. 放疗、化疗病人的护理 可采用术前放疗再行手术的综合治疗,以增加手术的切除率;也可对不宜手术的病人行单纯放射疗法,三维适形放疗是一种高精度的放射照射,应用较多。采用化疗与手术治疗相结合或与放疗、中医中药相结合的综合治疗,可提高疗效或缓解症状,以延长存活期。食管癌病人常采用综合治疗,护士应向病人解释治疗目的或不良反应。

4. 健康指导

（1）少食多餐,由流食到普食,由少到多,禁食过硬、过辣、过烫的食物,并注意进食后的反应。质硬的药片或药丸,应研碎后再服用。避免进食产气的食物如花生、豆类等,以免导致吻合口漏。

（2）病人就餐后2小时内避免平卧,可取半卧位,以防进食后反流、呕吐,同时利于肺通气和引流。

（3）教会长期留置胃造瘘管的病人及家属食物配制、灌食及造瘘管的护理。

（4）定期复查,坚持后续治疗。

【护理评价】

经过治疗和护理,评价病人是否达到:①营养状况改善,体重增加。②无体液平衡紊乱。③焦虑减轻或缓解,睡眠良好。④无并发症发生或并发症得到及时处理。

（郑 蔚）

# 第二节 胃癌病人的护理

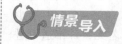

张先生被确诊患有胃癌,本人并不知情。医生向其家属交代病情,其妻非常激动:"医生,求求你们! 救救我先生吧,钱不成问题。另外,千万不能让我先生知道病情,他这个人心眼小,我怕他知道了受不了……"

请思考:

1. 面对以上情景,如何理解病人家属此时的心情?

2. 通过什么方式,给予张先生心理上的支持?

胃癌(gastric cancer)是指起源于胃黏膜上皮的恶性肿瘤,是最常见的恶性肿瘤之一。胃癌的病死率在癌症中位于第二,男性高于女性,男女比例约为 2:1,发病年龄以 55~70 岁多见。我国以西北地区发病率最高,中南和西南地区较低。

【病因与发病机制】

病因尚未阐明,研究资料表明胃癌的发生是多因素作用的结果,一般认为与下列因素有关:

1. 环境与饮食因素  不同国家和地区胃癌的发病率有明显差异,提示本病与环境因素相关。流行病学研究结果表明,长期食用霉变、烟熏、腌制及高盐食品,可增加胃癌发生的危险性。烟熏和腌制食品中含高浓度硝酸盐,后者可在胃内转化成亚硝酸盐,亚硝酸盐可与胺结合成致癌的亚硝胺;高盐饮食可直接损伤胃黏膜,使黏膜易感性增加。

2. Hp 感染  Hp 已被世界卫生组织列为人类胃癌的 Ⅰ 类致癌原。其诱发胃癌的机制可能与其引起胃黏膜的慢性炎症、促进上皮细胞变异、催化亚硝酸化作用有关。

3. 遗传因素  胃癌有明显的家族聚集倾向,尤其是浸润型胃癌有更高的家族发病倾向,提示胃癌的发生与遗传因素有关。

4. 癌前状态  指具有较强恶变倾向的疾病和病理改变。胃癌的癌前状态包括慢性萎缩性胃炎、胃息肉、残胃炎、胃溃疡等疾病以及肠化生、异型增生病理改变。

【病理】

1. 发生部位  发生部位以胃窦部为主,其次是贲门部,胃体较少见。

2. 大体分型

(1) 早期胃癌:早期胃癌是指病变仅限于黏膜和黏膜下层,无论有无淋巴结转移。

(2) 进展期胃癌:癌组织一旦突破黏膜下层即为进展期胃癌。病变侵入胃壁肌层者为中期胃癌;病变达浆膜下层或超出浆膜者称晚期胃癌。中、晚期胃癌统称进展期胃癌。

3. 组织病理学  胃癌绝大多数是腺癌,极少数是腺鳞癌、鳞癌、类癌等。根据分化程度分为高分化、中分化与低分化 3 种。

4. 扩散转移方式

(1) 直接蔓延:侵袭至相邻器官,胃底贲门癌侵犯食管、肝及大网膜,胃体癌侵犯大网膜、肝及胰腺等。

(2) 淋巴结转移:胃的淋巴系统与锁骨上淋巴结相连,转移到该处时称为 Virchow 淋巴结。

(3) 血行转移:最常转移到肝,其次是肺、腹膜及肾上腺。

(4) 种植转移:癌细胞侵出浆膜层脱落进入腹腔,种植于肠壁和盆腔。

【护理评估】

(一) 健康史

评估病人有无腹痛、腹胀、早饱、厌食、消瘦等症状及其特点;有无长期进食烟熏、腌制、高盐食物的饮食习惯;既往有无慢性萎缩性胃炎、胃息肉、胃溃疡等病史;有无药物及食物过敏史;病人亲属健康状态,是否患有胃癌及其他肿瘤疾病。

(二) 身体状况

1. 早期胃癌  多无明显症状和体征,部分病人可有上腹不适、反酸、嗳气、早饱等非特异性消化道症状及上腹部深压不适或疼痛的体征。

2. 进展期胃癌  最常见的症状是腹痛和体重减轻,常伴有食欲缺乏、厌食、软弱无力。腹痛开始仅为上腹部饱胀不适,餐后加重,继之隐痛不适,进食或服用制酸剂不能缓解;部分病人可有少量出血,表现为呕血、黑便,可伴贫血。贲门附近的胃癌可有胸骨后疼痛、进行性哽噎感;幽门附近的胃癌可引起幽门梗阻。癌肿转移可引起腹水、黄疸、咳嗽、呃逆等症状。最常见的体征是上腹压痛,1/3 的病人上腹部可触及肿块。发生转移时可有肝大、黄疸、左锁骨上淋巴结肿大、直肠前隐窝肿块等,上述常提示有远处转移。

3. 伴癌综合征  部分病人可出现血栓性静脉炎、黑棘皮病、多发性神经炎等,相应的症状、体征可在胃癌诊断前出现。

(三) 心理-社会支持状况

了解病人是否知道病情,有无焦虑、愤怒、悲观、绝望等情绪。评估病人及家属对疾病的了解程度、应对方法、家庭护理能力、经济承受能力及社会支持系统。

（四）辅助检查

1. 胃镜检查 是目前最可靠的诊断手段。早期胃癌可表现为小的息肉样隆起或凹陷，黏膜变色、粗糙不平呈颗粒状或不易辨认；进展期胃癌可表现为凹凸不平、表面污秽的肿块，或不规则较大溃疡，常见渗血及溃烂。

2. X线钡餐检查 胃癌主要表现为充盈缺损、边缘锯齿状龛影和胃壁僵直失去蠕动等。

3. 粪便隐血试验 呈持续阳性，有辅助诊断意义。

4. 血常规 多数病人有缺铁性贫血，为长期慢性失血所致。

（五）治疗要点

1. 内镜治疗 早期胃癌特别是黏膜内癌，可行内镜下黏膜切除术或内镜下黏膜剥离术。

2. 手术治疗 对早期胃癌，可采取胃部分切除术。对进展期病人，如无远处转移，也应尽可能手术切除。

3. 化学治疗 主要用于辅助手术治疗，于术前、术中及术后使用。常用药物有 5-氟尿嘧啶、丝裂霉素、替加氟、多柔比星、顺铂等。

4. 综合治疗 除了以上治疗方法外，注意对病人的支持治疗，如补充营养、纠正贫血、预防感染、镇痛、止血等。

【常见护理诊断/问题】

1. 慢性疼痛 与癌细胞浸润有关。

2. 营养失调：低于机体需要量 与癌肿导致机体消耗量增加、消化吸收障碍有关。

3. 无望感 与病人知道疾病预后差有关。

【护理措施】

1. 一般护理

（1）休息：病人提供安静、舒适的治疗环境，协助病人采取合适体位，做好口腔和皮肤护理。

（2）饮食原则：高热量、高蛋白、高维生素、易消化饮食。禁食病人遵医嘱给予肠内、肠外营养支持及相应的护理。定期评估病人的营养状态。

2. 手术治疗的护理 参见第四篇第五章"消化性溃疡病人的护理"。

3. 疼痛的护理

（1）一般护理：减少对病人的不良刺激和心理压力；认真倾听病人对疼痛的感受，及时做出适当的回应和处理；指导病人深呼吸、听音乐、冥想等分散注意力，进行按摩、热敷等物理治疗，降低疼痛和疼痛的敏感性。协助病人日常活动，避免诱发和加重疼痛。

（2）药物止痛的护理：遵医嘱按照世界卫生组织推荐的三阶梯疗法给予止痛药，即首选非麻醉性镇痛药，再依次加用弱麻醉性、强麻醉性镇痛药，并配合使用辅助性镇痛药物。非麻醉性镇痛药包括阿司匹林、吲哚美辛、对乙酰氨基酚等；弱麻醉性镇痛药包括可待因、布桂嗪等；强麻醉性镇痛药包括吗啡、哌替啶；辅助性镇痛药包括地西泮、异丙嗪、氯丙嗪等。

（3）病人自控镇痛的护理：该方法是用计算机化的注射泵，经由静脉、皮下或椎管内连续性输注止痛药，病人可自行间歇性给药。治疗前应向病人及家属说明注射泵的使用方法及注意事项，指导病人根据疼痛规律给药。

（4）观察用药效果及病情变化：镇痛治疗中避免止痛药物用量过大增加副作用或者用量不足不能缓解疼痛；注意病情变化，出现剧烈腹痛和腹膜刺激征，应考虑胃穿孔或肠穿孔，及时通知医师并协助处理。

4. 化疗期间的护理 注意保护血管，预防与减少静脉炎的发生；加强饮食护理，遵医嘱使用药物止吐，预防与减少消化道不良反应；加强预防感染和出血的措施。

5. 心理护理 根据病人的实际情况决定是否采取保护性医疗措施，协助病人取得家庭和社会的支持。关心、体贴病人，对愤怒、抑郁等负性情绪的病人，加强监护和心理疏导，适当解释病情，消除顾虑，增强病人战胜疾病的信心。

6. 健康指导

（1）在人群中大力宣传饮食与胃癌的关系,多食新鲜水果、蔬菜,饮用绿茶,正确贮藏食物;避免大量进食烟熏、腌制、高盐食品。

（2）患胃息肉、萎缩性胃炎、胃溃疡的病人应定期检查,做到对胃癌的早发现、早治疗。

（3）胃癌病人应保持情绪稳定、生活规律、适当活动、合理饮食,遵医嘱用药,进行病情监测,定期复诊。

（郑　蔚）

# 第三节　肝癌病人的护理

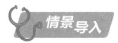

钱先生,45 岁。因右上腹疼痛 20 余天入院。发病以来疼痛逐渐加重,且出现乏力、腹胀、食欲缺乏,无黄疸、腹泻,无呕血、黑便等。既往无药物过敏史,有乙型肝炎病史 20 余年。体格检查未见明显异常。辅助检查:甲胎蛋白 600μg/L。超声检查示肝脏有占位性病变。CT 示肝硬化、肝癌。

请问:

1. 评估该病人时,应重点关注哪些内容?

2. 病人将实施肝脏切除手术,围手术期的主要护理诊断/问题有哪些?

3. 如何针对病人的护理诊断/问题采取相应的护理措施?

肝癌包括原发性肝癌(primary carcinoma of the liver)和继发性肝癌(secondary carcinoma of the liver)。原发性肝癌是指肝细胞或肝内胆管细胞发生的癌肿,是我国常见恶性肿瘤之一,死亡率占恶性肿瘤的第 2 位。我国以东南沿海地区发病率为高。本病可发生于任何年龄,以中年男性为多,男女之比约 5:1。继发性肝癌是由其他脏器转移到肝脏的癌肿,以原发肿瘤所引起的临床表现为主,治疗和护理原则与原发性肝癌相同,故本节重点介绍原发性肝癌。

【病因与发病机制】

原发性肝癌的病因和发病机制尚不完全清楚,根据高发区流行病学调查,可能与下列因素有关。

1. 病毒性肝炎　肝癌病人中,我国 90% 有乙型肝炎病毒(HBV)感染的背景,西方国家以丙型肝炎病毒(HCV)感染常见,肝炎病毒感染→慢性肝炎→肝硬化→肝癌是最主要的发病机制,部分病人在慢性肝炎阶段就可发展为肝癌。

2. 酒精摄入、食物及饮水　长期大量饮酒导致的酒精性肝病,可引发肝癌,合并 HBV 及 HCV 感染的酒精性肝病会加速这一病程。长期进食受黄曲霉素污染的霉变食物、食物中缺乏微量元素及饮用藻类毒素污染的水等均与肝癌的发生有关。

3. 毒物与寄生虫　亚硝胺类、偶氮芥类、有机氯农药等化学物质是可疑的致肝癌物质。血吸虫及华支睾吸虫感染均易导致肝癌。

4. 遗传因素　肝癌的家族聚集现象既与遗传易感性有关,也与家族饮食习惯及生活环境有关。不同种族人群肝癌发病率不同。

上述各种病因使肝细胞受损,肝细胞在再生修复过程中基因突变,增生与凋亡失衡;或者促使癌基因表达及抑癌基因受抑;慢性炎症及纤维化过程中的活跃血管增生,为肝癌的发生发展创造了重要条件。

【病理】

1. 病理分型

（1）大体形态分型

1）块状型:最多见,癌块直径在 5cm 以上,可分为单块、多块或融合块状 3 个亚型。

2）结节型:较多见,有大小、数目不等的癌结节,直径一般不超过 5cm;单个癌结节的直径或相邻两个癌结节直径之和小于 3cm 称为小肝癌。

3）弥漫型:最少见,米粒至黄豆大小的癌结节弥漫分布在整个肝脏。

（2）按组织学分型

1）肝细胞型：最多见，癌细胞由肝细胞发展而来。

2）胆管细胞型：少见，由胆管细胞发展而来。

3）混合型：上述两型同时存在，此型更少见。

2. 转移途径

（1）肝内转移：肝癌最早在肝内转移，脱落的癌细胞在肝内引起多发性转移灶。

（2）肝外转移：通过血行、淋巴、种植方式转移。血行转移发生的最早、最常见，转移最常见的部位是肺；淋巴转移最常见的部位是肝门淋巴结；种植转移可转移到腹膜、横膈、盆腔等处，但少见。

【护理评估】

（一）健康史

评估病人的年龄、性别及是否居住于肝癌高发区；有无长期进食霉变食品史、亚硝胺类等致癌物接触史，有无烟、酒嗜好。既往健康状况，有无病毒性肝炎、肝硬化、其他部位肿瘤等病史，有无手术、过敏史等。病人家族健康史，了解家族中有无肝癌或其他肿瘤病人。

（二）身体状况

肝癌起病隐匿，早期缺乏典型症状。多数经普查或体检发现，临床症状明显者，病情多数已进入中、晚期。

1. 症状

（1）肝区疼痛：最常见，半数以上病人有肝区疼痛，多呈持续性钝痛或胀痛。若肿瘤侵犯膈肌，疼痛可放射至右肩；肝癌结节破裂引起腹腔内出血，表现为突发性的肝区疼痛或腹痛。

（2）消化道症状：常有食欲缺乏、消化不良、恶心、呕吐等表现，腹水或门静脉癌栓可导致腹胀、腹泻等症状。

（3）全身症状：常有乏力、消瘦、发热、营养不良，晚期病人可呈恶病质等。少数病人可有自发性低血糖、红细胞增多症、高血钙、高血脂等伴癌综合征的表现。

2. 体征

（1）肝大：进行性肝大是最常见的特征性表现。肝质地坚硬，表面及边缘不规则，常呈结节状，有不同程度的压痛。如肝癌突出于右肋弓下或剑突下，上腹可呈现局部隆起或饱满；如癌肿位于膈面，则主要表现为膈抬高而肝下缘下移。

（2）黄疸：一般在晚期出现，多为阻塞性黄疸，少数为肝细胞性黄疸。肝癌伴肝硬化门静脉高压者可有脾大、静脉侧支循环形成、腹水等表现。

（3）肝硬化征象：在肝硬化基础上发病者有基础疾病的临床表现。原有腹水者可表现为腹水迅速增多且难治或血性腹水。

3. 肿瘤转移相应的症状、体征　肝癌转移至肺可引起咳嗽和咯血；转移到胸膜可引起胸痛和血性胸腔积液；癌栓栓塞肺动脉可引起肺栓塞，产生严重的呼吸困难、低氧血症和胸痛。转移至骨骼和脊柱，可引起局部压痛或神经压迫症状。

4. 并发症

（1）肝性脑病：常为肝癌终末期最严重的并发症，约 1/3 的病人因此死亡。

（2）上消化道出血：约占肝癌死亡原因的 15%。出血的原因包括门静脉高压引起的食管胃底静脉曲张破裂、胃肠道黏膜糜烂、凝血功能障碍、肝癌结节破裂等。严重者可致出血性休克或死亡。

（3）肝癌结节破裂出血：肝癌组织坏死、液化可致自发性破裂或因外力而破裂。限于包膜下可形成压痛性血肿，破入腹腔可引起急性腹痛和腹膜刺激征，严重者可致出血性休克或死亡。

（4）继发感染：因长期消耗、放射治疗、化学治疗等导致病人抵抗力减弱，容易并发肺炎、自发性腹膜炎、肠道感染和真菌感染等。

（三）心理-社会支持状况

评估病人及家属对疾病的反应及应对方法；癌症病人一般经过否认、愤怒、忧伤、接受几个心理反应阶段，评估病人的心理反应所处阶段，有无紧张、焦虑、悲观、绝望等情绪；评估病人的经济承受能力和社会支持系统，如医疗费用来源或支付方式，病人出院后的继续就医条件等。

（四）辅助检查

1. 癌肿标志物检测　甲胎蛋白（AFP）用于肝癌的普查、诊断和疗效判断。在排除妊娠和生殖胚胎瘤的基础上，AFP>400μg/L 为诊断肝癌的条件之一。对 AFP 逐渐升高不降或大于 200μg/L 持续 8 周，应结合影像学及肝功能变化做综合分析或动态观察。γ-谷氨酰转移酶及同工酶、血清岩藻糖苷酶、碱性磷酸酶等有助于对 AFP 阴性肝癌的诊断和鉴别诊断。

2. 影像学检查　B 超具有方便易行、价格低廉、准确的特点，是肝癌筛查的首选方法；电子计算机 X 线体层显像（CT）具有分辨率高，能定位、定性的特点，是肝癌诊断的重要手段；磁共振成像（MRI）能清楚显示肝细胞癌内部结构特征，应用于临床疑似病例检查；肝血管造影是肝癌诊断的重要补充手段，通常用于影像学检查不能发现的肝癌病灶的情况。

3. 肝活组织检查　在 B 超或 CT 引导下细针穿刺行组织学检查，是确诊肝癌的最可靠方法。偶有出血、肿瘤破裂或肿瘤沿针道转移的风险，对非侵入性检查未能确诊者考虑应用。

（五）治疗原则与主要措施

早期发现和早期治疗是改善原发性肝癌预后的最主要的措施，早期肝癌应尽量采取手术切除。不能切除者应进行综合治疗。

1. 手术治疗　是根治原发性肝癌最好的方法。由于手术切除仍有很高的复发率，术后宜加强综合治疗与随访。

2. 局部治疗　肝动脉栓塞化疗是经皮穿刺股动脉，在 X 线透视下将导管插入肝动脉或其分支，注射抗肿瘤药物和栓塞剂（多用碘化油和颗粒吸收性明胶海绵），6~8 周重复一次治疗，是原发性肝癌非手术治疗中的首选方法，可明显提高病人的生存率。无水酒精注射疗法是在 B 超或 CT 引导下经皮穿刺，将适量的无水酒精直接注射到肝癌组织内，使癌细胞脱水、变性，产生凝固性坏死，这种方法有可能根治较小的肝癌。

3. 放射治疗　目前多采用 CT 或 B 超定位后，用直线加速器或钴-60 做局部外照射，主要适用于病灶较为局限、肝功能较好的早期病例。治疗过程中联合化疗和中药治疗，可提高缓解率和减轻放射治疗的不良反应。

4. 全身化疗　主要用于肿瘤有远处转移，并且病人一般状况良好的情况。常用的化疗药物有 5-氟尿嘧啶、多柔比星、丝裂霉素、顺铂等，一般采用联合化疗方案。

5. 其他治疗　中医治疗配合手术、化疗和放疗使用，可调整机体抗肿瘤的能力，减轻治疗的不良反应。肝移植是治疗肝癌和肝硬化的有效手段。生物和免疫治疗可巩固和增强疗效，干扰素已普遍应用于临床，具有降低术后复发率和提高化疗效果的作用，抗病毒药物用于 HBV 感染病人的手术、局部治疗或肝移植后，其他生物制剂还有肿瘤坏死因子、白细胞介素-Ⅱ等。分子靶向药物治疗恶性肿瘤也取得了较好效果。

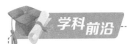

**肝癌介入治疗的现状**

经肝动脉化学治疗栓塞术（transcatheter arterial chemoembolization，TACE）是肝癌介入治疗最常用的方法之一。TACE 主要用于中期肝癌的病人，特别是对不能手术切除的病人。我国是肝癌高发区，介入治疗起步于 20 世纪 70 年代。对于肝细胞癌，TACE 具有控制局部肿瘤、控制病人症状、预防肿瘤发展、延长病人生存期的作用。随着微导管和导丝技术发展，除了通过导管在肝细胞癌供血动脉内，将细胞毒性抗癌药物与碘油混合液选择性地灌注到瘤体内，再用栓塞剂阻塞肿瘤动脉的传统 TACE 方法外，球囊阻塞 TACE、药物洗脱微球 TACE 和近距离放射治疗栓塞术等方法应用于临床，取得较好的疗效，而联合治疗能使病人的病情得到控制，提高病人生存率。根据国际标准，结合我国肝癌的实际情况，制订符合循证医学要求的介入治疗规范是未来发展的方向。

【常见护理诊断/问题】

1. 恐惧　与得知疾病诊断,害怕死亡有关。

2. 慢性疼痛　与肿瘤生长肝包膜被牵拉有关。

3. 营养失调:低于机体需要量　与消化吸收障碍、机体高代谢状态有关。

4. 潜在并发症:肝性脑病、消化道出血、肝癌结节破裂出血、感染等。

【护理措施】

1. 休息和饮食

(1) 为病人提供安静、舒适的就医环境,保证充足的休息和睡眠,卧床病人做好皮肤护理,预防压疮。

(2) 给予高蛋白、高热量、高维生素易消化饮食。有肝性脑病倾向者,应减少蛋白质摄入;腹水病人给予低盐饮食;对晚期肝癌病人,遵医嘱进行肠内、肠外营养治疗,维持机体代谢需要。

2. 手术治疗的护理

(1) 术前护理

1) 心理指导:向病人说明手术的重要性和方法,取得病人的合作。

2) 完善各项检查:血、尿常规检查,凝血功能检查等。

3) 腹部手术术前准备:清洁肠道、进行药物过敏试验、备皮等。

4) 其他:建立静脉通路,保留静脉留置针,调节好室内温度,铺好麻醉床,备好各种药品及物品。

(2) 术后护理

1) 卧位:为防止术后出血,一般不鼓励病人早期下床活动。术后24小时内应平卧休息,避免剧烈咳嗽,48小时后,如血压平稳可取半卧位。

2) 营养支持:术后根据病情给予肠内、肠外营养,肛门排气、停止胃肠减压后,开始给予流质饮食,逐渐过渡到正常饮食。

3) 引流管的护理:引流管应妥善固定,避免受压、扭曲和折叠,保持引流通畅;严格遵守无菌原则,每天更换引流袋;准确记录引流液的量、性质和颜色。引流液呈血性并持续增加,应考虑腹腔内活动性出血;引流液含有胆汁应考虑胆瘘。出现上述情况要及时通知医生处理,必要时做好手术准备。

4) 疼痛的护理:认真倾听病人的主诉,了解疼痛程度,遵医嘱使用止痛药物。术后48小时病情许可,可协助病人取半卧位,以降低伤口张力,减轻疼痛。

5) 病情观察:密切观察生命体征、意识状态及肝、肾功能等,警惕伤口内出血和肝性脑病的发生,观察有无发热、腹痛、呃逆等膈下脓肿征象。

3. 肝动脉栓塞化疗病人的护理

(1) 术前护理

1) 心理指导:向病人介绍肝动脉栓塞化疗的方法和意义,使其配合手术治疗。

2) 完善各项检查。

3) 过敏试验:碘和普鲁卡因过敏试验。

4) 物品和药品准备。

5) 病人准备:术前6小时禁食水,术前半小时遵医嘱给予镇静剂。

(2) 术后护理

1) 饮食护理:术后禁食2~3天,恢复饮食后,从流食逐渐过渡到普通饮食,少量多餐。

2) 穿刺局部护理:压迫止血15分钟后加压包扎,砂袋压迫6小时,防止穿刺点出血。

3) 体位:嘱病人取平卧位,穿刺侧肢体伸直24小时,观察穿刺侧肢端皮肤的颜色、温度及足背动脉搏动,出现异常通知医生及时处理。

4) 栓塞后综合征的护理:栓塞后综合征是指术后由于肝动脉供血突然减少,引起的腹痛、发热、恶心、呕吐、肝功能异常等表现。腹痛为肝脏水肿、肝包膜张力增加所致,一般术后48小时缓解,如剧烈疼痛持续3~4天,应考虑误伤其他脏器并坏死,未明确诊断的慎用止痛药物,配合医生做相应处理;

由于机体对坏死组织的吸收,术后 4～8 小时可出现低至中等度发热,给予物理降温或遵医嘱使用解热药物;术后 1 天多出现恶心、呕吐等消化道反应,是化疗药物不良反应所致,给予止吐等对症处理,并注意水、电解质平衡状况。术后 1 周,因肝脏缺血影响肝糖原的储存和蛋白质的合成,应遵医嘱补充葡萄糖、清蛋白及其他液体,保持体液平衡,准确记录 24 小时出入量。

4. 疼痛的护理

(1) 注意观察病人疼痛的部位、性质及规律。

(2) 认真倾听病人对疼痛的感受,并及时做出适当的回应。

(3) 指导病人减轻或缓解疼痛,如通过听音乐、看书报、与病友聊天分散注意力,做深呼吸、冥想等进行放松;适当按摩,咳嗽时用手轻按肝区以减轻疼痛。

(4) 遵医嘱使用止痛药物,注意观察药物的疗效和不良反应。

(5) 采用病人自控镇痛时,指导病人使用计算机泵,根据病情控制止痛药物的用量和用药间隔。

5. 化疗期间的护理　注意保护血管,预防与减少静脉炎的发生;加强饮食护理,遵医嘱使用止吐药物,预防与减少消化道不良反应;加强预防感染和出血的措施。

6. 心理护理　为病人创造发泄情绪、表达内心感受的环境和机会,护士认真倾听并表示理解和同情,根据具体情况给予相应的心理疏导。对处于愤怒和忧伤期的病人,要加强监控,并取得家属的配合,避免意外发生。协助病人建立家庭和社会支持系统,鼓励家属陪伴病人,指导家属、同事、朋友与病人进行良好交流,以增强病人战胜疾病的信心。

7. 健康指导

(1) 疾病预防指导:注意食物和饮水卫生,预防粮食霉变,改进饮用水质量。应用乙型和丙型病毒疫苗,预防病毒性肝炎和肝硬化。对肝癌高发区定期普查,做到早发现、早治疗。

(2) 疾病知识指导:指导病人生活规律,合理饮食,适当活动,避免受外力冲击或压迫,以免肿瘤破裂;保持情绪稳定,有条件者可参加社会性抗癌活动;遵医嘱用药,忌服有肝损害作用的药物;观察病情,定期复查。

# 第四节　胰腺癌病人的护理

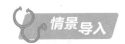 情景导入

李先生,56 岁。进行性黄疸 2 个月入院。诊断为胰头癌,行胰、十二指肠切除术,术后第 5 天突然出现上腹疼痛,腹腔穿刺抽出含胆汁的少量液体。

请问:

1. 该病人术后可能发生了何种情况?

2. 针对上述情况,该病人护理措施是什么?

胰腺癌(pancreatic carcinoma)是一种发病隐匿,进展迅速,疗效及预后极差的消化系统常见的恶性肿瘤。40 岁以上人群好发,男性多于女性。胰腺癌早期诊断困难,预后差,90% 病人在诊断后 1 年内死亡,5 年生存率为 1%～3%。

【病因与发病机制】

胰腺癌发病一般认为与以下因素有关。

1. 目前认为吸烟是胰腺癌发病的主要危险因素。

2. 长期酗酒、饮浓咖啡、高脂、高蛋白饮食会增加胰腺对致癌物质的敏感性。

3. 糖尿病、慢性胰腺炎、胆石症与该病的发生也有着一定的关系。

【病理】

胰腺可分为胰头部、胰体和胰尾。胰腺癌多发生在胰头部,占 70%～80%,其次是胰尾部和胰体

部。淋巴转移和直接浸润是胰腺癌常见的转移途径,晚期可经血行转移到肝、肺、骨、脑等处。

【护理评估】

（一）健康史

询问病人有无长期饮酒、大量吸烟等不良嗜好;病人的饮食习惯,是否长期高脂肪、高蛋白饮食;病人有无胆石症、胰腺炎、糖尿病等。

（二）身体状况

胰腺癌早期缺乏特异性,主要表现为腹痛、黄疸、消瘦。

1. 上腹疼痛、不适　是最早出现的症状,初期表现为上腹部不适、胀痛及隐痛,随病情加重出现持续性剧烈腹痛,向腰背部放射,仰卧与脊柱伸展时加重,弯腰前倾或屈膝卧位时可稍缓解。

2. 黄疸　黄疸是胰头癌最主要的症状,呈进行性加重,系胰头癌压迫或浸润胆总管所致。多数病人出现黄疸已属中晚期。伴有小便深黄,大便呈陶土样。

3. 消瘦　病人因饮食减少以及癌肿的慢性消耗,常出现消瘦、乏力、体重下降,甚至出现恶病质。

（三）心理-社会支持状况

胰腺癌早期缺乏特异性,发现后多为中晚期,一旦确诊,预后较差,故病人极易出现消极、悲观的厌世情绪。

（四）辅助检查

1. 实验室检查　①血清生化学检查:血淀粉酶、空腹血糖、葡萄糖耐量试验异常常提示胰腺病变。胆道梗阻时血清总胆红素和结合胆红素升高,碱性磷酸酶、转氨酶升高。②免疫学检查:诊断胰腺癌常用的肿瘤标志物有糖链抗原(CA19-9)、癌胚抗原(CEA)、胰胚抗原(POA),CA19-9对胰腺癌敏感性和特异性较好,常用于胰腺癌的辅助诊断和术后随访。

2. 影像学检查　①B超:可显示肝内外胆管及胰管有无扩张,胰头部位有无肿块。②CT检查:可显示直径在1mm以上的肿瘤,也可在CT引导下行经皮细针穿刺胰腺活检确诊胰腺癌。③内镜逆行胰胆管造影(ERCP):对胰腺癌的确诊率高达90%～95%,但此种检查有时可诱发急性胰腺炎和胆道感染,应警惕。

（五）治疗原则与主要措施

胰腺癌的治疗以手术治疗为主,结合放疗和化疗的综合治疗。手术治疗的方法有:①胰头十二指肠切除术(Whipple手术)见图4-45-4。②保留幽门的胰头十二指肠切除术(PPPD)。对于

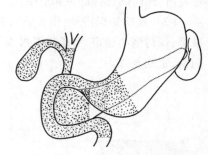

图4-45-4　胰头十二指肠切除术

有肝转移,不能耐受手术的高龄病人多采取姑息疗法。术后多采用以5-FU和丝裂霉素为主的化疗。

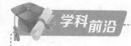

### 机器人辅助胰十二指肠切除术

随着机器人辅助腹腔镜手术系统的问世,微创手术技术又有了新的飞跃。截至今日,全世界已有越来越多的报道证实机器人辅助胰十二指肠切除术的安全性及可行性。机器人辅助系统手术与传统单纯腹腔镜手术有共同点,即安全、可行、更小的创伤,机器人辅助系统手术的优势在于其三维视觉成像和显微镜放大功能的应用,可使小血管更易于辨认和处理,通常出血量更少。当机器人辅助胰十二指肠切除术在技术达到一定熟练程度后,其在手术时间上与传统开腹手术相比有所缩短,其失血量及术后并发症发生率也较传统开腹手术减少。手术医师应具备丰富的胰腺手术经验及腹腔镜手术经验,术中的配合、术野的充分暴露及仔细精确的操作是安全及彻底根治肿瘤的关键。

【常见护理诊断/问题】

1. 慢性疼痛　与胰管胆管梗阻和腹膜后神经受侵有关。

2. 焦虑　与疼痛、黄疸和担心预后有关。

3. 营养失调:低于机体需要量　与食欲缺乏、呕吐和消耗增加有关。

4. 潜在并发症:术后出血、胰瘘、胆瘘。

【护理目标】

1. 疼痛减轻或缓解。

2. 焦虑减轻,情绪稳定。

3. 营养状况能得到改善。

4. 未发生术后并发症,或并发症能得到及时发现和正确的处理。

【护理措施】

1. 术前护理

(1) 疼痛护理:对剧烈疼痛的病人,及时给予有效的镇静止痛药物,并指导病人学会非药物止痛的方法,如放松心情,听音乐,谈话转移注意力等。

(2) 心理护理:对病人出现否认、悲哀和愤怒的情绪,应予以同情和理解,帮助病人及家属进行心理调节,使病人树立战胜疾病的信心。

(3) 营养支持:给病人提供高热量、优质蛋白、富含维生素的低脂饮食,必要时行肠外营养或输注清蛋白改善营养状态,对出现黄疸的病人,静脉补充维生素 K。

(4) 控制血糖:术前严格监控血糖、尿糖,将血糖控制在稳定水平。使用胰岛素过程中,随时监测血糖的变化,以免发生低血糖。

(5) 保护肝脏:术前至少 1 周遵医嘱服用保肝药、复合维生素 B 等;静脉滴注极化液,即每天输注葡萄糖 200~250g,加入适量的胰岛素和氯化钾,增加肝糖原储备。

(6) 皮肤护理:黄疸致皮肤瘙痒者,指导病人涂抹止痒药物,避免用指甲抓挠皮肤,以免皮肤受损。

2. 术后护理

(1) 病情观察:术后应严密观察生命体征变化;监测尿量、血常规、肝肾功能以及病人意识和黄疸的变化。胰腺癌术后,胰腺的内分泌功能会受到明显影响,故对胰腺大部切除的病人,需要监测血糖、尿糖和酮体的变化。

(2) 体位:生命体征平稳、麻醉作用消失后改为半卧位,有利于呼吸和引流。

(3) 维持水、电解质和酸碱平衡:胰腺癌手术范围大、创伤严重,术后引流管多,消化液丢失多,容易导致脱水、低钾、低钙等。应准确记录出入量,及时静脉补液,维持体液平衡,同时应继续保肝和营养支持。补给充分的热量、氨基酸、维生素等营养素。

(4) 引流管的护理:胰腺术后安置的引流管数目较多,应熟悉每个引流管的部位、作用,如胃肠减压管、胆道 T 型管、胰管引流管和腹腔引流管等。注意观察每根引流管引流的量、颜色和性状,引流是否通畅,警惕胰瘘和胆瘘的发生。腹腔引流管一般留置 5~7 天,胃肠减压管留置至胃肠蠕动恢复,T型管留置 2 周左右,胰管留置 2~3 周后拔出。

(5) 术后并发症的护理

1) 胰瘘:多发生于术后 5~7 天,是危及生命的主要并发症之一。表现为腹痛、腹胀、发热和腹腔引流液内淀粉酶增高。胰瘘发生后应加强营养支持,应用药物抑制胰液分泌和使用有效抗生素控制感染,同时在引流管周围皮肤涂抹复方氧化锌软膏,保护皮肤。

2) 胆瘘:多发生于术后 5~10 天,表现为发热、腹痛及胆汁性腹膜炎症状,T 型管引流量突然减少,腹壁伤口流出胆汁样液体。术后保持 T 型引流管的通畅,每天做好观察和记录,对胆瘘周围的皮肤护理同胰瘘。

3) 出血:术后 1~2 天的早期出血,多由于创面广泛渗血、止血不彻底或凝血机制障碍所致,发生于术后 1~2 周内的出血可因胰液、胆汁腐蚀及感染所致。表现为呕血、便血、腹痛,以及脉速和血压下降。出血少者可予以止血药、输血等,出血量大的应手术止血。

3. 健康指导

(1) 告知病人,如年龄在 40 岁以上,近期出现持续性上腹部疼痛、饱胀不适感、食欲明显下降、消瘦,应注意进行胰腺检查。

（2）指导病人合理饮食,少食多餐,进食营养均衡的食物。避免暴饮暴食,戒烟酒。

（3）指导病人定期监测血糖、尿糖,出现异常及时就诊。

（4）指导病人每3~6个月进行一次复查,出现异常情况及时就诊。

【护理评价】

经过治疗和护理,评价病人是否达到:①疼痛减轻或缓解。②焦虑减轻,情绪稳定。③营养状况得到改善、体重增加。④无术后并发症或并发症能得到及时发现和正确的处理。

（郑 蔚）

# 第五节 胆管癌病人的护理

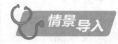

刘先生,56岁。进行性黄疸2个月入院。诊断为胆管癌（上段）,行胆管空肠吻合术,术后第6天突然出现上腹疼痛,腹腔穿刺抽出含胆汁的少量液体。

请问:

1. 针对上述情况,该病人术后可能发生了何种情况?

2. 该病人主要的护理诊断和护理措施是什么?

胆管癌（carcinoma of bile duct）是指发生在肝外胆管,即左、右肝管至胆总管下端的恶性肿瘤。多发于50~70岁,男女比例为1.4:1。根据肿瘤生长的部位,胆管癌可分为上段、中段和下段胆管癌,上段胆管癌多见。

【病因】

胆管癌的发病可能与下列因素有关:肝胆管结石,原发性硬化性胆管炎、先天性胆管囊性扩张症、肝血吸虫病、溃疡性结肠炎等。近年研究表明,乙型肝炎、丙型肝炎与胆管癌的发生也有一些联系。

【病理】

胆管癌大体形态可分为乳头状癌、结节状癌和弥漫性癌。组织学类型上95%以上是腺癌,主要为高分化腺癌。癌肿生长缓慢,很少发生远处转移,其主要转移方式为直接浸润、淋巴转移和种植转移。

【护理评估】

（一）健康史

了解病人的年龄、性别、饮食习惯、营养状况及手术史;既往有无肝内外胆管结石和胆管炎的反复发作史;了解病人有无相关疾病的家族史。

（二）身体状况

1. 症状 黄疸进行性加重,陶土样便,可伴有皮肤瘙痒、厌食、消瘦、贫血。

2. 体征 肿瘤发生在胆囊管以下的部位时,常可触及肿大的胆囊,部分病人还可出现肝大,伴有触痛,晚期可出现腹水、下肢水肿。

（三）心理-社会支持状况

胆管癌病人易产生烦躁、焦虑的情绪。胆管癌早期缺乏特异性,发现后多为中晚期,且一旦确诊后,预后较差,故病人极易出现消极、悲观的厌世情绪。

（四）辅助检查

1. 实验室检查 血清总胆红素、直接胆红素、转氨酶均升高,当胆道梗阻致维生素K吸收障碍时,凝血酶原时间延长。

2. 影像学检查 ①B超:首选的检查方法。②ERCP:内镜逆行胆胰管造影术,可协助诊断下段胆管癌。③CT、MRI检查:能显示胆道梗阻的部位,病变的性质。

（五）治疗原则与主要措施

胆管癌的治疗主要以手术为主,争取做根治性切除。中上段胆管癌切除肿瘤后多行胆管空肠吻合术;下段胆管癌多需行胰十二指肠切除术。对于不能采取根治的手术,可采取姑息性手术,以解除梗阻,减轻黄疸。术式包括胆总管空肠吻合术,经皮经肝胆管引流术,胆总管、肝总管内支架置放术。

【常见护理诊断/问题】

1. 焦虑　与担心肿瘤预后及家庭社会地位改变有关。

2. 营养失调:低于机体需要量　与癌肿慢性消耗、饮食欠佳有关。

3. 有皮肤完整性受损的危险　与黄疸、皮肤瘙痒有关。

【护理目标】

1. 焦虑状况能够减轻,睡眠良好。

2. 营养状况能够得到改善,体重增加。

3. 皮肤完整性保持良好。

【护理措施】

参见第十四章"胆道疾病病人的护理"。

（郑　蔚）

# 第六节　大肠癌病人的护理

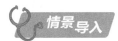

刘先生,65 岁。因腹泻、便秘交替出现 3 个月就诊,大便稀时为黏液血便,大便干时有便形改变,排便费力,伴有腹部疼痛不适,怀疑直肠癌收入院。查体:血压 118/78mmHg,RBC $4.0×10^{12}/L$。

请问:

1. 评估该病人时,应重点关注哪些内容?

2. 病人将实施直肠癌根治术,围手术期的主要护理诊断/问题有哪些?

3. 如何针对病人的护理诊断/问题采取相应的护理措施?

大肠癌包括结肠癌(colon cancer)和直肠癌(rectum cancer),是消化道常见的恶性肿瘤之一,位于恶性肿瘤发病率的第四位,发病年龄在 40~60 岁。大肠癌在我国以直肠癌发病率最高,其余依次为乙状结肠、盲肠、升结肠、横结肠和降结肠。

【病因与发病机制】

大肠癌发生的确切病因尚不清楚,发病的高危因素如下。

1. 饮食习惯　长期高脂肪、动物蛋白及缺少新鲜蔬菜和纤维素饮食,摄入亚硝胺含量丰富的食品可诱发大肠癌的发生。

2. 遗传因素　20%~30%大肠癌病人存在家族史,尤其是家族性多发性息肉病的病人,40 岁以后发生大肠癌的机会远高于正常人。

3. 癌前病变　绒毛状腺瘤、家族性肠息肉病、溃疡性结肠炎、克罗恩病及血吸虫性肉芽肿等,被认为是大肠癌的前期病变。

【病理】

1. 分类　腺癌占大肠癌的 75%~85%,主要为管状腺癌和乳头状腺癌,预后较好。根据肿瘤的大体形态可分为:①肿块型。肿瘤生长缓慢、向肠腔内生长,转移较迟,恶性程度较低,预后较好(图 4-45-5)。②浸润型。癌肿沿肠壁浸润,易致肠腔狭窄和肠梗阻,常较早转移,分化程度低,预后差(图 4-45-6)。③溃疡型。多

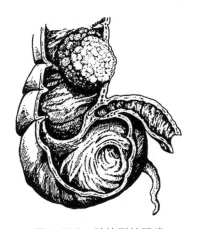

图 4-45-5　肿块型结肠癌

见,约占50%以上,早期可有溃疡、出血,肿瘤分化程度低,转移出现早(图4-45-7)。

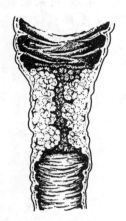

图 4-45-6 浸润型结肠癌

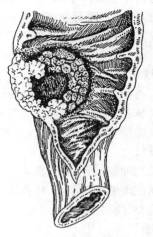

图 4-45-7 溃疡型结肠癌

2. 转移途径 包括直接蔓延、淋巴转移、血行转移、种植转移。其中淋巴转移是大肠癌的主要转移途径,晚期可发生血行转移,多数常累及肝脏,其次可累及肺、骨。

3. 分期 大肠癌的临床分期,我国采用改良的 Dukes 分期。

A 期:癌肿局限于肠壁,未突出浆膜层,又分为 3 期。A1 期:癌肿侵及黏膜或黏膜下层;A2 期:癌肿侵及肠壁浅肌层;A3 期:癌肿侵及肠壁深肌层。

B 期:癌肿侵及浆膜或浆膜外组织、器官,未发生淋巴转移。

C 期:癌肿侵及肠壁任何一层,但有淋巴转移,可分为两期:C1 期:淋巴转移仅局限于癌肿附近;C2 期:淋巴转移到系膜及其根部淋巴结。

D 期:已发生远处转移或腹腔转移或广泛侵及邻近脏器。

【护理评估】

(一)健康史

1. 了解病人一般情况,包括:年龄、性别、职业、饮食习惯,有无不良嗜好。

2. 了解病人的家族史,家族中有无家族性肠息肉病、有无大肠癌的病人。

3. 了解病人的既往史,有无溃疡性结肠炎、克罗恩病、结肠血吸虫肉芽肿等。

(二)身体状况

1. 结肠癌 早期多无明显特异性表现,易被忽视。

(1)排便习惯和粪便性状改变:常为首先出现的症状,表现为大便次数增多、粪便不成形或稀便。

(2)腹痛:也是早期常见症状之一。常为定位不确切的持续性隐痛、钝痛或仅为腹部不适或腹胀感。

(3)腹部肿块:肿块多为瘤体本身,通常较硬,呈结节状,位于横结肠或乙状结肠的癌肿可有一定活动度。

(4)肠梗阻:多为晚期症状。一般呈慢性、低位、不完全性肠梗阻,尤其见于左半结肠癌。

(5)全身症状:病人可出现贫血、消瘦、乏力、低热等全身性表现,晚期可出现肝大、黄疸、腹水甚至恶病质。

右半结肠癌肿多以全身症状、贫血和腹部肿块为主要临床表现;左半结肠癌肿多以肠梗阻、便秘、腹泻、便血为主要症状。

2. 直肠癌 早期无明显症状,易被忽视。

(1)直肠刺激症状:癌肿刺激直肠引起频繁便意,排便习惯改变,排便时常有肛门下坠、里急后重和排便不尽感。

（2）黏液血便：为直肠癌病人最常见的临床症状,80%~90%病人在早期即出现便血。

（3）肠梗阻症状：癌肿增大引起肠腔缩窄,表现为大便变细、变形,梗阻严重时会出现腹痛、腹胀和排便困难等。

（4）转移症状：晚期癌肿侵犯邻近的器官出现相应症状,如侵犯前列腺、膀胱时可产生尿频、尿急、尿痛及血尿等；累及骶前神经则发生骶尾部剧烈疼痛,晚期出现肝转移时可有腹水、肝大、黄疸等。

（三）心理-社会支持状况

大肠癌除作为一种恶性肿瘤给病人带来焦虑、恐惧感外,特殊的治疗方式如人工肛门,也会带给病人很大的心理压力。病人常常会产生自卑、不愿与他人交往、焦虑等心理反应,对生活、工作失去信心,有些病人甚至拒绝手术。

（四）辅助检查

1. 实验室检查

（1）大便隐血试验：可作为高危人群的初筛方法及普查手段。

（2）血清癌胚抗原检查：癌胚抗原（CEA）测定对大肠癌的诊断有一定价值,但特异性不高,有助于判断病人疗效及预后。

2. 直肠指诊　是诊断直肠癌最重要的方法。指诊可了解癌肿与肛缘的距离、大小、硬度、形态及其与周围组织的关系。

3. 影像学检查

（1）X 线钡剂灌肠或气钡双重对比造影检查：是诊断结肠癌的重要检查方法。

（2）B 超和 CT 检查：有助于了解癌肿的浸润深度及淋巴转移情况,还可提示有无腹腔种植转移、是否侵犯邻近组织器官或肝、肺转移灶等。

（3）内镜检查：可通过直肠镜、乙状结肠镜或纤维结肠镜检查,是诊断结直肠癌最有效、可靠的方法。

（五）治疗原则与主要措施

治疗大肠癌采用以手术切除为主,辅以放射治疗和化学药物治疗的综合治疗。

1. 结肠癌根治术　切除范围包括癌肿所在的肠袢及其所属系膜和区域淋巴结。式式有：①右半结肠切除术（图 4-45-8）。适用于盲肠、升结肠、结肠肝曲癌肿。②横结肠切除术（图 4-45-9）。适用于横结肠癌。③左半结肠切除术（图 4-45-10）。适用于横结肠脾区、降结肠癌。④乙状结肠癌根治切除术（图 4-45-11）：适用于乙状结肠癌。

2. 直肠癌根治术　手术方式的选择根据癌肿所在的部位、大小、活动度、分化程度以及术前的排便控制能力等综合因素来选择。

（1）局部切除：适用于瘤体小、局限于黏膜或黏膜下层以及分化程度高的早期直肠癌。

（2）腹会阴联合直肠癌根治术（Miles 手术）：主要适用于癌肿下缘距齿状线 5cm 以下的直肠癌。

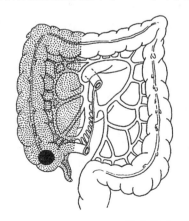
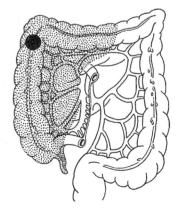

图 4-45-8　右半结肠切除术

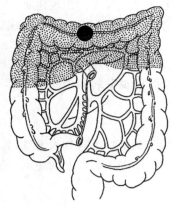

图 4-45-9　横结肠切除术

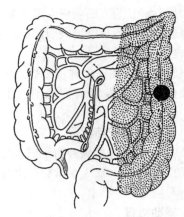

图 4-45-10　左半结肠切除术

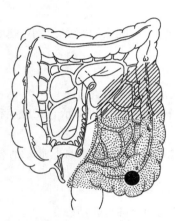

图 4-45-11　乙状结肠切除术

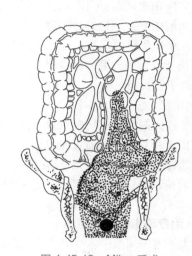

图 4-45-12　Miles 手术

切除乙状结肠下部及其系膜和直肠全部、所属淋巴结及被侵犯的周围组织(图 4-45-12)。将乙状结肠近端拉出,于左下腹行永久性乙状结肠单腔造口(人工肛门)。

(3) 经腹腔直肠癌切除术(Dixon 手术):是目前应用最多的直肠癌根治术。适用于癌肿下缘距齿状线 5cm 以上的直肠癌。切除乙状结肠和大部分直肠,直肠和乙状结肠行端端吻合(图 4-45-13),保留正常肛门。

(4) 经腹直肠癌切除、近端造口、远端封闭手术(Hartmann 手术):适用于全身一般情况较差,不能耐受 Miles 手术或因急性肠梗阻不宜施行 Dixon 手术的病人(图 4-45-14)。

3. 其他治疗　包括放射治疗、化学药物治疗、中医治疗、基因治疗、免疫治疗、局部介入治疗等。

【常见护理诊断/问题】

1. 焦虑　与惧怕癌症、对癌症治疗缺乏信心及担心人工肛门影响生活和工作有关。

2. 营养失调:低于机体需要量　与癌肿慢性消耗、手术创伤及放化疗反应有关。

3. 体像紊乱　与腹部的结肠造口、排便方式改变有关。

4. 知识缺乏:缺乏有关术前准备知识及术后人工肛门的护理知识。

5. 潜在并发症:切口感染、吻合口瘘、结肠造口出血、肠粘连。

【护理目标】

1. 情绪稳定,焦虑感减轻。

2. 营养状况能得到改善。

3. 能适应自我形象的变化及新的排便方式。

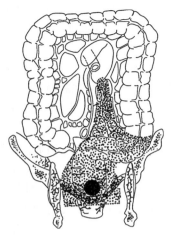

图 4-45-13　Dixon 手术

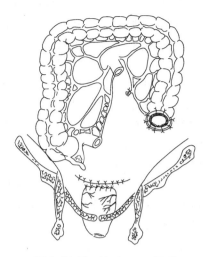

图 4-45-14　Hartmann 手术

4. 能掌握人工肛门护理的相关知识。

5. 未发生并发症、或并发症能及时发现并正确处理。

【护理措施】

1. 一般护理

（1）心理护理：医护人员要关心体贴病人，对需做结肠造口的病人，要解释手术的必要性，并解释造口的部位及有关护理的知识，使其了解只要护理得当，人工肛门对其日常生活、工作并不会造成太大影响，以消除其恐慌情绪，增强治疗疾病的信心，提高适应能力。同时应争取社会、家庭的积极配合，从多方面给病人以关怀和心理支持。

（2）病情观察：监测病人的生命体征，了解病人的体重、精神意识状态，营养状况，评估病人对手术的耐受性。

（3）营养支持：给予病人高蛋白、高热量、高维生素、易消化的少渣饮食。必要时遵医嘱给予少量多次输血，以纠正贫血和低蛋白血症。出现肠梗阻的病人有明显脱水时，应及时纠正水、电解质及酸碱平衡紊乱，提高机体对手术的耐受性。

2. 手术护理

（1）术前护理

1）肠道准备：是大肠癌手术前最重要的护理措施。肠道准备能够减少手术中污染，防止手术后腹胀和切口感染，有利于吻合口愈合，是大肠癌手术前护理的重点。①传统肠道准备法：手术前 3 天进少渣半流质饮食，手术前 2 天起进流质饮食，术前 1 天禁食。手术前 3 天口服肠道抗生素，如新霉素、甲硝唑、庆大霉素等，抑制肠道细菌，并于手术前 3 天开始肌内注射维生素 K。手术前 3 天可给病人番泻叶 6g 代茶饮，以排出肠道内积存的粪便；手术前 2 天晚用 1%～2% 肥皂水灌肠 1 次；手术前 1 天晚及手术日晨清洁灌肠。灌肠时禁用高压灌肠，以防刺激肿瘤导致癌细胞扩散。②全肠道灌洗法：于手术前 12～14 小时开始口服 37℃ 左右等渗平衡电解质溶液（用氯化钠、碳酸氢钠、氯化钾配制，也可加入抗菌药物），引起容量性腹泻，以达到彻底清洗肠道的目的。一般灌洗全过程需 3～4 小时，灌洗液量不少于 6 000ml。对年老体弱，心、肾等重要器官功能障碍和肠梗阻的病人不宜选用。

2）手术日晨放置胃管和留置导尿管：手术前常规放置胃管，有肠梗阻症状的病人应及早放置胃管，减轻腹胀。留置导尿管可排空膀胱，预防手术时损伤膀胱，并可预防手术后尿潴留。

（2）术后护理

1）一般护理：术后每 15～30 分钟测量生命体征 1 次，病情平稳后可适当延长间隔时间，做好记录；病情平稳，麻醉清醒后可改为半卧位，以利呼吸和腹腔引流。

2）饮食护理：术后禁食、胃肠减压，期间应静脉补充水、电解质及营养物质。手术后 2~3 天肠蠕动恢复，肛门排气或结肠造口开放后拔除胃管，进流质饮食，1 周后改为半流质，2 周左右方可进普食，且食物以高蛋白、高热量、高维生素及易消化的少渣饮食为主，忌食生、冷、硬、辛辣刺激以及产气的食物。

3）引流管的护理：直肠癌根治术后，腹腔、骶前引流管要保持通畅，妥善固定好，注意观察引流物的颜色及量，并做好记录。导尿管一般放置 1~2 周，做好导尿管护理。每天冲洗膀胱 1 次。尿道口护理 2 次，防止泌尿系感染，拔管前先试行夹管。每 3~4 小时或病人有尿意时开放，以训练膀胱舒缩功能，防止排尿功能障碍。

4）结肠造口护理：①观察造口有无异常。造口开放前应注意肠段有无回缩、出血、坏死等情况，结肠造口一般于术后 2~3 天肠蠕动恢复后开放。②保护腹壁切口及造口周围皮肤。造口开放后，一般宜取左侧卧位，并用塑料薄膜将腹壁切口与造口隔开，以防流出的稀薄粪便污染腹壁切口而引起感染，及时清除流出的粪液。造口开放及排便后，应清洗消毒造口周围皮肤，并在其周围皮肤涂氧化锌软膏，以防粪液刺激造成皮肤炎症及糜烂。③正确使用人工肛门袋。应选择袋口合适的人工肛门袋，可使用一次性的或备 3~4 个人工肛门袋用于更换，使用过的人工肛门袋可用中性洗涤剂和清水洗净，用 0.1%氯己定溶液浸泡 30 分钟，擦干、晾干备用。当人工肛门袋的 1/3 容量被排泄物充满时须及时更换，每次更换新袋前先用中性皂液或 0.5%氯己定（洗必泰）溶液清洁造口周围皮肤，再涂上氧化锌软膏，同时注意造口周围皮肤有无红、肿、破溃等现象。

5）术后并发症的观察和护理：①切口感染。观察病人体温变化及局部切口情况，保持切口清洁、干燥，及时更换敷料。会阴部切口，可于骶前引流管拔除后，开始用温热的 1∶5 000 高锰酸钾溶液坐浴 4~7 天，每天 2 次。手术后常规使用抗生素预防感染。②吻合口瘘。应注意观察病人有无腹膜炎的表现，有无从切口渗出或引流管引流出稀粪样肠内容物等。对结肠、直肠吻合口的手术后病人，手术后 7~10 天内严禁灌肠，以免影响吻合口的愈合。若发生瘘，应禁食、胃肠减压，保持充分、有效的引流，必要时可手术重新安置引流管。使用有效抗生素控制感染。给予 TPN 以加强营养支持。

3. 健康指导

（1）积极预防和治疗与大肠癌发生相关的疾病。

（2）养成规律排便，用适量温水（500~1 000ml）经导管灌入造口内，定时结肠造口灌洗以训练有规律的肠道蠕动，从而养成类似于正常人的排便习惯。当病人的粪便成形或养成排便规律后，可不带肛门袋，用清洁敷料覆盖结肠造口即可。

（3）指导病人出院后每 1~2 周扩张造口 1 次，持续 2~3 个月，以预防造口狭窄引起排便困难。

（4）合理安排饮食，应摄入产气少、易消化的少渣食物，忌生冷、辛辣等刺激性食物，避免饮用碳酸饮料，饮食必须清洁卫生，积极预防腹泻或便秘。

（5）参加适量活动，保持心情舒畅。避免自我封闭，尽可能融入正常人的生活和社交活动中。建议造口病人出院后组织或参加造口病人协会，互相学习，交流彼此的经验和体会，重拾自信。

（6）每 3~6 个月门诊复查 1 次。继续化疗的病人要定期检查血常规。

【护理评价】

经过治疗和护理，评价病人是否达到：①情绪稳定，焦虑减轻。②营养状况得到改善。③能适应自我形象的变化及新的排便方式。④能掌握人工肛门护理的相关知识。⑤无并发症、或并发症能及时发现并正确处理。

（郑 蔚）

**思考题**

1. 孙先生，48 岁。胃溃疡病史 10 余年。上腹部疼痛，伴有食欲缺乏、厌食 2 周，上腹扪及包块 1 天入院。查体：神志清，精神差，贫血外貌，体质消瘦，心肺未见异常，上腹部触及一包块。自述上腹部疼痛，乏力。

请思考:
(1)病人可能存在的护理诊断/护理问题有哪些?
(2)护士应给予哪些护理措施?

2.唐女士,40岁。6个月前无明显表现,因出现粪便表面有时带血及黏液,伴大便次数增多,每天3~4次,时有排便不尽感,但无腹痛。曾于当地医院按"慢性细菌性痢疾"治疗无效。发病以来体重下降3kg。

请思考:
(1)该病人的护理评估重点是什么?
(2)请配合医生制订出术前和术后的护理措施。

思路解析

扫一扫、测一测

# 中英文名词对照索引

## G

## H

## J

# 参 考 文 献

1. 安力彬,陆红.妇产科护理学[M].6版.北京:人民卫生出版社,2017.

2. 鲍立杰,张志平,吴培斌.3D打印技术在骨科的研究及应用进展[J].中国矫形外科杂志,2015.

3. 包再梅,张军,张来平,等.内科护理学[M].北京:中国医药科技出版社,2013.

4. 查爱云,孙子林.糖代谢与骨骼肌的关系[J].国际内分泌代谢杂志,2009.

5. 陈灏珠,林果为.实用内科学[M].13版.北京:人民卫生出版社,2010.

6. 陈健.试述骨质疏松症的预防[J].中国骨质疏松杂志,2009.

7. 程瑞锋.妇产科护理学[M].2版.北京:人民卫生出版社,2011.

8. 曹伟新,李乐之.外科护理学[M].4版.北京:人民卫生出版社,2006.

9. 蔡文智,王玉琼.妇产科护理学[M].2版.北京:人民卫生出版社,2013.

10. 蔡小红,张振香.成人护理学学习与实训指导[M].北京:人民卫生出版社,2014.

11. 蔡小红,闻彩芬.成人护理[M].3版.北京:人民卫生出版社,2015.

12. 陈娴洁.老年骨质疏松症的临床观察与指导[J].上海护理,2008.

13. 陈孝平,汪建平.外科学[M].8版.北京:人民卫生出版社,2013.

14. 陈孝平,汪建平,赵继宗.外科学[M].9版.北京:人民卫生出版社,2018.

15. 邓洁.骨质疏松症的护理进展[J].中国实用护理杂志,2003.

16. 党世民.外科护理学[M].2版.北京:人民卫生出版社,2016.

17. 达选秀.临床常见细菌感染的实验室诊断与治疗[M].长春:吉林科学技术出版社,2017.

18. 丰有吉,沈铿.妇产科学[M].2版.北京:人民卫生出版社,2011.

19. 郭爱敏,周兰姝.成人护理学[M].3版.北京:人民卫生出版社,2017.

20. 郭爱敏,周兰姝.成人护理学[M].2版.北京:人民卫生出版社,2012.

21. 郭爱敏,张波.成人护理[M].北京:人民卫生出版社,2005.

22. 高春林,姜虹,唐家广,等.补钙对骨质疏松骨折预防作用的研究进展[J].中国当代医药,2017.

23. 郭金兰.五官科护理[M].2版.北京:科学出版社,2016.

24. 郭锦丽,程虹.骨科护理教学查房[M].北京:科学技术文献出版社,2013.

25. 葛均波,徐永健.内科学[M].8版.北京:人民卫生出版社,2013.

26. 葛均波,徐永健,王辰.内科学[M].9版.北京:人民卫生出版社,2018.

27. 黄烽.风湿性疾病病案分析[M].北京:科学出版社,2003.

28. 黄禾,范辰辰,冯凤芝.葡萄胎的诊治进展[J].中国医刊,2017.

29. 贾松.眼科学基础[M].北京:人民卫生出版社,2015.

30. 李丹,冯丽华.内科护理学[M].3版.北京:人民卫生出版社,2017.

31. 李国彬,崔涛,孙建新,等.现代颅脑创伤与疾病治疗学[M].长春:吉林科学技术出版社,2014.

32. 郎景和.中华妇产科杂志临床指南荟萃[M].北京:人民卫生出版社,2015.

33. 李兰娟,任红.传染病学[M].8版.北京:人民卫生出版社,2013.

34. 李乐之,路潜.外科护理学[M].6版.北京:人民卫生出版社,2017.

35. 李乐之,路潜.外科护理学实践与学习指导[M].北京:人民卫生出版社,2012.

36. 李险峰.骨质疏松症的临床类型及其特点[J].新医学,2007.

37. 刘秀娇.外科常见感染的临床护理进展研究[J].医学信息,2017.

38. 罗先武,俞宝典.2017护士执业资格考试冲刺宝典[M].北京:人民卫生出版社,2016.

39. 李旭,徐丛剑.女性生殖系统疾病[M].北京:人民卫生出版社,2015.

40. 梁毅玲.骨质疏松症的预防及护理进展[J].现代护理,2007.

41. 李义凯,赵德强.椎动脉型颈椎病的质疑[J].颈腰痛杂志,2016.

42. 栗占国,张奉春,鲍春德.类风湿关节炎[M].北京:人民卫生出版社,2010.

43. 马俊岭,郭海英,阳晓东.骨质疏松症的流行病学概况[J].中国全科医学,2009.

44. 年新文,张菊.系统性红斑狼疮的药物治疗[J].药学服务与研究,2015.

45. 秦岭,张戈,梁秉中,等.美国国家卫生院有关骨质疏松症的预防、诊断和治疗的共识文件[J].中国骨质疏松杂志, 2002.

46. 祁冀,赵德强,李义凯.对"椎动脉型颈椎病"概念的再认识[J].颈腰痛杂志,2017.

47. 史达,孙银娣,张平安,等.椎动脉型颈椎病发病机制的中西医研究进展[J].颈腰痛杂志,2011.

48. 沈鸿敏.女性生殖内分泌疾病临床指南与实践[M].北京:中国医药科技出版社,2015.

49. 沈铿,马丁.妇产科学[M].3版.北京:人民卫生出版社,2015.

50. 孙玉梅,张立力.健康评估[M].4版.北京:人民卫生出版社,2017.

51. 谭进,周静.外科护理学[M].北京:人民卫生出版社,2008.

52. 魏碧蓉.高级助产学[M].2版.北京:人民卫生出版社,2011.

53. 王洪复.骨质疏松症的诊断[J].国际内分泌代谢杂志,2006.

54. 王琳,沈芸.骨质疏松性骨折预测方法的研究进展[J].中国骨质疏松杂志,2015.

55. 万学红,卢雪峰.诊断学[M].8版.北京:人民卫生出版社,2013.

56. 吴晓莲,陈东林.传染病护理学[M].南京:南京大学出版社,2015.

57. 吴溢,李敬东,祝顺萍,等.青少年肥胖症的危害和治疗现状[J].中华肥胖与代谢病电子杂志,2017.

58. 王忠诚.神经外科学[M].2版.武汉:湖北科学技术出版社.2015.

59. 谢幸,苟文丽.妇产科学[M].8版.北京:人民卫生出版社,2013.

60. 肖波,周罗.癫痫最新临床诊疗指南:机遇与挑战并存[J].协和医学杂志,2017.

61. 席淑新,赵佛容.眼耳鼻咽喉口腔护理学[M].4版.北京:人民卫生出版社,2017.

62. 谢树花,唐金绍,等.肺炎型伤寒1例并文献复习[J].临床肺科杂志,2013.

63. 薛卫华.骨盆牵引为主治疗腰椎间盘突出症[J].颈腰痛杂志,2003.

64. 徐小元.传染科教学案例选编[M].北京:北京大学医学出版社,2006.

65. 杨慧霞,狄文.妇产科学[M].北京:人民卫生出版社,2016.

66. 尹建红,汪刘涛,商临萍,等.奥马哈系统在糖尿病护理中的应用进展[J].护理研究,2018.

67. 杨龙,姚敏,孙悦礼,等.脊髓型颈椎病的自然病史研究现状[J].颈腰痛杂志,2016.

68. 尤黎明,吴瑛.内科护理学[M].6版.北京:人民卫生出版社,2017.

69. 尤黎明,吴瑛.内科护理学实践与学习指导[M].第6版.北京:人民卫生出版社.2018.

70. 杨绍基,任红.传染病学[M].7版.北京:人民卫生出版社,2008.

71. 朱丹,周力.手术室护理学[M].北京:人民卫生出版社,2008.

72. 赵佛容,陈燕燕.五官科护理手册[M].北京:人民卫生出版社,2016.

73. 周建烈.补钙与骨质疏松症防治研究的进展[J].中国骨质疏松杂志,2000.

74. 张明,王一飞.痛风的中西医结合治疗[M].北京:科学出版社,2017.

75. 张启富.腰椎间盘突出症非手术治疗综述[J].颈腰痛杂志,2008.

76. 周琦.补钙防治骨质疏松症的卫生经济价值[J].中国临床营养杂志,2003.

77. 张学军.皮肤性病学[M].8版.北京:人民卫生出版社,2013.

78. 周宪梁,杨涛.内科学[M].3版.北京:人民卫生出版社,2017.

79. 郑修霞.妇产科护理学[M].5版.北京:人民卫生出版社,2014.

80. 周玉红.最新伤口护理手册[M].北京:人民军医出版社,2015.

81. 张燕晴.健康教育应成为预防骨质疏松症的重要策略[J].中国骨质疏松杂志,2002.

82. 张智海,刘忠厚,李娜,等.中国人骨质疏松症诊断标准专家共识(第三稿·2014版)[J].中国骨质疏松杂志,2014.

83. 张振香,蔡小红.成人护理学[M].2版.北京:人民卫生出版社,2014.

84. 中华医学会呼吸病学分会.中国成人社区获得性肺炎诊断和治疗指南(2016年版)[J].中华结核和呼吸杂志,2016.

85. 中华医学会呼吸病学分会哮喘学组.支气管哮喘防治指南(2016年版)[J].中华结核和呼吸杂志,2016.

86. 中国颅底外科多学科协作组.听神经瘤多学科协作诊疗专家共识[J].中华医学杂志,2016.

87. 成人癫痫病人长程管理共识专家协作组. 关于成人癫痫病人长程管理的专家共识[J]. 中华神经科杂志,2013.

88. 中华医学会骨质疏松和骨矿盐疾病分会. 原发性骨质疏松症诊治指南(2011 年)[J]. 中华骨质疏松和骨矿盐疾病杂志,2011.

89. 中国健康促进基金会骨质疏松防治中国白皮书编委会. 骨质疏松症中国白皮书[J]. 中华健康管理学杂志,2009.

90. 中国人骨质疏松症建议诊断标准(第二稿)[J]. 中国骨质疏松杂志,2000.

91. 中国抗癌协会乳腺癌专业委员会. 中国抗癌协会乳腺癌诊治指南与规范[J]. 中国癌症杂志. 2011.

92. 全国护士执业资格考试编写专家委员会. 2018 全国护士执业资格考试指导[M]. 北京:人民卫生出版社,2017.

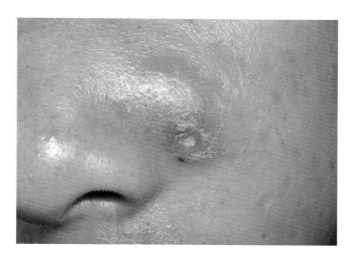

图 1-3-1　面疖

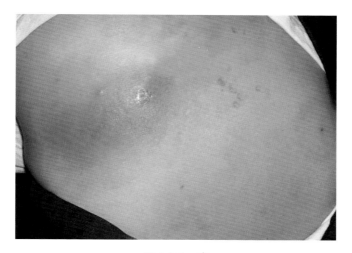

图 1-3-2　痈

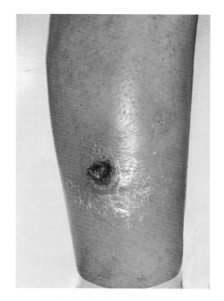

图 1-3-3　急性蜂窝织炎

# 国家卫生健康委员会"十三五"规划教材

# 全国高等职业教育教材

## 供护理、助产专业用

揭开扫码查看资源

A24011711564

使用说明

**人卫官网 www.pmph.com**

人卫官方资讯发布平台

策划编辑 张 微
责任编辑 张 微
数字编辑 汪泓泉
封面设计 郭 淼
版式设计 姜 瑞

人卫APP

获取海量医学学习资源

ISBN 978-7-117-28726-5

9 787117 287265 >

定 价：66.00 元